AF363724

TRAITÉ

DE

L'AUSCULTATION

MÉDIATE.

A MONTPELLIER, chez **SÉVALLE** et **CASTEL**,

A STRASBOURG, chez **DERIVAUX**.

A Besançon, chez. . . . . . Bintot.

A Bordeaux.. . . . . { Ve Bergeret. / Ch. Lawalle.

A Brest. . . . . Le Pontois.

A Caen. . . . . Manoury.

A Dijon.. . . . . Lagier.

Au Mans. . . . . { Belon. / Pesche.

A Lyon. . . . . { Maire. / Ayné fils.

A Marseille. . . . . . . { Camoin. / Chaix.

A Rennes. . . . . Duchesne.

A Toulon. . . . . Belluc.

A Toulouse.. . . . . . . { Senac. / Gimet.

IMPRIMERIE D'HIPPOLYTE TILLIARD

RUE SAINT HYACINTHE-SAINT-MICHEL, 30.

TRAITÉ

DE

L'AUSCULTATION

MÉDIATE,

ET DES MALADIES

DES POUMONS ET DU CŒUR,

Par R.-T.-H. LAENNEC,

Médecin de S. A. R. Madame la duchesse de Berry, Professeur au Collége de France et à la Faculté de Médecine de Paris, Membre de l'Académie royale de Médecine, Chevalier de la Légion-d'Honneur, etc.

Avec les Notes et Additions de M. M. LAENNEC, D. M. P, Ancien chef de Clinique à l'hôpital de la Charité, Associé correspondant de la Société académique de Nantes, etc.

QUATRIÈME ÉDITION, CONSIDÉRABLEMENT AUGMENTÉE

Par M. ANDRAL,

PROFESSEUR A LA FACULTÉ DE MÉDECINE DE PARIS, MEMBRE DE L'ACADÉMIE ROYALE DE MÉDECINE, MÉDECIN DE L'HÔPITAL DE LA CHARITÉ, MÉDECIN CONSULTANT DU ROI, CHEVALIER DE L'ORDRE ROYAL DE LA LÉGION D'HONNEUR, MEMBRE DE PLUSIEURS SOCIÉTÉS ET ACADÉMIES NATIONALES ET ÉTRANGÈRES.

Μέγα δὲ μέρος τῆς τέχνης τὸ δύνασθαι σκοπεῖν.

Pouvoir explorer est une grande partie de l'art.

Hipp., *Epid.* III.

TOME PREMIER.

PARIS,

J. S. CHAUDÉ, LIBRAIRE-ÉDITEUR,

RUE DU FOIN SAINT-JACQUES, N° 3.

.1837.

PRÉFACE

DE CETTE NOUVELLE ÉDITION.

L'histoire de la médecine se compose en partie des erreurs de ceux qui n'ont voulu qu'observer par eux-mêmes, rejetant bien loin les travaux qui les ont précédés; mais elle se compose aussi des fautes de ceux qui ont voulu considérer la science comme finie, et accepter sans examen, sans sévérité, sans espoir, tout ce qu'ils ont trouvé établi. Il est en effet bien difficile qu'un esprit qui a vécu dans ses propres observations se jette tout-à-coup dans l'étude des temps anciens; qu'il aille rechercher laborieusement et avec conscience si les auteurs qui ont écrit avant lui confirment ou détruisent ce qu'il a cru voir : il faut ici un rare désintéressement , et une ardeur qu'aucun mécompte ne saurait éteindre. Il n'est guère moins difficile que l'homme qui sait si savamment, et dont la haute intelligence comprend si bien ce qui s'est fait avant lui, ait le besoin et le don de faire par lui-même ; et de soumettre le passé à une observation nouvelle. Quelques hommes ont cependant réuni des mérites si divers, et en apparence si contraires : parmi ces hommes rares, nous devons compter Laënnec. Laënnec avait apporté à l'étude des anciens un des plus beaux esprits qui se soient appliqués aux sciences. Versé dans la connaissance des écrits des anciens, familiarisé avec leurs doctrines, il avait saisi tout ce qu'elles renferment d'idées larges et profondes. Mais, par cela même que souvent l'anatomie pathologique y manque, et que, lorsqu'elle s'y rencontre, elle s'y montre d'une manière insuffisante ou incomplète, il s'était convaincu de la nécessité absolue de cette étude ; il y avait apporté un esprit nourri dans la méditation ; aussi cette habitude de réflexion et de sévérité dans l'examen lui fit-elle sentir que l'anatomie pathologique n'expliquait pas tout : *sa science* de l'anatomie pathologique était frappée de l'insuffisance de cette science. C'est qu'il faut l'avoir étudiée et comprise, pour savoir où elle s'arrête, et que souvent elle n'explique pas ce qu'elle montre. Quelle que soit l'importance des travaux de Laënnec sur ces lésions qui sont tour à tour causes, effets, ou complications des maladies, ce n'est cependant pas dans ces travaux qu'il faut chercher Laënnec, si on veut connaître son esprit dans toute sa puissance : c'est dans le *Traité de l'Auscultation* qu'il faut l'étudier; c'est dans l'auscultation même qu'il nous a donnée, procédé admirable, par lequel, laissant bien loin la percussion, il apporte dans le diagnostic des maladies des organes thoraciques un degré de précision inconnu jusqu'alors ; il crée une science toute nouvelle, toute originale, qui pourra se perfectionner et s'accroître , mais qui sera toujours la science que Laënnec a faite , et qu'il nous a transmise dans un langage sévère, qui rappelle d'une manière frappante celui des maîtres avec lesquels il a vécu. L'idée de l'auscultation se retrouve peut-être dans les auteurs qui ont précédé Laënnec ; mais elle s'y retrouve d'une manière vague et confuse , qui ne sert en rien la science. Il a fallu joindre à une patience infatigable le don d'une délicatesse exquise d'observation , et une sagacité bien rare , pour avoir pu dans un temps si court trouver et rassembler tant de faits; rattacher si bien les nombreux phénomènes que lui découvrait son oreille aux lésions dont ils dépendent; créer enfin une langue dans laquelle ces mille bruits divers que font entendre les organes thoraciques sains ou malades se trouvent traduits et représentés de la manière la plus fidèle et la plus

pittoresque. C'est ainsi qu'il a été donné à Laënnec
de porter presqu'à la perfection la science qui venait
de sortir de ses mains. Ses observations, répétées de
toutes parts, sont presque toutes restées intactes et
l'on a seulement ajouté à son œuvre. Ses recherches
sur les maladies du cœur ont cependant subi quelques modifications essentielles.

Le *Traité de l'Auscultation* n'est pas seulement la
révélation de l'auscultation : c'est en quelque sorte
aussi une exposition de doctrine. Laënnec y décrit
beaucoup de lésions ; il y donne ses opinions sur l'a-
natomie pathologique : nous y voyons un des maîtres
les plus consommés, qui s'est trouvé si souvent
frappé de l'impuissance d'une science pour laquelle
il a tant fait, qu'il s'occupe sans cesse de nous pré-
munir contre elle, et que, par une révolution sou-
daine, il en vient quelquefois jusqu'à la nier là où
elle est évidente. Étrange incertitude des opinions
des hommes ! plus Laënnec avance dans l'anatomie
pathologique, plus il lui arrive souvent de la méconnaître. Cet esprit inflexible, mais ardent, s'é-
garait quelquefois dans des illusions qu'entretenait
la lecture d'une école dont les théories devaient
frapper un esprit fait pour les comprendre et pour
admirer combien elles élèvent l'intelligence hu-

maine : mais non content de prendre dans le vitalisme tout ce que le vitalisme renferme de vérité , il
refusait les enseignemens nouveaux, qui , en venant
dégager le vitalisme de ses erreurs , l'ont par cela
même restreint dans son application, mais l'ont cependant laissé comme une fraction de la vérité. Cette tendance est remarquable dans un des maîtres qu'a eus la
science de l'anatomie pathologique. Tant il est vrai
que tous les contrastes peuvent se trouver dans un
même esprit, et les opinions les plus diverses s'y
rencontrer et s'y confondre ! Cet entraînement d'i-
magination se retrouve encore dans les essais sur le
contro-stimulisme qui occupèrent les derniers temps
de sa vie, dans la confiance absolue et au moins prématurée qu'il accorda à la médication Rasorienne :
toutefois il faut reconnaître que , le premier en
France, Laënnec a introduit cette thérapeutique
hardie , et qu'il a fait comprendre aux praticiens la
possibilité de son application.

Lorsque je me suis chargé d'ajouter quelques
notes à cette nouvelle édition du *Traité de l'Auscultation*, je me suis surtout proposé pour but d'indiquer et d'apprécier les travaux divers qui dans ces
derniers temps sont venus confirmer, étendre ou
contredire les recherches de Laënnec. M. le doc-

teur Mériadec Laënnec, son parent, son élève et son collaborateur, avait déjà dans l'édition qui a précédé celle-ci entrepris un travail semblable. J'ai laissé intactes presque toutes les notes de ce médecin distingué; elles ont de beaucoup abrégé mon travail (1). J'ai cru devoir ajouter quelques notes à la description qu'a faite Laënnec de plusieurs maladies des organes thoraciques ; j'en ai aussi ajouté à l'exposition de quelques points de doctrine : je n'ai souvent été que commentateur, et je me suis estimé heureux qu'une étude approfondie de ce bel ouvrage n'ait fait que me convaincre de plus en plus que je partage le plus souvent les opinions de l'auteur. Quelquefois tout mon respect n'a pu me persuader, et je me suis vu avec regret forcé de discuter des opinions que je ne pouvais adopter.

ANDRAL.

(1) Toutes les Notes et Additions de M. Mériadec Laënnec sont indiquées, comme dans l'Édition précédente, par les initiales M. L.

PRÉFACE DE LAENNEC.

Le succès qu'a obtenu cet ouvrage a dû me porter à faire tous mes efforts pour rendre ma seconde édition plus digne de l'accueil qu'on a bien voulu faire à la première, et pour éclaircir les points que le défaut d'observations suffisantes m'avait forcé de laisser indécis ou dans un état d'imperfection quelconque.

J'ai changé entièrement l'ordre suivi dans la première édition. La plupart des faits qu'elle contenait étant tout-à-fait nouveaux, j'avais cru devoir suivre presque partout une marche analytique : cette fois, au contraire, les observations principales ayant été vérifiées un grand nombre de fois, et dans presque toute l'Europe, j'ai suivi la méthode synthétique, comme plus courte, et je n'ai conservé les formes de la dissertation que pour quelques propositions qui n'ont pas encore reçu la sanction d'un grand nombre de faits confirmatifs, recueillis par d'autres que moi ou mes élèves.

J'ai tâché de donner un *Traité complet du Diagnostic et du Traitement des maladies des organes thoraciques*, et de resserrer tous les faits qui y ont rapport dans le plus court espace possible. Je n'ai, par cette raison, ajouté qu'un petit nombre d'histoires particulières de maladies à celles qui existaient dans la première édition ; et j'ai supprimé quelques-unes de ces dernières. J'aurais voulu pouvoir les retrancher toutes, également convaincu que des observations particulières ne peuvent être utiles qu'autant qu'elles sont très détaillées, et que les livres trop volumineux en sont moins bons. Mais je n'ai pu me dispenser d'appuyer des faits d'anatomie pathologique nouveaux ou encore peu connus, de quelques exemples décrits d'après nature. On trouvera d'ailleurs, dans des recueils d'observations particulières publiés depuis quelques années, et particulièrement dans les ouvrages de MM. Bertin et Bouillaud (*Traité des Maladies du cœur*), Lerminier et Andral (*Clinique médicale*), Forbes (1), Louis (2), un grand nombre de vérifications des signes stéthoscopiques; et les témoignages de ces auteurs, sont d'autant plus recevables qu'aucun d'eux n'a eu d'autre tradition de ces signes que celle qu'ils ont puisée dans mon ouvrage, ou tout au plus celle qu'on reçoit, sans la chercher, quand on vit dans le même siècle. Les observations de M. Andral surtout réunissent toutes ces conditions. J'étais absent de Paris quand il a commencé à s'exercer à l'auscultation. Depuis mon retour, il a voulu continuer ses observations dans un entier isolement, et en évitant avec soin de se tenir au courant des modifications et additions auxquelles avaient pu m'amener mes nouvelles recherches, et que j'enseignais chaque jour depuis le mois de décembre 1821 à l'hôpital Necker, depuis l'année suivante au Collége de France, et depuis le mois d'avril 1825 dans les salles de clinique de l'hôpital de la Charité, attenantes à celles où M. Andral faisait ses

---

(1) M. Forbes, auteur de la traduction anglaise de cet ouvrage, a depuis publié : *Original cases with Dissections and observations illustrating the use of the stethoscope*, etc. London, 1824.

(2) J'aurais pu citer beaucoup de faits intéressans contenus dans les *Recherches anatomico-pathologiques sur la Phthisie pulmonaire*, par M. Louis, si le premier volume de mon ouvrage n'eût pas été déjà imprimé lorsque celui de M. Louis a paru. — Il en est de même du troisième volume de la *Clinique médicale* de MM. Lerminier et Andral, qui vient de paraître et que je n'ai pu encore que parcourir.

recherches. Il paraît, en un mot, avoir cherché à se placer dans l'hypothèse de la mort de l'auteur immédiatement après la publication de son ouvrage. Cette position a dû être difficile à tenir, d'autant que quelques-uns de mes élèves, et des plus exercés, fréquentent habituellement, comme M. Andral, les salles de M. Lerminier. Quoi qu'il en soit il y est parvenu, et l'on en verra la preuve dans les efforts qu'il fait, en 1825, pour apprécier la valeur et les différences de trois signes stéthoscopiques, la pectoriloquie, l'égophonie et la résonnance que j'appelle *bronchophonie*, et dans l'état d'indécision où il reste à cet égard, trois ans après l'époque où j'ai commencé à enseigner tout ce que l'on trouvera dans la présente édition sur ces signes. D'après ce que j'ai aperçu en parcourant son troisième volume, il a suivi encore la même marche pour les signes des maladies chroniques du poumon et des affections organiques du cœur ; et il est resté aussi, à mon avis, en arrière, en cherchant à avancer sans avoir toutes les données qu'il eût pu se procurer.

Je ne fais aucun reproche, pour ce dont il s'agit, à ce jeune confrère, dans lequel je me plais à reconnaître les dispositions les plus heureuses et une grande ardeur pour le travail. Cette manière de faire m'a paru bizarre ; mais j'en puis plus sûrement prendre acte de tous les résultats confirmatifs qu'il a obtenus. Je pourrais seulement lui reprocher de n'avoir pas lu assez attentivement ma première édition, ou de ne l'avoir pas relue avant d'imprimer. C'est une chose qu'un auteur a le droit d'exiger de ceux qui le jugent. M. Andral, s'il eût pris cette précaution, se fût aperçu que lorsqu'il expose un résultat négatif, ou qu'il exprime un doute, il ne fait presque jamais que répéter ce que j'ai dit moi-même en divers endroits de cet ouvrage : il y eût trouvé l'indication de la toux et de la respiration bronchique (§ 585), celle des mêmes phénomènes avec le caractère caverneux (§ 529); celle de la bronchophonie (§ 550), dans la péripneumonie et les autres cas d'induration du tissu pulmonaire, avec l'expression du doute, il est vrai (§ 169), ou confusion avec l'égophonie (§ 161); celle de la *crépitation* sensible par la percussion et la simple pression, dans les excavations tuberculeuses (§ 551); il eût vu qu'à mon avis tous les signes des lésions les plus faciles à reconnaître, la pectoriloquie, par exemple, peuvent manquer quand on ne les recherche pas avec soin et persévérance; qu'ils ne sont sûrs que pour une oreille bien exercée et très attentive, et que peut-être il ne s'est pas toujours assez défié du jugement de la sienne, ou qu'il n'a pas toujours assez répété ses examens. Rien n'est plus difficile à obtenir en ce genre qu'un véritable résultat négatif, car il est souvent infirmé sur-le-champ par un observateur plus exercé, plus patient, ou plus heureusement doué de la nature. Il eût vu que je n'ai jamais proposé de reconnaître les maladies des poumons et du cœur par la seule auscultation, et que j'ai tiré beaucoup de signes nouveaux de la percussion et de diverses méthodes tout-à-fait oubliées; et il se fût dispensé de chercher à juger l'auscultation seule et dépouillée des lumières qu'elle reçoit et qu'elle rend par sa comparaison avec les autres signes et symptômes. Je crois, en outre, qu'il pouvait faire ses études stéthoscopiques comme bon lui semblait, mais qu'avant de les publier il eût dû s'informer du point où j'étais arrivé moi-même, car ce qui se transmet à des auditeurs nombreux qui en prennent note, n'est pas moins public que ce que l'on imprime. Il est même des choses que l'on ne transmet bien que par la voie de l'expérience et de l'exercice. J'ai peu parlé de ces choses, même dans ma seconde édition; et cependant c'est sur ces points que je m'attache surtout à exercer mes élèves à la clinique: telles sont les distinctions des diverses nuances des râles crépitans, sec et humide, des phénomènes profonds et superficiels de la bronchophonie, diffuse ou non, de la manière dont on parvient, dans les cas les plus difficiles et les plus in-

certains de leur nature, dans la péricardite par exemple,
à obtenir quelquefois un diagnostic certain, par des comparaisons de signes ou par voie d'exclusion.

Je n'ai insisté sur la manière de travailler de M. Andral
que parce que je le regarde comme une des espérances
les plus brillantes de la médecine, et que je reconnais
avec plaisir en lui une assez grande mesure de talents
et un assez bon esprit, pour ne pas douter qu'il ne sache
se mettre à l'abri de cet empressement de produire,
qui porte aujourd'hui trop de jeunes médecins à rendre
le public confident de leurs études.

J'ai eu peu à profiter des avis de la critique. Les seules
observations réellement utiles de ce genre qui me soient
parvenues, et toutes par les communications qui m'ont
été faites par plusieurs confrères, sont relatives à la difficulté de distinguer les uns des autres, dans quelques cas,
les trois phénomènes dont je viens de parler, et expriment
des doutes sur leur valeur comme signes. Ces doutes sont
nés pour la plupart de ce que, dans ma première édition,
je n'avais parlé de la *bronchophonie* ou résonnance de la
voix dans les parties endurcies du poumon, et des résonnances analogues de la respiration et de la toux, que dans
un petit nombre de passages, et que je ne les avais point
données comme un signe de l'hépatisation en particulier,
parce que je ne l'avais pas suffisamment distinguée encore
de l'égophonie, avec laquelle elle se combine souvent, et
surtout parce que l'article de la péripneumonie était imprimé plusieurs mois avant la fin de l'impression du reste
de l'ouvrage. Car au moment de sa publication, mes
élèves à l'hôpital Necker connaissaient la résonnance de
la voix et de la respiration dans le poumon hépatisé.

J'espère que l'on trouvera dans la présente édition la
résolution de tous ces doutes, qui sont, au reste, les
mêmes qui ont été exprimés par M. Andral. Il est d'autres
espèces d'observations critiques dont je ne dirai que peu
de mots ; ce sont celles de quelques médecins qui, avant

même la publication de mon ouvrage, ou depuis, et après de très légers essais, ont dit qu'ils n'avaient pas pu reconnaître tel ou tel signe stéthoscopique, qu'ils n'ont pas trouvé la *pectoriloquie*, même dans les cas où le poumon était fortement excavé, qu'ils l'ont trouvée dans d'autres cas où le poumon était tout-à-fait sain, etc.

Il est facile de répondre en peu de mots à ces sortes d'objections. Si tel médecin, qui ne s'est jamais occupé sérieusement de chirurgie, voulait à quarante ans se mettre à faire des opérations de la taille sans préparation et sans conseil d'aucun chirurgien exercé, il pourrait lui arriver de tailler des gens qui n'ont pas la pierre, de ne pas trouver la pierre où elle existe, de ne pouvoir pas même faire pénétrer le cathéter dans la vessie, etc., surtout s'il opérait avec le désir de trouver la chose impraticable, comme semblent l'avoir fait la plupart des observateurs dont je viens de parler. Il y a d'ailleurs des sourds, et, comme l'a remarqué un des auteurs du *Dictionnaire des Sciences médicales* (article *Stéthoscope*), il n'y en a pas de pires que ceux qui ne veulent pas entendre (1).

---

(1) On m'a fait connaître dernièrement une attaque d'un autre genre, que je laisserais dans l'oubli dont elle est digne, si elle n'était en même temps une perfidie dirigée contre le caractère d'un chirurgien anglais aussi estimable par son mérite personnel que par sa loyauté connue. On trouve, dans un pamphlet intitulé *Paris et Montpellier, ou tableau de la médecine dans ces deux Écoles*, par John Cross, *trad. de l'anglais* par Élie Revel, docteur médecin, Paris, 1820, le passage suivant, pag. 92 : « Outre la percussion « d'après la méthode d'Avenbrugger, M. Récamier se sert, pour explorer la « poitrine, de l'instrument que les Français appellent le *cornet acoustique de* « *Laënnec*. Tout le monde connaît cet instrument en Angleterre, et nous sa- « vons que, s'il fallait le désigner par le nom de son inventeur, il ne porte- « rait pas celui d'un médecin français. » Cet opuscule est doublement pseudonyme : M. John Cross existe, et n'a pas fait cet ouvrage ; Élie Revel l'a fait, et n'existe pas. Ses voyages paraissent s'être bornés à venir de Montpellier au Val-de-Grâce. M. John Cross, qui a réellement voyagé en France, en 1815, a publié, immédiatement après son retour, quelques observations

On ne peut considérer les objections de cette sorte que comme des témoignages contre l'existence d'un fait. Or, quand il s'agit de constater un fait, on regarde d'une part au nombre, et de l'autre à la qualité des témoins. Les témoignages dont je viens de parler sont ceux de cinq ou six médecins, qui presque tous ont donné leur avis avant de s'être exercés huit jours aux observations stéthoscopiques. A leur témoignage, je puis opposer ceux de la plupart de mes confrères, médecins des hôpitaux de Paris; ceux d'un grand nombre d'autres médecins et de professeurs de Facultés de Médecine nationales et étrangères (1), que je sais être parvenus seuls à vérifier la plupart des signes contenus dans mon ouvrage ; ceux enfin de mes élèves et de plus de trois cents jeunes médecins de toutes les nations de l'Europe, qui sont venus, depuis quelques années, s'exercer sous mes yeux aux observations stéthoscopiques, et dont plusieurs y ont acquis une habileté remarquable.

M. Broussais a dirigé contre mon ouvrage des attaques d'une nature toute différente. Il ne conteste point l'utilité de l'auscultation, il reconnaît même avoir vérifié l'exactitude et l'utilité de la plupart des signes dont elle a enrichi le diagnostic médical. Ce sont mes recherches d'anatomie pathologique qui lui ont déplu. Je n'entreprendrai point de répondre en détail à tous les reproches répétés sous diverses formes, dans les quatre-vingt pages

---

sur l'état de la chirurgie en France, qui n'ont aucun rapport avec la prétendue traduction dont il s'agit; et il n'a rien dit du stéthoscope, parceque le stéthoscope n'existait pas encore. *Note de l'auteur.*

(1) Je puis citer entre autres M. Berentz, professeur de clinique à Berlin, M. Nasse, professeur à Bonn ; M. Duncan junior, à Édimbourg. Parmi les témoignages de ce genre, aucun n'a dû me flatter plus que celui du vénérable Nestor des anatomistes de l'Europe, le professeur Sœmmering, qui m'a fait dire qu'il n'avait voulu faire connaître son sentiment sur mon ouvrage qu'après avoir vérifié lui-même les principaux faits. *Note de l'auteur.*

de son Examen qu'il a consacrées à la critique de mon
ouvrage ou de quelques opuscules que j'ai publiés antérieurement. Je résumerai seulement ses argumens, en
y joignant quelques courtes réponses que je crois suffisantes. Je pense, au reste, que personne ne trouvera qu'il
fût difficile d'y répondre plus longuement.

1°. « *Les altérations pathologiques considérées en elles-*
« *mêmes.... sont des faits de pure curiosité, et ne sont*
« *d'aucune utilité pour celui qui les étudie* ». (*Examen*
des Doctrines médicales, etc., 1821, t. ii, pag. 674),
« *parce que l'inflammation est la cause de ces altérations*
« (pag. 676) *ou qu'elles ont une autre cause quelconque*
« (pag. 677), *et qu'on ne doit s'occuper que de patho-*
« *logie physiologique* (pag. 679). » — Je ne puis trouver aucun rapport entre cette proposition et ses preuves,
lors même qu'elles n'auraient pas besoin elles-mêmes
d'être prouvées.

2°. « La manière dont M. Laënnec envisage et décrit
les productions accidentelles *rentre dans les principes*
du fatalisme (pag. 683). » — Je pense, il est vrai, qu'il
y a beaucoup de maladies que nous ne savons ni prévenir
ni guérir, au moins d'une manière certaine et incontestable. Il ne s'agit pas, ce me semble, de savoir si cela est
triste ; il s'agit de savoir si cela est vrai.

3°. M. Broussais m'attribue cette opinion, que les
squirrhes germent spontanément, parce que j'avoue mon
ignorance relativement aux causes premières qui peuvent
les produire : et à cette ignorance il oppose la science
certaine qui lui fait voir comment l'*irritation* produit
toutes ces altérations diverses (pag. 697 *et alibi passim*),
(Et si M. Broussais était comme les autres hommes sujet
à l'erreur ?), et les succès nombreux qu'il obtient en
cherchant à la prévenir (pag. 686, 700 *et alibi passim*).
— On verra, dans la suite de cet ouvrage, des relevés
statistiques déjà publiés dans divers journaux de médecine, et qui n'ont pas été contredits, au moins d'une ma-

nière valable, à mon avis : on pourra juger que M. Broussais s'est trompé, au moins sous ce rapport.

4°. Il me reproche d'avoir *tranché du devin* (pag. 723). « *Il* (M. Laënnec) *affirme tout cela avec la plus éton-* « *nante intrépidité. Il semble qu'il* ait été *dans l'inté-* « *rieur du corps de ses malades au moment où cette ma-* « *tière a paru d'abord sous l'état crú, qu'il l'a vu croître,* « *envahir les tissus, etc.* (pag. 755). » — M. Broussais croit-il que le naturaliste qui a trouvé sur le même buisson la larve, la nymphe et le papillon dans leurs divers degrés de développement, ait besoin, pour décrire les métamorphoses de cet insecte, de s'enfermer dans l'œuf ou dans la chrysalide? Pense-t-il que Hunter, Meckel, Tillemann et Pander, soient rentrés dans le sein de leurs mères pour étudier le développement du fœtus.

5°. Il me reproche d'avoir fait connaître l'emphysème du poumon (pag. 728), parce qu'il croit pouvoir en expliquer la cause par l'*irritation*. Quant aux mélanoses, il était fort inutile d'en donner la description; il n'y a non plus rien de solide à cet égard que l'explication que donne M. Broussais de leur formation par l'*irritation*. « *Voilà ce qu'il importe au médecin de savoir, et tout* « *ce que M. Laënnec a écrit sur ses cancers noirs est* « *purement imaginaire, et se réduit à un sombre roman* « *dont j'ai eu beaucoup de peine à terminer la lec-* « *ture.* » — Je conviendrai volontiers que cela n'est ni long à apprendre, ni difficile à retenir, et que la lecture de mon ouvrage demande plus d'attention et de travail. Je remarquerai seulement que mes *cancers noirs* sont des corps dont les dimensions, la consistance et toutes les qualités physiques peuvent être appréciées par les sens; et que l'*irritation* de M. Broussais, qu'il définit (*passim*) *exaltation des propriétés vitales*, est un pur *être de raison*, et, pour la plupart des cas où il l'applique, une hypothèse bien peu probable.

Il en est de même des encéphaloïdes (pag. 754), du

pneumothorax (pag. 740), de l'œdème du poumon (pag. 742), de l'apoplexie pulmonaire (pag. 745) . Ces cas divers n'étaient nullement bons à connaître, parce qu'ils dépendent tous, suivant M. Broussais, de l'*irritation*.

6°. M. Broussais me reproche surtout d'avoir tâché de grouper les symptômes des maladies autour des lésions dont ils dépendent, d'avoir cherché à déterminer les modes de lésions qui peuvent exister (pag. 750) chez un malade vivant, et me prédit que je n'atteindrai jamais ce but (pag. 754); de présenter une surabondance de détails anatomiques et séméiotiques fort ennuyeux, propres à décourager le lecteur (pag. 756 et 757). — Au premier de ces reproches, je répondrai que je n'ai fait en cela que suivre la marche universellement adoptée depuis Hippocrate jusqu'à nous pour toutes les lésions organiques dites chirurgicales, et je ne sais encore quelle limite la distingue des cas semblables qui surviennent dans l'intérieur de nos organes : au dernier, que je n'ai pas eu la prétention de faire un livre récréatif, et que l'on pût suffisamment connaître en le parcourant avec une attention médiocre ; mais j'espère qu'on en pourra tirer quelque fruit en vérifiant les signes auprès du lit des malades et les faits anatomiques sur les cadavres.

7°. Il est *désespéré* de la longueur de mes observations, que la mémoire ne peut retenir, et qui présentent toujours, dit-il, une *combinaison de lésions cadavériques*, de sorte qu'on voit quelquefois quatre ou cinq altérations diverses chez le même sujet (pag. 760). — Je n'ai jamais pensé qu'on dût les apprendre par cœur, et il est vrai qu'en pareil cas je ne sais rien supprimer. — Il me reproche enfin de donner trop d'importance à la description anatomique des lésions (pag. 711).

Que répondre, en somme, à de semblables argumens ? Le seul fait qui me paraît en résulter évidemment est celui-ci : c'est que M. Broussais et moi cultivons des sciences tout-à-fait différentes, sinon dans leur but définitif, au moins dans leur objet immédiat. Le but que je me suis constamment proposé dans mes études et recherches a été la solution des trois problèmes suivans : 1° distinguer sur le cadavre un cas pathologique, aux caractères physiques que présente l'altération des organes; 2° le reconnaître sur le vivant, à des *signes* certains, et autant que possible physiques et indépendans des symptômes, c'est-à-dire du trouble variable des actions vitales qui l'accompagnent; 3° combattre la maladie par les moyens que l'expérience a montré être les plus efficaces : en un mot, j'ai tâché de mettre, sous le rapport du diagnostic, les lésions organiques internes sur la même ligne que les maladies chirurgicales; et j'ose croire que tous les médecins qui voudront se donner la peine de vérifier les faits contenus dans cet ouvrage, trouveront que j'ai atteint mon but pour un assez grand nombre de cas. M. Broussais, au contraire, s'est élevé à la recherche des causes prochaines; il méprise les détails minutieux de l'observation, la distinction des cas, et implicitement même la sûreté du diagnostic : car il raisonne toujours dans l'hypothèse qu'il est inutile de distinguer les uns des autres tous les cas auxquels il attribue une cause semblable; et il attribue la plupart des maladies à une seule cause, l'*irritation*.

M. Broussais n'a répondu d'ailleurs à aucune des objections qu'à diverses occasions j'ai été amené à faire contre sa théorie; il a préféré attaquer mes recherches anatomiques dans leur fond même et leur objet. Je désire, pour l'intérêt de l'humanité, qu'il ait raison; que la science créée par ses inspirations dispense les élèves de l'acquisition de celle que nous ne pouvons leur transmettre qu'autant qu'ils veuillent étudier et vérifier avec patience les observations des hommes qui sont venus avant eux ; enfin que, comme M. Broussais lui-même, ils puissent, à l'aide des sangsues et de la diète exténuante, guérir ou prévenir toutes les maladies que nous regardons comme incurables, ou dont nous ne connaissons encore aucun moyen préservatif certain (*Exam. des Doctrines*, t. ii, pag. 686 et 700, et *alibi passim*). Il est cependant un reproche auquel je ne puis me dispenser de répondre. M. Broussais m'accuse d'avoir puisé dans ses ouvrages sans le citer..., de ne l'avoir cité que pour le blâmer (pag. 714): «*cette méthode*, ajoute-« t-il, *est usée; et je crois, sans attaquer la moralité* « *sociale de M. Laënnec, la pouvoir qualifier de mau-* « *vaise foi littéraire.* (Ibid.)»

J'ai cherché avec soin à quels articles de mon ouvrage pouvaient se rapporter *ces traits de mauvaise foi ou ces larcins scientifiques ;* au reste, M. Broussais m'a abrégé cette peine, puisque, dans d'autres paragraphes du même article, il a indiqué lui-même à quoi se rapportent ces reproches. Il prétend que j'aurais dû citer de lui deux exemples de gangrène de la plèvre (pag. 725), et deux autres de tumeurs développées dans la plèvre : ce reproche serait très juste, si j'avais entrepris de donner un catalogue de tous les cas de ce genre bien ou mal observés jusqu'ici. Mais je me suis contenté de rapporter ou de citer un nombre de faits suffisans pour prouver ce que j'avançais, et je les ai choisis parmi ceux qui m'ont paru le mieux décrits. Sous ce rapport, ma manière de voir diffère tellement de celle de M. Broussais, que, lors même que j'aurais connu les observations dont il parle, la brièveté et l'incertitude des détails m'auraient empêché d'en faire aucun usage.

M. Broussais revendique en outre la découverte suivante : « les glandes bronchiques se teignent insensible-« ment par les progrès de l'âge..... Depuis *que j'ai fait* « *faire cette observation, M. Laënnec a voulu distinguer* « *cette coloration naturelle, effet de l'âge, et à laquelle* « *il n'avait pas d'abord songé, d'avec ses mélanoses* (pag. 701). » Ce n'est pas à moi que doit s'adresser cette revendication, mais bien à Fourcroy, qui a analysé la matière noire des glandes bronchiques à une époque où M. Broussais n'était probablement pas encore sur les bancs de l'école, et à tous les anatomistes des deux derniers siècles qui en ont parlé.

Enfin, M. Broussais assure avoir dit avant moi *qu'une* « *foule de personnes sont douées d'un cœur trop volu-* « *mineux* (pag. 751), *relativement aux autres orga-* « *nes.....*, *et peuvent parcourir cependant une longue* « *carrière sans devenir anévrysmatiques.* » J'ai dit, il est vrai, l'équivalent de ce qu'on vient de lire, et je l'ai dit parce que je l'ai vu. Je ne nie pas que M. Broussais ait pu reconnaître le même fait et en parler avant moi. J'aime mieux le croire que de lire des ouvrages dont la nature ne comporte aucun plan régulier, avec l'attention qu'il faudrait pour y trouver une remarque assez simple, et que tous les praticiens ont sans doute faite comme nous.

M. Broussais lui-même trouverait-il justes les revendications de ce genre, que beaucoup d'auteurs vivans et morts pourraient faire sur ce qu'il a publié et même sur les 468 axiômes sur lesquels il appuie *sa doctrine* (1).

Je terminerai avec M. Broussais comme il termine avec

---

(1) Je n'en citerai qu'un exemple. « Lorsque l'idée m'est venue de com-
« battre la colite (la dysenterie) par des sangsues placées à l'anus, je ne
« connaissais aucun exemple de cette pratique (*Annales*, t. II, pag. 179).»
M. Broussais croirait-il, pour cela, que personne ne doive plus parler, sans
le citer, de ce moyen thérapeutique? Il faudrait alors que, pour remplir
toute justice, il n'en parlât pas lui-même sans citer au moins les auteurs
suivans, vivans ou récemment morts, et sans doute beaucoup de praticiens
de divers pays.

HORNIUS, *von der Ruhr*, pag. 133, HEUMANN, *In Baldingers Ma-
gazin*, vol. XX, pag. 102 et 121. *Voy.* PLOUCQUET, *Litterat. med. dig.*
Tubingæ, 1808, tom. I, pag. 429. — ZIMMERMANN, *de la Dysenterie*,
2e. édit. de la traduction française, 1794, pag. 271. — PINEL, *Nosogr.*

moi, par quelques conseils en échange de ceux qu'il a bien voulu me donner, et dont malheureusement je n'ai pu faire mon profit. Ainsi, je ne puis me déterminer à *suivre ses exemples*, quoiqu'il m'en ait sommé par trois fois. Je ne puis non plus me déterminer à *faire quelques sacrifices* A L'AMOUR PROPRE, fussé-je certain par là de devenir, comme il me l'assure, *un médecin physiologiste des plus distingués* (p. 750). Il n'en a lui-même que trop fait, à mon avis : l'amour propre n'est bon à rien, qu'à étouffer la vérité et à éterniser les discussions. Je lui conseille plutôt d'abandonner ce ton de supériorité qui sied peu quand on parle à ses pairs, ces expressions figurées ou polémiques peu propres à convaincre des

---

philos., tom II, pag. 335. — J.-A. FLEURY, *Dissert. sur la Dysenterie* an XI (1803).—P. POUMIER, *Dissert. sur la Dysenterie*, 1804, et plusieurs autres thèses du même temps de la Faculté de Paris.

Que dirait M. Broussais si quelque disciple du docteur Vitet (auteur de l'ouvrage intitulé : *Médecine expectante*, 6 vol. in-8o, Lyon, 1823) l'accusait de plagiat, pour avoir, après son maître et beaucoup d'autres praticiens plus obscurs, donné une préférence presque exclusive aux sangsues sur la lancette ? Si ses condisciples, et les praticiens plus anciens de Paris, lui disaient qu'avant lui Corvisart et beaucoup d'autres médecins antérieurs appliquaient des sangsues dans les fièvres continues, suivant la nature des symptômes, aux tempes, sur l'épigastre ou la région iliaque; qu'ils savaient poursuivre, par le même moyen, dans toutes les maladies, les douleurs locales qui leur semblaient de quelque importance ; que cela s'appelait *faire la médecine du symptôme*; que l'usage des sangsues était surtout devenu très fréquent depuis la révolution, à raison de la difficulté de trouver des chirurgiens qui voulussent faire une saignée ; que, depuis Hippocrate, tous les médecins prescrivent une diète sévère et des boissons délayantes dans les maladies aiguës; qu'enfin le burlesque portrait du docteur Sangrado n'est que la copie fidèle d'originaux existans dans le dernier et l'avant-dernier siècles, et que par conséquent toutes les fois qu'il parle de l'emploi de quelqu'un de ces moyens, sans citer personne, il se rend coupable de plagiat? M. Broussais trouverait-il ces reproches justes et raisonnables ?   *Note de l'auteur.*

esprits refroidis par la culture sérieuse des sciences physiques; d'attacher moins d'importance à des mots qui
n'ont de valeur et de sens que celui qu'on leur donne par
une bonne définition; de chercher un juste milieu entre
mes longues descriptions anatomiques et ses courtes observations, de ne pas prendre des objections pour des
concessions (1); de substituer à la dénégation des faits
qu'il ne connait pas le silence ou le simple doute philosophique; de ne rien réclamer sans être bien sûr de sa
propriété, et de négliger même ce qui ne lui appartient
que parce que cela appartient à tout le monde; et alors je
crois, comme lui, que nos manières de voir commence-
ront à se rapprocher. Alors il nous accordera sans doute
cette proposition qui ressort des ouvrages et des exemples
de tous les princes de la médecine, depuis Hippocrate
jusqu'à notre temps, et que Bâcon a si heureusement
exprimée en ces termes : « *Ars medica tota in observa-*
« *tionibus;* » et de notre côté, nous conviendrons volontiers qu'il est dans la nature de l'homme de chercher
à lier entre eux les faits dont l'ensemble constitue une
science; que l'étude des anciennes théories, les efforts
pour en créer de nouvelles, peuvent êtres loués comme
des amusemens de l'esprit, pourvu qu'ils ne servent qu'à
rallier les faits, et qu'on soit prêt à les abandonner dès
qu'un fait leur résiste; mais nous penserons toujours
que, si les propriétés des corps et les actions qu'ils exercent les uns sur les autres, objets de la physique et de la
chimie, ne peuvent être étudiés sous un même point de
vue théorique; que si, dans l'état actuel de la science, on
ne peut rallier les faits physiques et chimiques que par
groupes et à l'aide de théories diverses, qui n'ont le plus
souvent aucun rapport entre elles, à plus forte raison
les maladies, modifications dans l'économie animale,

---

(1) *Voyez* comparativement l'*Auscultation médiate*, 1re édition, t. II,
pag. 320, et le *Nouvel Examen*, pag. 758.

qui peuvent être produites par tous les agens physiques et chimiques, et de plus par des aberrations des actions vitales, pour l'étude et l'appréciation desquelles nous n'avons presque aucuns moyens, ne peuvent pas être rapportées seulement à deux causes opposées.

Outre les observations critiques dont je viens de parler, il en existe peut-être d'autres consignées dans des ouvrages publiés dernièrement à l'étranger, et surtout dans les dissertations inaugurales des Facultés de Médecine et dans les journaux et recueils périodiques, dont le nombre va toujours croissant dans toute l'Europe. L'activité qui existe en ce moment dans la publication de tout ce qui est relatif aux sciences, les sources innombrables où des observations utiles se trouvent perdues plutôt que consignées au milieu d'une foule de choses de peu d'intérêt, font que personne ne peut connaître complétement ce qui se dit sur un objet quelconque. Les médecins étangers avec lesquels je me suis trouvé en relation m'ont indiqué un grand nombre d'opuscules du genre de ceux que je viens de citer, et qui contiennent des jugemens sur l'auscultation, mais presqu'aucuns ne me sont parvenus. Je n'ai pu même me procurer encore la traduction allemande de mon ouvrage imprimée à Weimar. Je n'avais pu, à raison de la même difficulté de communication, tirer parti, dans ma première édition, de plusieurs excellens ouvrages publiés à l'étranger, dont on ne connaissait guère que les titres en France, lors de la publication du mien, et particulièrement ceux de MM. Allan Burns, Hodgson et Kreysig, sur les maladies du cœur et des gros vaisseaux. Je les ai mis à profit, comme on verra, dans cette nouvelle édition. J'ai regretté plus d'une fois, en me les faisant lire, que l'usage d'écrire en langue latine les ouvrages relatifs aux sciences, soit aussi complétement perdu en Europe. L'interprète le plus intelligent ne peut suppléer à la lecture que l'on ferait soi-même.

Le but de mon ouvrage ne comportait pas d'ailleurs une grande érudition : je me suis proposé d'exposer d'une manière complète, mais concise, tous les faits réels relatifs aux maladies des poumons et du cœur. Je suis parti de l'état de la médecine en France au moment de la publication de mon ouvrage. J'y ai joint mes propres observations, et je n'ai cherché d'autres témoignages que pour les faits que je n'ai point vus, ou qui pouvaient encore paraître douteux, à raison de leur petit nombre. J'ai cité, en outre, afin de rendre à chacun ce qui lui appartient, les auteurs d'observations importantes, de bonnes descriptions ou de rapprochemens ingénieux, qui sont venus à ma connaissance, et qui supposent ou des recherches difficiles ou une perspicacité peu commune. Mais je me suis mis peu en peine de rechercher qui a vu le premier des choses très faciles à voir et qu'il suffit de rencontrer pour les bien connaître. Au reste, les hommes qui auront l'occasion de consulter les ouvrages que je viens de citer et ceux de quelques autres médecins étrangers, verront que l'anatomie pathologique, et particulièrement celle des organes de la circulation, cultivée depuis 1790 jusqu'à ces dernières années, par les médecins de diverses parties de l'Europe isolément, et presque sans connaissance réciproque de leurs travaux, a donné partout à peu près les mêmes résultats, et cette uniformité témoigne en faveur de leur exactitude : *quandòquidem in Delo et in Scythia vera esse comprobantur* (1).

Je crois devoir engager les médecins qui se livreront à l'auscultation à ne jamais prononcer devant les malades et les personnes étrangères à la médecine les noms des signes stéthoscopiques. Cela n'est jamais nécessaire ; et déjà je me suis aperçu que la valeur de certains signes graves était connue de quelques malades, dont les mé-

______

(1) Hippocrate, *de Prognost.*

decins avaient parlé devant eux avec trop peu de prudence.

Par cette même raison, je substitue habituellement au nom de *râle* celui de *rhonchus*, qui n'effraie personne, si par inadvertance on vient à le prononcer.

Je terminerai en adressant à MM. Collin, Viau de Lagarde, et surtout à mon cousin M. Meriadec Laënnec, docteurs médecins et chefs de clinique de la Faculté, les remercimens que je leur dois pour le zèle avec lequel ils m'ont tour-à-tour, et le dernier habituellement, aidé a recueillir les observations nouvelles dont on trouvera les résultats dans cette seconde édition. J'en dois également à plusieurs de mes confrères, et entre autres à MM. les docteurs Baïlly, Lerminier et Honoré, qui ont eu la complaisance d'envoyer à ma clinique des malades intéressans sous le rapport des affections du cœur et du poumon.

DE L'AUSCULTATION

MÉDIATE.

INTRODUCTION.

De toutes les maladies locales, les affections des organes contenus dans la cavité thoracique sont, sans contredit, les plus fréquentes (1) : leur danger ne peut être comparé qu'à celui des altérations organiques du cerveau ; et, quoique ordinairement moins présent, il

____

(1) Quelque communes que soient les maladies des organes contenus dans la cavité thoracique, il serait difficile d'affirmer que, de toutes les affections locales, ce sont elles qui sont les plus fréquentes. L'estomac, l'utérus sont certainement des organes qui deviennent au moins aussi souvent malades que les poumons ou le cœur.

La fréquence des maladies des poumons, en particulier, ne saurait d'ailleurs être ainsi établie d'une manière générale ; elle est subordonnée aux climats, et la proposition de Laënnec ne serait tout au plus applicable qu'aux pays dont la température et les autres conditions atmosphériques, ressembleraient à celles de Paris ou de Londres. Dans les contrées très chaudes, les maladies soit aiguës, soit chroniques, de l'appareil respiratoire, deviennent beaucoup plus rares ; et, en même temps qu'elles diminuent de fréquence, on voit celles d'un autre appareil devenir plus communes : ainsi,

est tout aussi grave (1). Le cœur et le poumon forment avec le cerveau, suivant l'ingénieuse expression de Bordeu, le *trépied de la vie*; et aucun de ces viscères ne peut être altéré d'une manière un peu forte ou étendue sans qu'il y ait péril de mort.

Les mouvemens continuels des viscères thoraciques, et la délicatesse de leur organisation, expliquent la fréquence et la gravité de leurs altérations : aussi n'est-il aucun tissu de l'économie animale dont l'inflammation idiopathique et primitive devienne aussi souvent que celle du poumon une cause de maladie sérieuse ou de mort ; aucun n'est aussi sujet à devenir le siége de productions accidentelles de toute espèce, et particulièrement de la plus commune de toutes, les tubercules (2). Le cœur, quoique d'une structure plus robuste, est

---

dans les Indes-Orientales, on n'observe qu'un petit nombre d'inflammations du poumon, ou de dégénérations tuberculeuses de cet organe; sans cesse, au contraire, on y rencontre des cas de phlegmasie du foie, qui se terminent plus ou moins rapidement par d'abondantes suppurations. Tous les médecins qui ont écrit sur les maladies des Indes, ont rapporté de nombreux exemples d'abcès du foie, lésion qu'il est, au contraire, extrêmement rare de constater dans nos climats, sauf le cas de phlébite ou de résorption purulente.

ANDRAL.

(1) Quel que soit le siége des altérations organiques, leur danger est partout à peu près le même : que l'estomac, le foie, les reins, l'utérus soient envahis par ces altérations, le pronostic, relativement à la terminaison définitive de la maladie, est tout aussi grave que si le poumon, le cœur ou le cerveau en étaient le siége.   ANDRAL.

(2) Cette proposition ne saurait être considérée comme

également exposé à des altérations très variées, dont quelques - unes, il est vrai, sont assez rares ; mais d'autres ne le sont nullement, et l'accroissement de nutrition, ainsi que la dilatation de cet organe surtout, sont au nombre des maladies les plus communes.

Comme complication ou effet d'une cause générale qui porte son influence sur plusieurs organes à la fois, les affections thoraciques tiennent encore le premier rang, soit sous le rapport de la gravité, soit sous celui de la fréquence. Dans les fièvres essentielles, par exemple, un léger degré de péripneumonie, un afflux sanguin vers le poumon, un catarrhe qui engorge de mucosités les ramifications bronchiques, rougit et épaissit leur membrane interne, sont des affections locales au moins aussi constantes que les rougeurs, les épaississemens ou les ulcérations de la membrane muqueuse intestinale, dans lesquelles plusieurs auteurs anciens et modernes ont cru trouver la *cause* de ces maladies.

---

exacte, et ce n'est que sous l'influence d'une distraction singulière qu'elle a pu être émise par un homme aussi profondément instruit que Laënnec en anatomie pathologique. Si effectivement les tubercules envahissent plus souvent le poumon qu'aucun autre organe, il n'en est pas ainsi de plusieurs autres productions accidentelles : le squirrhe et l'encéphaloïde, par exemple, qui, sous le rapport de leur importance, occupent dans l'organisme malade le même rang que les tubercules, ne se développent que très rarement dans les poumons, et d'autres organes en sont bien plus souvent atteints.   ANDRAL.

On peut même dire que, dans toute espèce de maladies , quel qu'en soit le siége, la mort n'arrive presque
jamais sans que les organes thoraciques soient affectés
d'une manière quelconque; et que le plus souvent le
péril de mort ne commence qu'au moment où s'annoncent les signes d'u nengorgement pulmonaire, d'un
épanchement séreux dans les plèvres, ou d'un grand
trouble dans la circulation. Le cerveau ne se prend
ordinairement qu'après ces organes; et souvent, jusqu'au dernier instant de la vie, il reste dans l'état d'intégrité le plus parfait.

Quelque dangereuses que soient les maladies de la
poitrine, elles sont cependant plus souvent curables
qu'aucune autre maladie interne grave; et, sous ce
double rapport, les médecins de tous les âges ont dû
chercher des signes propres à les faire reconnaître et à
les distinguer entre elles. Leurs efforts, jusqu'à ces
derniers temps, ont été suivis de peu de succès; et cela
devait être, tant qu'on s'en est tenu aux signes que
peuvent donner l'inspection et l'étude du trouble des
fonctions. Avec ces données seules, le diagnostic des
maladies de poitrine devait être, comme le trouvait
Baglivi, incomparablement plus obscur que celui des
affections de tout autre organe interne. En effet, les
maladies organiques du cerveau, peu nombreuses, se
reconnaissent, en général, à des symptômes frappans et
peu variables (1); les parois molles et souples de l'abdomen permettent de palper les organes qu'il renferme,

___

(1) Il nous semble que Laënnec fait ici trop bon marché
du diagnostic des maladies organiques du cerveau. Sans

et de juger de leur volume, de leur position, de leur degré de sensibilité, et souvent des productions accidentelles qui peuvent s'y être développées. Les maladies des organes thoraciques, au contraire, extrême-

---

doute, dans la plupart des cas où ce viscère est intéressé, on parvient aisément à reconnaître que c'est lui qui est le siége des symptômes observés, et encore y a-t-il plus d'une fois de la difficulté à démêler si ces symptômes qui traduisent un état actuel de souffrance du cerveau, n'ont pas leur point de départ dans l'état morbide d'un autre organe. Mais, dans l'étude des maladies des centres nerveux, il y a de plus sérieux problèmes à résoudre que celui dont nous venons de parler : une fois, en effet, que l'on a constaté que l'affection réside dans l'encéphale, il s'agit de déterminer, d'abord, quelle est la nature de l'altération qu'il a subie, et ensuite, quelle est la partie de l'encéphale qui est le siége de l'altération. Or, pour la solution de ces deux problèmes, on rencontre de nombreux obstacles, dont plusieurs sont insurmontables dans l'état actuel de la science. Essayerons-nous, en premier lieu, de découvrir la nature de ces maladies? Nous ne tarderons pas à constater une difficulté grave, qui résulte de ce que beaucoup d'entre elles présentent plusieurs symptômes communs par lesquels elles se confondent, sans qu'à côté d'eux on trouve toujours d'autres symptômes qui puissent suffisamment les distinguer. Ainsi, quoi qu'on en ait dit, le ramollissement du cerveau, dans l'une de ses formes, se traduit par des accidens qui ne diffèrent en rien de ceux qu'amène une hémorragie cérébrale ; dans une autre de ses formes, ce même ramollissement donne lieu à des désordres fonctionnels semblables à ceux que déterminerait la présence d'un produit accidentel au sein de la pulpe nerveuse. En outre, il est des cas, moins rares que ne le supposent certaines personnes, dans lesquels, bien qu'on ait observé pendant la vie des symptômes semblables à ceux qui résultent

ment nombreuses et très diverses, ont presque toutes
des symptômes semblables. La toux, la dyspnée, et,
dans quelques-unes, l'expectoration, sont les principaux et les plus saillans; et les variétés que présentent

---

soit d'une hémorragie, soit d'un ramollissement, etc., on ne
découvre cependant après la mort, ni ces lésions, ni aucune de
celles que peut nous révéler l'anatomie, avec ses moyens actuels
d'investigation. Ainsi, dans les maladies de l'encéphale, pour
expliquer des désordres fonctionnels identiques, on peut rencontrer les lésions les plus diverses; on peut aussi ne rencontrer aucune lésion.

Que si nous cherchons à établir, d'après les symptômes, quel
est, dans l'encéphale, le point spécial où a lieu l'altération,
il nous sera encore impossible, dans une foule de cas, de porter
à cet égard un diagnostic rigoureux et que ne vienne pas souvent démentir l'ouverture des corps. Ainsi, malgré des asser-
tions récentes, on ne peut pas dire que des symptômes particuliers se rattachent aux altérations des lobules antérieurs, moyens
ou postérieurs des hémisphères cérébraux; on ne peut pas dire
davantage, qu'en général les lésions qui ont pour siége le cervelet se distinguent des lésions qui ont atteint le cerveau, etc.,
par la spécialité des désordres fonctionnels qu'elles entraînent.

Quelles que soient donc l'importance et la réalité des progrès
qu'ait faits dans ces derniers temps la pathologie des centres
nerveux, on est encore bien loin de pouvoir déterminer, dans
un grand nombre de cas, la valeur et le siége précis des altérations de ces centres. Sous ce double rapport, la pathologie des
organes thoraciques et abdominaux est infiniment plus avancée;
et cela tient sans doute à ce que, dans l'étude des maladies de ces
organes, nous pouvons toujours corriger ce qu'il y a de vague
et de mobile dans les signes tirés des désordres fonctionnels,
par les signes bien autrement positifs et constans que fournissent la palpation, la percussion et l'auscultation.   ANDRAL.

ces symptômes ne correspondent pas, à beaucoup près, d'une manière constante, à des différences dans les altérations organiques qui les occasionent. Aussi est-il impossible au médecin le plus habile, lorsqu'il n'a d'autres moyens de reconnaître ces maladies que l'exploration du pouls et l'examen des symptômes, de ne pas méconnaître la plupart du temps celles mêmes d'entre elles qui sont les plus communes et les mieux connues. Je ne crains pas d'être désavoué par les médecins qui ont fait avec suite et pendant un certain temps des ouvertures de cadavres, en avançant qu'avant la découverte d'Avenbrugger, la moitié des péripneumonies et des pleurésies aiguës, et presque toutes les pleurésies chroniques, devaient nécessairement être méconnues; et que, dans les cas même où le tact d'un médecin exercé pouvait lui faire soupçonner quelque chose de semblable, il pouvait rarement lui inspirer assez de confiance pour le déterminer à employer un moyen héroïque.

La percussion de la poitrine, suivant la méthode de l'ingénieux observateur que je viens de citer, est sans contredit une des découvertes les plus précieuses dont la médecine se soit jamais enrichie. Elle a soumis au jugement immédiat des sens plusieurs maladies que l'on ne reconnaissait jusque là qu'à des symptômes généraux et équivoques, et en a rendu le diagnostic plus facile et plus sûr.

On ne peut nier cependant que cette méthode d'exploration ne laisse encore beaucoup à désirer. Bornée à l'indication du plein ou du vide, elle ne peut s'appliquer qu'à un certain nombre de lésions organiques; elle permet d'en confondre de très différentes dans leur nature et leur siége ; elle n'indique presque jamais rien que dans des cas extrêmes, et ne peut faire soupçonner les maladies à leur début.

C'est surtout dans les maladies du cœur que l'on a fréquemment à désirer un signe plus constant et plus certain que celui que fournit la percussion. Les symptômes généraux de ces maladies sont communs à beaucoup d'autres affections organiques ou nerveuses. L'application de la main donne bien quelques indices, par l'étendue, la force et le rhythme régulier ou anomal des battemens du cœur ; mais ces battemens sont rarement bien distincts, et l'embonpoint ainsi que l'infiltration les rendent très obscurs, ou même tout-à-fait imperceptibles.

Depuis un petit nombre d'années, quelques médecins ont essayé, dans ces cas, d'appliquer l'oreille sur la région précordiale. Les battemens du cœur, appréciés ainsi à la fois par les sens de l'ouïe et du tact, deviennent beaucoup plus sensibles. Cette méthode est cependant loin de donner les résultats qu'elle semblerait promettre. Je ne l'ai trouvée indiquée nulle part, et Bayle est le premier à qui je l'aie vu employer lorsque nous suivions ensemble la clinique de Corvisart. Ce professeur lui-même n'en faisait jamais usage : il dit seulement avoir entendu plusieurs fois les battemens du cœur en *écoutant très près* de la poitrine (1); et nous verrons ailleurs que ce phénomène diffère de ceux de l'ausculta-

---

(1) *Essai sur les Maladies et les Lésions organiques du Cœur et des gros vaisseaux*, par J. N. Corvisart, 3ᵉ édition, page 396.

tion proprement dite, et ne peut avoir lieu que dans quelques cas particuliers. Bayle, au reste, non plus qu'aucun de ceux de nos anciens condisciples à qui j'ai vu employer quelquefois cette auscultation immédiate, dont ils tenaient probablement comme moi la tradition de lui, et dont l'idée première remonte à Hippocrate, n'en avaient non plus que moi pu tirer un autre parti que celui de sentir plus fortement les battemens du cœur, dans les cas où on ne les distingue pas facilement à la main; et cela tient sans doute à ce qu'elle peut souvent induire en erreur pour des raisons diverses qui seront exposées chacune en son lieu. Aussi incommode d'ailleurs pour le médecin que pour le malade, le dégoût seul la rend à peu près impraticable dans les hôpitaux; elle est à peine proposable chez la plupart des femmes, et chez quelques-unes même le volume des mamelles est un obstacle physique à ce qu'on puisse l'employer.

Par ces divers motifs, ce moyen ne peut être mis en usage que très rarement, et on ne peut par conséquent en obtenir aucune donnée utile et applicable à la pratique; car on n'arrive à un résultat semblable, en médecine, que par des observations nombreuses, et assez rapprochées pour permettre d'établir facilement entre les faits des comparaisons propres à les réduire à leur juste valeur, et à démêler la vérité au milieu des erreurs qui naissent continuellement de l'inexpérience de l'observateur, de l'inégalité journalière de son aptitude, de l'illusion de ses sens, et des difficultés inhérentes à la méthode d'exploration qu'il emploie.

Des observations faites de loin en loin ne surmonteront jamais des obstacles semblables. Cependant, faute d'un moyen plus sûr, j'avais depuis longtemps l'habitude d'employer la méthode dont je viens de parler, lorsque, dans un cas obscur, elle se trouvait praticable ; et ce fut elle qui me mit sur la voie pour en trouver une meilleure.

Je fus consulté, en 1816, pour une jeune personne qui présentait des symptômes généraux de maladie du cœur, et chez laquelle l'application de la main et la percussion donnaient peu de résultat à raison de l'embonpoint. L'âge et le sexe de la malade m'interdisant l'espèce d'examen dont je viens de parler, je vins à me rappeler un phénomène d'acoustique fort connu : si l'on applique l'oreille à l'extrémité d'une poutre, on entend très distinctement un coup d'épingle donné à l'autre bout. J'imaginai que l'on pouvait peut-être tirer parti, dans le cas dont il s'agissait, de cette propriété des corps. Je pris un cahier de papier, j'en formai un rouleau fortement serré dont j'appliquai une extrémité sur la région précordiale ; et, posant l'oreille à l'autre bout, je fus aussi surpris que satisfait d'entendre les battemens du cœur d'une manière beaucoup plus nette et plus distincte que je ne l'avais jamais fait par l'application immédiate de l'oreille.

Je présumai dès lors que ce moyen pouvait devenir une méthode utile, et applicable non seulement à l'étude des battemens du cœur, mais encore à celle de tous les mouvemens qui peuvent produire du bruit dans la cavité de la poitrine, et par conséquent à l'exploration de la respiration, de la voix, du râle, et peut-être même de la fluctuation d'un liquide épanché dans les plèvres ou le péricarde.

Dans cette conviction, je commençai sur-le-champ, à l'hôpital Necker, une suite d'observations qui m'ont donné pour résultats des signes nouveaux, sûrs, faciles à saisir pour la plupart, et propres à rendre le diagnostic de presque toutes les maladies des poumons, des plèvres et du cœur, plus certain et plus circonstancié peut-être que les diagnostics chirurgicaux établis à l'aide de la sonde ou de l'introduction du doigt.

Je diviserai mon travail en trois parties. La première renfermera l'exposition des divers moyens d'exploration à l'aide desquels on peut parvenir à connaître les maladies des organes respiratoires ; la seconde contiendra la description des maladies des poumons ; et la troisième, celle des maladies du cœur.

Avant d'entrer en matière, je dois faire connaître les essais presque entièrement infructueux que j'ai faits pour perfectionner, soit sous le rapport de la forme, soit sous celui de la matière, l'instrument d'exploration dont je me sers ; afin que, si quelqu'un veut tenter la même chose, il suive une autre route.

Le premier instrument dont j'ai fait usage était un cylindre ou rouleau de papier de seize lignes de diamètre et d'un pied de longueur, formé de trois cahiers de papier battu, fortement serré, maintenu par du papier collé, et aplani à la lime aux deux extrémités. Quelque serré que soit un semblable rouleau, il reste toujours au centre un conduit de trois à quatre lignes de diamètre, dû à ce que les cahiers qui le composent ne peuvent se rouler complétement sur eux-mêmes. Cette circonstance fortuite m'a, comme on le verra, donné occasion de faire une observation importante : ce conduit est indispensable pour l'exploration de la voix. Un corps tout-à-fait plein est le meilleur instrument dont on puisse se servir pour l'exploration du cœur. Il suffirait , à la rigueur, pour celle de la respiration et du râle : cependant ces deux derniers phénomènes donnent plus d'intensité de son à l'aide d'un cylindre perforé et évasé à son extrémité jusqu'à la profondeur d'environ un pouce et demi.

Les corps les plus denses ne sont pas, comme l'analogie pourrait le faire penser, les plus propres à former ces instrumens. Le verre et les métaux, outre leur poids et la sensation de froid qu'ils occasionent en hiver, communiquent moins bien que des corps moins denses les battemens du cœur et les sensations que produisent la respiration et le râle. D'après cette observation , qui me parut d'abord singulière, j'ai voulu essayer les corps les moins denses, et j'ai fait faire en conséquence un cylindre de baudruche tubulé que l'on remplit d'air au moyen d'un robinet, et dont le conduit central est maintenu par un tube de carton. Ce cylindre est inférieur à tous les autres : il donne une moindre intensité de son, et a d'ailleurs l'inconvénient de s'affaisser au bout de quelques minutes, surtout quand l'air est froid; il donne, en outre, plus facilement qu'aucun autre, un bruit étranger à celui que l'on explore, par la crépitation de ses parois et le frottement des vêtemens du malade ou de la main de l'observateur.

Les corps d'une densité moyenne , tels que le papier, les bois légers, le jonc à canne, sont ceux qui m'ont constamment paru préférables à tous les autres. Ce résultat est peut-être en contradiction avec un axiome de physique; mais il me paraît tout-à-fait constant.

Je me sers, en conséquence, actuellement d'un cylindre de bois de seize lignes de diamètre, long d'un pied, percé dans son centre d'un tube de trois lignes de diamètre, et brisé au milieu à l'aide d'un tenon garni de fil, qui est arrondi à son extrémité et long d'un pouce et demi. Les deux pièces dont il se compose sont évasées à leur extrémité à un pouce et demi de profondeur, de manière que l'une puisse recevoir exactement le tenon, et l'autre un obturateur de même forme. Le cylindre ainsi disposé est l'instrument qui convient pour l'exploration de la respiration et du râle. On le convertit en un simple tube à parois épaisses pour l'exploration de la voix et des battemens du cœur, en introduisant dans l'entonnoir ou pavillon de la pièce inférieure l'*enbout* ou obturateur, qui se fixe à l'aide d'un petit tube de cuivre qui le traverse et qui entre dans la tubulure du cylindre jusqu'à une certaine profondeur (*Voy*. pl. 1.). Je n'avais pas cru d'abord nécessaire de donner un nom à un instrument aussi simple; d'autres en ont jugé autrement, et je l'ai entendu désigner sous divers noms, tous impropres et quelquefois barbares, et entre autres sous ceux de *sonomètre, pectoriloque, thoraciloque, cornet médical*, etc. Je lui ai donné, en conséquence, le nom de *stéthoscope*, qui me paraît exprimer le mieux son principal usage. Il peut d'ailleurs, comme nous le verrons, s'appliquer à d'autres objets qu'à l'exploration de la poitrine.

Les dimensions que je viens d'indiquer ne sont pas tout-à-fait indifférentes. Un plus grand diamètre ne permet pas toujours d'appliquer le cylindre exactement sur tous les points de la poitrine : plus long, l'instrument devient difficile à maintenir dans cet état d'application exacte ; plus petit, il serait dificile à appliquer au haut de l'aisselle ; il exposerait le médecin à respirer de trop près l'haleine du malade ; il l'obligerait souvent à prendre une position gênante, et c'est ce qu'il doit éviter sur toutes choses s'il veut observer exactement. Le seul cas où un instrument plus court soit utile est celui où le malade est placé dans un lit ou un fauteuil dont le dossier est très rapproché de son dos. La division du cylindre en deux pièces permet alors de ne se servir que de la pièce supérieure, et d'y adapter, s'il le faut, l'obturateur (1).

J'aurai soin, en parlant de chaque espèce d'exploration, d'indiquer les positions que l'expérience m'a appris être les plus favorables à l'observation, et les moins fatigantes pour le médecin et pour le malade. Il suffit de dire ici que, dans tous les cas, le cylindre doit être tenu comme une plume à écrire, et qu'il faut placer

---

(1) M. Piorry a modifié la forme du stéthoscope et l'a rendu plus portatif : il a diminué le diamètre du cylindre, tout en conservant l'étendue de l'extrémité évasée de l'instrument, il a remplacé l'obturateur métallique, par un petit cône en bois qui est logé tout entier dans cette partie évasée et y est maintenu au moyen d'un opercule à vis ; une autre plaque, également à vis, est adaptée à l'autre extrémité de l'instrument, et appliquée contre l'oreille lorsqu'on pratique l'auscultation. Ce stéthoscope est celui que l'on emploie le plus communément aujourd'hui. On a généralement renoncé à la forme et surtout aux dimensions premières que Laënnec avait données à cet instrument. ANDRAL.

la main très près de la poitrine du malade, afin de pouvoir s'assurer que l'instrument est bien appliqué.

L'extrémité du cylindre destinée à être appliquée sur la poitrine du malade, c'est-à-dire celle qui est formée par l'*enbout* ou obturateur, doit être très légèrement concave; elle en est moins sujette à vaciller, et cette cavité, que la peau remplit très facilement, ne forme jamais de vide, même sur les points les plus plats de la poitrine.

Lorsqu'un amaigrissement excessif a détruit les muscles pectoraux, au point de laisser entre les côtes des gouttières assez profondes pour que l'extrémité du cylindre ne puisse porter de toute sa surface, on peut remplir ces intervalles de charpie ou de coton recouvert d'un linge; mais cette précaution est rarement nécessaire.

J'ai fait subir au cylindre diverses autres modifications, et j'ai fait quelques essais avec des instrumens d'une forme différente; mais leur emploi ne pouvant être général, j'en parlerai seulement dans leur lieu.

Quelques-uns des signes que l'on obtient par l'auscultation médiate sont très faciles à saisir, et il suffit de les avoir entendus une fois pour les reconnaître toujours : tels sont ceux qui indiquent les ulcères des poumons, l'hypertrophie du cœur à un haut degré, la communication fistuleuse entre la plèvre et les bronches, etc. Mais il en est d'autres qui demandent plus d'étude et d'habitude; et, par cela même que cette méthode d'exploration porte la précision du diagnostic beaucoup plus loin que les autres, il faut aussi se donner plus de peine pour en tirer tout le parti possible.

L'auscultation médiate, d'ailleurs, ne doit pas faire

oublier la méthode d'Avenbrugger ; elle lui donne , au contraire, une importance toute nouvelle, et en étend l'usage à beaucoup de maladies dans lesquelles la percussion seule n'indique rien , ou peut même devenir une source d'erreurs. Ainsi, c'est par la comparaison des résultats donnés par l'un et l'autre procédés que l'on obtient des signes certains et évidens de l'emphysème du poumon, du pneumo-thorax, et des épanchemens liquides dans la plèvre. Il en est de même de plusieurs autres méthodes d'exploration plus bornées dans leur objet, et particulièrement de la *commotion* hippocratique, de la *mensuration* du thorax, et même de l'auscultation immédiate. Ces méthodes , tombées dans l'oubli, et qui par elles-mêmes sont en effet aussi souvent propres à tromper qu'à éclairer le praticien, deviennent, dans des cas qui seront exposés dans cet ouvrage, des moyens utiles pour confirmer le diagnostic établi par l'auscultation médiate et la percussion , et pour le porter au plus haut degré de certitude et d'évidence qu'on puisse obtenir dans une science physique.

Par ces divers motifs, ce n'est guère que dans les hôpitaux que l'on peut acquérir d'une manière sûre et complète l'habitude de l'auscultation médiate, d'autant qu'il est nécessaire d'avoir vérifié, au moins quelquefois, par l'autopsie, les diagnostics établis à l'aide du stéthoscope , pour être sûr de soi-même et de l'instrument, prendre confiance en son observation propre, et se convaincre par ses yeux de la certitude des signes donnés par l'ouïe. Il suffit, au reste, d'avoir observé deux ou trois fois une maladie pour apprendre à la reconnaître sûrement ; et la plupart des affections des poumons et du cœur sont si communes, qu'après les avoir cherchées pendant huit jours dans un hôpital, il ne restera plus guère à étudier que quelques cas rares, qui, presque tous, se présenteront encore dans le cours d'une année, si l'on examine attentivement tous les malades. Ce serait sans doute trop exiger d'un médecin livré entièrement à la pratique civile, que de l'engager à suivre un hôpital pendant un temps aussi long; mais le médecin chargé du service, et obligé par devoir à cet examen journalier de tous les malades, peut facilement éviter cette peine à ses confrères en les avertissant lorsqu'il rencontrera quelque cas rare ou intéressant. De cette manière, il n'est aucun médecin qui ne puisse en peu de temps apprendre à reconnaître sûrement, non-seulement les cas dont j'ai parlé ci-dessus, mais la péripneumonie, la pleurésie, les catarrhes latens, les moindres rudimens de ces affections; et c'est là sans doute le principal résultat pratique que l'on puisse obtenir de l'auscultation, puisque ces maladies se guérissent d'autant plus facilement qu'on les reconnaît plus vite. Quant aux cas plus difficiles, il est certain que plus on étudiera l'anatomie pathologique du poumon, plus on s'exercera à comparer les données qu'elle fournit avec les résultats de l'auscultation, et plus on acquerra d'habileté (1).

---

(1) Je rappelle ici, pour la facilité des recherches, la division exposée ci-dessus (pag. 11) :

Première partie : Exposé des diverses méthodes d'exploration de la poitrine, et spécialement de la percussion et de l'auscultation.

Deuxième partie : Description des maladies de l'appareil

PREMIÈRE PARTIE.

DE L'EXPLORATION DE LA POITRINE.

CHAPITRE PREMIER.

DES MÉTHODES D'EXPLORATION ANCIENNEMENT CONNUES.

Dans tous les temps, les médecins ont senti l'insuffisance des signes équivoques tirés de l'état général du malade et du trouble des fonctions pour faire connaître les maladies internes, et ils ont cherché à y ajouter des signes *physiques*, et qui tombassent immédiatement sous les sens. C'est dans cette vue que l'on a appliqué, à diverses époques, à l'étude des affections thoraciques, presque toutes les méthodes d'exploration employées en chirurgie, et particulièrement l'application de la main, l'inspection des formes et des mouvemens du thorax, la mensuration, la succussion, et même l'auscultation immédiate.

La rareté des cas dans lesquels ces moyens peuvent donner quelques résultats, l'embarras ou la fatigue que quelques-uns d'entre eux occasionent aux malades ou

respiratoire (maladies des bronches, maladies du poumon, maladies de la plèvre).

Troisième partie : Description des maladies de l'appareil circulatoire (maladies du cœur, maladies du péricarde, maladies de l'aorte, etc.)

M. L.

aux médecins, et surtout le peu de parti que l'on en a tiré jusqu'ici, sont sans doute les causes qui les ont fait tomber dans un tel oubli, qu'il y a peu d'années ils étaient à peu près inconnus des praticiens.

Nous croyons cependant devoir en examiner la valeur. Nous joindrons aux méthodes dont nous venons de parler la pression abdominale proposée par Bichat ; et nous exposerons ensuite, avec plus de détail, les résultats généraux que donnent la percussion et l'auscultation médiate.

ARTICLE PREMIER.

De l'Application de la Main sur les Parois thoraciques (1).

La fermeté des parois osseuses et cartilagineuses de la poitrine s'oppose à ce que l'on puisse acquérir, par l'action de toucher, de palper ou de presser, aucune notion exacte sur les altérations qui peuvent survenir dans cette cavité. La fluctuation dans les espaces intercostaux, que quelques auteurs ont rangée parmi les signes des épanchemens thoraciques, et entre autres de l'hydropéricarde, ne peut être sensible que dans les cas où le liquide épanché s'est fait jour à travers les muscles intercostaux, et vient former abcès dans le tissu cellu-

---

(1) Cet article était intitulé *Du Toucher;* mais cette expression étant depuis longtemps prise en un sens tout spécial (l'exploration de l'utérus), j'ai cru pouvoir lui en substituer une autre plus exacte, quoique moins concise. Le traducteur anglais en a jugé de même, car il intitule cet article : *Manual examination of the exterior of the Chest.*   M. L.

laire extérieur, ou dans le cas plus rare encore où les espaces intercostaux sont *bombés* par le liquide contenu dans la poitrine.

La simple application de la main semblerait pouvoir donner quelques signes plus utiles : car lorsqu'un homme sain parle ou chante, sa voix retentit dans l'intérieur de la poitrine, et produit dans les parois de cette cavité un léger frémissement que l'on peut distinguer par l'application de la main. Ce phénomène n'existe plus lorsque, par l'effet d'une maladie quelconque, le poumon a cessé d'être perméable à l'air, ou se trouve séparé des parois thoraciques par un liquide épanché.

Ce signe, au reste, est d'une médiocre valeur, parce qu'un grand nombre de causes font varier l'intensité du frémissement, ou le font même disparaître. Il est peu sensible chez les personnes grasses, chez celles dont les tégumens ont une certaine flaccidité, et chez celles dont la voix est aiguë ou peu forte. L'infiltration des parois thoraciques le rend tout-à-fait nul. Chez les hommes les mieux constitués, il n'est bien évident qu'à la partie antérieure supérieure de la poitrine, sur les côtés, et dans la partie moyenne du dos. Chez beaucoup de sujets, il ne l'est que dans le premier de ces points. Enfin ce frémissement n'ayant, dans aucun cas, une grande intensité, il est difficile de faire des examens comparatifs à cet égard, et par conséquent d'en tirer des résultats applicables au diagnostic des maladies du poumon. On peut seulement présumer, quand il existe, qu'une partie du poumon est perméable à l'air ; mais on ne peut rien conclure de son absence.

Aussi l'exploration par l'application de la main n'était-elle d'aucun usage dans la pratique. Cependant, ne voulant négliger aucun des moyens par lesquels on peut espérer de parvenir à un diagnostic exact des affections thoraciques, j'ai fréquemment employé celui dont il s'agit, et voici les résultats que j'ai obtenus.

1° J'ai quelquefois perçu, par l'application de la main, par la pression ou par une percussion légère, un gargouillement distinct, dans des cas d'abcès du poumon communiquant avec le tissu cellulaire extérieur du thorax, et surtout dans des cas d'excavations tuberculeuses étendues, sinueuses ou multiloculaires, très voisines de la surface du poumon, qui lui-même adhérait en cet endroit d'une manière intime à la plèvre costale.

2° Dans le catarrhe suffocant et dans le râle des agonisans, lorsqu'il est très fort, le passage de l'air à travers le liquide accumulé dans les bronches produit quelquefois aussi un gargouillement sensible à la main.

3° Je crois être certain que l'épanchement d'un abcès péripneumonique, ou de la matière tuberculeuse ramollie, dans une plèvre dont les lames pulmonaire et costale sont réunies dans toute leur étendue, peut également donner lieu à ce phénomène assez rare. Dans presque tous les cas où il existe d'une manière bien manifeste, le râle que l'on sent à la main peut être entendu à l'oreille nue, comme le râle trachéal des mourans, mais à une plus petite distance de la poitrine.

4° On sent chez quelques sujets, en appliquant la main sur un point des parois de la poitrine, un frémissement isochrone à l'inspiration, très rare et toujours momentané : il semble qu'une corde de violon vibre sous la main sans résonner. Ce phénomène est de peu d'importance, et peut se manifester même dans un léger catarrhe Il est produit par un rétrécissement de quelque tronc bronchique voisin de la surface du poumon ; et le râle sibilant ou sonore grave que l'on entend toujours en même temps par l'auscultation suffit pour le faire reconnaître.

5° L'application de la main donne quelquefois la sensation d'une *crépitation sèche* dans les cas d'emphysème pulmonaire, et particulièrement dans l'*emphysème interlobulaire*. Ce phénomène, aussi rare que le précédent, est également sujet à de fréquentes intermissions. Il est incomparablement plus rare que la *crépitation sèche et à grosses bulles*, donnée dans les mêmes cas par l'auscultation.

6° Enfin on sent quelquefois sous la main, lorsque le malade courbe et relève rapidement le tronc, la fluctuation qui se fait dans une très vaste excavation du poumon ou dans un épanchement liquide et aériforme à la fois de la plèvre ; mais on l'entend plus facilement encore.

De ce qui précède, on peut conclure que l'application de la main ne donne que très rarement des signes de quelque valeur, dans les maladies de la plèvre et du poumon ; et que, dans les cas même où ils existent, ce ne sont en quelque sorte que des signes surabondans ; car le stéthoscope en donne en même temps de plus sûrs et de plus constans.

L'application de la main sur la région du cœur a été longtemps, pour les médecins de l'antiquité, le principal moyen employé pour juger de la force, de la faiblesse et des autres caractères du pouls. L'obscurité et la confusion de la sensation que l'on éprouve par cette application, et l'impossibilité où l'on est de sentir le cœur chez beaucoup d'hommes, ont fait préférer avec raison l'exploration de l'artère radiale. Les mêmes obstacles s'opposent à ce que l'on puisse tirer un parti réellement utile de l'application de la main dans la plupart des maladies du cœur. Des battemens très sensibles n'indiquent souvent autre chose que la gracilité des parois du thorax, ou un certain degré d'agitation nerveuse; et, d'un autre côté, les battemens du cœur sont quelquefois tout-à-fait insensibles à la main, quoiqu'il existe une hypertrophie ou une dilatation énorme de cet organe. Un seul phénomène de quelque importance comme signe est donné par l'application de la main sur la région du cœur : c'est le *frémissement cataire*, dont nous parlerons en son lieu.

ARTICLE II.

De l'Inspection des Parois de la Poitrine.

L'inspection de la poitrine nue peut faire connaître l'altération de ses formes, et semble permettre de juger, au moins jusqu'à un certain point, des changemens qui peuvent survenir dans les mouvemens des organes qu'elle renferme.

L'inspection des formes du thorax est, sans contredit, utile dans plusieurs cas. Elle fait connaître l'étendue des désordres produits par le rachitis. Dans les épanchemens thoraciques, la dilatation du côté affecté fournit, lorsqu'elle est bien apparente, un signe précieux, et qui l'était encore plus avant qu'on en pût obtenir de plus certains par la comparaison des résultats de l'auscultation médiate et de la percussion. Nous montrerons ailleurs qu'un rétrécissement notable du côté affecté est, dans plusieurs cas, l'indice des efforts de la nature pour procurer la guérison de certaines maladies graves du poumon ou de la plèvre.

La simple inspection de la poitrine peut encore servir à faire reconnaître un anévrysme de l'aorte ascendante ou de l'artère innominée, dans les cas où la tumeur est assez considérable pour faire saillie à l'extérieur.

La mensuration comparative des deux côtés du thorax, faite à l'aide d'un ruban ou d'un cordeau, pour juger si l'un d'eux est dilaté ou rétréci, ne m'a jamais paru donner aucun résultat bien utile. Un demi-pouce de différence dans la circonférence des deux côtés du thorax, mesurés de l'épine dorsale à l'appendice xiphoïde, est très sensible à l'œil ; et quand la différence est moindre, on ne peut compter assez sur l'exactitude de la mensuration pour sortir du doute que laisse la simple inspection. On sent, en effet, que la difficulté de tendre le ruban d'une manière égale, de le diriger exactement à la même hauteur, de comprimer uniformément des muscles quelquefois inégaux en épaisseur, peut faire varier la mesure de quelques lignes.

L'examen des mouvemens du thorax a paru de tout temps pouvoir faire connaître le degré de perfection ou d'imperfection avec lequel s'exerce la respiration. Cette méthode est surtout employée par les vétérinaires, et la nudité des animaux la rend d'un usage très facile : elle atteint, d'ailleurs, le but principal qu'on se pro-

pose ; car ; dans la plupart des cas où se fait cet examen,
il ne s'agit pas de connaître exactement une maladie, et
de prescrire un traitement qui coûterait plus que ne vaut
l'animal malade, mais bien d'établir le prix de l'animal
d'après le plus ou moins de gêne habituelle que l'on observe dans la respiration.

Il n'en est pas de même chez l'homme; le désagrément
et l'inconvénient qu'il y a de dépouiller un malade de
ses vêtemens, surtout en hiver, le temps que demande
cette opération, l'embarras qu'elle occasione, la pudeur chez les femmes, sont autant d'obstacles qui empêchent d'avoir recours à cette inspection, si ce n'est
dans quelques cas rares et très graves : aussi n'est-il pas
étonnant qu'elle ait été de tout temps plus recommandée qu'usitée. Ceux même d'entre les médecins actuels
qui y recourent quelquefois se contentent de faire faire
quelques grandes inspirations aux malades vêtus, méthode tout-à-fait nulle dans ses résultats, d'après lesquels assurément personne n'oserait rien conclure.

L'inspection du thorax nu elle-même est à peu près
aussi insignifiante, au moins sous le rapport du diagnostic.

La respiration est regardée comme naturelle quand
les parties antérieure et latérales de la poitrine se dilatent d'une manière égale, manifeste, mais médiocre, dans
l'inspiration, et quand le nombre des inspirations faites
dans l'espace d'une minute est de douze à quinze, dans
l'état de repos parfait (1). Si l'abdomen se soulève, pro-

____

(1) Le nombre moyen des mouvemens respiratoires, donné
ici par Laënnec comme représentant celui qui s'observe dans

portion gardée, avec beaucoup plus de force que les parois thoraciques, la respiration est dite *abdominale*. Si la dilatation de ces dernières, au contraire, et particulièrement celle de la partie antérieure et supérieure de la poitrine, est plus manifeste que celle de l'abdomen, la respiration est dite *pectorale*.

---

l'état de santé, est évidemment trop bas. Il n'y a que très peu d'individus adultes, et à plus forte raison d'enfans, chez lesquels on ne trouve pas plus de douze à quinze respirations par minute. Les sujets chez lesquels on n'en compte que seize à dix-huit ne sont même pas les plus nombreux. La plupart des individus bien portans respirent, par minute, de dix-huit à vingt-quatre fois : il n'est même pas rare de rencontrer des personnes dont les poumons paraissent être sains, qui nulle part ailleurs ne présentent d'indice de maladie, et qui respirent de vingt-six à vingt-huit fois par minute. Les observations que nous avons faites sur ce sujet nous conduisent à établir, avec M. Magendie, que, chez un adulte bien portant, le nombre moyen des respirations qui ont lieu dans l'espace d'une minute est de vingt ; que très rarement on en compte moins de seize, et qu'assez souvent elles s'élèvent à vingt-quatre ou à vingt-six. Dans l'enfance, le nombre moyen des respirations est plus considérable : la théorie porterait donc à admettre qu'à l'autre extrémité de la vie, la respiration doit devenir de moins en moins fréquente, et que, chez le vieillard, on doit trouver un nombre moyen de respirations moins élevé. Eh bien ! il n'en est point ainsi : nos recherches sur ce point nous permettent d'affirmer qu'après soixante ans ce nombre moyen reste au moins ce qu'il était chez l'adulte ; il serait même un peu plus considérable, d'après le travail récent de MM. Hourmann et De Chambre. Ces deux observateurs ont, en effet, donné le chiffre de 21,79 comme représentant le nombre moyen des respirations chez 255 femmes de la Salpêtrière,

Ce dernier phénomène s'observe surtout dans certaines affections douloureuses de l'abdomen, dont le diagnostic est assez facile pour qu'il n'ajoute rien à sa certitude, et surtout dans la péritonite.

---

jouissant d'une bonne santé, et âgées de soixante à quatre-vingt-seize ans. Ils ont, en outre, établi que la fréquence de la respiration croissait avec l'état de décrépitude. Ainsi, chez les vieillards, la respiration ne se rallentit pas plus que la circulation. Les recherches de MM. Leuret et Mitivié, confirmées par celles de MM. Hourmann et De Chambre, ont au contraire appris que, dans la vieillesse, cette dernière fonction se rapproche, par son activité, de ce qu'elle était dans l'enfance : la moyenne du nombre des battemens artériels est en effet, d'après ces recherches, au-dessous du chiffre 70 chez les jeunes gens, et au-dessus du chiffre 80 chez les vieillards.

Il s'en faut, d'ailleurs, que la fréquence de la respiration croisse toujours avec celle de la circulation. Quelle que soit la la rapidité de celle-ci, on ne voit guère les mouvemens respiratoires s'élever à plus de trente par minute, si les poumons sont restés sains. Que si, au contraire, ces organes sont malades, ou si une cause quelconque, comme serait une affection du cœur ou une névrose, s'oppose au libre passage du sang à travers leur parenchyme, la respiration s'élève tout-à-coup au-dessus du chiffre 30, et atteint rapidement celui de 36 ou 40 : elle monte quelquefois jusqu'au chiffre 45, mais elle dépasse très rarement ce dernier : elle peut néanmoins s'élever dans certains cas jusqu'au chiffre 70. Plusieurs individus atteints de pneumonie m'ont présenté dans l'espace d'une minute ce nombre très considérable de respirations, et cependant ils ont guéri. On peut dire toutefois que, si un malade atteint d'une affection des poumons respire plus de cinquante fois par minute, on doit le regarder comme dans le plus grand danger.

ANDRAL.

La respiration abdominale et le défaut ou la diminution notable de la dilatation de la poitrine sont assez généralement regardés comme accompagnant constamment les épanchemens thoraciques et les engorgemens pulmonaires de toute nature. Quelque répandue que soit cette opinion, je puis assurer qu'elle est mal fondée. Nous montrerons ailleurs que la respiration abdominale, la dilatation extrême des parois thoraciques dans l'inspiration, coïncident quelquefois avec une respiration tout-à-fait parfaite quant au jeu du poumon, et au développement des cellules aériennes; que ces phénomènes indiquent seulement une augmentation purement vitale du besoin de respirer, et qu'un soulèvement peu apparent de l'abdomen et des parois du thorax prouve seulement une diminution de ce besoin, essentiellement variable suivant les âges, l'état de veille ou de sommeil, de mouvement ou de repos, de calme ou d'agitation de l'esprit.

D'un autre côté, je n'ai jamais pu constater d'inégalité manifeste et constante dans les mouvemens des deux côtés du thorax, que dans des cas d'empyème très abondant ou de déformation de la poitrine. Je me suis plusieurs fois assuré, au contraire, que la dilatation du thorax est parfaitement égale chez des phthisiques dont les poumons sont très inégalement remplis de tubercules, et dans des péripneumonies ou pleurésies occupant un seul côté du thorax.

Il n'est pas nécessaire de dire que l'infiltration, l'embonpoint ou le volume des mamelles diminuent, chez beaucoup de sujets, l'évidence des mouvemens du thorax.

Les battemens du cœur sont visibles, chez quelques

sujets, entre les cartilages des cinquième et septième côtes. Cela se voit particulièrement chez les enfans et les sujets maigres, peu musclés, dont les os sont peu volumineux et la poitrine étroite. Le cœur peut d'ailleurs être tout-à-fait dans l'état naturel.

D'après ces raisons, on peut conclure que l'inspection des mouvemens du thorax pendant la respiration est très peu utile. Seule, elle ne prouve rien, ou que fort peu de chose; elle peut montrer seulement que la respiration est gênée, fait que l'on reconnaît tout aussi bien par la seule fréquence des inspirations. Elle devient d'ailleurs tout-à-fait superflue après l'emploi de la percussion et de l'auscultation médiate, et je ne connais pas un seul cas où l'inspection du thorax puisse ajouter aux données fournies par ces deux méthodes d'exploration. L'inspection des formes du thorax elle-même, quoique utile dans certains cas, ainsi que je l'ai dit, ne peut fournir, dans ces cas mêmes, que des signes confirmatifs toujours satisfaisans pour le médecin, mais qui ne sont nullement nécessaires, puisque le diagnostic est également certain lors même qu'ils n'existent pas.

Chez les sujets maigres, on voit quelquefois distinctement l'expansion pulmonaire entre les cartilages des fausses côtes supérieures : ces espaces se bombent dans l'inspiration et s'affaissent dans l'expiration. Je n'ai jamais trouvé occasion de faire une application utile de cette remarque au diagnostic d'aucun cas pathologique (1).

---

(1) Cet article me paraît contenir tout ce qu'on peut dire d'utile sur l'inspection des parois de la poitrine. Si cependant

ARTICLE III.

De la Succussion.

Je désigne sous le nom de *succussion* une méthode d'exploration employée par Hippocrate, ou par quelques-uns de ses premiers disciples, comme moyen de reconnaître les épanchemens thoraciques. Cette méthode ne pouvant donner de résultat que dans deux cas particuliers, nous en parlerons en traitant du pneumothorax joint à un épanchement liquide.

ARTICLE IV.

De la Pression abdominale.

Cette méthode, proposée par Bichat, consiste à refouler fortement les hypochondres de bas en haut, et à examiner le degré de suffocation et d'angoisse qui résulte de cette manœuvre (1). Je pense qu'on ne peut regarder cette proposition que comme une idée malheureuse échappée à un homme d'un beau génie. Bichat lui-même, qui avait à peine tenté ce procédé, lorsqu'il fut enlevé par une mort prématurée, l'eût sans doute abandonné s'il eût pu l'expérimenter pendant quelque temps. Les nuances d'oppression qui peuvent

quelques lecteurs désiraient de plus amples détails, nous les renvoyons à la *Séméiologie générale* du docteur Double, et à la *Séméiotique* du Prof. Landré-Beauvais (p. 36 et suiv.). **M. L.**

(1) *Mémoire sur la Pression abdominale*, par M. le Prof. Roux; *OEuvres chirurgicales* de Desault, tom. III. *Paris*, 1813.

exister entre les effets de la pression abdominale dans l'empyème, la péripneumonie et les différentes espèces d'asthmes, ne pourraient jamais constituer un signe digne de confiance; d'autant plus qu'on détermine par ce moyen une véritable suffocation chez des sujets sains, mais d'une constitution nerveuse et délicate. Ce moyen d'ailleurs, lors même qu'il fournirait des signes plus positifs, ne devrait pas être mis en usage : il n'est pas permis, pour interroger la nature, de mettre un malade à la question (1).

CHAPITRE II.

DE LA PERCUSSION.

La poitrine d'un homme sain, légèrement percutée, doit donner dans toute son étendue, et surtout dans ses parties antérieure et latérales, un son clair, à raison du volume d'air qui remplit habituellement les poumons, et, par conséquent une grande partie de la capacité du

---

(1) Le docteur Abernethy, guidé sans doute par les recherches de Goodwin, Davy et Thompson, sur la quantité d'air habituellement contenue dans les poumons, a cherché à s'assurer de la perméabilité de ces organes, en mesurant la quantité d'air qui en sort dans l'expiration. Pour cela, après avoir établi une sorte d'appareil pneumatique au moyen d'un large verre plein d'eau qu'il renverse dans un bassin également plein d'eau, il recueille sous ce verre, à l'aide d'un tube recourbé, tout l'air expiré par le malade à la suite d'une profonde inspiration. Il marque alors la hauteur de l'eau qui reste dans le verre; et en mesurant l'espace compris entre la marque et le fond du verre, il peut approximativement calculer le volume d'air expiré.

thorax. Ce fait était connu sans doute de toute antiquité, et, de nos jours même, il n'est personne qui n'ait vu des gens du peuple se frapper la poitrine en se félicitant d'avoir *un bon creux*. De la connaissance de de ce fait, à conclure que la même résonnance ne peut plus exister quand le poumon est engorgé ou la poitrine remplie par un liquide épanché, il semble qu'il n'y ait qu'un pas; et cependant Avenbrugger fit le premier cette réflexion, vers le milieu du siècle dernier. Il la mûrit pendant sept ans dans le silence, et, comme il le dit lui-même, au milieu de recherches laborieuses et dégoûtantes (*inter labores et tœdia*). Il publia, au bout de ce temps, une brochure de cent pages, n'obtint pour prix de sa belle découverte qu'une mention de Van-Swiéten et de Stoll, qui ne fixa pas sur lui l'attention de ses contemporains; et il mourut peut-être sans se douter de l'importance que devait acquérir ses recherches.

L'expérience serait plus exacte si, au lieu d'un verre, on se servait d'une cloche graduée.

La quantité d'air rejetée à chaque expiration, chez une personne en santé, étant d'à peu près six cent cinquante-cinq centimètres cubes, on peut affirmer que les poumons sont en partie imperméables, si l'on trouve que cette quantité n'est que de deux cents ou trois cents centimètres cubes.

Je ne pense pas qu'avec les signes positifs que nous possédons aujourd'hui, personne soit tenté de recourir à cette expérience comme méthode d'exploration. Je ne l'ai citée, au reste, que parce que le traducteur anglais a paru y attacher quelque importance, et l'a signalée sous le nom de *pulmométrie*.

M. L.

Corvisart les tira de l'oubli, et, après trente ans, les
fit connaître à l'Europe et à la patrie même de l'auteur.

Cette méthode a l'avantage de n'exiger le secours
d'aucun instrument; mais, quoique très simple, elle
demande cependant une grande habitude, et une dextérité que beaucoup d'hommes ne peuvent acquérir. La
plus légère variation dans l'inclinaison de l'angle sous
lequel les doigts frappent le thorax peut faire croire à
une différence de résonnance qui n'existe réellement
pas. Un homme qui a acquis par l'exercice l'habileté
nécessaire peut tirer à volonté beaucoup, peu ou point
de son d'une poitrine très sonore. La même chose arrive souvent involontairement aux médecins qui n'ont
pas assez d'habitude. Plusieurs de ces derniers ne peuvent parvenir à tirer du son qu'en employant assez de
force pour que les malades trouvent le procédé douloureux.

Manière de percuter. Le malade doit être, s'il se
peut, assis ou debout. S'il est couché, les matelas, les
oreillers surtout, rendent toujours la résonnance moindre; il en est de même des rideaux épais. La poitrine
doit être recouverte d'un vêtement léger, ou le médecin
doit prendre un gant. Cette précaution, recommandée
par Avenbrugger, est tout-à-fait nécessaire; car le choc
d'une main nue sur la peau produit une sorte de cla-
quement qui empêche de reconnaître aussi distinctement la résonnance pectorale. Il vaut mieux que la
main de l'observateur soit nue, et la poitrine du malade couverte; car le gant diminue le sensibilité du tact,
et la sensation d'élasticité que l'observateur perçoit en
percutant ajoute souvent à la certitude de son juge-

ment, lorsqu'il n'existe qu'une différence douteuse de résonnance. Dans tous les cas, la *conscience* du plein ou du vide est toujours beaucoup plus certaine pour l'observateur qui percute, que pour celui qui entend seulement la percussion exercée par un autre.

La percussion doit être faite avec les quatre doigts réunis sur une seule ligne : le pouce, placé dans l'état d'opposition, à la réunion des seconde et troisième phalanges de l'index, ne doit servir qu'à maintenir les doigts serrés l'un contre l'autre. Il faut frapper avec le bout des doigts et non avec leur ventre ou portion pulpeuse, perpendiculairement et non obliquement, légèrement enfin, et en relevant la main aussitôt qu'elle a porté.

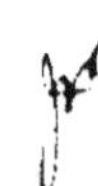

Lorsqu'on percute comparativement les deux côtés de la poitrine, il faut avoir soin de percuter successivement les deux points semblables, de frapper avec une force égale, et exactement sous le même angle. Il ne faudrait pas, par exemple, percuter d'un côté parallèlement aux côtes, et de l'autre transversalement.

L'omission de ces précautions occasione souvent des erreurs graves. Si l'on percute avec les doigts réunis en faisceau ou sous un angle oblique, qui fait que leur *ventre* porte seul et non leur extrémité, ou si l'on frappe avec trop de force, et qu'on laisse les doigts sur la poitrine du malade, on tire moins de son.

Il faut, en général, faire porter la percussion sur les os et non dans les espaces intercostaux, et percuter les parties antérieure et latérales de la poitrine parallèlement aux côtes. Si cependant les espaces intercostaux sont peu sensibles, comme il arrive souvent chez un sujet gras ou infiltré, il est plus sûr de percuter transversalement aux côtes. En arrière, on ne peut faire autrement, à raison de l'épaisseur des muscles, et il faut particulièrement chercher, dans cette région, l'angle des côtes, point qui, moins recouvert, donne plus facilement du son.

Partout où des muscles épais, ou flasques et relâchés, couvrent les côtes, il faut tâcher d'en obtenir la tension. Ainsi, pour tendre les muscles grands pectoraux, on fait tenir le tronc droit, les épaules effacées et la tête haute; pour percuter sur les muscles qui remplissent la gouttière de l'épine et qui revêtent l'omoplate, on fait croiser les bras, baisser la tête et arrondir le dos; pour percuter l'aisselle et le côté, on fait relever le bras, et mettre la main sur la tête.

Si les muscles sont très relâchés, s'il existe un embonpoint flasque ou de l'œdème, il est souvent utile de tendre et de presser avec deux doigts de la main gauche les tégumens, et de percuter dans l'intervalle.

Chez les enfans et les sujets maigres, il suffit de percuter avec l'extrémité d'un doigt.

Chez les sujets qui ont la poitrine naturellement très sonore, ou lorsqu'il ne s'agit que de vérifier des résultats déjà connus et faciles à obtenir, on peut percuter d'un manière plus expéditive en frappant du plat de la main; mais il faut éviter de laisser porter la paume, parce que l'on aurait quelquefois un son étranger produit par l'air placé entre elle et le thorax du malade. Cette méthode est moins sûre, parce que la percussion porte sur une trop grande surface, et est un peu inégale sous chaque doigt.

Je me sers quelquefois, avec plus de succès, du stéthoscope pour percuter rapidement les parties postérieures, surtout chez les sujets dont les muscles sont
flasques : on obtient par ce moyen une intensité de son
plus grande, avec une force de percussion moindre.

Lorsque la percussion a donné pour résultat une différence de son peu marquée, et par cela même douteuse, entre les deux côtés de la poitrine, il est bon de
répéter l'expérience en passant de l'autre côté du malade,
à sa gauche, par exemple, si l'on a d'abord percuté
étant à sa droite ; et souvent alors on obtient un résultat
tout-à-fait opposé, c'est-à-dire que le côté qui paraissait d'abord résonner le mieux donne, dans cette nouvelle épreuve, moins de son que l'autre. Cette précaution n'est point à négliger dans les cas douteux; car, nous
le répétons encore, la percussion ne donne de résultats
exacts qu'autant que l'on y apporte de l'habitude, de la
dextérité, et une grande attention.

Caractères du son pectoral. La percussion donne
des sons divers dans chaque région de la poitrine. Nous
diviserons, sous ce rapport, la surface de la poitrine
en quinze régions, dont douze sont doubles. Nous
allons indiquer les caractères du son dans chacune
d'elles.

Région sous-clavière. Je n'entends sous ce nom que
la région de la poitrine qui est recouverte par les clavicules. La clavicule, percutée vers sa partie moyenne
ou vers son extrémité sternale, rend un son très clair;
sa portion humérale, au contraire, rend un son assez
mat. La connaissance du son naturel et du son contre
nature de ce point de la poitrine est très importante,

en ce qu'elle fournit ordinairement les premiers signes du développement des tubercules dans les poumons. Quand la clavicule est trop écartée ou trop rapprochée du thorax, à raison de sa forme trop arquée ou trop droite, le son est moindre, et surtout dans le dernier cas.

Région antérieure et supérieure. Cette région commence immédiatement au-dessous de la clavicule, et finit à la hauteur de la quatrième côte. Le son qu'elle rend par la percussion est naturellement très clair, mais un peu moins cependant que celui de la portion sternale de la clavicule.

Région mammaire. Elle commence au-dessous de la quatrième côte, et finit à la huitième. Cette région ne peut être percutée chez la plupart des femmes; chez l'homme, elle donne rarement autant de son que la région antérieure supérieure, à cause de l'épaisseur du bord inférieur du muscle grand pectoral.

Région sous-mammaire. Elle commence au-dessous de la huitième côte, et finit au rebord des cartilages des fausses côtes. Elle rend presque toujours un son peu clair à droite, à cause du volume du foie. Du côté gauche, au contraire, elle rend souvent un son plus clair que dans l'état naturel; et presque tympanique, à raison de la distension de l'estomac par des gaz. Dans des cas très rares, le volume excessif de la rate peut y rendre le son mat.

Régions sternales, supérieure, moyenne et inférieure. La percussion donne, dans toute l'étendue du sternum, un son aussi clair que sous la portion sternale de la clavicule. Cependant, chez quelques sujets, et particulièrement chez les personnes très grasses, la partie inférieure du sternum résonne moins que la supérieure, à raison de la quantité de graisse qui enveloppe le cœur.

Région axillaire. Elle commence au sommet de l'aisselle, et finit à la quatrième côte. Le son en est naturellement clair.

Région latérale supérieure. Elle commence au-dessous de la quatrième côte, et finit à la huitième. Le son est toujours clair à gauche : souvent il l'est notablement moins à droite ; ce qui indique toujours que le foie monte plus haut qu'à l'ordinaire, et que le poumon droit, refoulé en haut, en devient un peu plus dense et moins rempli d'air. Car le foie ne monte jamais réellement, au moins lorsqu'il est sain, plus haut que le niveau de la sixième ou cinquième côte au plus.

Région latérale inférieure. Elle commence au-dessous de la huitième côte, et finit au rebord des cartilages des fausses côtes. Par la raison que nous venons d'exposer, la région latérale inférieure droite rend souvent un son tout-à-fait mat, et presque toujours elle est beaucoup moins sonore que la gauche. Celle-ci, au contraire, rend souvent un son plus clair que dans l'état naturel, lorsque l'estomac est distendu par des gaz ; et cette résonnance claire peut encore avoir lieu en pareil cas, lors même que la partie inférieure du poumon gauche serait engorgée, ou qu'il existerait un épanchement dans la plèvre de ce côté.

Région acromienne. Elle est comprise entre la clavicule, le bord supérieur du trapèze, l'humérus et la partie inférieure du cou. Le son y est tout-à-fait nul : les muscles, les vaisseaux, les nerfs qui se croisent en divers sens dans cette région, et le tissu cellulaire abondant qui les réunit, cèdent sous la percussion sans résonner.

Région sus-épineuse. Elle correspond à la fosse sus-épineuse de l'omoplate. Le son y est à peu près nul, à cause du muscle sus-épineux. L'épine transverse de l'omoplate, qui la borne inférieurement, résonne quelquefois un peu, mais d'une manière très sourde, et il faut, pour cela, que les bras soient très fortement croisés.

Région sous-épineuse. Elle correspond à la partie de l'omoplate située au-dessous de l'apophyse transverse. Le son y est également nul, à raison de l'épaisseur des muscles sous-épineux et sous-scapulaire.

Région inter - scapulaire. Elle renferme l'espace compris entre le bord interne de l'omoplate et l'épine dorsale, les bras étant croisés sur la poitrine. Il est difficile d'en tirer du son, à cause de l'épaisseur des muscles qui la remplissent, et de la variété de leurs directions. Elle rend cependant quelquefois un son médiocre, mais assez clair, surtout chez les sujets maigres, et lorsque les bras sont assez fortement croisés et la tête assez abaissée pour que les muscles rhomboïde et trapèze soient tout-à-fait tendus.

L'épine dorsale elle-même donne un son assez clair. Il en est de même de la partie de la poitrine comprise entre l'angle interne et supérieur de l'omoplate et la première apophyse épineuse dorsale.

Région dorsale inférieure. Elle commence à la hauteur de l'angle inférieur de l'omoplate, et finit à celle de la douzième vertèbre dorsale. Pour en tirer tout le son qu'elle peut rendre, il faut, surtout chez les sujets un peu gras, chercher l'angle des côtes, et percuter dans ce point, transversalement à leur direction. Le son en est assez clair en haut; mais un peu plus bas le son devient souvent nul, et il est presque toujours obscur, à raison de la présence du foie. Du côté gauche, elle présente souvent, dans toute son étendue, la sonoréité trompeuse dont nous avons parlé ci-dessus, et qui est due à la distension de l'estomac par des gaz (1).

La percussion de la poitrine a de grands avantages sur les méthodes d'exploration dont nous avons parlé précédemment. Elle peut faire connaître l'existence d'un engorgement pulmonaire ou d'un épanchement thoracique un peu considérable; mais elle ne peut servir à

---

(1) Cette division des régions de la surface thoracique me paraît un peu minutieuse. Il suffit pour la pratique de savoir que le son de la poitrine est ordinairement fort clair sous le sternum et la portion sternale des clavicules; fort clair encore, quoiqu'à un moindre degré, dans l'espace compris entre la clavicule et le sein, et dans les côtés, depuis l'aisselle jusqu'à la septième ou huitième côte; un peu moins clair dans les parties inférieures de l'un et de l'autre côté, et surtout du côté droit, à cause du voisinage du foie; peu clair dans tout le dos, si ce n'est vers l'angle des côtes; très peu clair enfin au niveau des mamelles, dans l'étendue recouverte par les omoplates, et surtout dans les fosses sus-épineuses de ces mêmes os.   M. L.

Je ne saurais partager l'avis de M. M. L.: les divisions données ici par Laënnec, toutes multipliées qu'elles sont, me paraissent très bonnes à conserver, et il est utile d'être familiarisé avec elles, lorsqu'on s'exerce à la pratique de la percussion

ANDRAL.

les faire distinguer l'un de l'autre (1). Beaucoup de causes, d'ailleurs, contribuent à limiter les cas dans lesquels elle peut être utile. On vient de voir que, dans plusieurs points du thorax, elle ne peut donner aucun résultat certain. Nous avons déjà dit (pag. 7) que le plus souvent elle ne donne l'indication du *plein*, dans les maladies du poumon, que lorsque la lésion est déjà arrivée à un degré très avancé. Ses résultats sont très équivoques dans les affections qui n'intéressent que le centre ou la base des poumons, ou lorsque les deux poumons sont affectés à la fois. Ils sont souvent trompeurs quand la poitrine est déformée, même à un léger degré ; enfin ils sont fort incertains ou nuls quand les tégumens sont infiltrés et chargés d'une quantité considérable de graisse,

---

(1) Il est très rare qu'un engorgement du tissu même du poumon donne un son aussi complétement mat, et d'une aussi grande étendue que celui qui est le produit d'un épanchement considérable dans les plèvres. La très grande matité du son dans tout un côté du thorax peut donc fournir, sinon une certitude entière, au moins une très grande présomption en faveur de l'existence d'un épanchement pleurétique plutôt que d'une pneumonie et d'un état tuberculeux du poumon. J'ai vu quelques cas dans lesquels un son au moins aussi mat que celui qui est donné par un épanchement, résultait de la présence, dans la plèvre, d'énormes masses cancéreuses qui s'étaient interposées entre les côtes et le poumon : mais c'est là une lésion des plus rares, et qui, par conséquent, ne pourrait en imposer pour un épanchement pleurétique, que dans très peu de circonstances.

La sonoréité normale des parois thoraciques peut aussi être diminuée d'une manière plus ou moins notable, par de fausses membranes qui se seraient développées dans la plèvre, et qui acquièrent parfois une très grande épaisseur. ANDRAL.

et surtout lorsqu'ils sont devenus flasques par une diminution de cet embonpoint excessif.

On rencontre, en outre, de temps en temps, des poitrines assez maigres qui résonnent mal, mais également dans toute leur étendue, quoique la respiration s'entende bien à l'aide du stéthoscope. Je ne connais pas toutes les causes qui peuvent donner lieu à ce phénomène : la plus commune m'a paru être un rétrécissement léger et égal des deux côtés, à la suite de pleurésies qui avaient déterminé des adhérences nombreuses entre les plèvres costales et pulmonaires.

Mais si, par elle-même, la percussion ne donne que des résultats bornés et souvent douteux, elle devient très précieuse par sa réunion avec l'auscultation médiate ; et nous verrons que le diagnostic de plusieurs cas importans, et entre autres du pneumo-thorax, de l'emphysème du poumon, et des tubercules crus accumulés au sommet de cet organe, résulte de la comparaison des résultats obtenus par les deux méthodes (1).

---

(1) Dans cette appréciation si nette et si vraie des différences de sonoréité que présentent les parois thoraciques dans les divers points de leur étendue, il est singulier que Laënnec ait oublié de mentionner la diminution de son que produit, le plus souvent au moins, la présence du cœur dans la région sous-mammaire gauche. Là existe un son mat qui, dans les cas où le cœur est sain, occupe un espace d'un pouce et demi à deux pouces carrés. C'est là la mesure donnée par M. Piorry et M. Bouillaud, et c'est aussi celle qui m'a paru être la plus exacte : mais il ne faut pas croire que, par cette mesure de l'étendue du son mat donné par le cœur, on arrive toujours d'une manière sûre à la détermination du volume réel du cœur : elle ne peut

DE LA PERCUSSION MÉDIATE.

Les judicieuses réflexions que l'on vient de lire sur l'insuffisance et les inconvéniens de la percussion pratiquée à la manière d'Avenbrugger auraient dû, ce semble, amener natu-

---

faire connaître que l'étendue même dans laquelle cet organe n'est pas recouvert par le poumon : or, il y a sous ce rapport une grande variété suivant les sujets ; aussi advient-il plus d'une fois qu'une augmentation considérable survenue dans le volume du cœur ne se traduit point par une augmentation dans l'étendue de la matité donnée par la région précordiale. Il y a même des cas où, au-dessous du sein gauche, la matité naturelle de cette partie des parois thoraciques est remplacée par un son très clair ; et cependant le cœur, loin d'être plus petit, comme on serait porté à le présumer alors, est plus d'une fois, au contraire, en pareille circonstance, augmenté de volume : c'est ce qu'on observe journellement dans les cas d'emphysème pulmonaire, alors que la dilatation ou la rupture des vésicules du poumon ont spécialement pour siége la portion de cet organe qui s'avance derrière les cartilages costaux du côté gauche. Souvent un état d'hypertrophie du cœur ou de dilatation de ses cavités accompagne cet état morbide du poumon, et la percussion de la région précordiale ne peut plus l'annoncer. Indépendamment de ce cas pathologique, le poumon, parfaitement sain, peut recouvrir, chez les différens individus, une portion très variable du cœur, et changer les résultats de la percussion, bien que les dimensions du cœur soient toujours les mêmes. Ainsi, l'existence d'un son mat à la région du cœur, dans une plus grande étendue que de coutume, indique que le cœur ou son enveloppe sont malades ; mais l'absence de son mat ne suffit pas pour prononcer que cet organe n'est point augmenté de volume.

ANDRAL.

rellement l'inventeur de l'auscultation *médiate* à percuter *médiatement*. Mais, comme il ne voyait dans la percussion qu'un auxiliaire utile de l'auscultation, comme il percutait d'ailleurs avec une rare habileté, il n'a point songé à perfectionner une méthode d'exploration qui n'était pour lui que secondaire, et c'est à M. Piorry que nous devons l'idée de la *Percussion médiate*. Ce médecin s'étant aperçu qu'en grattant avec l'ongle un tissu dur et inégal appliqué sur la poitrine, on obtenait des bruits en rapport avec ceux fournis par la percussion directe de cette cavité, comprit aussitôt la possibilité d'interposer avec avantage, entre la main de l'explorateur et le thorax de l'exploré, un corps solide et conducteur du son : il se livra dès-lors à de longues et minutieuses recherches, dont il a peut-être eu le tort de s'exagérer l'importance, mais qui l'ont conduit cependant à quelques résultats intéressans (1).

Les instrumens de la percussion médiate sont forts simples. Une planchette ou une mince rondelle de bois, de corne ou d'ivoire, au besoin même une pièce de monnaie, peuvent en tenir lieu. Quelques personnes se contentent d'appliquer une de leurs mains à plat sur la poitrine, et de percuter avec l'autre sur la première; mais on ne peut obtenir de cette manière des résultats exacts.

M. Piorry se sert d'une plaque d'ivoire circulaire, d'une ligne d'épaisseur, de deux pouces de diamètre, portant aux extrémités d'un de ces diamètres deux onglets ou petites lamelles perpendiculaires à l'une de ses faces, et qui servent à la maintenir en place. Dans le principe, il se servait d'une plaque à rebord circulaire et saillant, qui s'adaptait à l'extrémité du stéthoscope, et qu'on en retirait toutes les fois qu'on voulait

---

(1) *Voyez* le *Traité de la Percussion médiate et des Signes obtenus à l'aide de ce nouveau moyen d'exploration*, *dans les maladies des viscères thoraciques et abdominaux*, par M. Piorry, Agrégé à la Faculté de Médecine de Paris. 1 vol. in-8°, avec planches.

s'en servir. De la sorte, les deux instrumens n'en faisaient pour
ainsi dire qu'un ; ce qui était plus simple et par conséquent
beaucoup mieux.

Depuis on a proposé pour *plessimètre* (c'est le nom donné
par M. Piorry à l'instrument de la percussion médiate) une
palette de liége, sur laquelle on percuterait avec un petit
marteau de même substance, emmanché sur une tige de
baleine , et recouvert de baudruche. Mais ce n'est point
perfectionner que de compliquer ainsi, et à peu près inutilement, un procédé que sa simplicité peut seule populariser.
Avant de substituer le liége au bois et à l'ivoire, il aurait fallu
constater si, en raison de sa porosité, cette substance n'as-
sourdit pas les sons qu'elle est chargée de transmettre; et il me
semble d'ailleurs que le marteau de liége est un instrument
complétement inutile.

La percussion médiate n'exige en quelque sorte d'autre précaution qu'une exacte application du plessimètre sur la partie
dont on veut apprécier la sonoréité. Il faut que cet instrument
fasse, pour ainsi dire, corps avec la poitrine, sans cependant
y appuyer de manière à exciter de la douleur. Il ne doit pas,
en conséquence, être toujours appliqué de la même manière.
Chez les personnes grasses ou très musclées, on peut le poser
à nu ou sur la chemise seule, et appuyer assez fortement.
Chez les personnes maigres , et dont les côtes font beaucoup
de saillie, il faut interposer entre l'instrument et la poitrine
une épaisseur de vêtemens assez grande pour qu'il ne reste
point de vide entre elles. Cela fait, et le plessimètre maintenu
fermement en place avec une des mains, on percute légèrement avec les deux ou trois premiers doigts de l'autre, en
ayant soin de frapper bien d'aplomb , et en évitant soigneuse-
ment que les ongles ne portent, parce qu'ils détermineraient
un cliquetis fort gênant (1).

____

(1) La plupart des praticiens emploient aujourd'hui de pré-

Les principaux avantages de la percussion médiate sont :

1° De substituer à la surface inégale et bombée du thorax une surface unie et plane, sur laquelle il devient dès-lors assez facile de percuter constamment de la même manière, et conséquemment avec autant de précision que possible ;

2° De remplacer par un plancher toujours également solide les inégalités de résistance qu'offrent les parois thoraciques, et de mettre ainsi l'explorateur à même de percuter avec même avantage les côtes et les espaces intercostaux ;

3° De fournir à une surface thoracique endolorie par un exutoire, par un exanthème ou par toute autre cause, un moyen

---

férence la percussion médiate, à laquelle ils ont reconnu les divers avantages indiqués dans cette note. Nul doute que ce mode de percussion ne soit effectivement préférable, mais au lieu de se servir soit du plessimètre de M. Piorry, soit de tout autre instrument qu'on a cherché à lui substituer, on est généralement arrivé à remplacer par le doigt lui-même les différens corps qu'on interposait, pour pratiquer la percussion médiate, entre la poitrine et le doigt qui frappait : c'est là le procédé que, pour ma part, j'emploie constamment ; il est aussi sûr qu'aucun autre, et il est infiniment plus commode. Pour le pratiquer, on étend sur les parois thoraciques soit le doigt indicateur, soit le doigt médius d'une des mains, et l'on frappe sur ce doigt avec l'extrémité d'un ou de plusieurs doigts de l'autre main. Il est fort inutile, pour percuter ainsi, que les parois thoraciques soient à nu sous le doigt destiné à remplacer le plessimètre. On obtient le même son, et on en saisit aussi bien toutes les modifications, en laissant sur la poitrine un tissu de toile, ou une flanelle ; il n'en serait pas de même de tous les tissus, et en particulier de la percale, dont l'interposition entre la main qui frappe et les parois de la poitrine modifie singulièrement les qualités du son qu'on obtient en percutant.

ANDRAL.

de protection assez efficace pour qu'on puisse sans inconvéniens y exercer la percussion aussi souvent et aussi longtemps qu'il est nécessaire;

4° De donner la possibilité de déprimer à volonté les parties sur lesquelles on veut exercer la percussion, et de les rendre ainsi plus ou moins bonnes conductrices du son; ce qui met à même de percuter avec utilité des poitrines qui, sous la percussion directe, n'auraient, en raison de l'embonpoint ou de l'infiltration de leurs parois, rendu que des sons obscurs ou altérés;

5° De transmettre plus nettement le vrai son de la partie qu'on percute, ou, en d'autres termes, de mieux circonscrire les nuances de sonoréité en rapport avec l'état des organes.

Il ne faut pas toutefois s'exagérer ce dernier avantage, et croire avec M. Piorry que le son mat dû à l'inflammation du tissu pulmonaire diffère assez de celui qui est dû à une agglomération de tubercules dans le poumon ou à un épanchement liquide dans la plèvre, pour qu'on puisse, à l'aide de la percussion médiate seule, et sans s'aider des signes fournis par les autres méthodes d'exploration, distinguer l'une de l'autre ces diverses altérations; encore moins que l'on parvienne à déterminer, par la sensation que le doigt éprouve en frappant sur le plessimètre, le degré anatomique d'une pneumonie. Ne demandons à la percussion médiate que ce qu'elle peut réellement nous donner : plus de facilité pour l'exploration, et plus de précision dans les résultats qu'on doit en obtenir.

La percussion médiate a été appliquée aussi par son auteur à l'exploration des maladies de l'abdomen, mais nous n'avons point à nous en occuper ici.   M. L.

CHAPITRE III.

DE L'AUSCULTATION IMMÉDIATE.

Hippocrate avait tenté l'auscultation immédiate. Le passage suivant du traité *de Morbis* prouve qu'il avait cru entendre, par l'application immédiate de l'oreille, un bruit propre à faire distinguer l'hydrothorax des épanchemens purulens. « Vous connaîtrez par là que la poitrine contient de l'eau, et non du pus; et si, en appliquant l'oreille pendant un certain temps sur les côtés, vous entendez un bruit semblable au frémissement du vinaigre bouillant (1). »

Cette assertion est erronée. L'absence de la respiration et l'égophonie sont les seuls signes que l'auscultation puisse donner de l'existence d'un épanchement liquide dans la poitrine. Il est probable que le bruit entendu par Hippocrate était celui de la respiration

---

(1) Τούτῳ ἂν γνοίης, ὅτι οὐ πῦον, ἀλλὰ ὕδωρ ἐστί· καὶ ἢν πολλὸν χρόνον προσέχων τὸ οὖς ἀκουάζῃ πρὸς τὰ πλευρά, ὥζει ἔσωθεν οἷον ψόφος. *De Morbis*, ii, § 59. *Vanderlinden*. Les textes d'*Alde*, de *Froben*, de *Mercurialis* et de *Foës* portent οἷον ὄξος; et je crois cette leçon d'autant meilleure qu'on ne sait si les changemens faits par *Vanderlinden* à l'ancien texte sont de simples conjectures, ou s'ils sont fondés sur l'autorité de quelque manuscrit inconnu. Au reste, le passage dont il s'agit est évidemment altéré en plus d'un lieu; et pour lui donner un sens raisonnable, il faut nécessairement traduire, ainsi que je fais avec *Cornaro*, *Mercurialis* et *Vanderlinden*, comme s'il y avait ζέει (*fervet*), au lieu de ὄζει (*olet*). (*Note de l'Auteur.*)

mêlé d'un peu de râle crépitant; d'autant que, par l'application immédiate de l'oreille, il devait entendre non seulement le bruit qui se passait sous son oreille, mais encore ceux qui avaient lieu sous les autres points de sa tête, et qu'il est difficile que la respiration manque dans une aussi grande étendue que celle qui correspond aux parties latérales du crâne et de la face de l'observateur.

Il est assez singulier que ce passage d'Hippocrate n'ait pas fixé jusqu'ici l'attention des médecins. Rien ne prouve que, depuis le père de la médecine jusqu'à nous, personne ait répété l'expérience dont il parle. Aucun commentateur, que je sache, ne s'est arrêté à ce passage, quoique l'altération manifeste du texte semblât appeler quelques explications, ne fût-ce que pour le rétablir. Prosper Martian même n'en dit absolument rien. Les traducteurs n'y ont pas attaché plus d'importance; car ils l'ont rendu d'une manière diverse, sans qu'aucun d'eux se soit mis en peine de justifier le sens qu'il avait adopté (1). J'avoue que je l'avais lu moi-même bien des années avant l'époque où le souvenir de quelques expériences de physique me suggéra l'idée d'essayer l'auscultation médiate. Je n'avais jamais eu la

______

(1) Cornaro traduit ainsi qu'il suit : « *Et si, multo tempore* » *aure ad latera adhibitá, audire tentaveris, ebullit intrinsecùs* » *velut acetum.* » Ce sens, qui est certainement le seul raisonnable, a été adopté par *Mercurialis* et *Vanderlinden*. Mais ce dont il s'agissait était si peu connu, que *Calvus*, le plus ancien des traducteurs d'Hippocrate, avait cru devoir traduire d'après le sens du mot ὄξει, et que *Foës* a préféré sa leçon à celle de

pensée de répéter l'expérience d'Hippocrate, qui me paraissait, d'après l'oubli où elle était tombée, devoir être, ainsi qu'elle l'est effectivement, une des erreurs échappées à ce grand homme. Je l'avais même totalement oubliée. Le passage où elle est rapportée m'étant tombé de nouveau sous les yeux peu de temps après que j'eus commencé mes recherches, je fus surpris qu'il n'en eût donné l'idée à personne. L'erreur d'Hippocrate eût pu le conduire lui-même à la découverte de beaucoup de vérités utiles. Il avait cru reconnaître par l'auscultation un signe pathognomonique de l'hydrothorax : il semble naturel de penser qu'il eût dû appliquer le même moyen d'exploration à l'étude des autres maladies de poitrine; et s'il l'eût fait, il n'y a pas de doute que cet habile observateur eût tiré parti de cette méthode, malgré ses imperfections et l'état peu avancé de l'anatomie pathologique, sans laquelle le diagnostic des maladies locales ne peut jamais être porté à un certain degré d'exactitude. L'utilité de l'auscultation bien constatée, il est d'ailleurs probable que l'on serait naturellement arrivé à l'idée de l'auscultation médiate, qui aurait donné des résultats plus sûrs et plus étendus : mais Hippocrate s'est arrêté à une observation inexacte, et ses successeurs l'ont dé-

---

Cornaro. Voici la traduction de *Calvus* : « *Quòd si diutiùs* » *aurem admoveas, senties ; latusque extrinsecùs acetum* » *olet.* » On voit qu'en outre *Calvus* a lu ἔξωθεν au lieu de ἔσωθεν. A cela près, *Foës* traduit de la même manière : « *At si,* » *diutiùs aure ad latera, admotâ, auscultaveris, intrinsecùs* » *velut acetum olet.* »   (*Note de l'Auteur.*)

daignée. Cela semble d'abord étonnant, et cependant rien n'est plus ordinaire : il n'est pas donné à l'homme d'embrasser tous les rapports et toutes les conséquences du fait le plus simple ; et les secrets de la nature sont plus souvent trahis par des circonstances fortuites, qu'ils ne lui sont arrachés par nos efforts scientifiques.

Depuis la publication de mes recherches, quelques médecins ont essayé de les répéter à l'aide de l'auscultation immédiate ; et parmi eux il en est un ou deux qui semblent même lui donner la préférence. Les raisons principales sur lesquelles ils se fondent sont : 1° qu'elle évite l'embarras de porter sur soi un instrument ; 2° que l'on perçoit plus de sons à la fois, et par conséquent qu'ils sont plus faciles à entendre ; 3° qu'il est plus facile d'appliquer l'oreille sur la poitrine du malade, que de maintenir le stéthoscope dans un contact exact avec elle.

Ces raisons sont plus apparentes que réellement fondées. L'oreille appliquée immédiatement semble, il est vrai, faire percevoir plus de sons que le stéthoscope, surtout à un observateur qui n'a pas l'habitude de cet instrument : mais cela vient principalement de ce que tous les points de la tête de l'observateur qui portent sur la poitrine du malade, et particulièrement la pommette, les bosses temporales, l'angle de la mâchoire, deviennent autant de conducteurs du son, et peuvent faire entendre le bruit respiratoire, par exemple, dans des cas où il n'existerait pas dans la partie située immédiatement au-dessous de l'oreille ; ce qui peut devenir une cause d'erreur grave, dans tous les cas où l'engorgement du poumon est partiel et peu étendu.

Pour un homme qui n'a jamais tenté ni l'une ni l'autre méthode, il est peut-être plus facile d'appliquer l'oreille sur la poitrine que de se servir du stéthoscope; mais l'habitude d'appliquer cet instrument s'acquiert en bien peu de jours.

Une foule de raisons d'ailleurs rendront toujours l'auscultation médiate d'un usage beaucoup plus sûr et plus étendu :

1° On ne peut appliquer l'oreille immédiatement sur plusieurs des points de la poitrine où se rencontrent le plus fréquemment des signes importans, et entre autres au sommet de l'aisselle, dans la région acromienne, à l'angle formé par la clavicule et la tête de l'humérus chez les sujets amaigris, tels que le sont la plupart des phthisiques; à la partie inférieure du sternum, quand elle est fortement enfoncée; et souvent même dans la région inter-scapulaire, chez les sujets dont les omoplates sont très ailées, ou dont la poitrine est déformée. Chez les femmes, l'auscultation immédiate n'est pas praticable dans toute la région occupée par les mamelles, outre l'obstacle non moins grand que la pudeur mettrait dans la plupart des cas à un pareil mode d'exploration.

2° L'auscultation immédiate est plus fatigante pour les malades que l'application du stéthoscope. Cet instrument ne porte que sur un point de la poitrine, et ne doit la comprimer nullement; tandis qu'on ne peut appliquer l'oreille sans presser plus ou moins fortement.

3° Cette dernière circonstance produit des bruits étrangers déterminés par la contraction des muscles de l'observateur, et dont nous parlerons ailleurs. Le frottement de l'oreille et de la tête contre les vêtemens du malade en produit aussi beaucoup plus que lorsqu'on se sert du stéthoscope. J'ai vu plus d'une fois des médecins ou des élèves, qui employaient devant moi l'auscultation immédiate comme plus expéditive, ou faute de stéthoscope, prendre ces phénomènes pour des bruits qui se seraient passés dans la poitrine du malade, et les confondre surtout avec le bruit de la respiration, ce qui est d'autant plus facile que les mouvemens du thorax rompent la continuité de ces bruits.

4° La position gênée que l'observateur est souvent obligé de prendre fait porter le sang à la tête, et rend l'ouïe plus obtuse. Cette circonstance, et la répugnance qu'inspire naturellement l'application immédiate de l'oreille sur la poitrine d'un malade malpropre ou baigné de sueur, empêcheraient toujours de faire un usage habituel et fréquent de cette méthode d'exploration, et cette seule raison lui ôterait les trois quarts de sa valeur : car, outre le défaut d'expérience qui en doit nécessairement résulter, on se priverait de l'avantage le plus précieux et le plus pratique de l'auscultation, celui de reconnaître les maladies de poitrine dès leur début, époque à laquelle elles sont presque toujours latentes ; et on ne peut atteindre ce but qu'en explorant habituellement la respiration chez tous les malades.

5° Quelques-uns des signes stéthoscopiques d'ailleurs, et des plus importans, ont pour une de leurs causes, le stéthoscope lui-même. Ainsi la pectoriloquie parfaite, qui consiste dans la transmission de la voix à travers le tube , se change , lorsqu'on applique immédiatement l'oreille , en une simple résonnance , plus forte , il est vrai , que dans l'état naturel , mais qu'on ne peut plus distinguer aussi facilement de l'*égophonie* et de la *bronchophonie*. Par tous ces motifs , je ne crains pas d'affirmer que les médecins qui se borneront à l'auscultation immédiate n'acquerront jamais une grande sûreté de diagnostic , et seront de temps en temps exposés à commettre de graves erreurs (1).

---

(1) L'auscultation immédiate est loin de mériter les reproches que l'auteur lui adresse. Ainsi, on peut apposer immédiatement l'oreille sur presque tous les points des parois de la poitrine : là où il ne peut pas en être ainsi, il faudra se servir du stéthoscope, mais les cas où cette circonstance obligera d'y avoir recours seront les plus rares de tous. Je n'ai pas vu que l'application de l'oreille fût plus fatigante pour les malades, que ne l'est l'emploi du stéthoscope. Loin de là, la manière dont beaucoup de médecins se servent de cet instrument en rend l'application douloureuse, les malades s'en plaignent et le repoussent. Il est telle position, dans un lit, où il est impossible, même au plus adroit, de ne pas appuyer assez fortement l'instrument pour le maintenir en place. Il en est ainsi, par exemple, lorsque, chez un malade couché dans un lit autour duquel on ne peut pas tourner, on veut porter le stéthoscope sur le côté du thorax opposé à celui où l'on se trouve placé: presque toujours alors l'instrument se fixe mal; l'observateur lui-même n'est pas en équilibre, et plus d'une fois même il est tout-à-fait impossible d'appliquer l'instrument: en cas pareil, au contraire, l'auscultation immédiate n'offre aucune difficulté. Je n'ai jamais vu que la contraction des muscles de l'observateur, ainsi que l'avance Laënnec, déterminât des bruits susceptibles d'être confondus avec ceux qui

CHAPITRE IV.

DE L'AUSCULTATION MÉDIATE.

Les signes donnés par l'auscultation médiate, dans les maladies du poumon et de la plèvre, se tirent des variations que présentent le bruit respiratoire, la réson-

---

viendraient de la poitrine : il faudrait, pour que cela eût lieu, que celui qui écoute se livrât à des efforts que la simple application de l'oreille, quoiqu'en dise Laënnec, ne le met jamais dans le cas de produire. Quant à ces autres bruits dont parle l'auteur, et qui résultent du frottement de l'oreille e de la tête contre les vêtemens du malade, ils sont loin d'être plus forts que ceux, de même nature, qui sont dûs aux déplacemens et aux frottemens du stéthoscope. Lorsque l'oreille de l'obser vateur est maintenue immobile, et que les vêtemens sont main tenus tendus, les bruits n'ont pas lieu. J'ai vu l'erreur dont parle Laënnec, à ce sujet, être commise par des médecins qui auscultaient avec le stéthoscope, comme Laënnec l'a vue être commise par d'autres qui se servaient de l'oreille nue. Le défaut d'habitude peut tout aussi bien la produire avec les deux procédés. J'ajouterai que l'usage du stéthoscope exige peut-être une éducation plus longue que le simple emploi de l'oreille. Les cas dans lesquels la gêne de la position prise par l'observateur qui ausculte immédiatement est assez considérable pour porter le sang à la tête, au point de rendre l'ouïe plus obtuse, m'ont paru être bien rares : le plus souvent, au contraire, on est obligé de prendre une position moins gênée en auscultant avec l'oreille qu'avec le stéthoscope. Parlerai-je d'une autre objection faite encore par Laënnec à l'auscultation immédiate? celle de ne pouvoir être pratiquée à cause de la malpropreté des malades, ou de la sueur dont leur peau est

nance de la voix et celle de la toux dans la poitrine, ainsi que du râle, et de quelques autres bruits accidentels qui peuvent se faire entendre dans cette cavité.

Nous allons indiquer d'une manière générale ces di-

couverte : mais rien de plus facile que de se soustraire à ces inconvéniens, en plaçant un mouchoir ou une serviette entre son oreille et la peau du malade. Laënnec prétend qu'on acquerra moins d'expérience si on ausculte immédiatement, parce qu'en raison des inconvéniens que ce mode d'auscultation offre pour l'observateur lui-même, on s'y livrera moins souvent. Mais, on vient de voir que ces inconvéniens n'existent réellement pas ; et comme on a toujours plus à sa disposition son oreille qu'un stéthoscope, je pense, contradictoirement à l'opinion de Laënnec, qu'on pratiquera plus souvent l'auscultation, et que par conséquent on y sera plus exercé en se servant de l'oreille nue, qu'en l'armant d'un instrument acoustique quelconque.

Je ne crois pas non plus qu'ainsi que l'a avancé Laënnec, on puisse plus facilement isoler avec le stéthoscope qu'avec l'oreille simple, les bruits qui se passent au-dessous du point que l'on examine, de ceux qui ont lieu aux environs. Je n'ai jamais pu saisir, à cet égard, aucune différence entre les résultats donnés par l'auscultation médiate, et ceux que fournit l'auscultation immédiate. Avec celle-ci, on reconnaît tout aussi bien qu'avec la première les points précis où ont lieu les râles, où se produit le souffle bronchique, où se développent les diverses modifications de la voix. Quant à la nature même de ces bruits anormaux, il m'a toujours semblé qu'on l'appréciait également bien par l'un et par l'autre procédé. Il n'y a peutêtre que la pectoriloquie qui, bien que très appréciable à l'oreille nue, devient par fois plus tranchée sous le stéthoscope : mais cet instrument ne produit pas le phénomène ; il ne lui donne, et encore pas toujours, qu'un plus grand degré d'intensité.

vers signes, et le moyen de les obtenir. Nous n'exposerons toutefois que dans le troisième partie les signes
stéthoscopiques des maladies du cœur et des vaisseaux ,
parce qu'ils forment une catégorie tout-à-fait particu-

Tout ce que je viens de dire des avantages comparés des
deux procédés d'auscultation, s'applique également à l'appareil
respiratoire et au cœur. Nul doute que les différens états morbides de ce dernier organe, que révèle l'auscultation, ne soient
aussi facilement et aussi sûrement appréciés par l'emploi de l'o-
reille nue, que par celui du stéthoscope; j'ajouterai même
que plus d'une fois il m'est arrivé de distinguer plus
nettement certains bruits de souffle avec l'oreille qu'avec l'instrument.

Je crois donc pouvoir établir, d'après ma propre expérience,
confirmée par celle de la plupart des autres observateurs, que
l'auscultation immédiate, lorsqu'elle peut être employée, fournit des renseignemens aussi nets et aussi précis que l'auscultation médiate, et que ce n'est que dans un très petit nombre de
circonstances qu'il est nécessaire d'avoir recours à cette dernière. Il est, par exemple, indispensable de l'employer soit
pour écouter les bruits du poumon dans certains cas de vices
de conformation des parois thoraciques, qui s'opposent à une
apposition convenable de l'oreille, soit pour rendre quelquefois plus évident le phénomène de la pectoriloquie, soit pour
percevoir les bruits singuliers que présentent les artères et les
carotides en particulier. Hors ces cas, l'auscultation immédiate
a tous les avantages de l'autre, et, par conséquent, elle doit
être préférée; car il est très important de simplifier, autant
que possible, les moyens d'exploration : c'est populariser l'auscultation, c'est en rendre l'usage de plus en plus commun,
que de montrer aux praticiens que, pour y avoir recours, ils
n'ont pas besoin d'un instrument, qu'ils ne pourront pas sans
cesse avoir avec eux.   ANDRAL.

lière ; et nous remettrons à parler dans un appendice du parti qu'on peut tirer de l'auscultation médiate dans divers cas étrangers aux maladies de poitrine.

Les précautions générales que demande l'auscultation consistent : 1° à appliquer exactement et perpendiculairement le stéthoscope, de manière à ce qu'il n'y ait point d'*hiatus* entre les contours de son extrémité et les parois de la poitrine; 2° à éviter de presser trop fortement, surtout lorsque le cylindre est dégarni de son obturateur, et que la poitrine du malade est très maigre : la pression serait alors douloureuse.

Il n'est pas nécessaire que la poitrine soit nue : tous les signes stéthoscopiques positifs, et souvent même les signes négatifs, peuvent être perçus à travers des vêtemens épais, pourvu qu'ils soient exactement appliqués sur la poitrine. Cependant il vaut mieux que celle-ci ne soit couverte que de vêtemens légers, comme un gilet de flanelle et une chemise : les robes de soie, les étoffes de laine nuisent souvent, par le bruit que produit leur froissement contre le stéthoscope.

L'observateur doit, sur toute chose, ne pas se mettre dans une position gênante, et ne pas trop baisser la tête, ou la renverser en arrière par une extension forcée du cou. Plutôt que de prendre ces positions, qui font porter le sang à la tête, et nuisent en cela à la netteté de l'ouïe, il vaut mieux mettre un genou en terre.

Pour l'examen des parties antérieures de la poitrine, le malade doit être couché sur le dos ou assis, et légèrement incliné en arrière. Pour l'examen des parties postérieures, il doit être penché en avant, les bras fortement croisés. Pour celui des côtés, on le fait pencher légèrement sur le côté opposé, et on lui fait mettre le bras sur la tête.

L'exploration de la voix demande que le stéthoscope soit garni de son obturateur; celle de la respiration demande au contraire que l'obturateur soit enlevé, et il faut faire faire au malade quelques inspirations d'une fréquence et d'une force médiocre, suivies d'expirations d'une durée à peu près égale.

Il arrive quelquefois que des sujets dont les poumons sont très sains ne font entendre qu'un bruit respiratoire très faible ou presque nul. Ordinairement même la faiblesse du bruit respiratoire est, chez eux, en raison directe de l'effort que le sujet a fait pour respirer. D'autres fois les malades, s'imaginant qu'on leur demande une chose extraordinaire, cherchent à dilater la poitrine de toute la puissance de leurs muscles, ou bien ils font plusieurs inspirations de plus en plus fortes, sans *expirer* dans l'intervalle; et, dans ces cas, on n'entend presque jamais rien. Il faut alors, et dans tous les autres cas où le bruit respiratoire est faible, faire tousser le malade. La toux, et surtout celle qui est commandée, est ordinairement précédée ou suivie d'une inspiration réelle, et aussi sonore que le permet l'état du parenchyme pulmonaire; et l'on est souvent surpris d'entendre pénétrer l'air avec une grande facilité dans des poumons qu'on aurait pu croire imperméables, si l'on s'en fût tenu à la première expérience. On obtient quelquefois le même résultat en faisant parler le malade, et surtout en lui faisant lire ou réciter quelques phrases de suite (1).

---

(1) Il vaut mieux encore écouter la respiration telle qu'elle

Je note ce fait, non seulement parce qu'il a, comme on le voit, une importance pratique, mais encore parce qu'il est du nombre de ceux qui doivent porter à admettre dans le poumon une action propre à cet organe, et dont le siége est probablement dans les petits rameaux bronchiques.

ARTICLE PREMIER.

De l'Auscultation de la Respiration.

Le bruit de la respiration présente des caractères différens, suivant qu'il se passe dans le tissu pulmonaire, ou dans le larynx, la trachée, et les gros troncs bronchiques.

Bruit respiratoire pulmonaire ou *respiration vésiculaire* (1). Si l'on applique sur la poitrine d'un homme sain le stéthoscope dégarni de son obturateur, on entend, pendant l'inspiration et l'expiration, un murmure léger, mais extrêmement distinct, qui indique la pénétration de l'air dans le tissu pulmonaire, et son expulsion. Ce murmure peut-être comparé à celui d'un soufflet dont la soupape ne ferait aucun bruit, ou mieux encore à celui que fait entendre à l'oreille nue un homme qui,

---

s'exécuterait si on ne l'écoutait pas. Une ou deux minutes d'un examen silencieux peuvent en apprendre davantage qui si tout d'abord on fait inspirer, tousser ou parler.   **M. L.**

(1) Puisque le bruit respiratoire *indique la pénétration de l'air dans le tissu pulmonaire et son expulsion*, on peut adopter cette expression de *respiration vésiculaire*, qui est plus courte, et qui fait mieux opposition avec celle de *respiration bronchique* que uous allons trouver plus bas.   **M. L.**

pendant un sommeil profond, mais paisible, fait de temps en temps une grande inspiration. On le distingue à peu près également dans tous les points de la poitrine, et surtout dans ceux où les poumons sont le plus voisins de la surface de la peau, c'est-à-dire dans les parties antérieure-supérieure, latérales, et postérieure-inférieure. Le creux de l'aisselle et l'espace compris entre la clavicule et le bord supérieur du muscle trapèze sont les points où il a le plus de force.

Pour bien juger de l'état de la respiration à l'aide du stéthoscope, il ne faut pas s'en rapporter aux premiers instans de l'examen. L'oreille placée de manière à ce que l'application de l'instrument produise la sensation du bourdonnement, l'espèce de crainte, de gêne ou d'embarras qu'éprouve le malade, et qui lui fait machinalement diminuer l'étendue de sa respiration, quelquefois la position trop gênante de l'observateur lui-même, les battemens du cœur, qui, plus bruyans, frappent d'abord seuls l'oreille, sont autant de causes qui, au premier moment, peuvent l'empêcher d'apprécier exactement ou même d'entendre l'inspiration et l'expiration. Ce n'est qu'au bout de quelques secondes que l'on peut bien en juger.

Il est à peine nécessaire de dire qu'il faut qu'aucune espèce de bruit ne se fasse entendre auprès du malade.

Il faut encore que l'observateur évite de se mettre dans une position gênante, et qui, l'obligeant à un effort soutenu de la tête ou du cou, pourrait lui faire entendre le bruit de la contraction de ses propres muscles. Ce bruit, dont nous parlerons en traitant des maladies du cœur, est presque inévitable lorsqu'on veut appliquer immédiatement l'oreille sur la poitrine. Il faut également prendre garde que le malade ne produise lui-même le bruit musculaire, ce qui arrive quelquefois lorsqu'il contracte trop fortement ses muscles en croisant les bras, en se penchant en avant ou en s'appuyant sur le coude. Il vaut mieux, par cette raison, comme à tous autres égards, faire soutenir par des aides un malade très faible, que de l'engager à se tenir assis, lorsqu'il ne peut le faire qu'en employant toutes les forces qui lui restent.

Toutes ces précautions, au reste, ne sont nécessaires que pour les commençans. Au bout d'un mois ou deux d'exercice, l'oreille s'accoutume à distinguer, au milieu des bruits qui lui arrivent à la fois, celui qu'elle cherche, et à l'entendre en quelque sorte exclusivement, lors même qu'il est plus faible que tous les autres. Il m'arrive tous les jours, en faisant la visite clinique, d'entendre dans le même point les battemens du cœur, la respiration, des râles variés, des borborygmes dans les intestins, d'écouter et d'étudier successivement chacun de ces bruits, de m'apercevoir en même temps d'un bruit musculaire déterminé par le malade ou par moi-même; et quoique dans le même moment, parmi les étudians qui m'entourent, plusieurs marchent ou parlent à demi-voix, je suis rarement obligé de demander du silence.

L'épaisseur des vêtemens, même lorsqu'elle est considérable, ne diminue pas sensiblement l'intensité du bruit produit par la respiration, pourvu qu'ils soient d'un tissu serré, et exactement appliqués l'un sur l'autre, et qu'ils ne produisent pas de frottement , soit entre eux , soit contre le stéthoscope ; car ce frottement, surtout lorsque les vêtemens sont de soie ou d'une étoffe de laine mince et sèche , produit un bruit propre à induire en erreur par son analogie avec celui de la respiration (1).

L'embonpoint excessif ou l'infiltration des parois de la poitrine ne nuisent pas non plus d'une manière notable à l'audition du bruit de la respiration.

Le murmure de la respiration est d'autant plus sonore qu'elle est plus rapide. Une inspiration très profonde , mais faite très lentement, s'entend quelquefois à peine , tandis qu'une inspiration incomplète , et dans laquelle la dilatation des parois du thorax est à peine sensible à l'œil , peut être très bruyante si elle est faite avec rapidité. Par cette raison , lorsqu'on veut explorer la respiration à l'aide du stéthoscope , il est bon , surtout si l'on est peu exercé , de recommander au malade de respirer un peu fréquemment. Cette précaution devient , au reste , inutile dans la plupart des maladies des organes thoraciques qui occasionent une oppression un peu marquée ; car la dyspnée rendant presque toujours la respiration plus fréquente , elle en devient nécessairement plus sensible dans les points où elle existe encore. Il en est de même de l'état de fièvre et de celui d'agitation nerveuse.

---

(1) Ceci n'est vrai que chez les enfans. Chez les adultes, des vêtemens épais, même lorsqu'ils ne produisent aucun frottement, diminuent notablement le bruit respiratoire ; et il est toujours mieux que la chemise seule reste interposée entre le stéthoscope et la poitrine.　　　　　　　　　　**M. L.**

Plusieurs autres causes peuvent faire varier l'intensité du bruit de la respiration. L'âge surtout a une grande influence à cet égard. Chez les enfans, la respiration est très sonore, et même bruyante ; elle s'entend aisément à travers des vêtemens épais et multipliés. Il n'est pas même besoin, chez eux, d'appuyer fortement le stéthoscope pour empêcher le frottement : le bruit qui pourrait en résulter est couvert par l'intensité de celui de la respiration.

Ce n'est pas seulement par cette intensité que la respiration des enfans diffère de celle des adultes. Il y a en outre dans la nature du bruit une différence très sensible, qui, comme toutes les sensations simples, est impossible à décrire, mais que l'on reconnaît facilement par la comparaison. Il semble que, chez les enfans, l'on sente distinctement les cellules aériennes se dilater dans toute leur ampleur ; tandis que, chez l'adulte, on croirait qu'elles ne se remplissent d'air qu'à moitié, ou que leurs parois, plus dures, ne peuvent se prêter à une si grande distension. Cette différence de bruit existe principalement dans l'inspiration ; elle est beaucoup moins marquée dans l'expiration. La dilatation de la poitrine qui accompagne chaque inspiration est aussi plus grande chez l'enfant que chez l'adulte. Ces caractères de la respiration sont d'autant plus marqués que l'enfant est en plus bas âge ; ils persistent ordinairement d'une manière plus ou moins prononcée jusqu'à la puberté, ou un peu au-delà.

Chez l'adulte, le bruit de la respiration varie beaucoup sous le rapport de l'intensité. Il est des sujets très sains chez lesquels on l'entend à peine, à moins qu'ils ne fassent une grande inspiration ; et , dans ce cas même, quoiqu'on l'entende bien , et qu'il soit tout-à-fait pur, c'est-à-dire sans mélange de râle et d'autres bruits étrangers, il offre deux fois moins de bruit et de frémissement que chez la plupart des hommes. Ces personnes sont surtout celles dont la respiration n'est pas habituellement fréquente ; et souvent ce sont celles qui sont le moins sujettes à la dyspnée et à l'essoufflement par quelque cause que ce soit.

D'autres personnes ont la respiration naturellement assez bruyante pour être très facilement entendue , même en faisant une inspiration ordinaire, sans être pour cela ni plus ni moins sujettes à la courte haleine que les premières. Enfin un petit nombre d'individus conservent jusque dans l'extrême vieillesse une respiration semblable à celle des enfans, et que, pour cette raison , j'indiquerai quelquefois sous le nom de *puérile* dans le cours de cet ouvrage (1). Ces personnes sont presque

---

(1) **Les** changemens de structure que subit le poumon à mesure que l'homme s'avance de l'enfance vers la vieillesse, rendent raison de la différence très remarquable que présente, aux divers âges , l'intensité de la respiration vésiculaire : on peut établir en principe général que cette intensité est en raison directe de la densité du tissu pulmonaire. Plus l'homme s'approche du terme naturel de sa carrière, plus le parenchyme qui constitue ses poumons va en se raréfiant : un certain nombre de vésicules pulmonaires, qui sont toutes exactement séparées les unes des autres, dans l'enfance et dans l'âge adulte, par des parois complètes, se réunissent plus tard par suite de l'atrophie et de la disparition graduelle de ces parois; l'air trouve dès-lors entrée dans des cavités plus amples; mais la surface sur

toutes des femmes, ou des hommes d'une constitution nerveuse. On remarque assez ordinairement dans leur caractère quelque chose de la mobilité et surtout de l'irascibilité de l'enfance. Quelques-unes n'ont, à proprement parler, aucune maladie des organes respiratoires, mais elles s'essoufflent facilement par l'exercice, lors même qu'elles sont maigres, et elles s'enrhument facilement. D'autres sont affectées de catarrhes chroniques accompagnés de dypsnée ; et ce cas constitue, comme nous le verrons ailleurs, l'une des maladies auxquelles on donne le nom d'*asthme*.

Hors ces cas d'exception, un adulte, quelques efforts d'inspiration qu'il fasse, ne peut rendre à sa respiration

---

laquelle il a à se répandre est évidemment diminuée. Toutefois, sous le rapport du degré de raréfaction de leur tissu pulmonaire, les vieillards eux-mêmes présentent entre eux les plus notables différences. Chez les uns, le poumon conserve encore une densité à peu près égale à celle qu'il offre chez un adulte : ces vieillards ne sont pas décrépits ; et par l'ensemble de leur constitution, aussi bien que par la structure de leurs poumons, ils se rapprochent beaucoup des adultes. Chez d'autres vieillards, on trouve le tissu du poumon dans un état de raréfaction qu'on ne rencontre chez les adultes que dans le cas de maladie. Ces vieillards, bien différens des précédens, sont des individus maigres, dont la nutrition ne se fait, dans tous les tissus, que d'une manière incomplète : ils ont, en un mot, d'assez bonne heure, une décrépitude à laquelle les autres n'arrivent que beaucoup plus tard, ou même jamais. Eh bien, comparez, chez ces deux classes de vieillards, la force du bruit respiratoire, vous le trouverez très prononcé chez les premiers, très faible, au contraire, chez les seconds.

ANDRAL.

le bruit sonore et le caractère particulier qu'elle avait dans l'enfance. Mais, dans quelques cas pathologiques, la respiration reprend ce caractère *puéril*, spontanément en quelque sorte, et sans que le malade paraisse inspirer plus fortement qu'à l'ordinaire. Cela se remarque surtout quand un poumon entier ou une portion notable des deux poumons sont devenus imperméables à l'air par suite d'une maladie quelconque, et surtout d'une maladie aiguë. Les portions de l'organe pulmonaire restées saines font entendre alors une respiration tout-à-fait semblable à celle des enfans. La même chose s'observe dans toute l'étendue du poumon, chez les sujets atteints de certaines affections nerveuses (1).

Lorsque l'on fait pour la première fois la comparaison de la respiration chez l'enfant et chez l'adulte, on serait tenté de croire que l'intensité plus grande du bruit chez le premier dépend de la moindre épaisseur des muscles qui revêtent les parois thoraciques, et de la souplesse plus grande du tissu pulmonaire. Mais la première de ces causes influe fort peu sur cette différence : car la respiration des enfans les plus gras s'entend avec plus de force à travers des vêtemens épais, que celle de l'adulte le plus maigre examiné à nu ; et parmi les hommes faits qui présentent le phénomène de la respiration *puérile*, il en est qui ont beaucoup d'embonpoint. Chez les femmes qui réunissent ces deux conditions, on

---

(1) Et chez ceux qui ont des tubercules disséminés dans un parenchyme pulmonaire d'ailleurs sain ; et chez ceux qui sont affectés d'une maladie du cœur encore peu avancée. **M. L.**

entend souvent la respiration avec beaucoup de force, même à travers les mamelles.

La respiration moins bruyante de l'adulte ne dépend pas davantage d'un endurcissement quelconque ou d'un défaut de souplesse du tissu pulmonaire, puisque la respiration peut quelquefois, chez lui, redevenir accidentellement ce qu'elle était dans l'enfance. Je crois plutôt que cette différence prouve que les enfans ont besoin d'une plus grande quantité d'air, et par conséquent d'une inspiration plus complète que les adultes, soit à cause de la plus grande activité de la circulation chez eux, soit à raison de quelques différences dans la composition chimique de leur sang. Il est au moins très probable que le sang des enfans est beaucoup plus oxygéné que celui des adultes. On en peut dire autant des asthmatiques dont la respiration est *puérile*, comparés aux individus attaqués d'une autre espèce d'asthme (voy. *Catarrhe sec* et *Emphysème du poumon*), et dont la respiration, très faible, se suspend en outre totalement pendant des heures entières, tantôt dans une partie du poumon, tantôt dans une autre. Les premiers ont souvent une carnation qui annoncerait la santé la plus parfaite, tandis que les seconds ont toujours la face et les extrémités pâles ou livides.

C'est à ces derniers seulement que peut quelquefois s'appliquer avec justesse le proverbe populaire, que *l'asthme est un brevet de longue vie*. Cela tiendrait-il à ce que, respirant peu, ils vivent en quelque sorte, moins à la fois ; à peu près comme une lampe dont la mèche très mince donne peu de clarté, et paraît prête à s'éteindre au moindre souffle, peut cependant brûler très longtemps , parce qu'elle ne consume l'huile que peu à peu ?

Quoi qu'il en soit, il me paraît tout-à-fait certain que la constitution de l'organe pulmonaire la plus favorable à la santé et à la longue durée de la vie est celle des hommes qui n'ont besoin habituellement que d'une médiocre dilatation des poumons, et dont la respiration est beaucoup moins bruyante que celle des enfans. Cet état , par conséquent , doit être considéré comme l'état naturel : *Id est maximè naturale , quod natura fieri optimè patitur*.

La respiration la plus bruyante à l'oreille ne se fait pas entendre pour cela avec plus de force dans l'intérieur de la poitrine. Je n'entends pas parler de celle qui est accompagnée de râle, de sifflement ou de quelque autre bruit étranger; mais de la respiration simplement bruyante qui a lieu dans plusieurs maladies aiguës ou chroniques, et particulièrement chez les personnes attaquées de dyspnée , quelle qu'en soit la cause. Ce bruit, qui n'est en quelque sorte que l'exagération de celui que produit chez beaucoup d'hommes la respiration pendant le sommeil , et que l'on peut facilement imiter à volonté, se passe entièrement dans les fosses nasales et l'arrière-bouche, et tient uniquement à la manière dont l'air frappe le bord de la glotte, le voile du palais, et les parois des fosses nasales. Je connais un homme asthmatique par suite d'une dilatation des ventricules du cœur, et dont la respiration peut habituellement être entendue à vingt pas de distance : le murmure produit par l'inspiration et l'expiration dans l'intérieur de la poitrine est moins fort chez lui que chez la plupart des hommes.

La même remarque s'applique au ronflement qu'un homme sain fait entendre pendant le sommeil.

Pour compléter la série de ces observations, j'ai cru devoir examiner la poitrine d'un de ces bateleurs qui imitent parfaitement avec la voix le bruit d'une scie, d'un rabot, etc. J'ai encore obtenu le même résultat; c'est-à-dire que tous ces bruits, qui se passent dans l'arrière-bouche et les fosses nasales, sont dus à la manière dont l'air inspiré et expiré est agité dans ces parties, et n'influent en rien sur le murmure de la respiration.

Lorsque l'on entend distinctement, et avec une force à peu près égale, la respiration dans tous les points de la poitrine, on peut assurer qu'il n'existe ni épanchement dans les plèvres, ni engorgement d'une nature quelconque dans le tissu pulmonaire. Lorsqu'au contraire on trouve que la respiration ne s'entend pas dans une certaine étendue, on peut assurer que la partie correspondante du poumon est devenue imperméable à l'air par une cause quelconque. Ce signe est aussi caractérisé et aussi facile à distinguer que l'existence ou l'absence du son donné par la percussion suivant la méthode d'Avenbrugger, et il indique absolument la même chose. Si l'on en excepte quelques cas particuliers, dans lesquels la comparaison des deux méthodes devient la source de signes tout-à-fait pathognomoniques, l'absence de son coïncide toujours avec celle de la respiration. L'auscultation a, comme nous le verrons, l'avantage d'indiquer d'une manière plus fidèle les différences d'intensité des diverses espèces d'engorgemens pulmonaires. Elle a l'inconvénient de demander un peu plus de temps; mais son emploi exige moins de soin et d'attention que celui de la percussion, et elle peut être employée dans tous les cas, et dans ceux même où la méthode d'Avenbrugger ne donne aucun résultat (1).

Bruit respiratoire bronchique. Je désignerai sous ce nom, ou, pour abréger, sous celui de *respiration bron-chique*, le bruit que l'inspiration et l'expiration font entendre dans le larynx, la trachée-artère, et les gros troncs bronchiques situés à la racine du poumon. Ce bruit, écouté en appliquant le stéthoscope sur le larynx ou la portion cervicale de la trachée-artère, a un caractère tout-à-fait particulier : le murmure respira-toire, surtout dans l'inspiration, est dépourvu de la légère crépitation qui accompagne le développement des cellules aériennes; il est plus sec en quelque sorte, et l'on sent distinctement que l'air passe dans un espace

---

(1) Dans l'état normal, le bruit respiratoire se fait à peu près exclusivement entendre au moment où l'air pénètre dans les vésicules pulmonaires; celui où il en sort, n'est accompagné que d'un bruit beaucoup plus faible, et qui même est le plus souvent nul. Mais on trouve des individus chez lesquels i n'en est plus ainsi : chez eux, chaque expiration produit un bruit très appréciable, qui tantôt est inférieur encore en intensité au bruit qui se fait entendre pendant l'inspiration, tantôt lui est égal, et tantôt enfin lui est supérieur. Dans l'étude de la respi-ration vésiculaire, il y a donc deux bruits à rechercher, lesquels sont plus ou moins prononcés, suivant les cas: celui qui s'entend le premier est le bruit d'inspiration, et celui qui lui succède est le bruit d'expiration. Nous verrons plus tard que ce second bruit devient très prononcé; il peut même l'emporter en in-tensité sur le premier, et l'effacer dans certains cas de maladie du poumon. ANDRAL.

vide et assez vaste. Ce bruit peut être entendu sur presque toute la surface du cou : il est très fort sur ses parties latérales, et il faut même y prendre garde lorsqu'on explore la région acromienne ; car, pour peu que l'extrémité du stéthoscope soit dirigée vers la base du cou, on n'entendra que la respiration trachéale, et l'on sera exposé à regarder comme sain le sommet d'un poumon tout-à-fait imperméable à l'air, surtout si l'on n'est pas bien exercé à distinguer les deux bruits respiratoires.

Lorsque l'on respire fortement par le nez, un bruit analogue, et qui se passe évidemment dans les fosses nasales et l'arrière-bouche, peut être entendu sur tous les points de la surface de la tête.

Chez quelques sujets, le bruit respiratoire écouté sous le sternum et à la racine du poumon, c'est-à-dire dans la région inter-scapulaire, et surtout au voisinage de l'angle supérieur interne de l'omoplate, présente encore quelque chose de ce caractère, surtout chez les sujets très maigres; mais il est moins facile de le distinguer, parce que l'on entend en même temps la respiration pulmonaire, et que ces deux bruits, fort analogues, se confondent.

Dans l'état naturel, on ne peut, à plus forte raison, distinguer du bruit respiratoire pulmonaire celui qui est produit par le passage de l'air dans les petits rameaux bronchiques. Mais quand le tissu pulmonaire est endurci ou condensé par une cause quelconque, comme un épanchement pleurétique, un engorgement péripneumonique ou hémoptoïque intense, lorsque le bruit respiratoire pulmonaire a disparu ou notablement diminué,

on entend souvent distinctement la respiration bronchique, non seulement dans les gros troncs bronchiques,
mais dans des rameaux d'un assez petit diamètre.

Lorsque, par les causes que nous venons d'exposer,
la respiration devient bronchique dans d'autres parties
du poumon que sa racine, le phénomène est rarement
aussi tranché ; et cela se conçoit, puisque les rameaux
bronchiques n'ont nulle part un aussi grand diamètre.
Après la racine du poumon, le sommet est la partie de
cet organe où la respiration bronchique se manifeste
de la manière la plus caractérisée ; et c'est aussi, comme
nous aurons plusieurs fois occasion de le remarquer,
celle où les rameaux bronchiques sont le plus sujets à
se dilater (1).

Les raisons de la respiration bronchique me paraissent assez faciles à donner. En effet, lorsque la compression ou l'engorgement du tissu pulmonaire empêche
la pénétration de l'air dans ses vésicules, la respiration
bronchique est la seule qui ait lieu. Elle est d'autant
plus bruyante et facile à entendre, que le tissu du
poumon, rendu plus dense, en devient meilleur conducteur du son.

Il est important de s'exercer à distinguer la respiration bronchique de la respiration pulmonaire ou *vésicu-*

---

(1) Il me semble qu'il faut d'autres conditions que celles
d'une simple dilatation des bronches, en la supposant même
considérable, pour que la véritable respiration bronchique se
produise : il faut pour cela qu'une partie plus ou moins étendue du parenchyme pulmonaire soit devenue imperméable à
l'air.   ANDRAL.

laire (1), non seulement à raison des erreurs grossières de diagnostic qui pourraient résulter de leur confusion, mais encore parce que la première devient un signe pathognomonique dans plusieurs cas importans. Dans la péripneumonie, elle est un des premiers signes qui indiquent l'hépatisation, et son apparition précède même ordinairement l'absence du son. Elle est souvent également un des premiers signes qui indiquent l'existence de tubercules accumulés dans le sommet du poumon.

Respiration caverneuse. J'entends sous ce nom le bruit que l'inspiration et l'expiration déterminent dans une excavation formée au milieu du tissu pulmonaire, soit par des tubercules ramollis, soit par l'effet de la gangrène ou d'un abcès péripneumonique (2). Ce bruit respiratoire a le même caractère que celui de la respiration bronchique : mais on sent évidemment que l'air pénètre dans une cavité plus vaste que ne l'est celle des rameaux bronchiques; et lorsqu'il peut exister quelques doutes à cet égard, d'autres phénomènes, donnés par la résonnance de la voix ou de la toux, lèvent promptement toute incertitude.

Respiration soufflante. Dans les cas où existe la respiration *bronchique* ou *caverneuse*, il arrive quelque-

---

(1) Cette distinction est assez facile chez l'adulte ; mais chez les enfans, l'énergie de la respiration vésiculaire peut induire en erreur. On reconnaît toutefois la respiration bronchique à son caractère *tubaire*, c'est-à-dire à sa ressemblance avec le bruit qu'on produit en soufflant dans un tube de bois ou d'airain.   M. L.

(2) Soit par des bronches fortement dilatées.   M. L.

fois, lorsque le malade respire brusquement et par saccades, que dans l'inspiration l'air paraît être attiré de l'oreille de l'observateur, et que dans l'expiration il semble à celui-ci qu'on lui souffle dans l'oreille. Ce phénomène est un de ceux qui servent à constater l'existence d'une excavation pulmonaire voisine des parois thoraciques ; mais il en est de plus précis encore, et que nous exposerons en leurs lieux.

Cette sorte d'insufflation qui semble se faire dans l'oreille, et que je désignerai sous le nom de *souffle*, peut être également déterminée par les saccades de la toux, et même par les articulations de la voix. Il semble, comme je viens de le dire, que le malade inspire l'air dans l'oreille de l'observateur, et qu'il l'y repousse violemment dans l'expiration. La sensation de la titillation et celle du froid ou du chaud, que la colonne d'air devrait déterminer, manquent seules ; celle du mouvement, au contraire, est assez parfaite pour produire une illusion très marquée. Ce phénomène a également lieu dans les tuyaux bronchiques les plus voisins de la surface du poumon, et particulièrement dans les gros troncs situés à sa racine, toutes les fois que le tissu pulmonaire environnant est rendu plus dense par une cause quelconque, et particulièrement par la pneumonie, ou par la compression due à un épanchement pleurétique un peu considérable. Dans les excavations pulmonaires, il indique toujours que l'excavation s'étend jusqu'à une très petite distance de la surface du poumon.

La respiration soufflante présente quelquefois une modification que je désignerai sous le nom de *souffle voilé*. Il semble alors que chaque vibration de la voix, de la toux ou de la respiration, agite une sorte de voile mobile interposé entre une excavation pulmonaire et l'oreille de l'observateur. Ce phénomène se rencontre : 1° Dans les excavations tuberculeuses dont les parois, très minces en quelques points, sont en même temps souples et sans adhérences, ou à peu près, avec celles de la poitrine. 2° Il se remarque également lorsque les parois d'un abcès péripneumonique sont dans un état d'induration inflammatoire inégale, et présentent encore dans quelques points l'état d'engouement. 3° Il est surtout commun dans les cas de bronchophonie donnée par les gros troncs bronchiques et due à la péripneumonie, lorsque quelque partie du trajet de la bronche affectée est entourée par un tissu pulmonaire encore sain ou à l'état d'engouement léger, placé entre elle et l'oreille de l'observateur. 4° La dilatation des bronches et la pleurésie sont quelquefois accompagnées du même phénomène dans des circonstances analogues, c'est-à-dire lorsque la cavité dans laquelle se fait la résonnance de la respiration, de la voix ou de la toux, a quelques points de ses parois beaucoup moins denses que le reste.

Il ne faut pas confondre ce phénomène avec le râle muqueux à grosses bulles qui l'accompagne quelquefois. Au reste, la distinction en est facile à faire pour peu que l'on ait d'habitude de l'auscultation.

Résumons ce qu'on vient de lire :

1. La pénétration de l'air dans l'appareil respiratoire est accompagnée d'un murmure léger que l'on perçoit distinctement

à l'aide de l'auscultation, et qui constitue ce qu'on appelle le *bruit respiratoire*.

2. Ce bruit présente des caractères différens, suivant qu'il se passe dans le tissu pulmonaire ou dans le larynx, la trachée et les gros troncs bronchiques.

3. Dans le premier cas, il a quelque chose de doux et de soyeux, et l'oreille reconnaît que l'air pénètre dans une multitude de cellules qui se dilatent pour le recevoir : c'est le *bruit respiratoire pulmonaire*, qu'on peut aussi désigner sous le nom de *respiration vésiculaire*.

Dans le second cas, le bruit est plus sec, et dépourvu de l'espèce de crépitation qui accompagne le développement des cellules aériennes; l'on sent que l'air traverse des tubes plus ou moins vastes : c'est le *bruit respiratoire bronchique*, ou plus simplement *la respiration bronchique*.

4. Dans l'état de santé, la respiration vésiculaire s'entend à peu près également dans tous les points de la poitrine; cependant on l'entend d'ordinaire un peu mieux dans le creux de l'aisselle, dans l'espace compris entre le muscle trapèze et la clavicule, dans celui qui se trouve entre ce même os et le sein, c'est-à-dire là où les poumons sont plus voisins de la surface de la peau.

5. La respiration vésiculaire est d'autant plus sonore qu'elle s'exécute avec plus de rapidité : une inspiration lente et profonde peut quelquefois être à peine perçue; une inspiration brève l'est toujours, même lorsqu'elle est incomplète.

6. La respiration vésiculaire est plus énergique et plus bruyante chez les enfans que chez les adultes, et surtout que chez les vieillards. Son énergie est d'autant plus marquée que l'enfant est en plus bas âge; elle persiste ordinairement jusqu'à la puberté ou un peu au-delà.

7. La respiration vésiculaire varie beaucoup chez les adultes. Il en est chez lesquels on a peine à l'entendre s'ils ne font une grande inspiration; il en est d'autres chez lesquels on l'entend

très facilement, lors même qu'ils respirent avec une force médiocre; il en est enfin chez lesquels elle conserve pendant toute la vie l'énergie de la respiration des enfans : on dit alors que la *respiration est puérile.*

8. Cette dernière variété du bruit respiratoire ne s'observe guère que chez les femmes ou chez des hommes d'une constitution très nerveuse; et, à ces exceptions près, la respiration ne devient *puérile* chez l'adulte que lorsqu'une portion notable des poumons est, par une cause quelconque, devenue imperméable à l'air.

9. Lorsqu'on entend la respiration vésiculaire avec une égale force dans tous les points de la poitrine, on en peut conclure que les poumons sont sains; lorsqu'au contraire le bruit respiratoire est diminué ou annihilé dans une étendue quelconque de la surface thoracique, on peut affirmer que la partie correspondante du poumon est devenue plus ou moins complétement imperméable à l'air.

10. La respiration bronchique ne s'entend, dans l'état de santé, que sur les parties antérieure et latérales du col. On l'entend encore, chez quelques individus très maigres, vers le haut du sternum et dans l'espace inter-scapulaire. Partout ailleurs, le bruit qui résulte de la pénétration de l'air dans les petits rameaux bronchiques se confond avec la respiration vésiculaire.

11. Lorsque, par une cause quelconque, le tissu pulmonaire est endurci ou condensé, la respiration bronchique remplace la respiration vésiculaire, et devient ainsi un des premiers signes de l'hépatisation du poumon, de l'accumulation des tubercules dans cet organe, d'un épanchement pleurétique, etc.

12. La respiration bronchique a d'autant plus de valeur comme signe, qu'on l'entend plus loin de l'espace inter-scapulaire, et il est en conséquence important de s'exercer à la distinguer de la respiration vésiculaire.

13. Lorsque, par une cause quelconque, il s'est formé une

excavation dans le poumon , la pénétration de l'air dans cette excavation détermine un bruit semblable à la respiration bronchique écoutée à la partie antérieure du col : c'est la *respiration caverneuse.*

14. La respiration caverneuse et la respiration bronchique sont quelquefois modifiées de telle sorte que dans l'inspiration l'air semble être attiré de l'oreille de l'observateur, et y être repoussé dans l'expiration : c'est la *respiration soufflante*, phénomène complétement morbide, et qui dénote que l'excavation ou la bronche dans laquelle il se passe, avoisine la surface du poumon.

15. La respiration soufflante est quelquefois telle, qu'il semble que l'air agite un voile mobile interposé entre l'oreille de l'observateur et une excavation pulmonaire. Ce *souffle voilé* paraît se rattacher à une densité inégale des parois de l'excavation dans laquelle il se passe.

16. L'étude du bruit respiratoire et de ses modifications demande qu'on fasse usage du stéthoscope dégarni de son obturateur.　　　　　　　　　　　　　　　　　　　　　**M. L.**

ARTICLE II.

De l'Auscultation de la Voix.

Dès les premiers jours où je commençai mes recherches sur l'auscultation médiate, je songeai à déterminer les différences que pouvait présenter la résonnance de la voix dans la poitrine. En examinant à cet effet comparativement plusieurs sujets sains ou malades, je fus frappé par un phénomène tout-à-fait singulier. Le sujet qui le présentait était une femme d'environ vingt-huit ans, attaquée d'une légère fièvre bilieuse, et d'une toux récente qui n'avait d'autres caractères que ceux d'un catarrhe pulmonaire. Lorsque, tenant le stéthoscope

appliqué au-dessous de la partie moyenne de la clavicule droite, je faisais parler la malade, sa voix semblait sortir directement de la poitrine, et passer tout
entière par le canal central du stéthoscope. Cette transmission de la voix n'avait lieu que dans une étendue
d'environ un pouce carré : dans aucun autre point de
la poitrine, on ne trouvait rien de semblable. Ne sachant
à quoi attribuer cet effet, j'examinai sous le même rapport la plupart des malades existant à l'hôpital, et je le
retrouvai chez une vingtaine de sujets. Presque tous
étaient des phthisiques arrivés à un degré avancé de la
maladie ; chez d'autres, l'existence des tubercules était
encore douteuse, quoiqu'il y eût des raisons de la
craindre ; enfin deux ou trois, comme la femme qui
m'avait offert pour la première fois ce phénomène, ne
présentaient aucun symptôme de cette maladie, et
leur embonpoint, ainsi que l'état de leurs forces, semblaient même devoir éloigner toute crainte à cet égard.

Je commençai cependant dès-lors à soupçonner que
la transmission de la voix à travers le stéthoscope pouvait être due à ces cavités anfractueuses produites par le
ramollissement des tubercules, et connues sous le nom
d'*ulcères du poumon*. L'existence du même phénomène
chez des sujets qui ne présentaient aucun signe de
phthisie pulmonaire ne me paraissait pas détruire cette
conjecture, parce qu'il arrive fréquemment de rencontrer des tubercules, et même des tubercules excavés ou
ulcérés du poumon, chez des sujets morts de maladies
aiguës, et chez lesquels la phthisie a toujours été latente.

La plupart des malades qui présentaient ce phénomène étant morts à l'hôpital, je pus reconnaître par

l'autopsie que j'avais rencontré juste. Chez tous je trouvai des cavités plus ou moins vastes , dues au ramollissement de la matière tuberculeuse, et communiquant avec des rameaux bronchiques d'un diamètre variable.

Je trouvai que la *pectoriloquie* (c'est ainsi que j'ai cru devoir nommer ce phénomène) était d'autant plus prononcée que la cavité ulcéreuse était plus voisine de la surface du poumon, et que ses parois étaient plus denses. J'observai que la transmission de la voix n'était jamais plus frappante que lorsque, le poumon adhérant intimement à la plèvre costale, les parois de la poitrine formaient presque immédiatement une portion de celle de l'ulcère, ce qui, comme on le sait, arrive assez fréquemment.

Cette circonstance conduisait naturellement à penser que la pectoriloquie est due à la résonnance plus forte et plus sensible de la voix dans des points qui la répercutent par une surface plus solide et plus étendue que les cellules aériennes et les petits rameaux bronchiques. Je présumai, en conséquence, qu'un phénomène analogue devait avoir lieu en appliquant le stéthoscope sur le larynx et la trachée-artère d'un homme sain. Ma conjecture se trouva juste : il y a une identité presque parfaite entre la pectoriloquie et la voix sortant à travers le stéthoscope ; et cette expérience est un bon moyen de se faire une idée exacte de la pectoriloquie, lorsque l'on n'a pas de malades à sa disposition.

1° La résonnance de la voix dans les diverses parties des organes respiratoires, et dans l'état d'intégrité ou d'altération de ces organes, présente d'ailleurs des va-

riétés nombreuses et importantes que nous allons examiner.

2° La résonnance de la voix dans le tissu pulmonaire
sain est très peu marquée, et ne fait sentir à l'oreille
nue ou armée du stéthoscope qu'une sorte de léger frémissement, analogue à celui que l'on perçoit en appliquant la main sur la poitrine d'un homme qui parle.

Nous avons exposé ci-dessus le phénomène que présente la voix dans le larynx et la portion cervicale de la
trachée. La voix résonne fortement, traverse le tube
du stéthoscope, et ne permet pas à l'oreille restée libre
d'entendre celle qui sort de la bouche. La même chose a
lieu dans presque toute l'étendue des surfaces latérales
du cou, et même vers la nuque chez quelques individus.
Il faut, par cette raison, apporter la même précaution
à l'exploration de la voix dans la région acromienne,
que celle que nous avons indiquée pour l'examen de la
respiration dans le même lieu ; car pour peu que l'on
dirige l'extrémité du stéthoscope vers la base du cou,
on entendra cette résonnance trachéale ou laryngée naturelle, et l'on pourrait la prendre pour un phénomène
qui se passerait dans le sommet du poumon, et qui indiquerait la présence d'une excavation.

3° La résonnance de la voix dans le fond de la bouche et dans les fosses nasales se fait entendre aussi plus
ou moins sur toute la surface de la tête.

Dans la portion sous-sternale de la trachée, la voix
résonne fortement; mais elle ne traverse point le stéthoscope. Il faut, par cette raison, se défier de la pectoriloquie *douteuse*, quand elle n'existe qu'auprès de
la partie supérieure du sternum.

Bronchophonie. La résonnance de la voix est ordinairement plus obscure encore dans les gros troncs
bronchiques situés à la racine du poumon, et que l'on
explore en plaçant le stéthoscope dans la région inter-
scapulaire. Cependant la voix résonne toujours un peu
plus fortement dans ce point que dans les autres parties
de la poitrine, surtout vers l'angle supérieur interne de
l'omoplate. Il est assez rare que, chez un sujet tout-à-
fait sain, la voix y traverse évidemment le stéthoscope :
seulement elle résonne assez fortement à son extrémité
pour être entendue plus facilement que celle qui sort
en même temps de la bouche du sujet, et qui est perçue
par l'oreille restée libre. Mais chez les sujets dont les
parois thoraciques sont minces et couvertes de muscles
grêles, chez les enfans maigres surtout, il y a souvent
dans cette région une bronchophonie semblable, à l'intensité près, à la laryngophonie.

La résonnance de la voix dans les divisions bronchiques répandues dans le tissu pulmonaire est à peu
près nulle dans l'état naturel, et l'on conçoit facilement que cela doit être. En effet, le tissu rare et mêlé
d'air du poumon est un mauvais conducteur du son, et
la mollesse des parois des bronches au-delà du point où
cessent leurs cartilages les rend peu propres à produire
du son. D'un autre côté, le diamètre des ramifications
bronchiques étant très petit, le son qui s'y forme doit
être naturellement plus aigu et plus faible que celui qui
retentit dans les gros troncs.

Si l'une de ces conditions vient à cesser, et surtout
si plusieurs cessent à la fois, la résonnance de la voix
peut devenir sensible dans les petits rameaux bron-

chiques. Ainsi la péripneumonie, un engorgement hémoptoïque étendu, l'accumulation d'un grand nombre de tubercules dans un point du poumon, en endurcissant le tissu pulmonaire, produisent une résonnance analogue à la pectoriloquie. Ce phénomène, que je désigne sous le nom de *bronchophonie accidentelle*, est encore plus marqué quand l'endurcissement du tissu pulmonaire a lieu vers la racine du poumon; et l'on sent que cela doit être, puisque, comme nous l'avons dit, cette résonnance y existe déjà plus ou moins naturellement. Ce signe est un de ceux qui servent le plus à mesurer les progrès d'une péripneumonie récente.

La dilatation des bronches produit le même effet, et d'autant plus facilement que souvent le tissu pulmonaire, comprimé par les rameaux dilatés, est, dans leurs intervalles, flasque, privé d'air, et plus compacte que dans l'état naturel. Quelquefois la réunion des deux causes concourt à produire ce phénomène. Ainsi quand, par l'effet de tubercules accumulés ou d'excavations cicatrisées, le sommet du poumon est devenu imperméable à l'air, on entend sous la clavicule, l'aisselle, et la fosse sous-épineuse, une bronchophonie plus ou moins obscure, due non seulement à la densité augmentée du tissu pulmonaire, mais encore à ce que les rameaux bronchiques, naturellement plus nombreux et plus vastes en ce point qu'en tout autre, ont été dilatés par la toux et l'expectoration.

La bronchophonie, au reste, présente rarement une analogie assez parfaite avec la pectoriloquie pour pouvoir tromper une oreille même médiocrement exercée. La voix traverse rarement le stéthoscope; son timbre a quelque chose d'analogue à celui d'un porte-voix ; sa résonnance est plus diffuse, et on la sent évidemment s'étendre au loin. La toux, ainsi que l'inspiration sonore qui la précède et la suit, fixe d'ailleurs l'incertitude que l'on pourrait conserver à cet égard : elles n'ont point le caractère *caverneux* ; on sent que ces phénomènes se passent dans des tubes étendus, et non pas dans un espace circonscrit.

Pectoriloquie. Ce phénomène peut avoir lieu par des causes fort différentes : 1° par suite du ramollissement des tubercules pulmonaires (cette cause est de beaucoup la plus fréquente); 2° par la fonte et la destruction d'une escharre gangréneuse; 3° par suite d'un abcès péripneumonique; 4° par des kystes pulmonaires ouverts dans les bronches; 5° probablement enfin par la communication fistuleuse d'un abcès du médiastin avec les bronches.

La pectoriloquie présente de grandes variétés sous le rapport de l'intensité et de la perfection du phénomène : elle est *parfaite*, *imparfaite* ou *douteuse*.

La pectoriloquie est parfaite quand, par la transmission évidente de la voix à travers le stéthoscope, par l'exacte circonscription du phénomène, et de ceux que la toux, le râle et la respiration donnent en même temps, on ne peut, en aucune manière, la confondre avec la bronchophonie. Elle est imparfaite quand quelqu'un de ces caractères manque, et surtout quand la transmission de la voix n'est pas évidente. Elle est douteuse quand la résonnance est très faible, et ne peut être distinguée de la bronchophonie qu'à l'aide des signes tirés de l'endroit où elle a lieu, des symptômes généraux et de la marche de la maladie. Ces dernières données servent dans tous les cas, et suffisent presque toujours pour faire distinguer la nature de l'excavation.

Les circonstances qui concourent à rendre la pectoriloquie parfaite sont : la vacuité complète de l'excavation, la densité augmentée du tissu pulmonaire qui forme ses parois, sa communication facile avec un ou plusieurs rameaux bronchiques un peu considérables, et son rapprochement des parois de la poitrine. Cependant, à quelque profondeur que soit placée une excavation, si d'ailleurs elle est dans les conditions que je viens d'indiquer, la pectoriloquie sera toujours évidente et parfaite, à moins que l'excavation ne soit séparée de la surface du poumon par une épaisseur considérable de tissu pulmonaire sain, et par conséquent peu propre, à raison de sa *rareté*, à transmettre le son.

L'étendue de l'excavation contribue aussi à la perfection du phénomène : il est plus évident dans une excavation un peu vaste; mais cependant il l'est souvent beaucoup dans de très petites. Il l'est quelquefois, au contraire, fort peu dans des excavations énormes, dans celles surtout dont la capacité surpasse le volume du poing, particulièrement si elles ne communiquent avec les bronches que par des rameaux d'un petit diamètre. On peut trouver, par la comparaison de ce qui a lieu dans certains instrumens à vent, la raison de ces différences : on sait que plus le diapason d'une flûte est grave, et moins on en peut tirer de son, et que les *basses* de flûte traversière que l'on a essayé de faire à l'octave de cet instrument ne donnent qu'un murmure sourd, et à peine plus sonore que celui du vent passant dans un tuyau de poële. La colonne d'air que les lèvres et l'haleine du musicien peuvent pousser par l'embouchure étroite de l'instrument est trop faible pour faire résonner une capacité aussi vaste. On conçoit pareillement que la voix éteinte d'un phthisique ne puisse souvent faire vibrer les parois en partie molles, ou au moins peu fermes, d'une très vaste excavation, dans laquelle l'air ne pénètre que par une ou deux ouvertures d'une ligne de diamètre.

Il m'a paru plusieurs fois évident que, lorsque le nombre des ouvertures fistuleuses par lesquelles une vaste excavation communique avec les bronches vient à augmenter, la pectoriloquie devient moins évidente, ou cesse d'avoir lieu. Elle cesse presque constamment de se faire entendre dans deux autres cas : 1° quand une excavation vient à s'ouvrir dans la plèvre, et surtout lorsque la communication est large et que le trajet est court ; 2° lorsque la matière contenue dans une excavation se fait jour au travers des parois thoraciques, et vient se répandre dans le tissu cellulaire extérieur.

La pectoriloquie peut quelquefois être suspendue pendant des heures entières, et même presque habituellement pendant plusieurs jours de suite, par des crachats ou de la matière tuberculeuse ramollie, qui obstruent momentanément la communication de l'excavation avec les bronches. Nous indiquerons ailleurs la manière d'obtenir, dans ces cas, la pectoriloquie ou d'autres signes équivalens.

Égophonie. Le phénomène que je désigne sous ce nom est, de tous ceux que fait connaître l'auscultation, celui dont les causes me paraissent les plus composées.

Il peut être facilement confondu, surtout par une oreille peu exercée, avec la pectoriloquie, et plus aisément encore avec la bronchophonie, à raison du lieu où il se fait entendre d'ordinaire. Je l'ai confondu moi-même longtemps avec le premier de ces phénomènes, et plus longtemps encore avec le second; et quoique la distinction en soit facile à faire quand les phénomènes sont bien tranchés, il est quelques cas dans lesquels on peut rester dans le doute. Mon incertitude sur la valeur de l'égophonie a été d'autant plus longue que tous les pleurétiques ne sont pas égophones; que la bronchophonie manque encore plus souvent chez les péripneumoniques; que les deux maladies, et par conséquent les deux phénomènes, se trouvent souvent réunis, et que le nombre des sujets qui succombent à l'une et l'autre affections, et surtout à la pleurésie aiguë, est peu considérable (1), et ne fournit pas de fréquentes occasions de vérifier par l'autopsie le rapport exact des phénomènes donnés par l'auscultation avec les lésions intérieures. J'indiquerai plus bas les caractères auxquels on peut distinguer l'un de l'autre ces trois signes.

L'égophonie simple consiste dans une résonnance particulière de la voix qui accompagne ou suit l'articu-

---

(1) Cette assertion pourra sembler étrange aux praticiens qui n'emploient que la saignée et les vésicatoires dans le traitement des affections aiguës de la poitrine; mais je ne crois pas qu'elle soit démentie par les jeunes médecins et les élèves qui ont suivi ma clinique depuis que j'emploie le tartre stibié à haute dose dans le traitement de ces affections.

(Note de l'auteur.)

lation des mots : il semble qu'une voix plus aiguë, plus aigre que celle du malade, et en quelque sorte argentine, frémisse à la surface du poumon ; elle paraît être un écho de la voix du malade plutôt que cette voix elle-même ; rarement elle s'introduit dans le tube du stéthoscope, et presque jamais elle ne le traverse complétement. Elle a d'ailleurs un caractère constant, d'où j'ai cru devoir tirer le nom du phénomène : elle est tremblotante et saccadée comme celle d'une chèvre, et son timbre, d'après la description que nous venons d'en donner, se rapproche également de la voix du même animal. Lorsque l'égophonie a lieu dans un point voisin d'un gros tronc bronchique, et surtout vers la racine du poumon, elle se joint souvent à une bronchophonie plus ou moins marquée. La réunion des deux phénomènes présente des variétés nombreuses, et dont on peut se faire une idée exacte en se rappelant les effets que produisent : 1° la transmission de la voix à travers un porte-voix métallique ou un roseau fêlé ; 2° l'effet d'un jeton placé entre les dents et les lèvres d'un homme qui parle ; 3° le bredouillement nasal des bateleurs qui font parler le fameux personnage de tréteaux connu sous le nom de *Polichinelle*. Cette dernière comparaison est souvent de la plus parfaite exactitude, surtout chez les hommes à voix un peu grave. Assez ordinairement, chez le même sujet qui présente, à la racine des poumons, cette réunion des deux phénomènes, on trouve l'égophonie simple vers la partie inférieure du bord externe de l'omoplate.

Le chevrotement qui constitue l'égophonie semble le plus souvent tenir à l'articulation même des mots, quoique la voix qui sort de la bouche du malade n'offre rien de semblable. Mais quelquefois il en est tout-à-fait distinct, et l'on entend séparément, quoique dans le même instant, la voix résonnante et le résonnement chevrotant et argentin ; de manière que ce dernier semble se faire dans un point un peu plus éloigné ou plus rapproché de l'oreille de l'observateur que la résonnance de la voix. Quelquefois même, lorsque le malade parle lentement et par mots entrecoupés, le chevrotement se fait entendre immédiatement après la voix, et non pas avec elle, et ne porte, comme un écho imparfait, que sur la finale des mots. Ces deux dernières nuances du phénomène ne m'ont paru avoir lieu que dans les cas où l'épanchement est peu considérable.

Pour bien entendre le chevrotement, il faut appliquer fortement le stéthoscope sur la poitrine du malade, et poser légèrement l'oreille sur l'instrument. Si l'on appuie fortement cette dernière, le chevrotement diminue de moitié, et l'égophonie se rapproche d'autant de la bronchophonie (1).

---

(1) Ce conseil est également applicable à l'étude de la pectoriloquie. Quand on appuie trop fortement l'oreille sur le stéthoscope, la voix semble s'arrêter à l'extrémité thoracique de l'instrument, et le phénomène est dès lors beaucoup moins parfait. Quand, au contraire, on appuie légèrement, la voix traverse l'instrument, et vient se faire entendre à son extrémité auriculaire. Il m'est arrivé quelquefois d'entendre la pectoriloquie *à distance*, c'est-à-dire en approchant seulement mon oreille du stéthoscope sans l'y poser ; et je ne saurais dire à quel point le phénomène était parfait dans ce cas.

M. L.

En comparant les premières observations que j'ai
faites sur l'égophonie avec les plus récentes, il me paraît
certain qu'elle existe seulement, 1° chez des sujets attaqués de pleurésie aiguë ou chronique, avec un épanchement médiocrement abondant dans la plèvre ; 2° chez
ceux qui sont attaqués d'hydrothorax, ou de quelque
autre épanchement liquide dans les plèvres.

Tous les sujets chez lesquels j'ai rencontré l'égophonie, depuis que j'ai appris à la distinguer de la pectoriloquie et de la bronchophonie, offraient en même
temps des signes certains d'un épanchement pleurétique. Dans les pleurésies que j'ai pu suivre depuis le
commencement de la maladie jusqu'à sa terminaison, je
l'ai vue ordinairement se manifester dès les premières
heures ; mais elle ne devient forte et bruyante que le
second, troisième ou quatrième jour, et presque jamais
avant que la respiration ne soit devenue presque insensible ou tout-à-fait nulle, et le son de la poitrine mat
dans le côté affecté.

Je l'ai trouvée chez tous les pleurétiques que j'ai
observés depuis cinq ans, excepté chez ceux que je
n'ai vus que tard, et à l'époque où leur maladie, devenue chronique, commençait à tendre vers la guérison, ainsi que dans quelques cas de pleurésie très
légère dans lesquels l'épanchement était peu de chose ;
car la respiration n'était pas très affaiblie, et le son ne
manquait pas absolument. Je l'ai même rencontrée dans
des cas où il n'y avait pas plus de trois à quatre onces
de sérosité dans la plèvre.

Il est constant que l'égophonie devient moins évidente
et cesse graduellement à mesure que l'absorption dis-

sipe l'épanchement. Dans les pleurésies très aiguës, elle ne dure souvent que deux ou trois jours, et disparaît ensuite tout-à-fait. Dans les pleurésies chroniques avec épanchement médiocre, je l'ai vue quelquefois persister pendant plusieurs mois, avec des alternatives d'évidence plus ou moins grande, qui tenaient à des variations dans l'exhalation et l'absorption du liquide épanché.

Lorsque l'épanchement pleurétique devient très abondant, et surtout lorsqu'il le devient assez pour que la poitrine soit évidemment dilatée, l'égophonie cesse entièrement. Je ne l'ai jamais trouvée dans les empyèmes anciens, et dans lesquels le poumon était refoulé contre le médiastin. J'en ai rencontré seulement des restes assez manifestes dans quelques cas où la plèvre contenait de deux à trois pintes de pus ; mais, chez ces sujets, des adhérences anciennes avaient empêché le refoulement complet du poumon. D'un autre côté, les malades qui, au moment où on les voit pour la première fois, présentent tous les signes d'un épanchement abondant dans la plèvre et ne sont point *égophones*, le deviennent à l'époque où la dilatation du côté affecté diminue, et où les autres signes annoncent l'absorption d'une partie du liquide épanché. Dans deux opérations de l'empyème que j'ai fait faire en 1821 et 1822, l'égophonie est devenue beaucoup plus manifeste après l'écoulement d'une partie du liquide épanché.

L'égophonie s'entend toujours dans une certaine étendue, et non pas dans un seul point, comme la pectoriloquie. Le plus souvent l'égophonie s'entend à la fois dans tout l'espace compris entre le bord interne de l'omoplate et la colonne vertébrale, dans tout le contour de l'angle inférieur de cet os, et dans une zone d'un à trois doigts de largeur, qui se dirige, en suivant la direction des côtes, du milieu de l'omoplate au mamelon. La plupart des malades chez lesquels l'égophonie existe la présentent, d'une manière plus ou moins évidente, dans toute l'étendue de cette bande irrégulière, qui correspond évidemment aux points de la poitrine où le liquide épanché forme, à la surface du poumon, une couche de peu d'épaisseur ; car on sait que, dans un épanchement médiocre sous le rapport de la quantité, le liquide se rassemble principalement dans la partie inférieure de la poitrine, lorsque le malade est assis ou couché sur le dos ; que, lors même que, dans cette position, la totalité de la surface du poumon est enveloppée par l'épanchement, l'épaisseur de la couche de liquide qui l'environne va en diminuant de bas en haut, et que jamais elle n'est aussi considérable en avant qu'en arrière.

Dans un très petit nombre de cas, j'ai trouvé, au début d'une pleurésie, l'égophonie dans toute l'étendue du côté affecté. Deux fois j'ai vérifié par l'autopsie que ce phénomène dépendait de ce que le poumon, adhérant çà et là à la plèvre costale par quelques brides médiocrement nombreuses, n'avait pu être refoulé vers le médiastin, et était par conséquent entouré dans toute son étendue par une couche de sérosité peu épaisse. L'égophonie persiste dans ces cas pendant toute la durée de la maladie.

Je pense que l'égophonie est due principalement à la

résonnance naturelle de la voix dans les rameaux bronchiques, transmise par l'intermède d'une couche mince et tremblotante de liquide épanché, et devenue plus sensible à raison de la compression du tissu pulmonaire, qui le rend plus dense que dans l'état naturel, et par conséquent plus propre à transmettre les sons.

Beaucoup de faits et de raisons viennent à l'appui de cette opinion. Les points dans lesquels s'observe constamment l'égophonie sont, comme nous venons de le voir, ceux qui indiquent la partie supérieure de l'épanchement et les endroits où il a le moins d'épaisseur, le malade étant assis ou couché sur le dos. Si, au contraire, on le fait coucher sur le ventre, l'égophonie n'a plus lieu dans tout l'espace compris entre l'omoplate et la colonne vertébrale, ou au moins on ne l'y entend plus que très faiblement, tandis qu'elle persiste dans le côté (1). Si l'on fait coucher le malade sur le côté opposé au siége de l'épanchement, l'égophonie devient aussi moins sensible, ou disparaît entièrement dans la partie

---

(1) M. Reynaud, jeune médecin distingué, et l'un des disciples de Laënnec qui s'occupent avec zèle de conserver et d'étendre la pratique de l'auscultation médiate, a constaté que, si l'on fait coucher sur le ventre un malade égophone, ou si on l'oblige à se pencher en avant assez fortement pour que le dos soit presque horizontal, non seulement l'égophonie cesse de se faire entendre dans l'espace inter-scapulaire, mais encore elle y est remplacée par une bronchophonie plus ou moins forte, suivant que le poumon est sain ou enflammé. Dans ce dernier cas, en même temps que l'égophonie cesse, le râle crépitant ou la respiration bronchique reparaissent. M. Reynaud en conclut que l'égophonie n'est que de la bronchophonie loin-

latérale devenue supérieure. Il m'a paru que l'effet du changement de position sur l'égophonie était beaucoup moins marqué dans les cas où la quantité du liquide épanché était un peu au-dessus ou au-dessous du médiocre, que dans ce dernier cas. On peut encore remarquer que les points où l'égophonie est le plus distincte, c'est-à-dire les environs de l'angle inférieur de l'omoplate, et l'espace compris entre le bord interne de cet os et la colonne vertébrale, correspondent aux parties du poumon où se trouvent les rameaux bronchiques les plus volumineux et les plus rapprochés. Enfin la cessation du phénomène quand l'épanchement devient très abondant, et son retour quand cette abondance diminue, sont encore propres à confirmer l'opinion émise ci-dessus sur la cause de l'égophonie : car, lorsque l'épanchement devient très considérable, les bronches elles-mêmes se trouvent comprimées comme le tissu pulmonaire ; et quand il diminue, elles doivent nécessairement reprendre leur volume avant ce dernier, à raison de leur plus grande élasticité.

---

taine, c'est-à-dire entendue à travers une couche de liquide plus ou moins épaisse (Voy. *Journal hebdomadaire de Médecine*, n° 65. Décembre 1829).

Peu importe ce qu'est au vrai l'égophonie, pourvu qu'il soit certain que ce phénomène se rattache à une circonstance anatomique différente de celle qui donne lieu à la bronchophonie proprement dite. Or l'observation de M. Reynaud met le fait hors de doute, et fournit en outre un bon moyen de distinguer dans tous les cas l'égophonie de la simple bronchophonie, et par conséquent la pleurésie ou la pleuropneumonie de la pneumonie simple.   M. L.

Il m'est arrivé aussi quelquefois d'observer, dans le lieu et l'étendue de l'égophonie, une variation bien remarquable, et dont on peut tirer la même induction. Chez des sujets qui avaient présenté l'égophonie d'une manière très prononcée, et exactement dans l'étendue de la zone décrite ci-dessus, et qui offraient en même temps, par la percussion, l'exploration de la respiration et les symptômes généraux, des signes certains d'un épanchement pleurétique, à l'époque où les mêmes signes annonçaient une diminution notable dans la quantité de l'épanchement, j'ai trouvé, du jour au lendemain, le changement suivant sous le rapport de l'égophonie : elle était moins bruyante partout ; son siége avait perdu trois pouces d'étendue de haut en bas entre l'omoplate et l'épine, un pouce dans le côté, et il n'y avait plus du tout d'égophonie en avant ; mais en revanche elle était devenue très distincte, quoique peu bruyante, dans toute la partie inférieure latérale et inférieure postérieure de la poitrine, où, la veille, elle n'avait nullement lieu. Je pense que ce changement indiquait que l'épanchement avait abandonné les parties supérieures de la poitrine, et avait beaucoup diminué dans sa partie inférieure.

Il me semble, en effet, tout-à-fait certain que, pour que l'égophonie ait lieu, il faut que le poumon ne soit enveloppé que d'une couche assez mince de liquide ; et qu'elle ne s'est manifestée inférieurement, dans les cas dont il s'agit, que parce que la quantité de l'épanchement avait diminué. Cela me paraît d'autant plus probable que la respiration s'entend toujours assez bien dans les points où l'égophonie a lieu, qu'elle ne s'entend pas ou qu'elle ne s'entend que très faiblement au-dessous, et que, lorsque l'égophonie descend, comme il vient d'être dit, la respiration devient plus forte dans les points qu'elle abandonne, et redevient sensible dans ceux où l'égophonie se fixe. On peut en outre re-marquer, ainsi qu'il a déjà été dit, que dans les épanche-mens très abondans, dans ceux qui sont accompagnés d'une dilatation très notable de la poitrine, dans les empyèmes anciens, par exemple, il n'y a pas ordinaire-ment d'égophonie; ou que, si on la retrouve un peu, c'est seulement aux environs de la racine du poumon, point où, en pareil cas, la sérosité s'accumule toujours moins que partout ailleurs.

Il sera, au reste, assez difficile de déterminer d'une manière plus exacte que je viens de le faire quel est le rapport des bronches avec l'épanchement qui produit l'égophonie; et cela ne pourra être que le résultat d'ob-servations fréquemment répétées, et faites avec beau-coup de soin et d'attention par des hommes habitués aux recherches d'anatomie pathologique : car il n'est pas aisé de déterminer d'une manière exacte le rapport d'un ra-meau bronchique avec un point donné de la poitrine sur lequel on aura entendu l'égophonie. D'un autre côté, très peu de sujets peuvent servir à cette recherche, puis-que la plupart de ceux qui présentent le phénomène dont il s'agit guérissent. Dans le petit nombre de ceux qui meurent, plusieurs ne succombent que parce que l'épanchement est devenu très abondant; et le phéno-mène ayant disparu chez eux longtemps avant leur mort, on peut être sûr d'avance que l'état et le rapport des parties ne sont plus les mêmes que lorsqu'il existait :

ce ne sont plus, par conséquent, des sujets propres à l'observation , au moins sous ce rapport. Le nombre des
sujets par l'ouverture desquels on pourra obtenir des
lumières sur la cause de l'égophonie se réduit donc aux
malades qui sont enlevés par une affection concomitante dans le temps même où ils présentent encore
l'égophonie. Ce nombre doit nécessairement être très
petit.

J'ai cherché à déterminer par une expérience directe
l'influence que peut avoir l'interposition du liquide dans
la production du chevrotement qui fait le caractère
propre de l'égophonie. En conséquence, j'ai appliqué
une vessie à demi-pleine d'eau sur la région inter-scapulaire d'un jeune homme qui présentait en ce point
une bronchophonie naturelle bien marquée : la voix
transmise à travers ce liquide me parut , ainsi qu'à plusieurs personnes qui assistaient à l'expérience , devenir
plus aiguë et légèrement tremblotante, quoique d'une
manière moins marquée que dans l'égophonie qui coïncide avec un épanchement pleurétique. La même expérience , faite sur le larynx , m'a donné le même résultat.

Parmi les modifications que l'épanchement pleurétique fait éprouver aux formes du poumon , il en est une
qui doit encore contribuer beaucoup à la production
de l'égophonie. Le poumon ne peut être refoulé vers
la colonne vertébrale par un épanchement pleurétique,
sans que les bronches soient comprimées et aplaties à
peu près comme une anche de basson ou de hautbois.
Or, on sait que ces instrumens doivent leur son chevrotant à la forme de l'anche, qui, faite d'un roseau

aminci et comprimé, cède à la moindre pression des lèvres, et frémit par le passage du souffle. Les gros troncs bronchiques ne présentent une forme analogue que dans les cas d'épanchemens très abondans qui ont duré longtemps ; mais, dans tout épanchement pleurétique, les rameaux bronchiques d'un moindre diamètre, et surtout tous ceux qui sont dépourvus de cartilages, sont nécessairement plus ou moins comprimés. L'arbre bronchique devient alors une sorte d'instrument à vent terminé par une multitude *d'anches* dans lesquelles la voix frémit en résonnant. La compression du tissu cellulaire, qui le rend plus dense et par conséquent meilleur conducteur du son, et le liquide interposé, meilleur conducteur encore, contribuent à faire parvenir la voix à l'oreille.

Si l'épanchement devient très abondant, l'air ne pénétrant plus que très peu et difficilement dans des bronches presque entièrement aplaties et oblitérées, on conçoit que la résonnance de la voix ne peut plus avoir lieu ; d'autant plus que, dans ce cas, le poumon, tout-à-fait comprimé et aplati contre le médiastin, ne correspond plus à aucun autre point du dos qu'à la colonne vertébrale. On conçoit également comment, dans une pleurésie aiguë, le retour de l'égophonie annonce la diminution de la quantité du liquide épanché, et l'on sent même pourquoi ce retour est beaucoup plus rare dans la convalescence des pleurésies chroniques ; car les bronches et le tissu pulmonaire, longtemps comprimés, ont nécessairement beaucoup perdu de leur ressort, et se dilatent beaucoup plus lentement et plus incomplétement que dans le premier cas.

Au reste, l'aplatissement des bronches ne peut être considéré comme la seule cause de l'égophonie : l'étendue dans laquelle elle a lieu, l'espèce de zone que l'on décrit en la suivant autour de la partie inférieure de l'omoplate, et qui s'étend souvent jusqu'aux environs du mamelon, me paraissent démontrer, ainsi que je l'ai dit ci-dessus, que l'interposition d'une couche de liquide mince, et susceptible d'être agitée par les vibrations de la voix, si elle n'est pas tout à fait nécessaire pour la production du phénomène, y contribue au moins beaucoup. Outre que cette opinion s'appuie sur tous les cas de pleurésie que j'ai observés depuis plusieurs années, la transmission de la voix à travers un liquide agité me paraît être l'hypothèse la plus propre à rendre raison de l'extension de l'égophonie aux parties latérales et antérieure de la poitrine, et de son caractère plus frappant aux environs de l'angle inférieur de l'omoplate, que dans les points plus rapprochés des premiers troncs bronchiques. On peut remarquer, en outre, que si la simple compression des bronches suffisait pour produire l'égophonie, celle-ci persisterait constamment après le rétrécissement de la poitrine qui suit la guérison de la pleurésie dans les cas d'épanchement très abondant. Chez des sujets qui présentaient ce rétrécissement de la manière la plus prononcée, je n'ai trouvé aucune trace de l'égophonie, et cependant je me suis assuré plusieurs fois par la dissection que, dans ces cas, les bronches conservent jusqu'à la mort leur forme aplatie. Je dois cependant dire que, dans quelques cas de ce genre, j'ai vu la bronchophonie naturelle de la région inter-scapulaire conserver une intensité plus grande qu'avant la maladie, et quelque chose du timbre *fêlé* de l'égophonie. Plusieurs sujets même m'ont présenté un timbre semblable dans ce point, quoiqu'ils n'eussent ni pleurésie actuelle, ni rétrécissement évident de la poitrine : mais les rétrécissemens légers ne sont pas sensibles extérieurement.

Au reste, une bronchophonie aigre, un peu chevrotante ou à timbre *fêlé*, ne suffit pas pour caractériser la réunion de l'égophonie à la bronchophonie ; puisque, comme nous l'avons dit, l'égophonie n'est vraie et sûre comme signe que quand elle consiste *dans une résonnance chevrotante, légère et argentine, à la surface du poumon*.

Il me paraît probable que l'existence d'un épanchement solide dans la plèvre ne donnerait pas lieu à l'égophonie, d'autant plus que, dans le grand nombre de phthisiques que renferment habituellement nos hôpitaux, il en est beaucoup chez lesquels des tubercules volumineux compriment plus ou moins les principaux troncs bronchiques, particulièrement aux environs des excavations ulcéreuses, sans que la pectoriloquie présente chez eux le caractère aigre et chevrotant de l'égophonie ; ce qui devrait cependant avoir lieu quelquefois, si la seule compression des bronches suffisait pour produire ce phénomène.

Je pense que l'égophonie a lieu dans tous les cas de pleurésie, si l'on en excepte trois : 1° celui d'un épanchement survenu d'une manière très rapide, et assez abondant pour refouler tout-à-coup le poumon contre le médiastin, et aplatir complétement les gros rameaux bronchiques, avant que le malade ait été examiné ;

2° celui d'une pleurésie survenant chez un individu qui, par suite d'une semblable affection plus ancienne, aurait la partie postérieure du poumon assez intimement adhérente à la plevre costale pour que le liquide épanché ne pût s'insinuer à travers les lames du tissu cellulaire accidentel qui forme cette adhérence; 3° enfin les cas de pleurésie avec simple formation de fausse membrane, et sans épanchement liquide notable. Mais, outre que ce dernier cas est rare et peu grave par lui-même, pour peu qu'il y ait de liquide, il y a au moins quelques traces d'égophonie : je l'ai trouvée bien distincte sur des sujets qui n'avaient pas plus de deux à trois onces de liquide séro-purulent dans la plèvre.

On peut conclure de ce qui précède que l'égophonie est un signe favorable dans la pleurésie, puisque tout prouve qu'elle indique un épanchement d'une médiocre abondance. Sa persistance pendant plusieurs jours, et au-delà de la période aiguë de la maladie, est d'un favorable augure, puisqu'elle montre que l'épanchement n'augmente pas. Quand le phénomène dure autant que la fièvre et persiste encore après elle, je crois qu'on peut assurer sans crainte que la convalescence est proche, et que la maladie ne deviendra point chronique; car la pleurésie ne devient chronique que lorsque l'épanchement est extrêmement abondant. J'ai porté fréquemment ce pronostic, et je ne me suis jamais trompé.

Dans tous les cas où j'ai vu passer la pleurésie de l'état aigu à l'état chronique, l'égophonie a cessé ou considérablement diminué avant qu'il y eût aucune diminution des symptômes fébriles.

L'égophonie peut, comme la pectoriloquie, être suspendue pendant quelque temps, et ne reparaître qu'après que le malade a toussé ou craché ; mais cela arrive beaucoup plus rarement que pour la pectoriloquie, et il est surtout très rare que la suspension soit complète. Cette différence se conçoit d'autant plus aisément, qu'il y a peu de sécrétion bronchique dans la pleurésie, et que par conséquent il est difficile que les rameaux des bronches dans lesquels se fait le frémissement chevrotant soient complétement obstrués par les crachats.

Plusieurs médecins ont cru, dans ces derniers temps, avoir trouvé l'égophonie dans des cas de péripneumonie simple, et sans épanchement pleurétique : il me paraît certain qu'ils ont été trompés par la bronchophonie. Ces signes sont, je l'avoue, assez faciles à confondre, et je crois par conséquent utile de comparer ici, sauf à faire quelques répétitions, les trois principaux phénomènes auxquels peut donner lieu la résonnance de la voix dans la poitrine :

1° La pectoriloquie, due, dans le plus grand nombre des cas, à des excavations tuberculeuses, se rencontre par conséquent presque toujours dans le sommet des poumons. Dans quelque point de la poitrine qu'elle ait lieu, elle sera, d'ailleurs, toujours facile à distinguer par le râle caverneux, et par une toux ou un bruit respiratoire du même caractère. La pectoriloquie peut cependant, dans un cas assez rare, prendre quelque chose du caractère frémissant de l'égophonie : c'est celui d'une excavation de forme aplatie, et dont les parois ont une certaine fermeté. Mais l'exacte circonscription du phénomène dans un espace étroit, le lieu où il se passe et les circonstances concomitantes qui viennent d'être indiquées, peuvent rarement laisser quelques doutes sur sa nature.

2° La bronchophonie, due au simple endurcissement du tissu pulmonaire, ne produit guère la transmission évidente de la voix à travers le tube du stéthoscope, que vers la racine des poumons. Le lieu où se passe le phénomène est toujours plus ou moins étendu ; dans aucun point l'oreille n'en peut mesurer les limites. Il en est de même du bruit respiratoire : l'air semble souvent être attiré de l'oreille dans l'inspiration, et y être repoussé par l'expiration ; mais on sent qu'il se répand au loin dans les canaux bronchiques, et qu'il n'est pas, comme chez les pectoriloques, bourdonnant dans un espace circonscrit. La toux donne la même sensation ; et s'il existe quelques crachats dans les bronches, elle détermine un râle muqueux, mais qu'une oreille un peu exercée distinguera toujours du râle caverneux, parce qu'il n'est pas borné. La bronchophonie se suspend moins facilement que la pectoriloquie, mais plus souvent que l'égophonie, parce que la sécrétion bronchique est plus abondante dans la pneumonie que dans la pleurésie. Le timbre de *porte-voix* complète les caractères distinctifs de la bronchophonie.

3° L'égophonie vraie et simple a pour caractère particulier le timbre aigre, argentin et frémissant de la voix, qui paraît ordinairement plus aiguë que celle du malade, et tout-à-fait superficielle ; car elle semble naître à la surface du poumon, y nager en quelque sorte, ainsi que je l'ai dit, plutôt que de sortir de sa profondeur comme la pectoriloquie et la bronchophonie. Il semble en outre que ce soit un écho qui répète les mots ou leurs finales avec un timbre aigu, grêle et frémissant, plutôt que la voix elle-même.

Ce caractère de l'égophonie est surtout marqué quand elle existe sur les parties antérieure et latérales de la poitrine; car dans la région inter-scapulaire et dans le contour inférieur de l'omoplate, lieux auxquels elle est le plus ordinairement bornée, elle est presque toujours jointe à la bronchophonie naturelle, rendue plus forte par la compression du tissu pulmonaire, qui en fait un milieu plus dense et meilleur conducteur du son. Aussi n'est-ce guère qu'entre le bord interne de l'omoplate et la colonne vertébrale que la voix chevrotante traverse quelquefois en entier le tube, et imite parfaitement le bredouillement de Polichinelle.

L'égophonie et la bronchophonie se trouvent d'ailleurs nécessairement réunies dans les cas de pleuro-péripneumonie; et l'un des phénomènes peut être plus marqué que l'autre, ainsi que nous le dirons en parlant de cette maladie.

Enfin l'égophonie, la bronchophonie et la pectoriloquie peuvent se trouver réunies lorsqu'il existe une pleuro-péripneumonie avec abcès du poumon.

Lors de la publication de la première édition de cet ouvrage, je n'avais pas suffisamment distingué l'égophonie de la bronchophonie, et j'hésitais en conséquence à affirmer que l'égophonie ne pouvait exister dans la péripneumonie simple. Aujourd'hui je crois, d'après les raisons que je viens d'exposer, et surtout d'après les faits nouveaux que j'ai recueillis, pouvoir l'affirmer positivement. Il serait même fort difficile d'apporter un fait qui prouvât le contraire d'une manière bien certaine : il faudrait d'abord avoir constaté que l'égophonie eût persisté jusqu'à la mort, et qu'il n'existât aucune trace de fausse membrane sur le poumon hépatisé ; car on sait avec quelle rapidité un épanchement, même assez considérale, peut être absorbé, et que quelquefois même l'absorption continue à se faire plusieurs heures après la mort.

Quelque analogie qu'il y ait entre l'égophonie et la bronchophonie, il est facile de les distinguer lorsqu'elles existent séparément, et une oreille exercée distingue même aisément les deux phénomènes réunis dans la pleuro-pneumonie : cependant je dois avouer que dans quelques cas la distinction est plus difficile à faire. Il est un certain nombre de sujets qui présentent à la racine du poumon une bronchophonie naturelle assez aigre et fêlée, sans avoir aucune maladie actuelle des organes respiratoires : on conçoit que chez eux une péripneumonie simple, occupant la partie postérieure des poumons, doit être accompagnée d'une bronchophonie fort analogue à l'égophonie. Je pense que cette variété de l'égophonie est due à un aplatissement plus ou moins marqué des gros troncs bronchiques, effet du rétrécissement de la poitrine qui a succédé à une ancienne pleurésie ; mais je n'ai pas assez souvent vérifié cette conjecture pour la donner comme une chose certaine; d'autant plus que dans d'autres cas j'ai trouvé, comme je l'ai dit plus haut, les bronches aplaties chez des sujets qui n'avaient présenté rien de semblable à l'égophonie. Au reste, dans ce cas comme dans tous ceux qui présentent quelque incertitude, il faut s'attacher à ce qui est positif, et, partant de ce point, pénétrer avec précaution dans les régions du doute.

Ainsi il est certain, 1° que l'égophonie existe dans la pleurésie simple, et qu'elle n'a jamais un caractère plus tranché que dans ce cas ; 2° que la bronchophonie se manifeste souvent, dans les péripneumonies simples, avec des caractères assez saillans pour ne pouvoir être confondue avec le premier phénomène ; 3° que les deux signes existent simultanément dans plusieurs des cas où les deux maladies sont réunies, c'est-à-dire dans ceux où elles ont commencé ensemble, et dans ceux où la péripneumonie s'est développée la première : car lorsque la pleurésie est antérieure à la pneumonie, l'aplatissement des rameaux bronchiques dépourvus de cartilages, qui a lieu sur-le-champ à raison de la compression produite par l'épanchement, empêche que la bronchophonie puisse être bien sensible.

D'après ces bases certaines, si l'on rencontre un cas où les données fournies par la percussion de la poitrine et par l'auscultation de la respiration permettent d'hésiter entre une péripneumonie et une pleurésie, on prononcera que la pleurésie est sinon la maladie unique, au moins la maladie principale, si l'égophonie est parfaite et peu mêlée de bronchophonie; dans le cas, au contraire, où l'on trouverait une bronchophonie forte, grave, et ayant seulement quelque chose du bredouillement ou du timbre fêlé de l'égophonie, on prononcera qu'il y a péripneumonie avec un léger épanchement pleurétique; et même sans épanchement, si le timbre fêlé de la voix n'existe que le long du bord interne de

l'omoplate, et ne s'étend pas un peu au-delà sans bronchophonie (1).

Au reste, dans le petit nombre de cas où j'ai conservé,
après l'exploration, quelque incertitude sur la réunion
des deux maladies, le même doute subsistait encore
après l'ouverture du cadavre, et quelques fausses
membranes recouvrant un poumon hépatisé montraient
que le caractère légèrement chevrotant qu'avait eu la
bronchophonie dans les premiers jours de la maladie
avait fort bien pu être l'effet d'un léger épanchement
pleurétique qui avait été absorbé avant la mort.

Je me suis étendu un peu longuement sur ces distinctions, parce qu'elles forment, ainsi que je l'avais déjà
fait sentir dans la première édition de cet ouvrage, le
point le plus difficile peut-être de l'auscultation, et surtout parce que de tous, les signes stéthoscopiques, l'é-
gophonie est le seul dont la valeur ait été constatée par
des juges compétens, c'est-à-dire par des hommes qui
ont expérimenté réellement de bonne foi, et avec assez
de suite pour qu'ils puissent avoir confiance dans le jugement de leurs sens. Des observations de péripneumonies
simples dans lesquelles on a cru reconnaître l'égophonie
m'ont été communiquées par plusieurs de mes confrères,
et entre autres par M. Cruveilhier, ainsi que par beaucoup d'élèves. Celles de ces observations que j'ai pu

---

(1) Tous ces diagnostics seront beaucoup plus sûrs encore
si l'on examine le malade dans différentes positions. Le décubitus sur le ventre fournira surtout, ainsi que je l'ai dit précédemment, un très bon moyen de distinguer une égophonie
simple d'une bronchophonie simple, ou d'une bronchophonie
mêlée d'égophonie.   M. L.

vérifier, ou sur lesquelles j'ai pu interroger les observateurs, étaient toutes des exemples de bronchophonie prise pour l'égophonie, ou de réunion des deux phénomènes. Tous les jours, dans l'enseignement clinique, je vois les élèves les confondre d'abord, et me prier de vérifier une égophonie qu'ils croient avoir découverte chez un malade, et qui n'est que la bronchophonie; mais lorsqu'ils ont acquis quelque habitude, ils ne s'y trompent plus, et n'hésitent que dans les cas réellement douteux.

Si, après ce que nous venons de dire, on trouvait encore quelque obscurité dans la distinction des phénomènes donnés par la résonnance de la voix, elle se dissipera par l'application de ces notions générales aux divers cas de diagnostic.

Résumons ce long article :

1. Lorsqu'un homme sain parle ou chante, sa voix retentit dans tout l'appareil respiratoire ; et si l'on cherche par l'auscultation à apprécier ce retentissement, on trouve qu'il varie dans le larynx, la trachée, les gros troncs bronchiques, et le tissu pulmonaire.

2. Dans le larynx et la portion supérieure de la trachée, la voix retentit avec tant de force, que le stéthoscope, appliqué sur les parties du cou qui correspondent à ces organes, la transmet tout entière à l'oreille de l'observateur, et que l'oreille restée libre n'entend plus celle qui sort de la bouche. La résonnance est un peu moins forte dans la partie inférieure de la trachée, et la voix ne traverse plus aussi évidemment le stéthoscope appliqué sur le haut du sternum.

3. Dans les gros troncs bronchiques situés à la racine du poumon, et que l'on explore en appliquant le stéthoscope

dans l'espace inter-scapulaire, la résonnance est encore forte, mais diffuse ; la voix ne traverse plus l'instrument ; elle retentit seulement à son extrémité, de manière à être cependant entendue plus facilement que celle qui sort en même temps de la bouche.

4. Dans le tissu pulmonaire et les ramifications bronchiques qui y sont répandues, la résonnance de la voix est à peu près nulle, et l'on ne perçoit par l'auscultation qu'un frémissement léger analogue à celui que ressent la main appliquée sur la poitrine d'un homme qui parle. Toutefois, chez les personnes à voix forte et grave, sur quelque point de la surface thoracique qu'on applique le stéthoscope, on entend une résonnance aussi forte que celle qui existe d'ordinaire dans l'espace inter-scapulaire.

5. Lorsque par une cause quelconque le tissu pulmonaire vient à perdre de sa perméabilité, la résonnance de la voix peut devenir sensible dans les petits rameaux bronchiques ; et elle augmente beaucoup dans les grosses bronches, si l'induration a lieu vers la racine du poumon. C'est ce qu'on désigne sous le nom de *bronchophonie*.

6. Le même effet a lieu lorsque des rameaux bronchiques d'un petit calibre viennent à se dilater; et, dans ce cas-là même, la résonnance de la voix peut arriver au point de ressembler à celle que fait entendre le stéthoscope appliqué sur le larynx.

7. La bronchophonie accidentelle dénote donc ou une induration du tissu pulmonaire, ou une dilatation des bronches, ou ces deux choses à la fois.

8. La bronchophonie peut s'entendre dans tous les points de la surface thoracique. Mais, en raison du voisinage des gros rameaux bronchiques et de la fréquence de l'hépatisation des poumons dans leurs lobes inférieurs, c'est dans l'espace inter-scapulaire et les fosses sous-épineuses des omoplates qu'on la rencontre le plus souvent. On l'observe encore assez fréquemment dans le creux des aisselles et sous les clavicules, en

raison des indurations tuberculeuses qui se développent si souvent au sommet des poumons.

9. Lorsque par une cause quelconque il se forme une excavation dans le tissu pulmonaire, et que cette excavation communique avec les bronches, la résonnance de la voix dans ce point devient semblable à celle que fait entendre le stéthoscope appliqué sur le larynx. C'est la *pectoriloquie*.

10. La pectoriloquie est *parfaite* lorsque la voix semble sortir directement de la poitrine et passer tout entière par le canal central du stéthoscope. Elle est *imparfaite* quand la transmission de la voix n'est pas complète, quoiqu'on ait d'ailleurs tous les autres signes locaux d'une excavation. Elle est *douteuse* quand la résonnance est très faible, et ne se distingue de la bronchophonie que par les signes tirés du lieu où on l'entend, et de la marche de la maladie.

11. Les conditions anatomiques auxquelles se rattache la pectoriloquie parfaite sont la vacuité complète de l'excavation, la densité plus grande du tissu pulmonaire qui en forme les parois, la communication de cette excavation avec des tuyaux bronchiques un peu volumineux, et son rapprochement des parois thoraciques.

12. La pectoriloquie parfaite se lie en général à l'existence d'une excavation de moyenne grandeur. Elle peut cependant être fort évidente dans de très petites excavations, pourvu qu'elles soient situées près de la surface du poumon, et entourées d'un tissu pulmonaire endurci ; mais dans celles qui sont très grandes, quel que soit leur siège, elle l'est presque toujours fort peu.

13. La pectoriloquie peut être suspendue pendant un temps plus ou moins long, si les bronches avec lesquelles communique l'excavation sont obstruées par des crachats. Elle diminue ou cesse entièrement quand l'excavation qui la donnait vient à communiquer avec un très grand nombre de bronches, ou vient à s'ouvrir dans la plèvre.

14. La pectoriloquie peut s'entendre dans tous les points de la surface thoracique, puisqu'il peut se former des excavations dans toutes les parties du poumon. Mais comme ces excavations sont le plus ordinairement le résultat de la fonte d'un tubercule, et que les tubercules se développent principalement au sommet du poumon, c'est sous les clavicules ou dans le creux des aisselles qu'il faut s'attendre à la rencontrer le plus souvent.

15. L'*égophonie* est une résonnance particulière de la voix qui se fait entendre à peu près aux mêmes lieux que la bronchophonie, coïncide souvent avec elle, mais se rattache à des conditions anatomiques différentes.

16. L'égophonie simple est caractérisée par une voix tremblotante et saccadée comme celle d'une chèvre, ayant un timbre aigu et en quelque sorte argentin que n'offre point la voix du malade, s'introduisant rarement dans le tube du stéthoscope, et ne le traversant presque jamais complétement.

17. Lorsqu'il s'y joint de la bronchophonie, cette voix chevrotante se rapproche de celle que détermine un jeton placé entre les dents et les lèvres d'un homme qui parle, ou bien encore de la *voix de Polichinelle*.

18. L'existence d'un épanchement liquide dans la plèvre est la condition anatomique de l'égophonie. Mais il faut que cet épanchement soit médiocrement abondant; car s'il est très abondant, l'égophonie n'a pas lieu, et ne reparait qu'à mesure qu'il diminue, pour cesser ensuite graduellement avec lui.

19. L'égophonie coexiste en conséquence avec la pleurésie, elle apparaît du premier au troisième jour de la maladie, ne dure ordinairement que peu de jours dans la pleurésie aiguë, persiste quelquefois pendant plusieurs mois dans la pleurésie chronique, et dans l'un comme dans l'autre cas est un signe favorable, puisqu'elle dénote que l'épanchement est peu abondant.

20. L'égophonie peut manquer dans la pleurésie en trois

circonstances : celle d'un épanchement très rapide et très abondant, celle d'adhérences anciennes empêchant le liquide de s'épancher dans la plèvre , celle de fausses membranes sans épanchement. Ceux qui ont cru la trouver dans ce dernier cas ont pris pour elle la bronchophonie.

21. L'espace compris entre la colonne vertébrale et l'omoplate , le contour de l'angle inférieur de ce dernier os, et une zone de trois doigts de largeur qui s'étend, en suivant la direction des côtes, du bord de l'omoplate au mamelon, tels sont les lieux où l'on entend d'ordinaire l'égophonie, quand le malade est debout ou assis. Lorsqu'il est couché sur le ventre, elle ne s'entend plus que dans le côté.

22. L'étendue dans laquelle s'entend l'égophonie ne permet guère de la confondre avec la pectoriloquie, qui est toujours circonscrite en un étroit espace, se montre rarement aux mêmes lieux qu'elle, n'en a presque jamais le caractère saccadé, et est d'ailleurs accompagnée de la respiration caverneuse, et des autres signes d'une excavation.

23. L'égophonie se distingue de la bronchophonie, avec laquelle elle coexiste souvent, en ce que cette dernière est constamment accompagnée de la respiration bronchique, et se fait entendre dans un espace qui ne varie point, quelque soit la position du malade ; tandis que l'égophonie change de place, et se joint d'ordinaire à un bruit respiratoire pur, quoique peu énergique.

24. La distinction de l'égophonie et de la bronchophonie permet, suivant que l'un ou l'autre de ces phénomènes existe seul ou n'est que prédominant, d'apprécier si la pleurésie est simple, s'il s'y joint de la pneumonie, et quelle est l'affection la plus grave, ou enfin s'il n'y a que pneumonie.

25. Pour bien entendre le chevrotement qui fait le caractère principal de l'égophonie, il faut appliquer fortement le stéthoscope sur la poitrine du malade, et poser légèrement l'oreille sur l'instrument.

26. L'auscultation de la voix exige que le stéthoscope soit garni de son obturateur, et qu'on observe d'ailleurs les précautions générales indiquées précédemment.   M. L.

ARTICLE IV.

De l'Auscultation de la Toux.

La toux, par elle-même, et lorsque les poumons sont tout-à-fait sains, ne fait entendre aucun bruit particulier dans le poumon ; on sent seulement la secousse imprimée aux parois thoraciques, et une expiration plus rapide, mais peut-être moins bruyante, que l'expiration naturelle.

Écoutée sur le larynx et la trachée, et, chez les sujets à poitrine étroite, à la racine des bronches, elle donne, outre la secousse, la sensation du creux, ou du passage de l'air dans un canal. Lorsque le poumon est enflammé au degré d'hépatisation, ces sensations deviennent plus manifestes à la racine du poumon, et quelquefois même dans des points où les plus gros rameaux bronchiques ont à peine le volume d'une petite plume d'oie, qu'ils ne le sont naturellement dans la trachée : je désignerai en conséquence ce phénomène sous le nom de *toux tubaire*. Le même phénomène a quelquefois lieu par suite de la simple compression du tissu pulmonaire, produite par un épanchement pleurétique ; mais alors il n'existe qu'à la racine du poumon, et l'on sent même que la résonnance de la toux ne s'étend pas loin ; tandis que, dans le premier cas, elle s'étend au loin dans les divisions de l'arbre bronchique, à moins que la péripneumonie ne soit circonscrite et très peu étendue, ce qui est fort rare. La toux *tubaire* a souvent lieu dans le cas de dilatation des bronches, et elle sert à apprécier le diamètre qu'elles ont acquis.

Lorsqu'il existe une excavation pulmonaire en communication avec les bronches, la toux y retentit à peu près comme dans le larynx; mais la résonnance est moins diffuse, et fait parfaitement juger de l'étendue de l'excavation : elle y détermine le *râle caverneux* plus facilement que ne le fait la respiration, surtout si l'excavation est encore en grande partie remplie par une matière peu liquide. Si elle est vide, cette *toux caverneuse* l'indique plus évidemment qu'aucun autre phénomène.

La toux donne aussi quelquefois le *tintement métallique*, dans des cas où il est peu sensible par la respiration et la voix.

Lorsque la pectoriloquie est suspendue dans une excavation tuberculeuse, à raison de l'obstruction momentanée des bronches par des crachats, la toux les expulse et fait reparaître le phénomène, ou donne au moins le râle caverneux, qui est équivalent comme signe; elle débouche également les communications fistuleuses qui peuvent exister entre la plèvre et les bronches.

Dans les excavations où la matière tuberculeuse a commencé seulement à se ramollir, et dans les abcès péripneumoniques commençans, la respiration n'est pas toujours assez énergique pour faire pénétrer l'air et produire le râle, et cependant la toux fait déjà entendre un gargouillement très fort. En général, tous les bruits qui seront décrits dans le chapitre suivant s'entendent plus fortement à l'aide de la toux qu'au moyen de la respiration.

Il est cependant des précautions à prendre à cet égard : quelquefois une toux trop forte semble plutôt boucher les communications que les ouvrir, et produit une grande commotion dans les parois thoraciques et le tissu pulmonaire, sans déterminer de gargouillement. D'autres fois, au contraire, un malade pusillanime ne tousse que de la gorge, et sa toux ne retentit nullement dans les bronches : il faut alors lui recommander de faire une forte inspiration, et de tousser ensuite.

Un des cas où il est le plus utile de faire tousser le malade est celui d'un catarrhe sec, porté assez loin pour que la respiration ne s'entende pas. La toux, ainsi que nous l'avons déjà dit, est toujours précédée ou suivie d'une inspiration énergique qui s'entend mieux que les autres, et permet de juger le degré de perméabilité du tissu pulmonaire.

Ce moyen est encore précieux dans les péripneumonies commençantes, et surtout dans celles qui surviennent chez des sujets attaqués de catarrhe sec chronique. La poitrine rend alors un son douteux ou trompeur; la respiration est souvent nulle; la toux seule peut la rendre évidente dans les points où elle existe encore, et faire entendre le râle crépitant, signe pathognomonique de la péripneumonie commençante. La toux ne doit être employée comme moyen d'exploration que dans les cas où la respiration ne suffit pas, parce qu'elle peut fatiguer les malades. Cet inconvénient, au reste, est moindre qu'il ne semblerait. Pour peu qu'on ait d'habitude, une seule secousse de toux, et plutôt médiocre que forte, suffit pour faire entendre tous les signes qu'elle peut donner, tandis qu'il faut souvent plusieurs inspirations pour obtenir le même résultat.

Il est inutile de résumer cet article, aussi clair qu'il est précis. Notons seulement ces deux variétés du bruit produit par la toux, et apprécié à l'aide de l'auscultation : la *toux tubaire*, qui, comme la respiration bronchique, se montre toutes les fois que le tissu pulmonaire est endurci ou que les bronches sont dilatées ; la *toux caverneuse*, qui se montre toutes les fois qu'il y a excavation du poumon ; simple, si cette excavation est vide ; accompagnée de gargouillement, si l'excavation contient une matière liquide ou demi-liquide.

M. Andral préfère l'expression de *toux bronchique* à celle de toux tubaire, et semble croire qu'il a le premier proposé celle de toux caverneuse (Voy. *Dict. de Méd. prat.*, t. III, p. 659 et suiv.). M. L.

ARTICLE V.

De l'Auscultation des Bruits étrangers à la respiration et à la voix.

Divers bruits étrangers à celui de la respiration et la résonnance de la voix peuvent avoir lieu accidentellement dans l'intérieur de la poitrine. Je les diviserai en deux séries, sous les noms de *râles* et de *tintement métallique* (1).

---

(1) Je ne sais jusqu'à quel point on peut dire que le râle soit un bruit étranger à celui de la respiration. Il me semble qu'il en est plutôt une modification, et que de toute manière l'auscultation des râles aurait dû venir immédiatement après l'auscultation de la respiration. M. L.

§ Ier. *Des diverses espèces de Râles.*

On désigne communément sous le nom de *râle* le murmure bruyant que l'air fait entendre chez les mourans, en traversant avec peine des crachats que les poumons ne peuvent plus expulser. Ce bruit se passe en entier dans le larynx et la trachée, ou tout au plus à l'origine des gros troncs bronchiques, et je l'appelle par cette raison *râle trachéal* ; il peut quelquefois exister sans qu'il y ait aucun murmure semblable dans les ramifications des bronches, et beaucoup plus souvent ces dernières donnent sous le stéthoscope un râle très bruyant, sans qu'on puisse en rien entendre à l'oreille nue. Le râle trachéal est en effet le seul qu'on puisse entendre de cette manière : encore faut-il pour cela qu'il soit très fort. Lorsqu'on l'explore à l'aide du stéthoscope, son caractère est presque toujours celui du *râle muqueux*, qui sera décrit plus bas ; quelquefois cependant il est mêlé d'une résonnance *sonore grave*, les bulles paraissent extrêmement nombreuses et très grosses. Quelquefois le bruit produit par l'air qui les traverse est si fort, qu'il imite le roulement d'un tambour ou le bruit d'une voiture qui roule sur le pavé : on l'entend alors avec force dans toute l'étendue du sternum, et il est accompagné d'un frémissement très sensible à la main, qui indique sa proximité. On l'entend même quelquefois dans toute l'étendue de la poitrine et à travers les poumons ; mais alors il n'est point accompagné de frémissement, et l'on reconnaît facilement qu'il a son siége dans un point éloigné : alors même il est cependant quelquefois assez fort pour masquer les battemens du cœur et le bruit de la respiration dans une grande partie de la poitrine. Toutes les fois que le râle trachéal existe à un certain degré, on ne peut distinguer les battemens du cœur sous le sternum qu'en recommandant au malade de rester un moment sans respirer, ce qui lui est quelquefois difficile à raison de l'intensité de la dyspnée, qui rend la respiration très fréquente.

Le râle trachéal ne s'observe guère à un pareil degré que dans les hémoptysies graves et les paroxysmes du catarrhe muqueux des vieillards, qui prend alors le nom de *catarrhe suffocant*. On l'observe aussi chez la plupart des agonisans, et particulièrement dans l'agonie des phthisiques, des péripneumoniques, et des sujets attaqués de maladies du cœur ou de fièvres essentielles graves. Dans tous les cas, on peut le regarder comme d'un mauvais augure lorsqu'il est très intense. On l'observe à un moindre degré dans les catarrhes pulmonaires aigus, dans les catarrhes chroniques muqueux graves, et dans toutes les maladies qui peuvent être compliquées de l'une ou de l'autre de ces affections. On peut le ranger au nombre des plus mauvais symptômes qui puissent survenir dans les fièvres.

Lors même que le râle trachéal est trop léger pour être entendu à l'oreille nue, on l'entend parfaitement à l'aide du stéthoscope.

A défaut de terme plus générique, je prends le mot de *râle* dans une acception plus étendue que celle qu'on lui donne communément, et je désignerai sous ce nom tous les bruits contre nature que le passage de l'air, pendant l'acte respiratoire, peut produire soit en traversant des liquides qui se trouvent dans les bronches ou dans le tissu pulmonaire , soit à raison d'un rétrécissement partiel des conduits aériens. Ces bruits accompagnent également la toux lorsqu'il en existe , et deviennent même plus évidens dans cette circonstance ; mais, dans la plupart des cas, il suffit de les explorer à l'aide de la respiration.

Ils sont très variés ; ils ont , pour la plupart, des caractères extrêmement frappans , et les mots me manqueront souvent pour les exprimer , ou du moins il me sera difficile de les décrire d'une manière assez exacte pour en donner une idée juste à celui qui ne les aurait jamais entendus. Les sensations simples ne peuvent se peindre que par des comparaisons ; et quoique celles que j'emploierai me paraissent assez justes , on ne doit pas s'attendre à une similitude parfaite. J'espère cependant que la description que je vais donner de ces bruits suffira pour faire reconnaître chacun d'eux à un observateur un peu attentif ; car ils sont beaucoup moins difficiles à distinguer qu'à décrire.

On peut distinguer cinq espèces principales de râles : 1° le râle crépitant humide ou *crépitation ;* 2° le râle muqueux ou *gargouillement ;* 3° le râle sonore sec ou *ronflement ;* 4° le râle sibilant sec ou *sifflement ;* 5° le râle crépitant sec à grosses bulles ou *craquement* (1).

----

(1) Cette division des râles, tirée des différences qu'ils présentent à l'oreille, ne vaut pas, à mon avis, celle que l'on peut tirer des conditions anatomiques auxquelles ils se rattachent. Ainsi , puisque le râle crépitant *se passe évidemment dans le tissu pulmonaire,* ne vaut-il pas mieux le nommer, comme l'a

Le *râle crépitant humide* est un bruit qui se passe évidemment dans le tissu pulmonaire. On peut le comparer à celui que produit du sel que l'on fait décrépiter à une chaleur douce dans une bassine, à celui que donne une vessie sèche que l'on insuffle, ou mieux encore à celui que fait entendre le tissu d'un poumon sain et gonflé d'air, que l'on presse entre les doigts : il est seulement un peu plus fort que ce dernier ; et, outre la crépitation, il porte avec lui une sensation d'humidité bien marquée. On sent évidemment que les cellules pulmonaires contiennent un liquide à peu près aussi ténu que de l'eau, et qui n'empêche pas l'air d'y pénétrer. Les bulles dont il se forme paraissent extrêmement petites. Cette espèce de râle, au reste, une des plus importantes à connaître, est très facile à distinguer, et il suffit de l'avoir entendu une fois pour ne pouvoir plus s'y tromper. Il est le signe pathognomo-

---

fait M. Andral (*Dict. de Méd. prat.*, t. iii), *râle vésiculaire*, et en admettre deux variétés : le râle vésiculaire *humide* et le râle vésiculaire *sec?* De même, puisque le râle muqueux résulte du passage de l'air à travers des crachats accumulés dans les bronches, le râle sonore et le râle sibilant du passage de l'air à travers ces mêmes bronches plus ou moins rétrécies, ne peut-on pas désigner ces trois râles, comme l'a fait également M. Andral, sous le nom de *râle bronchique*, et en distinguer également deux variétés, un râle bronchique *humide*, et un râle bronchique *sec ?* Enfin ne doit-on pas faire une espèce à part du *râle caverneux*, qui n'a de commun avec le râle muqueux que son caractère de gargouillement, mais qui en diffère si essentiellement par les circonstances anatomiques auxquelles il se rattache?   M. L.

nique de la péripneumonie au premier degré ; il cesse
de se faire entendre dès que le poumon a acquis la
dureté hépatique, et reparaît lorsque la résolution se
fait. On l'observe également dans l'œdème du poumon,
et quelquefois dans l'hémoptysie. Dans ces deux derniers cas, les bulles formées par le déplacement de
l'air paraissent ordinairement un peu plus grosses et
plus humides que dans le râle crépitant de la péripneumonie : je désigne cette variété sous le nom de
râle sous-crépitant (1).

Le *râle muqueux* ou *gargouillement* est celui que
produit le passage de l'air à travers des crachats accumulés dans la trachée ou les bronches, ou à travers la
matière tuberculeuse ramollie dans une cavité ulcéreuse du poumon : c'est le râle des mourans, et je ne
puis en donner une idée plus exacte. Il est le seul que
l'on puisse entendre à l'oreille nue : encore cela n'a-t-il
lieu, comme nous venons de le dire, que lorsqu'il a son
siége dans la trachée ou les gros rameaux bronchiques.

------

(1) M. Cruveilhier conteste la valeur du râle crépitant comme
signe de pneumonie, d'œdème du poumon ou d'apoplexie
pulmonaire, et prétend qu'il peut manquer dans ces maladies,
ou se montrer dans des affections différentes (*Revue médicale*,
février 1830). Il est probable, d'après cela, que cet observateur, si habile d'ailleurs, ne sait pas distinguer le râle crépitant du râle muqueux obscur dont il sera question tout à
l'heure. Nous reviendrons, au reste, sur cette contestation au
chapitre de la pneumonie.   M. L.

Je me propose aussi de discuter la valeur du râle crépitant,
comme signe de pneumonie, lorsqu'il sera question de cette
maladie.   ANDRAL.

Le stéthoscope le fait entendre, comme tous les autres, dans quelque partie du poumon que ce soit.

Le râle muqueux, écouté à l'aide du stéthoscope, présente diverses circonstances plus faciles à reconnaître qu'à analyser et surtout à décrire, et dont on ne peut guère donner l'idée qu'en comparant les perceptions fournies par le sens de l'ouïe avec celles que donnerait la vue. Il offre le plus souvent l'image de bulles analogues à celles que l'on produit en soufflant avec un chalumeau dans de l'eau de savon. L'oreille apprécie de la manière la plus claire la consistance du liquide qui les forme, et qui est toujours évidemment plus grande que dans le râle crépitant. Elle reconnaît d'une manière non moins sûre le volume variable de ces bulles ; et, sous ce rapport, on peut dire que le râle est *très gros*, *gros*, *moyen*, *petit* ou *menu*. Cette dernière expression convient particulièrement au râle crépitant, tel qu'on l'observe dans la péripneumonie au premier degré : il semble, dans ce cas, qu'une multitude de petites bulles très égales entre elles se dégagent à la fois, et frémissent plutôt qu'elles ne bouillonnent à la surface d'un liquide.

Le râle muqueux, au contraire, paraît toujours plus gros, et le plus souvent d'une grosseur inégale ; de sorte que, dans le même point et dans le même moment, il présente l'image d'un liquide que l'on insuffle, et qui forme des bulles, les unes de la grosseur d'une aveline, les autres de celle d'un noyau de cerise, ou même d'un grain de chenevis.

La quantité des bulles peut être estimée aussi exactement ; de sorte que l'on peut dire que le râle est tantôt abondant et tantôt rare. Tantôt, en effet, l'espace du tissu pulmonaire correspondant à celui que couvre le stéthoscope paraît plein de bulles qui se touchent ; tantôt, au contraire, on n'entend que quelques bulles çà et là, éloignées les unes des autres par des espaces dans lesquels la respiration se fait sans mélange de râle, ou ne se fait pas du tout, suivant la nature de l'affection pulmonaire existante.

Souvent on entend une bulle se former seule de temps en temps, et dans l'intervalle la respiration est pure ou nulle, suivant l'état du tissu pulmonaire.

Lorsque le râle muqueux est très gros et peu abondant, on sent évidemment les bulles se distendre par l'effort de l'air qui les gonfle, et lui livrer, en crevant, un libre passage. Quand il est à la fois abondant, gros et continu, il devient quelquefois tellement bruyant qu'il simule le roulement d'un tambour.

Le râle muqueux existe principalement dans le catarrhe pulmonaire avec sécrétion muqueuse abondante, dans l'hémoptysie, et souvent dans la péripneumonie et la phthisie pulmonaire. Dans les deux premiers cas, il est dû au passage de l'air au travers de la mucosité ou du sang qui se trouve contenu dans les bronches. Dans les deux dernières maladies, il peut également se passer dans ces tuyaux, quand il s'y trouve une certaine quantité de matière muqueuse ou purulente ; mais il peut aussi avoir lieu dans des excavations produites par un abcès péripneumonique, par une escarrhe gangréneuse du poumon, ou par des tubercules ramollis. Alors le râle muqueux prend un caractère particulier, que je désignerai sous le nom de *caverneux* : il est plus abondant, plus gros, et se fait dans un espace circonscrit, où la toux et la respiration caverneuse, ainsi que la pectoriloquie, se font ordinairement entendre aussi. C'est surtout par la toux que l'on acquiert la conviction que le râle est caverneux : on ne l'entend pas s'étendre au loin dans les bronches ; on sent qu'il est en quelque sorte emprisonné dans une cavité, et souvent l'oreille distingue la consistance plus ou moins forte de la matière contenue dans l'excavation, à l'impression qu'elle reçoit de son choc, quand, réunie par les efforts de la toux, elle vient heurter l'extrémité du stéthoscope.

Dans des cas rares, le râle muqueux pectoral peut être reconnu, ou du moins soupçonné par d'autres moyens que l'auscultation. Il m'est arrivé quelquefois en percutant la clavicule ou la partie antérieure-supérieure de la poitrine chez les phthisiques, de produire un frémissement analogue à celui que donne un pot fêlé que l'on percute légèrement, et accompagné d'une résonnance de *creux* évidente, et même d'une crépitation humide ou d'un gargouillement manifeste. Ces signes indiquent l'existence d'excavations tuberculeuses ramollies près de la surface du poumon. Je n'ai observé ce phénomène peu commun que chez les sujets dont les parois thoraciques étaient très grêles et très élastiques. Il m'a paru aussi que, chez ces sujets, les ligamens qui unissent la clavicule au sternum étaient plus lâches qu'à l'ordinaire. Quelques-uns de ces malades sentent eux-mêmes le gargouillement intérieur de la matière tuberculeuse ramollie, sous la main qui percute ou qui presse. Il en est même qui le sentent sans cela, et qui indiquent comme point de départ de leurs crachats le lieu où est réellement située l'excavation ; mais cela est fort rare, et le plus grand nombre des malades ne perçoit aucune sensation des mouvemens que la respiration et la toux impriment aux matières contenues dans une excavation (1).

J'ai entendu quelquefois, dans des excavations tuberculeuses situées au sommet du poumon, un râle muqueux ou gargouillement léger, à la fin de chaque diastole de l'artère sous-clavière, et qui était évidemment déterminé par le choc de l'artère sur les parois de l'ex-

---

(1) J'ai décrit ce phénomène dans la première édition de cet ouvrage, tom. II., page 64, § 531. Cependant M. Martinet, qui n'a pas sans doute remarqué ce passage, a donné le même signe comme nouveau, sous le nom d'*espèce nouvelle de tintement métallique* (*Revue médicale*, tom. II, pag. 253, 1824), et il a oublié de réparer son erreur dans le *Manuel de clinique* qu'il a publié depuis (en 1825). J'ai observé pour la première fois cette crépitation en 1816, et je ne crois pas l'avoir rencontrée plus de vingt ou trente fois depuis. Les phthisiques dont la poitrine *gargouille* présentent ce signe d'une manière beaucoup plus distincte quand on percute doucement et rapidement pendant qu'ils parlent. On peut même obtenir de cette manière ce phénomène chez des sujets qui ne le présentent point sans cela. On le rencontre, mais rarement, dans divers points de la poitrine, chez les malades attaqués de dilatation des bronches voisines de la surface du poumon. Il ne faut pas, au reste, avoir une trop grande confiance à ce signe, lorsqu'il est peu marqué : chez les sujets grêles et lymphatiques, on produit quelquefois, en percutant les clavicules et les premières côtes, la résonnance du pot fêlé, quoique la poitrine soit tout-à-fait saine ; et avec un peu d'habitude, on peut même à volonté la produire ou ne la produire pas, selon la manière dont on frappe.   (*Note de l'Auteur.*)

cavation. Ce phénomène est fort rare, et l'on sent qu'il doit l'être; car, pour qu'il existe, il faut la réunion de beaucoup de circonstances, savoir : l'adhérence du sommet du poumon aux parois thoraciques, une excavation remplie par une matière tuberculeuse très ramollie, et assez petite pour que la secousse artérielle remue sensiblement la masse liquide et l'air qu'elle contient. Il faut, en outre, que les parois de l'excavation, dans le point correspondant à l'artère, soient assez minces pour que le coup léger porté par l'artère n'y épuise pas sa force. Il faut probablement aussi que l'impulsion arté-rielle soit plus énergique que dans l'état naturel, et peut-être que le diamètre de l'artère soit un peu plus grand que d'ordinaire (1).

Dans des cas également très rares, un râle muqueux très fort ou caverneux peut être entendu à l'oreille nue, et le gargouillement peut même être senti à la main. Je n'entends pas parler ici du râle des mourans, qui, lorsqu'il existe abondamment dans la poitrine, imprime à ses parois un frémissement sensible à la main; mais je veux parler d'un râle local, qui n'existe que dans une portion du poumon souvent fort éloignée des gros troncs bronchiques. Je n'ai rencontré ce phénomène que dans les cas suivans : 1° lorsque la matière conte-nue dans une excavation du poumon s'est fait jour à

---

(1) Tout ceci est un peu subtil, et c'est peut-être abuser d'un beau talent que de s'amuser ainsi à disserter sur un phénomène observé une ou deux fois, et dont l'appréciation exige l'oreille la plus fine et la plus exercée, et qui ne saurait être d'aucune utilité pratique.　　　　　　　　　　　　　　　**M. L.**

travers les parois thoraciques, et forme sous la peau une tumeur où l'emphysème et la fluctuation réunis donnent en outre, par la plus légère pression, un gargouillement manifeste; 2° lorsque la matière d'une excavation se fait jour dans une plèvre dont les deux lames étaient antérieurement réunies par un tissu cellulaire abondant, mais assez lâche pour se laisser infiltrer fortement de pus et d'air; 3° enfin je pense, sans avoir pu encore vérifier suffisamment cette conjecture qu'une excavation multiloculaire très étendue, et partout à demi-pleine de pus ou de matière tuberculeuse ramollie, peut quelquefois produire un râle sensible à la main, et susceptible d'être entendu à une petite distance, surtout si le poumon est très adhérent à la plèvre costale.

Quelquefois, quand le bruit respiratoire est suspendu ou très faible, les bulles du râle muqueux deviennent très petites, peu nombreuses, se font entendre rarement, et seulement dans les grandes inspirations; d'autres fois, la respiration s'entendant assez bien, on sent surtout qu'elle n'est pas *nette*. Je désigne ces variétés du râle muqueux sous le nom de *râle obscur*. Une oreille peu exercée pourrait quelquefois les confondre avec un râle crépitant faible.

Le *râle sonore sec* ou *ronflement* présente des caractères plus variables que les deux premières espèces. Il consiste en un son grave, et quelquefois extrêmement bruyant, qui ressemble tantôt au ronflement d'un homme qui dort, tantôt au son que rend une corde de basse que l'on frotte avec le doigt, assez souvent au roucoulement de la tourterelle. Cette imitation est quelquefois tellement exacte, que l'on serait tenté de croire qu'une tourterelle est cachée sous le lit du malade. Cette dernière variété du râle n'a ordinairement lieu que dans une partie peu étendue du poumon. J'en ai souvent trouvé le siége dans des fistules pulmonaires d'une médiocre capacité ; d'autres fois dans des tuyaux bronchiques dilatés. Il me paraît qu'il ne peut avoir lieu dans ceux qui sont d'un petit diamètre.

Il ne faut pas confondre le râle sonore ou ronflant avec le ronflement guttural dont j'ai parlé ailleurs (p. 69) : le premier a son siége dans la poitrine, et ne s'entend pas à l'oreille nue ; le second, au contraire, est dû uniquement, comme nous l'avons vu, à la manière dont l'air inspiré et expiré frappe le voile du palais ; et, en appliquant le stéthoscope sur la poitrine, il est facile de se convaincre qu'il ne se passe point dans cette cavité.

Il est difficile de déterminer quelle peut être la cause du ronflement pectoral et de ses diverses variétés. La nature du bruit entendu n'a rien qui indique qu'il soit dû au passage de l'air à travers une matière quelconque ; et, à l'ouverture des cadavres, on trouve fort peu de mucosités dans les points où il se faisait entendre. Sa nature en quelque sorte musicale porterait plutôt à croire qu'il est dû à un changement quelconque dans la forme des canaux que l'air parcourt dans les poumons.

Quoiqu'il soit assez difficile de reconnaître exactement, par l'autopsie, des altérations d'une espèce aussi mobile, les ouvertures que j'ai faites me porte à croire que le râle ronflant a lieu toutes les fois qu'une cause quelconque, comme le voisinage d'une tumeur ou d'une

I.

glande engorgée, la pression exercée par une inflammation locale et peu étendue du tissu pulmonaire, la présence d'une masse un peu volumineuse de mucus bronchique très tenace et non mêlé d'air, ou un gonflement local de la membrane interne du poumon, rétrécit l'ouverture d'un rameau bronchique, et en rend l'origine plus étroite que le reste de son trajet. Cela me paraît surtout probable pour le roucoulement, qui, comme je viens de le dire, n'a guère lieu que dans des cas où l'air inspiré pénètre, à travers un rameau de moindre calibre, dans une fistule pulmonaire ou dans un rameau bronchique dilaté.

Il est assez difficile, d'après ces données, de se rendre raison du caractère plus grave que prend la résonnance bronchique dans ces cas; car le gonflement de la muqueuse bronchique, et les rétrécissemens dont je viens de parler, tendent à diminuer le diamètre des bronches, et cette diminution semblerait devoir y rendre la résonnance plus aiguë. Mais on pourrait faire la même objection relativement au gonflement catarrhal de la membrane interne du larynx et des bords de la glotte, qui, comme l'on sait, avant de produire l'aphonie complète, rend la voix rauque et plus grave que dans l'état naturel. Peut-être le gonflement des éperons ou points de divisions des bronches, de même que celui de la glotte dans l'enrouement, isole-t-il en quelque manière une portion de l'arbre bronchique, et le transforme-t-il en une sorte d'instrument à vent.

Le *râle sibilant sec* ou *sifflement* a des caractères assez variés. Tantôt il ressemble à un petit sifflement prolongé, grave ou aigu, sourd ou assez sonore; d'autres fois, au contraire, ce bruit est de très courte durée, et ressemble au cri des petits oiseaux, à l'espèce de bruit que font entendre deux plaques de marbre enduites d'huile, et que l'on sépare brusquement l'une de l'autre, ou au cliquetis d'une petite soupape. Ces diverses variétés du râle sibilant existent souvent à la fois dans diverses parties du poumon, ou se succèdent dans le même point, à des intervalles plus ou moins longs.

La nature du bruit entendu et les résultats de l'ouverture des cadavres me paraissent prouver que le râle sibilant est dû à une mucosité peu abondante, mais très visqueuse, obstruant plus ou moins complétement les petites ramifications bronchiques. Cela est surtout évident pour le *bruit de soupape*, qui n'est par conséquent qu'une variété du râle muqueux ; mais le sifflement proprement dit, c'est-à-dire aigu et prolongé, me paraît plutôt dépendre d'un rétrécissement local produit par le gonflement de la membrane interne d'un rameau bronchique de petit ou de moyen calibre

Le *râle crépitant sec à grosses bulles* ou *craquement* n'existe guère que dans l'inspiration ; il donne la sensation de l'air distendant des cellules pulmonaires sèches et très inégalement dilatées, ou pénétrant même dans le tissu cellulaire ambiant du poumon. Le bruit est tout-à-fait analogue à celui d'une vessie sèche que l'on insuffle. Ce phénomène est le signe pathognomonique de l'emphysème pulmonaire et de l'emphysème inter-lobulaire du poumon : il est ordinairement beaucoup plus marqué dans ce dernier cas. On éprouve une sensation analogue dans l'emphysème sous-cutané, en appliquant le stéthoscope sur la partie affectée, et pressant de l'oreille d'une manière interrompue, ou comprimant de la même manière les parties environnantes avec le doigt. Ce signe peut même servir à faire reconnaître l'emphysème intermusculaire et profond, dans les cas douteux.

On doit distinguer, dans chacune des espèces de râles, outre la nature particulière du bruit qui la caractérise, une sorte de léger frémissement qu'il imprime au stéthoscope toutes les fois que le point où le râle a lieu se trouve situé immédiatement au-dessous de celui où est appliqué le stéthoscope.

Ce frémissement, fort analogue à celui que produit la voix elle-même, sur les parois thoraciques (pag. 81), peut quelquefois, comme ce dernier, être senti à la main, et dans quelques cas il est même beaucoup plus sensible. Il est, en général, extrêmement fort dans le râle muqueux et le ronflement, un peu moins dans le râle crépitant, et moins encore dans le râle sibilant, surtout quand ce dernier est lui-même peu bruyant.

Lorsque le râle a son siége dans une partie éloignée du point où est appliqué le stéthoscope, quoiqu'on l'entende très distinctement et même fortement, on ne sent point le frémissement dont il s'agit. Quand on ne le sent dans aucun point de la surface de la poitrine, le râle a son siége dans les parties les plus centrales du poumon. Ce signe peut paraître subtil à la lecture; mais je puis assurer que rien n'est plus facile à saisir, et qu'il est à peine besoin de quelques minutes d'étude pour apprendre à distinguer, à l'aide du stéthoscope, le degré d'éloignement du point où le râle a lieu.

Certains râles, quoique très forts, peuvent n'être pas

entendus à un ou deux pouces du point où ils ont leur siége : cela a surtout lieu pour le râle muqueux et le râle crépitant. Le ronflement, au contraire, et le râle sibilant s'entendent quelquefois d'un côté à l'autre de la poitrine, et, par cette raison, ils compliquent souvent les autres espèces. Ainsi, un homme qui présente le râle muqueux dans le côté droit, peut faire entendre, dans le même point et dans le même temps, un râle sonore sec dont le siége réel est dans les gros rameaux bronchiques du poumon gauche. Cette complication est très facile à distinguer d'un râle muqueux très bruyant par lui-même.

Les caractères de chacune des espèces de râles que je viens de décrire sont tellement tranchés, les bruits qu'ils font entendre sont souvent si sonores, que cette catégorie de signes semblait d'abord, entre celles que l'auscultation peut fournir, la plus propre à faire distinguer les diverses maladies du poumon, ou les accidens notables de ces maladies. Le râle cependant, seul et par lui-même, serait loin de fournir des données aussi importantes et aussi nombreuses que la respiration et la voix ; mais, jointes aux autres, elles deviennent très précieuses : les deux râles crépitans, et le râle caverneux surtout, sont souvent plus positifs qu'aucun autre signe.

Résumons :

1. On appelle *râle* tout bruit contre nature que, dans l'acte de la respiration, détermine l'air qui pénètre dans la poitrine, soit à raison des liquides qui se trouvent dans les bronches et le tissu pulmonaire, et qu'il est obligé de traver-

ser, soit à raison d'un rétrécissement partiel des conduits aériens.

2. On peut distinguer cinq espèces de râles : le râle crépitant, le râle muqueux, le râle sonore, le râle sibilant et le râle craquant.

3. Le *râle crépitant* est un bruit comparable à celui que produit le sel lorsqu'on le fait décrépiter dans une bassine à un feu doux. Il se compose d'une succession de bulles très petites, et toutes égales entre elles, qui semblent crever à la surface d'un liquide à peu près aussi ténu que l'eau.

4. Le râle crépitant résulte évidemment de la pénétration de l'air dans des vésicules aériennes remplies de sang ou d'un liquide à peu près aussi ténu. On l'observe en conséquence dans la pneumonie au premier degré, dans l'œdème du poumon et dans l'engorgement hémoptoïque ; mais, dans ces deux derniers cas, il semble formé de bulles plus grosses, se rapproche du râle muqueux, et peut être nommé *râle sous-crépitant*.

5. Le *râle muqueux* est un bruit comparable à celui qui se passe dans la trachée d'un mourant, ou encore à celui que l'on produit en soufflant avec un chalumeau dans de l'eau de savon plus ou moins visqueuse.

6. Le râle muqueux se compose d'une succession de bulles dont le volume et le nombre sont variables, de sorte que le râle est tantôt gros et tantôt menu, tantôt rare et tantôt abondant. L'oreille apprécie parfaitement la consistance du liquide à la surface duquel ces bulles viennent crever, et cette consistance est plus grande que dans le râle crépitant.

7. Le râle muqueux a lieu toutes les fois que les bronches sont remplies d'un liquide plus ou moins facile à traverser, comme le sang, le mucus ou le pus. On le rencontre en conséquence dans le catarrhe pulmonaire, dans l'hémoptysie, et souvent dans la pneumonie et la phthisie.

8. Le râle muqueux peut aussi avoir lieu dans une excava-

tion produite par un abcès du poumon, une escarre gangréneuse ou le ramollissement d'une masse tuberculeuse. Mais alors il est plus abondant, plus gros, se fait dans un espace circonscrit où l'on entend d'ordinaire la toux et la respiration caverneuse et la pectoriloquie : c'est le *gargouillement* ou *râle caverneux*.

9. Le *râle sonore* consiste en un son grave, qui ressemble tantôt au ronflement d'un homme qui dort, tantôt au son que rend une corde de basse frottée avec le doigt, assez souvent au roucoulement de la tourterelle. Il paraît dû à la difficulté qu'éprouve l'air à pénétrer dans des rameaux bronchiques dont l'ouverture a été rétrécie par une cause quelconque.

10. Le *râle sibilant* est un bruit très variable : quelquefois très prolongé, il ressemble à un petit sifflement grave ou aigu, sourd ou sonore; d'autres fois, de très courte durée, il est semblable au cri des petits oiseaux ou au cliquetis d'une petite soupape. Il paraît dû à la difficulté que l'air éprouve à pénétrer dans des rameaux bronchiques de petit ou de moyen calibre, rétrécis par suite de la tuméfaction de la muqueuse des bronches. Quelquefois aussi il est le résultat de l'obstacle apporté à la circulation de l'air par des mucosités très visqueuses obstruant plus ou moins complétement les petites ramifications bronchiques; et il n'est alors qu'une variété du râle muqueux. Comme ce dernier d'ailleurs, le râle sonore et le râle sibilant s'observent dans le catarrhe pulmonaire.

11. Le *râle craquant* (ou râle crépitant sec à grosses bulles) est un bruit comparable à celui que produit en se distendant une vessie sèche que l'on insuffle. Il n'a lieu que dans l'inspiration, et paraît dû à la pénétration de l'air dans des cellules sèches et inégalement dilatées. On l'observe dans l'emphysème pulmonaire, et on le retrouve dans l'emphysème sous-cutané lorsqu'on applique le stéthoscope sur la partie malade, et qu'on exerce avec les doigts sur les parties environnantes une compression interrompue.

12. Chacun de ces râles imprime au stéthoscope une sorte de léger frémissement, quelquefois sensible à la main appliquée sur le thorax, et à l'aide duquel on apprécie assez facilement si le râle est voisin ou éloigné de la surface du poumon. Ce frémissement est plus fort dans le râle muqueux et le râle sonore que dans les deux autres.

13. Les râles cessent, en général, d'être entendus à peu de distance de l'espace occupé par les lésions auxquelles ils se rattachent. Cela est vrai surtout pour le râle muqueux et le râle crépitant. Le râle sonore et le râle sibilant peuvent s'entendre au loin, et par cela même compliquent souvent les autres râles.

14. Les râles ont lieu dans la toux comme dans l'acte de la respiration, et sont même alors en général plus évidens.

15. L'auscultation des râles exige, comme celle du bruit respiratoire, que le stéthoscope soit dégarni de son obturateur.

M. L.

On n'a à peu près rien ajouté, depuis Laënnec, à l'excellente description qu'il a donnée des divers râles; on a toutefois plus insisté qu'il ne l'a fait sur les différences qu'ils présentent, relativement au temps du mouvement respiratoire pendant lequel on les entend : tantôt, en effet, on les entend seulement pendant l'inspiration, tantôt ils ne sont appréciables qu'au moment où l'expiration a lieu; d'autres fois enfin, ils se produisent également dans l'inspiration et dans l'expiration. Le vrai râle crépitant, celui qui se passe dans les cellules aériennes, et que j'ai appelé pour cette raison *râle vésiculaire*, ne s'entend que lorsque le malade inspire. Il y a, au contraire, un autre râle qui se rapproche beaucoup du précédent par le bruit qui le caractérise, mais qui en diffère en ce qu'on peut l'entendre à la fois dans l'inspiration et dans l'expiration, et plus souvent encore pendant ce dernier temps exclusivement : ce râle se passe dans les bronches de petit et de moyen calibre.

J'ai montré, dans ma *Clinique*, que ce râle *bronchique humide à petites bulles*, ainsi que je l'ai appelé, ne saurait toujours être distingué du râle vésiculaire proprement dit; et que, par conséquent, le seul fait de l'existence de l'un de ces deux râles, abstraction faite des autres symptômes, ne peut suffire pour distinguer les maladies qui ont leur siége dans les vésicules pulmonaires, d'avec celles qui n'ont envahi que les bronches. Les râles sibilans et ronflans, qui offrent des variétés infinies, et qu'en raison de leur siége, qui est aussi dans les bronches, j'ai désignés par le terme générique de *râle bronchique sec*, s'entendent plus souvent peut-être dans le temps de l'expiration que dans celui de l'inspiration. Quant au râle muqueux, il s'entend avec une fréquence à peu près égale dans les deux temps.

ANDRAL.

§ II. *Du Tintement métallique.*

Je désigne sous ce nom un phénomène singulier qui consiste en un bruit parfaitement semblable à celui que rend une coupe de métal, de verre ou de porcelaine, que l'on frappe légèrement avec une épingle, ou dans laquelle on laisse tomber un grain de sable. Ce bruit, qui se passe dans l'intérieur de la poitrine, ne dépend nullement de la matière dont est formé le stéthoscope, comme on serait tenté de le croire lorsqu'on l'entend pour la première fois : il a lieu, ainsi que l'égophonie, avec le cylindre de papier comme avec celui de bois.

Ce bruit ou *tintement* se fait entendre quand le malade respire, parle ou tousse. Il est beaucoup plus faible lorsqu'il accompagne la respiration que lorsqu'il est déterminé par la voix ou la toux. Le plus souvent même il est si faible dans le premier cas, qu'il est très difficile à reconnaître. J'ai rencontré cependant des sujets chez lesquels on ne le distinguait d'une manière évidente que pendant les mouvemens de la respiration, et nullement lorsque le malade parlait ou toussait ; mais cela n'est pas commun, et la toux surtout fait entendre ordinairement le tintement d'une manière extrêmement frappante ; il est même bon, lorsqu'on l'a entendu d'une manière douteuse par la voix ou la respiration, de faire tousser le malade, afin de s'assurer davantage de l'existence du phénomène.

La voix peut faire entendre le tintement de deux manières différentes, suivant que la pectoriloquie existe ou n'existe pas. Dans le premier cas, le tintement et la voix elle-même traversent le tube du stéthoscope ; dans le second, on entend simplement rétentir dans l'intérieur de la poitrine un bruit léger et aigu, analogue à la vibration d'une corde métallique que l'on touche du bout du doigt.

Le tintement métallique dépend toujours de la résonnance de l'air agité par la respiration, la toux ou la voix, à la surface d'un liquide qui partage avec lui la capacité d'une cavité contre nature formée dans la poitrine. Il ne peut, par conséquent, exister que dans deux cas : 1° dans celui de la coëxistence d'un épanchement séreux ou purulent dans la plèvre avec un pneumothorax ; 2° lorsqu'une vaste excavation tuberculeuse est pleine, en partie seulement, d'un pus très liquide.

Pour que le pneumo-thorax, joint à l'empyème ou à l'hydropisie de la plèvre donne lieu au tintement métallique, il est nécessaire, en outre, que la plèvre communique avec les bronches au moyen d'un conduit fistuleux, tel que ceux qui sont produits par une vomique tuberculeuse, un abcès du poumon, ou une escarre gangréneuse, ouverts à la fois, d'un côté dans la plèvre, et de l'autre dans quelque rameau bronchique. Le tintement métallique peut, par conséquent, être regardé comme le signe pathognomonique de cette triple lésion. L'air extérieur, communiquant alors librement avec la cavité de la plèvre, frémit et s'agite entre la surface du liquide qu'elle renferme et les parois de la poitrine, toutes les fois que le malade tousse, parle ou respire, et produit l'espèce de résonnance que nous venons de décrire.

Le tintement métallique peut, en outre, servir à faire connaître et la largeur du conduit fistuleux qui fait communiquer la plèvre aux bronches, et la quantité respective du liquide et de l'air épanché; car le phénomène est d'autant plus sensible que le diamètre du conduit fistuleux est plus considérable; et l'on distingue évidemment, par l'étendue des vibrations du tintement, celle de l'espace vide, ou plutôt occupé par l'air.

On peut encore estimer l'étendue de cet espace assez exactement en auscultant à l'aide du stéthoscope, et percutant en même temps dans différens points : on entend alors une résonnance semblable à celle d'un tonneau vide, et mêlée par moment de tintement.

Le tintement est aussi, en général, d'autant plus fort que la quantité de gaz existant dans la poitrine est plus considérable. Ainsi, lorsqu'il est peu marqué, on peut présumer que l'épanchement puriforme est très abondant, et qu'il y a peu d'air dans la cavité de la plèvre. Je crois cependant (mais je n'appuie cette conjecture que sur un petit nombre de faits) que s'il y avait très peu de pus et beaucoup d'air dans la plèvre, le tintement serait moins fort que dans les cas où la quantité des deux épanchemens est à peu près égale.

Quelquefois le tintement métallique se change en un phénomène analogue : c'est un bourdonnement tout-à-fait semblable à celui que l'on produit en soufflant dans une carafe ou dans une cruche; je l'appellerai, par conséquent, *bourdonnement amphorique :* la toux, la respiration et la voix peuvent également le produire. Quelquefois l'une de ces actions produit le tintement métallique, et l'autre le bourdonnement amphorique. D'autres fois, l'un de ces phénomènes succède à l'autre, ou alterne avec lui pendant un temps plus ou moins long; quelquefois ils s'entendent simultanément.

Les cas où la résonnance amphorique existe seule, ou beaucoup plus habituellement que le tintement métallique, m'ont paru coïncider avec les circonstances suivantes : 1° lorsqu'il existe deux ou plusieurs communications fistuleuses entre la cavité occupée par l'air et les bronches; 2° lorsque cette cavité est extrêmement vaste, et ne contient qu'une très petite quantité de liquide.

Le tintement métallique peut encore être déterminé par une circonstance indépendante de la voix, de la toux et de la respiration, et dans des cas où il n'y a aucune communication fistuleuse entre la plèvre et les bronches. Lorsque l'on fait mettre sur son séant un malade attaqué de pneumo-thorax avec épanchement liquide, il arrive quelquefois qu'une goutte restée au haut de la poitrine tombe au moment où l'on explore, et produit un bruit semblable à celui d'une goutte d'eau qu'on laisserait tomber dans une carafe aux trois quarts vide, et qui est accompagné d'un tintement métallique très évident.

Je soupçonnais depuis longtemps que le tintement métallique et le bourdonnement amphorique devaient s'entendre dans la cavité de la plèvre après l'opération de l'empyème : j'ai vérifié cette conjecture au mois d'avril 1822. Me trouvant présent au pansement d'un malade auquel j'avais fait faire l'opération de l'empyème environ un mois auparavant, de concert avec mon confrère M. Rulhier, je remarquai que lorsqu'on poussait lentement une injection dans la poitrine, on entendait, à l'oreille nue, le bruit de la chute du liquide qui tombait par gouttes sur celui qui existait déjà dans cette cavité. Cette chute déterminait d'une manière très marquée le tintement métallique (1). J'appliquai ensuite le stéthoscope sur la poitrine : le bruit respiratoire pulmonaire était toujours nul ; mais l'entrée de l'air dans la cavité de la plèvre à chaque inspiration, et sa sortie pendant l'expiration, produisaient un bourdonnement amphorique extrêmement marqué. Une tente ayant été introduite dans la plaie, on n'entendait plus qu'un sifflement sourd et léger produit par le passage moins abondant de l'air ; mais alors, à chaque parole que prononçait le malade, le tintement métallique proprement dit se faisait entendre distinctement. Ce dernier fait semble prouver qu'une communication trop

---

(1) Ce bruit de la chute du liquide ne peut se faire entendre que quand il est injecté par saccades, et assez faiblement pour qu'il tombe sur celui qui existe déjà dans la poitrine sans toucher les parois de cette cavité. (*Note de l'Auteur.*)

large avec l'air extérieur tend à transformer le tintement métallique en un simple bourdonnement amphorique. Il est à remarquer qu'il n'y avait aucune communication fistuleuse entre la plèvre et les bronches ; que l'air ne pénétrait dans la poitrine que par la plaie, et que, par conséquent, le tintement métallique était déterminé seulement par les vibrations qu'imprimait à cette masse d'air la résonnance de la voix dans le poumon, qui cependant était fortement comprimé sur le médiastin, et maintenu dans cette position par une fausse membrane déjà très consistante.

Le tintement métallique et le bourbonnement amphorique n'ont jamais lieu quand l'épanchement aériforme ne communique pas avec l'air extérieur, si ce n'est dans le cas rare exposé ci-dessus (pag. 140). Je soupçonne néanmoins que, si l'épanchement aériforme est très considérable, on obtiendrait, en percutant la poitrine et l'explorant en même temps par le stéthoscope, une résonnance qui aurait quelque analogie avec ces phénomènes ; mais depuis longtemps l'occasion de vérifier cette conjecture ne s'est pas présenté à moi (1).

Il est un phénomène de nulle valeur comme signe,

---

(1) Il suit de ce qu'on vient de lire : 1° que le tintement métallique est un phénomène assez rare, qui se lie à la présence d'un gaz et d'un liquide dans une cavité contre nature formée dans la poitrine, et qui paraît dépendre de la vibration du premier à la surface du second, quand il est agité par la respiration, la voix ou la toux ;

2° Que ce phénomène a lieu dans deux circonstances seule-

qu'un observateur inexpérimenté pourrait peut-être prendre pour le tintement métallique, en faisant l'expérience dont il s'agit. Si, le stéthoscope étant appliqué, on vient à percuter la poitrine, à peu de distance surtout de l'instrument, on entend un *cliquetis métallique* fort analogue à celui que produit le maniement des armes dans l'exercice militaire. Ce cliquetis s'entend même quelquefois, mais plus légèrement, lorsque les secousses de la toux ébranlent fortement une poitrine dont les côtes ont beaucoup de mobilité : il est évidemment déterminé par le froissement des parties semi-dures les unes contre les autres. Il suffit, pour s'en convaincre, d'obturer son oreille en y appliquant le poignet, et de frotter un peu fortement le pouce contre le doigt indicateur.

Je pense que l'observation fera par la suite connaître quelques autres phénomènes étrangers à ceux que donnent naturellement la respiration, la voix ou les battemens du cœur, et propres à constituer les signes de certains cas particuliers; mais il est également probable qu'ils seront peu nombreux, puisque, depuis la publication de la première édition de cet ouvrage, les recherches auxquels je me suis livré, ainsi que celles

---

ment : celle d'une vaste excavation tuberculeuse à moitié pleine d'un pus très liquide, et celle d'un pneumo-thorax avec épanchement séreux ou purulent dans la plèvre. Dans ce dernier cas, le tintement métallique dénote, en outre, que la plèvre communique avec les bronches au moyen d'un conduit fistuleux : du moins est-il très rare qu'on l'entende lorsque cette communication n'a pas lieu.　　　　　　M. L.

qui ont été faites dans presque tous les hôpitaux de Paris par un grand nombre de médecins ou d'élèves qui ont bien voulu me faire part de leurs observations, ne m'ont fait connaître qu'un seul fait de ce genre : je le dois à M. le docteur Honoré, mon successeur dans le service de l'hôpital Necker. Dans le cours du printemps de 1824, il me prévint qu'il avait à l'hôpital un homme qui, à la suite d'une pleuro-péripneumonie, présentait dans le côté affecté un bruit semblable à celui de deux corps durs qui se froisseraient l'un contre l'autre dans les mouvemens d'inspiration et d'expiration. Je ne pus voir ce malade, qui sortit peu de temps après de l'hôpital; mais le même cas s'étant représenté chez un autre sujet vers la fin de juin, M. Honoré eut la complaisance de me l'envoyer lorsqu'il fut pleinement convalescent. Je trouvai le bruit respiratoire faible dans toute l'étendue de la poitrine, et presque nul dans la partie inférieure et latérale gauche, qui avait été le siége de l'épanchement. En appliquant le stéthoscope sur la quatrième côte, à environ trois pouces de sa réunion avec son cartilage, on entendait, dans l'inspiration et l'expiration, un bruit sourd semblable à celui que produit sous le stéthoscope le froissement du doigt contre un os, et accompagné de la sensation d'un corps qui semblait monter et descendre en frottant avec un peu d'âpreté contre un autre. Ce phénomène se passait évidemment à très peu de distance des parois thoraciques. Il n'était bien sensible que dans les grandes inspirations : le malade en avait alors la conscience; et par l'application de la main on éprouvait une sensation analogue à celle que donnait le stéthoscope, mais beaucoup plus obscure. J'ai retrouvé depuis le même phénomène chez douze ou quinze autres sujets, et avec des circonstances variées qui m'ont mis sur la voie pour en connaître la cause.

Ce phénomène que je désignerai sous le nom de *bruit de frottement ascendant et descendant*, dépend, au moins dans le plus grand nombre des cas, de l'emphysème interlobulaire du poumon : il en est, avec le *râle crépitant sec à grosses bulles*, le signe pathognomonique, et peut présenter beaucoup de variétés que nous exposerons en parlant de cette maladie.

En jetant un coup d'œil sur toutes les lésions organiques connues du poumon et de la plèvre, il est un autre cas dans lequel on pourrait soupçonner l'existence possible d'un phénomène analogue : c'est celui où le poumon contiendrait une tumeur cartilagineuse, osseuse, ou même tuberculeuse ou squirrheuse, d'un certain volume, et saillante à sa surface. On conçoit que, dans ce cas, l'abaissement et l'élévation successive du diaphragme, ainsi que la dilatation des côtes, peuvent changer assez les rapports des points opposés de la surface du poumon et de la surface interne des parois thoraciques, pour qu'il y ait réellement frottement; et cet effet doit être plus sensible encore si, par suite d'un épanchement pleurétique nouvellement absorbé, la dilatation du poumon ne se faisant encore qu'incomplétement, la respiration est presque entièrement diaphragmatique. Les adhérences pulmonaires encore molles ne peuvent s'opposer à ce mouvement; et plus tard même, lorsqu'elles ont acquis la consistance du tissu cellulaire naturel, il n'est pas probable qu'elles en diminuent sensiblement l'étendue. Ceci, au reste, n'est qu'une

conjecture (1) : mais si elle se réalisait, il est probable
que les deux cas seraient encore faciles à distinguer;

---

(1) Des observations très concluantes recueillies par **M. Rey**-
naud ont mis hors de doute ce que Laennec n'avait fait que
conjecturer. Le bruit de frottement se fait entendre toutes les
fois que la surface interne de la plèvre devient rugueuse et
inégale. Il a lieu dans la pleurésie lorsqu'il y a peu ou point
d'épanchement, et que la plèvre est seulement recouverte de
fausses membranes plus ou moins épaisses. Il a lieu encore
lorsque l'épanchement est médiocrement abondant, et que
d'anciennes adhérences n'empêchent point le poumon, dans
certaines positions du corps, de s'élever au-dessus du niveau
du liquide, et de venir frotter contre les parois thoraciques en
un point correspondant à celui sur lequel l'oreille est appliquée.
Il disparaît quand l'épanchement devient considérable, pour
reparaître à mesure qu'il diminue. Il peut, dans la plupart des
cas, être perçu par l'application de la main aussi bien que par
l'auscultation; il peut même être entendu à distance par
l'observateur, et quelquefois le malade le perçoit très distinctement.

Le bruit de frottement n'est pas, comme on voit, un signe
exclusif à l'emphysème pulmonaire : c'est aussi un signe dans
la pleurésie, et même un bon signe, puisqu'il dénote que
l'épanchement est peu considérable, et que le poumon se dilate
assez pour venir toucher la face interne des côtes. Il ne paraît
pas qu'il diffère dans l'un et l'autre cas, ainsi que l'avait pensé
Laënnec. Nous y reviendrons, au reste, lorsqu'il sera question
de la pleurésie.

Ces faits pathologiques ont conduit M. Reynaud à rechercher
si, dans l'état de santé, il n'y aurait pas frottement habituel
des deux feuillets de la plèvre. Le développement d'une
membrane séreuse accidentelle partout où s'établit un mou-

car celui que je suppose ne pourrait être accompagné des autres signes de l'emphysème interlobulaire, et , de

---

vement accidentel aussi , la disparition des cavités séreuses articulaires quand les mouvemens viennent à y cesser , semblent prouver *à priori* que la plèvre est destinée à faciliter le mouvement du poumon sur les côtes, et n'existe que parce que ce mouvement a lieu. On peut au reste s'en assurer par des expériences sur les animaux. M. Reynaud n'en a fait qu'une seule ; mais il croit avoir vu fort distinctement le poumon glisser sur les côtes dans les mouvemens d'inspiration et d'expiration. Le bruit qui résulte de ce frottement est d'ailleurs inappréciable à l'oreille , en raison du poli et de la souplesse des surfaces qui glissent l'une sur l'autre ; il se confond avec le bruit respiratoire , jusqu'à ce que l'inflammation ou toute autre cause viennent changer le rapport des surfaces (Voyez *Journ. hebdomad. de Médec.*, n° 65).   M. L.

Je me suis plusieurs fois assuré sur des animaux vivans , et en particulier sur des chevaux, qu'en même temps que , dans le mouvement d'inspiration , les côtes s'élèvent, le poumon s'abaisse au contraire, et qu'il se passe réellement ainsi entre les deux feuillets de la plèvre un frottement qui , dans l'état physiologique, ne doit s'accompagner d'aucun bruit , en raison du poli des deux surfaces qui chevauchent l'une sur l'autre. Si ce poli vient à se détruire , le bruit de frottement, que soupçonne ici Laënnec, et qu'a constaté M. Reynaud, viendra à se produire. C'est ce même bruit qu'on entend aussi dans le péricarde, comme nous le verrons plus tard , lorsque le poli de la surface interne de ce sac est détruit par une inflammation qui s'en est emparée. Seulement la différence de rapidité de frottement dans la plèvre et dans le péricarde explique pourquoi les bruits qui se produisent en pareille circonstance dans

plus, l'humidité des surfaces rendrait, dans le premier cas, le bruit plus sourd, comme le frottement plus doux.

---

l'enveloppe du cœur ne sont pas exactement semblables à ceux qui se montrent dans la séreuse pulmonaire.

Le bruit de frottement des deux feuillets de la plèvre l'un contre l'autre est par fois tellement prononcé qu'on l'entend à une certaine distance des parois thoraciques, et que les malades eux-mêmes le perçoivent très distinctement. Il peut ne durer que très peu de temps ; il peut d'autres fois persister pendant des mois entiers. J'en ai constaté l'existence pendant plus de trois mois de suite, chez un jeune homme qui m'avertit lui-même de son existence, alors qu'il commençait à être complétement convalescent d'un épanchement pleurétique considérable du côté gauche ; ce bruit de frottement continua chez lui, très longtemps après qu'il était revenu à une santé parfaite sous tous les rapports ; il finit par disparaître.

J'ai récemment constaté l'existence d'un bruit du même genre dans l'articulation fémoro-tibiale d'un homme, chez lequel cette partie offrait tous les autres signes d'une inflammation commençante. On déterminait ce bruit, en imprimant à la rotule certains mouvemens, la sensation qu'il donnait à l'oreille aurait pu d'abord être prise pour la crépitation qui se produit entre les deux fragmens d'un os fracturé ; l'illusion était si complète, que, pendant les premiers instans de l'examen, je crus à l'existence d'une fracture de la rotule. M. Marjolin m'a dit avoir observé un cas absolument semblable : je ne pense pas qu'on eût pu s'en rendre compte, avant les recherches faites dans ces derniers temps sur les bruits que l'inflammation peut développer dans les membranes séreuses du thorax.   ANDRAL.

DEUXIÈME PARTIE.

DES MALADIES DU POUMON.

Je ne chercherai point, sur les pas de Linné, de Sauvages, de Cullen et de Pinel, à diviser les maladies en genres et en espèces, à la manière des naturalistes : la nature de la science que nous cultivons ne permet pas, ce semble, d'espérer la résolution d'un semblable problème. Les espèces zoologiques et botaniques sont des êtres, et les maladies ne sont que des modifications dans la texture des organes de l'économie animale, dans la composition de ses liquides ou dans l'ordre de ses fonctions.

Je tenterai encore moins de remonter aux causes premières, ou, pour me servir du terme des écoles, aux *causes prochaines* des maladies. La vanité de ce genre de recherches est suffisamment prouvée par l'oubli profond où sont successivement tombées toutes les théories de ce genre, excepté celles dont les auteurs sont encore vivans : encore subissent-elles chaque jour tant de modifications, que leurs auteurs mêmes montrent assez par là combien ils sont peu sûrs d'avoir trouvé la vérité. Brown pourrait-il reconnaître aujourd'hui ses disciples avoués et sans aveu.

Je me contenterai donc de décrire les maladies des organes thoraciques, c'est-à-dire les cas pathologiques tranchés et distincts les uns des autres. J'exposerai les caractères auxquels on peut les reconnaître sur le vivant et sur le cadavre. J'indiquerai les méthodes de traitement que l'expérience a fait reconnaître pour les plus efficaces. Toutes les fois que le trouble des fonctions, qui constitue, à proprement parler, l'état de maladie, sera évidemment sous la dépendance d'une altération des organes, ou lui sera lié de manière à être dans un rapport direct d'intensité avec elle, je commencerai la description de la maladie par cette altération, parce qu'elle est alors ce qu'il y a de moins variable et de plus positif dans la maladie (1). J'exami-

(1) Cette méthode, que j'ai l'un des premiers préconisée et mise en usage, soit dans mon ouvrage de clinique, soit dans mes leçons de pathologie, me paraît être de beaucoup préférable à celle qui a été le plus généralement suivie jusque dans ces derniers temps, qui l'est encore par plusieurs auteurs, et qui consiste à commencer par exposer les symptômes d'une maladie, et à en terminer la description par l'histoire des désordres organiques qui la constituent, ou qui du moins marchent avec elle, comme si, sans une notion d'abord acquise sur ces désordres, on pouvait expliquer les symptômes : l'exposition des premiers doit donc précéder celle des secondes. Comment, par exemple, parviendra-t-on à interpréter convenablement les signes stéthoscopiques de la pneumonie ou de la pleurésie, si l'on ne sait à l'avance quelles sont les altérations diverses que subissent, dans ces maladies, le parenchyme pulmonaire ou la plèvre? N'en sera-t-il pas rigoureusement de même pour les affections du cœur? Quelle est, en un mot, la maladie dont les symptômes ne deviennent pas plus clairs et ne se rationnalisent pas en quelque sorte, pour qui connait bien les lésions anatomiques qui l'accompagnent? Qu'on ne dise donc pas que procéder ainsi c'est commencer l'histoire d'une maladie par sa fin.

nerai ainsi de suite toutes les lésions organiques dont peut être attaqué chacun des tissus qui composent le poumon.

J'examinerai ensuite les affections de cet organe qui peuvent exister sans aucune altération appréciable de sa structure, et qu'on ne peut, par conséquent, regarder que comme des altérations des liquides, ou bien des altérations de *ce qui imprime le mouvement* (τὰ ὁρμῶντα, Hipp.), c'est-à-dire, pour parler le langage des modernes, des *maladies nerveuses* (1).

Cette objection serait fondée, s'il s'agissait de raconter un cas clinique ; elle ne l'est plus, lorsqu'il est question de faire la description générale d'une maladie.   Andral.

(1) Je ne suis pas de ceux qui prétendent que les fonctions d'un organe ne peuvent se troubler qu'à la condition qu'il aura subi une altération dans sa structure : ce trouble de fonctions peut en effet dépendre de toute autre chose que d'une lésion dans l'arrangement des molécules dont se compose un organe. La gravelle, par exemple, liée à la présence d'un excès d'azote dans le sang, n'est pas le produit d'une modification survenue dans la texture des reins, etc. Mais de ce que l'on ne trouve pas d'altérations appréciables dans un organe pour en expliquer les troubles fonctionnels, il ne faut pas trop vite ou trop légèrement en conclure que cette altération n'existe pas, et tout de suite, comme le fait ici Laënnec, attribuer les symptômes à une altération soit des liquides, soit du système nerveux. Car les progrès de l'anatomie pathologique peuvent faire découvrir, dans l'organe même dont les fonctions sont venues à se troubler, une lésion qui était longtemps restée inaperçue. Laënnec lui-même n'a-t-il pas trouvé dans l'emphysème pulmonaire la cause de certains asthmes qui, jusqu'à ses beaux travaux, avaient été regardés comme des névroses.   Andral.

SECTION PREMIÈRE.

MALADIES DES BRONCHES.

CHAPITRE PREMIER.

DU CATARRHE PULMONAIRE.

Les inflammations de la muqueuse des bronches peuvent être divisées en inflammations *catarrhales*, inflammations *plastiques* ou *couenneuses*, et inflammations *ulcéreuses*. Les catarrhes pulmonaires eux-mêmes présentent un grand nombre de variétés sous les rapports de la nature et de la quantité de la matière expectorée, de l'état aigu ou chronique de la maladie, ou des circonstances concomitantes. Nous décrirons d'abord le catarrhe muqueux aigu ; puis, successivement, le catarrhe muqueux chronique, le catarrhe pituiteux et le catarrhe sec. Nous examinerons ensuite plusieurs variétés produites par la différence des causes occasionelles, et diverses circonstances accessoires.

Je préfère le nom de *catarrhe* à celui de *bronchite* (1),

---

(1) En désignant sous le nom de *catarrhes* la plupart des maladies de la membrane muqueuse des bronches, qui s'accompagnent dans leur cours d'une sécrétion plus ou moins abondante, les anciens avaient été amenés à ne pas prendre en assez grande considération le rôle que joue l'inflammation dans le développement de ces maladies. Ils admettaient toutefois un catarrhe inflammatoire, mais dans le cas seulement où l'état phlegmasique des bronches marchait avec un mouvement

que quelques médecins emploient aujourd'hui, parce
que les catarrhes forment la nuance qui réunit les inflammations aux congestions et aux flux purement pas-

---

fébrile, une vive excitation, et une réaction générale plus ou
moins forte : alors ils employaient les émissions sanguines. En
l'absence de ces symptômes, ils admettaient une autre nature
de maladie, et ils avaient recours à d'autres méthodes thérapeutiques. Les modernes, à leur tour, en remplaçant le mot de
catarrhe par celui de *bronchite*, ont consacré par cette expression la part prise par l'inflammation dans le développement
de ces affections ; mais, tombant dans un excès contraire à
celui qui avait égaré leurs devanciers, ils n'ont plus vu dans
presque toutes les maladies qui pouvaient frapper les conduits
aérifères que des inflammations ; ils les ont toutes appelées des
bronchites, faisant en cela un tort aussi grave à la science et à
l'art, que lorsque, donnant un extension presque indéfinie à
l'expression de *gastrite*, ils ont désigné ainsi presque tous les
troubles fonctionnels dont l'estomac peut devenir le siége. J'ai
cherché à montrer ailleurs (*Précis d'Anatomie pathologique*),
que l'inflammation est un phénomène complexe, qui en comprend plusieurs autres, et que chacun de ceux-ci peut avoir
une existence isolée, et toute indépendante de ce qu'on est
convenu d'appeler l'état phlegmasique. Je suis ainsi arrivé à
établir, pour tous les organes, des états morbides qui consistent
essentiellement dans des lésions soit de sécrétion, soit de nutrition, pour le développement desquelles ce n'est que par
hypothèse qu'on fait intervenir le plus souvent l'état phlegmasique, ou même la simple irritation. J'accorde toutefois que
celle-ci peut, dans un certain nombre de cas, précéder ces
lésions ; mais elle n'en est tout au plus que la cause occasionelle, et sans elle toutes ces lésions peuvent se produire.
J'admets, par exemple, qu'à la surface interne des bronches,
il peut se produire une sécrétion surabondante, qui peut

sifs, et parce que, dans certains cas de catarrhe chronique, il est au moins fort douteux que la maladie soit réellement de la nature des inflammations (1).

---

s'établir sans qu'aucun travail phlegmasique l'ait précédée : c'est là la bronchorrhée. Il y a donc des flux bronchiques, comme il y a des flux intestinaux, comme il y a aussi des flux de la peau ; et à ces divers états morbides, on doit opposer un traitement tout différent de celui qui conviendrait, s'ils étaient le résultat d'un travail phlegmasique.   Andral.

(1) Soit ; mais le mot *catarrhe* présuppose un flux, et ce flux manque dans le catarrhe *sec*. Le mot *bronchite*, s'il a l'inconvénient de supposer prouvé ce qui est en question, à l'avantage d'être court, et d'emporter avec soit l'idée du siége précis de la maladie. En l'adoptant comme terme générique, il eût peut-être été plus facile de grouper sans confusion toutes les variétés du catarrhe pulmonaire, soit qu'on les rattache aux différences des altérations de la muqueuse, à celles de l'expectoration, à celles des symptômes, ou enfin à celle de la marche de la maladie.

On remarquera, au reste, dans tout ce chapitre, des répétitions et des contradictions qui dénotent un embarras véritable, et qui n'existaient point dans la première édition. Laënnec, à cette époque (en 1819), était moins préoccupé du danger de faire jouer un trop grand rôle à l'inflammation : il définissait nettement le catarrhe l'*inflammation de la membrane muqueuse qui tapisse les bronches*, et il en rangeait toutes les variétés sous deux titres : *catarrhe aigu, catarrhe chronique*. J'ai balancé si, dans cette nouvelle édition, je ne reviendrais pas à cet ordre primitif si clair et si simple : mais il m'aurait fallu bouleverser entièrement le texte de la première édition ; et, après de longues hésitations, j'ai cru devoir respecter l'œuvre de mon maître et le reproduire tel qu'il l'avait lui-même retouché.   M. L.

ARTICLE PREMIER.

Du Catarrhe muqueux aigu.

Le catarrhe pulmonaire est, sans contredit, une des maladies les plus fréquentes ; la plupart des hommes ne passent guère une année sans en être attaqués : cependant il est peut être moins bien connu que beaucoup de maladies rares. Il est le plus souvent tellement léger, qu'il ne trouble pas d'une manière sensible l'ordre des fonctions : il peut être assez grave pour compromettre l'existence du malade. On peut encore mettre en doute la nature du catarrhe : s'il se rapproche dans certains cas du croup, affection éminemment inflammatoire, il ne présente, dans la plupart des autres, que les caractères d'une simple congestion, et, dans quelques-uns même, ceux d'une congestion passive ou atonique. Ses causes ne sont pas mieux connues : car, pour nous borner à un seul point de cette question fort vaste, le passage du chaud au froid ne le produit pas plus que celui du froid au chaud. Enfin une incertitude tout aussi grande existe aussi sur ses effets : car beaucoup de médecins regardent encore, avec les anciens, le catarrhe pulmonaire comme la source et la cause déterminante de la phthisie ; tandis que les recherches récentes d'anatomie pathologique paraissent infirmer entièrement cette opinion.

Caractères anatomiques du catarrhe muqueux aigu. Une rougeur plus ou moins marquée, et tout au plus un léger épaississement de la membrane interne des bronches, sont les seules traces que le catarrhe muqueux laisse sur l'organe affecté. On rencontre, en outre, dans les bronches, une certaine quantité de crachats semblables à ceux que le malade expectorait. La rougeur et le gonflement occupent très rarement toute l'étendue de la muqueuse bronchique, ou même un poumon entier : quand cela a lieu, la maladie est très grave, et accompagnée d'une fièvre violente. Le plus ordinairement il n'y a de congestion que dans quelques parties de la muqueuse des poumons, ou seulement d'un poumon, même dans les catarrhes accompagnés de beaucoup de fièvre et d'expectoration. Les parties rouges et gonflées de la membrane muqueuse des bronches paraissent ordinairement plus consistantes que dans l'état naturel ; d'autres fois elles semblent un peu plus molles, surtout dans les catarrhes qui accompagnent les fièvres graves ; et quelquefois ce ramollissement est égal à celui que présente, dans certains cas, la membrane muqueuse de l'estomac et des intestins, et qui a fait croire à Hunter que cette membrane pouvait quelquefois être dissoute ou *digérée après la mort* par le suc gastrique (1).

L'étendue et l'intensité de la rougeur ne sont pas

---

(1) Des recherches récentes ont appris que tout n'était pas à rejeter dans cette ancienne opinion, qui attribue à l'action des sucs gastriques certains ramollissemens et certaines perforations de l'estomac. En tuant des lapins pendant que l'acte de la chymification s'accomplit chez eux, on peut facilement s'assurer de ce fait. On voit alors les parois de l'estomac se dissoudre véritablement, et finir par disparaître dans les points qui se trouvent en contact avec la pâte alimentaire qui a commencé à se tranformer en chyme. On peut suivre des yeux cette singulière dissolution, qui s'opère de dedans en dehors, en

dans un rapport constant avec la violence de l'inflammation, la quantité de l'expectoration et le caractère aigu de la maladie. Ainsi, dans le catarrhe latent ou manifeste qui accompagne les fièvres graves, la membrane muqueuse bronchique est, dans presque toute son étendue, gonflée et d'un rouge livide; elle est ramollie par endroits : tandis que, dans un catarrhe idiopathique très aigu, elle n'offrira de traces de phlegmasie que dans quelques points.

Il y a même une remarque très importante à faire à

---

commençant par la membrane muqueuse, et finissant par la tunique péritonéale. J'ai répété ces expériences entreprises d'abord par le docteur Carswell, et je me suis assuré de toute l'exactitude des résultats annoncés par ce médecin. Elles n'ont pas encore été faites avec le soin convenable sur d'autres animaux que sur les lapins. On a cité, chez l'homme, quelques cas (voyez mon *Précis d'Anatomie pathologique*), dans lesquels il semble bien aussi que c'est après la mort que l'estomac est venu à se perforer, et sans doute sous l'influence de causes semblables à celles qui ont opéré cette même perforation chez les animaux soumis aux expériences du docteur Carswell. Depuis que ces expériences ont été publiées, j'ai eu trois fois l'occasion d'examiner l'estomac d'individus morts tout-à-coup, et sans aucun changement de santé appréciable jusque là, pendant que chez eux la digestion était en pleine activité : l'un de ces individus avait été guillotiné; le second était un ouvrier qui s'était tué en tombant d'un lieu élevé; le troisième avait succombé en quelques minutes à la rupture d'un anévrysme de l'aorte abdominale, dont aucun symptôme n'avait encore révélé l'existence. Chez ces trois sujets, l'estomac contenait une notable quantité de matière chymeuse; chez aucun d'eux, toutefois, l'élaboration des alimens n'était achevée, et en plusieurs points l'on

cet égard : la rougeur de la membrane muqueuse bronchique, et son degré de ramollissement, sont toujours d'autant plus marqués qu'il s'est écoulé plus d'heures après la mort, et que la décomposition est plus avancée. C'est sans doute par cette raison que les sujets qui, pendant les derniers temps de leur vie, ont présenté une altération septique des liquides, comme ceux qui succombent au scorbut ou à une fièvre putride, ont la membrane interne des bronches, et souvent toutes les membranes muqueuses, dans l'état que je viens de décrire.

---

en reconnaissait encore la nature. Chez le guillotiné, la membrane muqueuse de l'estomac, spécialement vers le grand cul-de-sac, était réduite en une pulpe molle et blanchâtre qui s'enlevait, comme une matière liquide, au plus léger grattage avec le dos du scapel ; en quelques points même, on n'en trouvait plus de traces ; l'on voyait à nu le tissu cellulaire sous-muqueux : les autres tuniques n'avaient subi aucune diminution de consistance. Chez l'ouvrier mort en tombant, nous retrouvâmes absolument le même état de la membrane muqueuse, et de plus les tissus situés au-dessous d'elle avaient notablement perdu de leur consistance, et une légère traction suffisait pour déchirer en certains points les parois de l'estomac. Chez le troisième individu, au contraire, je n'observai rien de semblable. La membrane muqueuse avait partout une assez bonne consistance ; il en était de même des tuniques subjacentes. Ainsi tout en admettant que chez l'homme, comme chez les animaux soumis aux expériences de M. Carswell, les parois de l'estomac peuvent se ramollir et par suite se perforer, lorsque la mort survient pendant le travail de la digestion, il faut reconnaître qu'il n'en est pas ainsi dans tous les cas, et que cela dépend sans doute de l'existence de certaines conditions qu'il reste encore à préciser.

ANDRAL.

Le catarrhe pulmonaire est accompagné, dès son début, d'une altération notable dans la sécrétion de la matière muqueuse bronchique. D'abord elle devient moins abondante que dans l'état naturel, presque nulle même; et alors elle présente les caractères que nous indiquerons plus bas en parlant de ce qui a lieu dans le catarrhe sec. Bientôt après elle devient ténue, transparente, et les malades lui trouvent un goût âcre ou salé. Vers la fin de cette seconde période, et surtout quand elle dure quelques jours, la matière expectorée devient plus épaisse et légèrement visqueuse, sans rien perdre de sa transparence; et quelquefois même elle a tout-à-fait l'aspect et la viscosité du blanc d'œuf cru. Enfin les crachats deviennent peu à peu opaques, et prennent une couleur blanchâtre, jaunâtre ou légèrement verdâtre, et une consistance plus forte, mais toujours visqueuse. Dans cet état, ils obstruent plus ou moins les ramifications bronchiques, et particulièrement celles d'un petit ou d'un moyen calibre : l'air ne peut plus y pénétrer et en sortir qu'avec effort, et en produisant un râle muqueux. La respiration est alors suspendue dans les parties du poumon auxquelles se distribuent ces rameaux bronchiques, jusqu'à ce que le déplacement de la mucosité ait eu lieu.

La quantité du mucus sécrété et sa consistance varient beaucoup dans les catarrhes bornés. Sa densité est quelquefois presque égale à celle d'une concrétion polypiforme. M. Andral rapporte deux cas où la bronche principale qui se distribue au lobe supérieur du poumon était obstruée par du mucus ainsi concrété; et dans l'un d'eux la concrétion s'étendait dans trois ou quatre des divisions de la bronche (1). Aucun signe ne peut faire distinguer cet accident des autres causes d'obturation des bronches. Les deux malades cités par M. Andral ont éprouvé une dyspnée subite, et sont morts dans les vingt-quatre heures ; mais il me paraît douteux que l'on puisse attribuer des effets aussi graves à cette cause, d'après tout ce que nous avons rapporté et ce que nous verrons encore du peu d'inconvéniens qu'a la suspension de la respiration dans une partie même étendue du poumon, surtout chez les sujets attaqués de catarrhes chroniques, et les malades dont il s'agit étaient dans ce cas (2). D'un autre côté, j'ai vu, chez des hommes qu'on pouvait à peine regarder comme indisposés, des cas qui me paraissent les mêmes. En voici un exemple :

Un homme de quarante ans, sujet depuis l'âge de vingt à un catarrhe sec presque toujours latent, et qui

---

(1) *Clinique médicale*, ou *Choix d'observations recueillies à la clinique de M. Lerminier, médecin de l'Hôpital de la Charité*, etc.; par G. Andral, tom. III, p. 222.

(2) La structure des bronches peut rendre raison de la grande gêne qu'entraîne dans la respiration l'oblitération de l'un de ces conduits. En effet, il n'en est point des bronches comme des vaisseaux sanguins : tandis que ceux-ci communiquent sans cesse entre eux, et que, par leurs continuelles et innombrables anastomoses, ils rétablissent très promptement la circulation qui s'est interrompue dans un point, les bronches au contraire restent beaucoup plus isolées les unes des autres : la bronche principale qui va distribuer l'air dans chaque lobe du poumon ne communique en aucune façon avec celles qui le portent aux autres lobes ; chaque lobule reçoit à son tour l'air d'un conduit bronchique qui lui est uniquement destiné, et qui ne peut

dans cet espace de temps n'avait produit que trois ou quatre légères attaques d'asthme, fut pris, dans l'hiver de 1821, d'un catarrhe aigu léger, et qui ne l'empêchait pas de vaquer à ses occupations. Le catarrhe, d'abord sec, était accompagné de peu de toux et de gêne de la respiration. Au bout de huit jours, le malade commença à tousser assez fortement tous les matins, et à éprouver la sensation du besoin d'expectorer un crachat volumineux qui lui semblait se détacher vers la racine du poumon droit. Il sentait en même temps, dans un point peu étendu, correspondant à la partie moyenne du bord interne de l'omoplate, une chaleur cuisante. La quinte revenait moins fortement tous les soirs. Quatre à cinq jours s'écoulèrent; après lesquels, au milieu des efforts d'une quinte violente et accompagnée de nausées et de larmoiement, il expectora tout-à-coup

---

verser l'air nulle autre part. Si donc la grande bronche destinée à apporter ce fluide dans un des lobes pulmonaires vient à s'oblitérer, ce lobe tout entier deviendra inutile à la respiration, et la dyspnée qui prendra naissance devra être aussi grande que si ce même lobe était devenu plus ou moins rapidement imperméable à l'air, par suite d'un état d'hépatisation. Chez les sujets atteints de catarrhes chroniques dont parle ici Laënnec, il y a bien effectivement, par intervalles, suspension plus ou moins prononcée de la respiration par suite de l'engorgement de la membrane muqueuse d'un certain nombre de bronches; mais cet engorgement ne peut devenir assez considérable pour produire l'oblitération des conduits aérifères que dans les petites divisions de ces conduits; la respiration ne se suspend donc que dans quelques lobules, et il n'y a pas de parité à établir entre ces cas et les miens. ANDRAL.

un crachat muqueux, jaune, opaque, visqueux et d'une consistance moyenne entre celle des crachats muqueux ordinaires et celle d'une fausse membrane albumineuse. Ce crachat, sans mélange de bulles d'air, aurait rempli une cuillère, et pesait plus d'une demionce. Immédiatement après son expulsion, la chaleur existant dans le point indiqué ci-dessus se changea en une ardeur douloureuse, qui dura presque tout le jour, mais qui n'empêcha pas le sujet de cette observation de sortir. Le lendemain et les jours suivans, il expectora encore, le matin, mais avec facilité, un ou deux crachats muqueux, peu volumineux et d'une consistance ordinaire, et au bout de moins de huit jours l'expectoration cessa entièrement (1).

On peut déjà, dans les différens caractères des crachats aux diverses époques de la maladie, reconnaître l'origine des principales variétés du catarrhe pulmonaire. En effet, le catarrhe sec est celui qui reste toujours à la première période; le catarrhe pituiteux est celui qui s'arrête à la seconde; et le catarrhe muqueux est celui qui, après avoir parcouru plus ou moins rapidement les deux premières phases de la sécrétion catarrhale, arrive ensuite à la troisième.

Symptômes et marche du catarrhe muqueux aigu.

---

(1) Des cas semblables à celui que rapporte ici Laënnec sont loin d'être rares, mais rien ne prouve qu'il y ait eu ici, comme dans mes observations, obstruction complète de la bronche principale d'un lobe pulmonaire; ce ne sont donc pas des cas analogues, et par conséquent les mêmes symptômes n'ont pas dû être observés.   ANDRAL.

Le catarrhe pulmonaire aigu est ordinairement précédé d'un coryza, affection tout-à-fait semblable de la membrane pituitaire. Au bout de quelques jours ou même de quelques heures, et ordinairement lorsque l'enchifrènement ou obstruction des fosses nasales commence à diminuer, l'inflammation gagne la muqueuse bronchique; son passage au larynx est marqué par un sentiment d'âcreté, d'irritation, ou par une titillation analogue à la démangeaison, et qui porte à tousser; si la membrane interne du larynx est fortement engorgée, il y a en outre enrouement et quelquefois extinction de voix. Lorsque l'inflammation a gagné la muqueuse pulmonaire, le malade éprouve quelquefois une douleur légère, et plus souvent une sensation de sécheresse et d'âpreté dont il rapporte le siége derrière le sternum, et quelquefois tout-à-fait au bas de cet os. Quand le catarrhe est très intense, il sent des douleurs plus vives et même assez aiguës, mais ordinairement passagères, dans toutes les parties de la poitrine, surtout après les quintes de toux, qui, lorsqu'elles sont violentes, déterminent même un sentiment de douleur et de lassitude vers les attaches du diaphragme, le long des rebords des fausses côtes, et dans le dos, à la hauteur des piliers du même muscle.

La toux, d'abord sèche, amène bientôt une petite quantité de sérosité salée et légèrement filante, que l'on ne peut distinguer au milieu de la salive qui est rendue en même temps. Chez l'adulte, il s'y joint ordinairement quelques petits crachats *nacrés*, plus ou moins teints de matière noire pulmonaire, et qui sont ordinairement moins compactes et plus humides que ceux qui sont rendus dans le catarrhe sec chronique. Plus tard, l'expectoration devient plus épaisse ; quelques portions blanchâtres ou laiteuses et à demi-opaques s'y font remarquer ; une teinte jaunâtre s'y mêle ; bientôt enfin tous les crachats deviennent d'un jaune pâle ou légèrement verdâtre, opaques, sans goût ou un peu salés, visqueux, et mêlés de quelques bulles d'air; quelquefois ils sont marqués de points ou de petits filets de sang. La toux alors devient *grasse*, c'est-à-dire qu'elle fait entendre à l'oreille nue le murmure du râle déterminé dans le larynx et la trachée par le passage de l'air brusquement expiré à travers les crachats qui s'y trouvent.

La toux et l'expectoration reviennent par accès connus vulgairement sous le nom de *quintes*, et qui sont plus ou moins fréquens, suivant que la sécrétion des crachats est plus ou moins abondante : ils ont surtout lieu au réveil, et quelque temps après le repas.

Quand les crachats sont très volumineux, ils laissent souvent après l'expectoration, vers la racine des bronches, une douleur sourde qui semble indiquer le point d'où ils se sont détachés.

Quelquefois, lorsque le catarrhe pulmonaire commence à diminuer, une affection analogue se manifeste sur la muqueuse intestinale, et détermine la diarrhée. Cette marche du catarrhe, qui tend toujours à descendre, n'avait pas échappé aux anciens ; et c'est sans doute ce qui lui a fait donner son nom (de ῥεω, *fluo*, κάτω, *deorsum*).

Dans la plupart des rhumes, les symptômes du catarrhe pulmonaire se bornent à ce qui précède, ou il s'y joint tout au plus, et dans les premiers jours seulement, un léger mouvement fébrile remarquable surtout le soir, et qui finit vers le matin avec une moiteur légère et un dépôt briqueté dans les urines. Assez souvent les pollutions nocturnes ont lieu dans cette période du catarrhe; quelquefois les urines contiennent un nuage muqueux abondant, ou un sédiment de même nature, qui semblent indiquer, ainsi que la chaleur qu'elles produisent au passage, que la membrane interne de la vessie participe, quoiqu'à un degré très léger, à l'affection de la muqueuse pulmonaire.

Si le catarrhe est plus intense, il y a fièvre continue, ordinairement accompagnée de sueurs, de dyspnée, et qui peut durer plusieurs semaines; s'il est très étendu, s'il occupe tout un poumon et une portion de l'autre, il y a une oppression marquée. La fièvre devient aiguë, peut prendre les caractères des fièvres continues les plus graves, et déterminer les congestions cérébrales et intestinales et l'altération des liquides, qui surviennent ordinairement dans leur cours. Ce sont ces cas que l'on désigne communément sous le nom de *fièvres catarrhales*. Quand ces fièvres ont des paroxysmes très marqués, le catarrhe semble recommencer avec chacun d'eux. Dans les premiers surtout, le retour du coryza, la sensation de resserrement de la poitrine, et l'expectoration pituiteuse, marquent le commencement du redoublement; et les crachats ne redeviennent muqueux que vers le moment de sa terminaison.

Parmi les symptômes locaux et généraux que nous venons d'exposer, il n'en est aucun qui puisse être regardé comme pathognomonique. La toux est commune à presque toutes les affections du poumon. Les crachats, quoique moins équivoques, le sont pourtant assez pour ne pouvoir faire distinguer le catarrhe de certains cas de péripneumonie, de pleurésie ou de phthisie pulmonaire. Les autres symptômes peuvent se rencontrer presque tous dans toutes les maladies. L'auscultation, par elle-même et par la comparaison de ses résultats avec ceux de la percussion, fournit au contraire plusieurs signes propres à caractériser le catarrhe, à indiquer ses divers degrés de gravité, et à le faire distinguer de toutes les maladies avec lesquelles on pourrait le confondre.

Signes pathognomoniques du catarrhe pulmonaire. Lorsque le catarrhe est simple, quelque intense qu'il soit, la poitrine résonne bien dans toute son étendue.

Le râle est un des principaux signes du catarrhe pulmonaire. Au début de la maladie, et lorsqu'il n'existe encore qu'un coryza presque sans toux, ou accompagné seulement d'une légère irritation à la gorge, si l'on applique le stéthoscope sur la poitrine, on entend déjà un râle souvent très bruyant Ce râle est ordinairement sonore-grave, quelquefois sibilant; le frémissement qui l'accompagne indique le point du poumon où il existe. Quand il est très bruyant, on l'entend, quoique d'une manière plus faible et sans frémissement, dans des points très éloignés de celui où il a lieu. Assez souvent le râle le plus grave, lorsqu'on l'explore dans le point le plus éloigné où l'on puisse l'entendre, prend un caractère plus aigu, et se rapproche un peu du râle sibilant. Quand le râle sonore grave a son siége dans un rameau bronchique voisin de la surface du poumon, en appliquant la main sur le point correspondant des parois de la poitrine, on sent souvent un frémissement analogue à celui que donnerait une corde tendue qui vibre.

Le râle est d'autant plus grave et plus sonore qu'il y a moins de sérosité sécrétée, et que la membrane interne des gros troncs bronchiques est plus tuméfiée. Lorsque le râle sonore-grave est assez fort pour imiter le bruit d'un coup d'archet prolongé sur une grosse corde de violoncelle, on trouve ordinairement la muqueuse bronchique rouge, et gonflée à quelqu'une des bifurcations des principales divisions des bronches. Le râle sonore produit par cette cause ressemble aussi quelquefois au chant de la tourterelle.

A mesure que la maladie fait des progrès et que la sécrétion muqueuse devient plus abondante, le râle prend peu à peu le caractère que j'ai décrit sous le nom de *gargouillement* ou de *râle muqueux*, et il devient enfin semblable au râle des mourans, ou à celui des excavations tuberculeuses. Il en diffère seulement en ce qu'il n'est jamais aussi bruyant ni aussi étendu, et qu'il permet d'entendre encore distinctement le bruit de la respiration.

Il est facile de s'assurer, par le râle, du siége et de l'étendue du catarrhe pulmonaire.

Quand le catarrhe est partiel, comme il arrive le plus souvent, le râle est borné au lieu affecté. Le danger de la maladie et la gravité des symptômes généraux sont toujours proportionnés à l'étendue du catarrhe. Lorsque le râle s'entend dans toute l'étendue d'un poumon, ou dans la plus grande partie des deux poumons, le cas est toujours grave. Si le catarrhe est aigu, il est alors accompagné d'une fièvre violente ; s'il est chronique , il y a orthopnée et prostration des forces : ces symptômes sont d'autant plus marqués que le malade est plus avancé en âge. Quand le râle s'entend dans toute l'étendue des deux poumons, la maladie est presque toujours mortelle (1), à moins que le sujet ne soit très jeune : ce cas

---

(1) Cette proposition ne me semble pas exacte : il n'est nullement rare d'observer des individus, même adultes, qui, atteints de bronchite, soit aiguë, soit chronique, présentent, dans tous les points de leur poitrine, les différentes variétés de râle que Laënnec vient d'indiquer : nulle part on n'entend chez eux la respiration vésiculaire, et cependant, au bout d'un espace de temps plus ou moins long, ces individus reviennent à la santé. L'existence d'un râle muqueux dans toute l'étendue des deux poumons en arrière marche même assez souvent avec d'autres symptômes très peu graves. On trouve des individus qui ne toussent plus que très peu, qui n'ont pas d'oppression, qui sont d'ailleurs complétement sans fièvre, et chez lesquels cependant, partout en arrière, surtout dans l'étendue des lobes inférieurs, tant à droite qu'à gauche, on entend du râle muqueux ; souvent même, en cas pareil, les bulles de ce râle sont très fines, très petites, se rapprochent beaucoup de celles du râle crépitant, et peuvent enfin lui devenir semblables. Il ne faut pas, en pareil cas, admettre l'existence d'une pneumonie, que n'annonce d'ailleurs aucun autre symptôme : une semblable erreur de diagnostic a été cependant plus d'une fois commise, parce qu'on accordait trop de confiance au râle crépitant, comme au signe pathognomonique de l'inflammation du parenchyme pulmonaire ; de là la prétendue guérison de beaucoup de pneumonies par des moyens divers, à l'aide desquels on ne combatta autre chose qu'un catarrhe pulmonaire.

ANDRAL.

n'a guère lieu que dans des catarrhes qui compliquent une fièvre essentielle grave (1). Quand le catarrhe est léger, et borné à une petite partie de la membrane muqueuse bronchique, le râle muqueux ne s'entend guère qu'avant l'expectoration du matin, et disparaît ensuite pendant toute la journée.

---

(1) Il est très vrai que, dans les fièvres continues graves, pour reprendre ici le langage de Laënnec, dont l'éruption dothinentérique est le caractère anatomique, les bronches deviennent presque toujours le siége d'une affection catarrhale qui s'accompagne en général de fort peu de toux, et que l'on reconnaît pendant la vie à l'existence d'un râle sibilant plus ou moins étendu. Plus rarement, au lieu de ce râle sibilant, on trouve un râle muqueux, qui devient d'autant plus prononcé que la maladie dure depuis plus longtemps, et qui existe surtout aux parties postérieures et inférieures du thorax. Il est des cas, dans ces maladies, où les râles, soit sibilant, soit muqueux, soit sous-crépitant, sont remarquables par leur intensité et par la grande étendue des points où on les entend : partout où l'oreille est appliquée, elle les trouve. En pareil cas cependant, la maladie générale, dont la congestion bronchique n'est qu'un élément, peut se terminer de la manière la plus favorable.

Tout en reconnaissant avec Laënnec que, dans les fièvres graves, ou pour m'exprimer avec plus de précision, dans les dothinentéries, des râles se font souvent entendre dans toute l'étendue des poumons, je ne saurais admettre avec lui qu'on ne trouve guère un râle aussi général que dans ces maladies. Quel est le médecin qui n'a pas constaté l'existence de ce râle, qui remplaçait partout la respiration vésiculaire, dans un grand nombre de cas de bronchites très simples, et que ne compliquait certainement aucune autre maladie ? ANDRAL.

Une des choses les plus remarquables que présente le catarrhe pulmonaire, étudié à l'aide du stéthoscope, est la suspension de la respiration dans le lieu affecté. Cette suspension, que l'on peut regarder comme un signe pathognomonique du catarrhe, arrive souvent tout-à-coup, et cesse de même après quelques efforts de toux ou l'expectoration d'un crachat. Elle est due à l'obstruction momentanée d'un rameau bronchique par une matière muqueuse assez abondante ou assez épaisse pour intercepter le passage de l'air, et elle cesse dès que l'obstacle est détruit par le déplacement de cette matière.

Quelquefois il n'y a pas suspension absolue de la respiration, mais seulement une diminution tellement grande dans l'intensité du bruit qu'elle produit, qu'on ne l'entend presque plus, et qu'on ne la distingue, pour ainsi dire, qu'à l'aide d'un léger râle muqueux et sibilant *obscur* qui se fait alors entendre de temps en temps. Les bulles sont aussi petites que celles du râle crépitant, et en diffèrent seulement par leur *isolement* et la viscosité évidemment plus grande de la matière qui les forme. Elles donnent de temps en temps un petit bruit de soupape (1). Cette variété de la suspension du bruit respiratoire est due à l'engorgement des petites bron-

---

(1) C'est ce râle muqueux *obscur* qui a fait croire à quelques personnes que le râle crépitant n'était point exclusivement propre à la pneumonie. Un catarrhe muqueux très aigu, et qui s'étend jusqu'aux plus petites bronches, se rapproche au reste beaucoup de la pneumonie, et il est tout simple que le râle qui le caractérise se rapproche aussi de celui qui est propre à l'inflammation du tissu pulmonaire ; mais ce n'est pas une raison pour les confondre.   M. L.

ches par le gonflement de leur membrane interne. Dans les cas même où la respiration est tout-à-fait suspendue, elle n'est en quelque sorte que suffoquée, et non pas tout-à-fait nulle, comme dans la péripneumonie (1). Ces sensations, quoique négatives, sont différentes, et l'habitude apprend à les distinguer l'une de l'autre. Un reste de respiration faible, et comme étouffée, que l'on entend par intervalles, lève quelquefois toute espèce de doute à cet égard.

Cette suspension de la respiration pourrait facilement induire en erreur un observateur peu attentif, et lui faire croire à l'imperméabilité du poumon, ou à un épanchement dans les plèvres. Mais la méprise est facile à éviter ; car, en percutant la partie de la poitrine où la respiration est ainsi suspendue, on trouve qu'elle résonne parfaitement. Ce signe, suffisant pour faire distinguer le catarrhe pulmonaire de la péripneumonie et des épanchemens pleurétiques, lui est commun d'ailleurs avec le pneumo-thorax et l'emphysème du poumon. Nous verrons ailleurs comment on peut distinguer le catarrhe de ces deux dernières maladies (2).

Causes occasionelles du catarrhe muqueux aigu. La cause occasionelle la plus commune du catarrhe pul-

---

(1) Il est extrèmement rare que, dans la pneumonie, on n'entende plus aucun bruit de respiration ; elle devient seulement *bronchique*, au lieu d'être *vésiculaire*. ANDRAL.

(2) La suspension partielle du bruit respiratoire dans le catarrhe pulmonaire est toujours momentanée. Il est rare qu'en auscultant le même point pendant une minute ou deux, on n'entende pas une respiration faible ou presque nulle

monaire est l'impression subite ou prolongée du froid lorsque le corps est échauffé : cependant le passage un peu brusque d'une température froide à une température plus douce produit, surtout au commencement du printemps, un grand nombre de rhumes (1). Cette influence des variations de température est beaucoup plus marquée chez les personnes amollies par une vie sédentaire et par l'habitude de toutes les commodités que donne l'aisance ; et on les voit s'enrhumer au coin de leur feu, et dans leur lit, beaucoup plus souvent

devenir tout-à-coup puérile, et *vice versâ*. Il en est de même du râle : il se déplace et change de nature à chaque instant ; il devient tour à tour sonore, sibilant ou muqueux ; et quand ce dernier domine, on sent distinctement le nombre et le volume de ses bulles augmenter ou diminuer. C'est à cette variabilité des phénomènes fournis par l'auscultation qu'on reconnaît sur-le-champ le catarrhe.   M. L.

(1) Il est au moins douteux que les catarrhes pulmonaires, qui sont si fréquens vers la fin de chaque hiver, soient le simple résultat du passage d'une température plus basse à une température plus élevée : à cette époque aussi on voit se multiplier les pneumonies, et les hémoptysies reparaissent également alors avec plus de facilité chez ceux qui en ont été atteints. Tous ces effets me paraissent encore dépendre de l'influence du froid ; contre lequel on prend, en général au printemps, moins de précaution, parce qu'il devient moins vif, et qu'il n'est plus continu. C'est l'habitude où l'on est de quitter trop tôt les vêtemens d'hiver, qui cause, à la fin de cette dernière saison, ce grand nombre d'affections de poitrine qu'on observe alors ; elles deviennent surtout très communes dans les années où les variations de température sont considérables.

ANDRAL.

que ne le font les ouvriers qui travaillent en plein air (1).

L'inspiration des vapeurs âcres, et particulièrement de celles du chlore, du vinaigre et des autres acides, détermine quelquefois un catarrhe pulmonaire; mais il est à remarquer que ces catarrhes produits par une irritation directe de la membrane muqueuse pulmonaire sont ordinairement légers, et d'une durée beaucoup plus courte que les autres.

Traitement du catarrhe pulmonaire aigu. Quoique le catarrhe pulmonaire aigu dépende d'une inflammation de la membrane muqueuse pulmonaire, la saignée est rarement utile dans cette affection, si ce n'est chez les sujets très robustes, et dans les cas où la violence

---

(1) Ce n'est pas sans quelque réserve qu'il faut accepter une semblable assertion. Sans doute l'habitude d'une vie trop renfermée, ou passée presque exclusivement pendant l'hiver au coin du feu, comme dit Laënnec, rend bien plus susceptibles de contracter des affections de poitrine, ceux qui, vivant ainsi, s'exposent ensuite, sans les précautions convenables, à l'impression du froid. Sans doute l'homme qui passe une partie de ses journées au milieu d'une atmosphère échauffée par des foyers ardens, ne pourrait pas impunément parcourir les rues aussi légèrement vêtu que le sont la plupart de nos ouvriers. Mais d'un autre côté on n'a pas dressé de table comparative de la fréquence des catarrhes pulmonaires dans les différentes classes de la société, et je suis très porté à penser qu'ils sont au moins aussi communs parmi les pauvres que parmi les riches. Quant aux pneumonies aiguës, elles frappent certainement en plus grand nombre, chaque année, les premiers que les seconds. ANDRAL.

de la congestion sanguine peut faire craindre qu'une péripneumonie ne vienne se joindre au catarrhe, ainsi que dans ceux où les crachats contiennent une certaine quantité de sang. Hors de là, les bons praticiens ont toujours rejeté la saignée : elle rend la marche de la maladie plus longue, diminue et arrête même quelquefois l'expectoration. Les sangsues ont les avantages et les inconvéniens de la saignée, mais à un moindre degré. Les ventouses scarifiées sont, en général, plus utiles. En les multipliant sur les parois thoraciques, et en tirant peu de sang à la fois, et surtout en les laissant appliquées assez longtemps pour que la tuméfaction qu'elles déterminent ne s'affaisse pas trop promptement, on obtient souvent, dans les cas graves, une diminution notable de l'oppression et des autres symptômes nés de la congestion de la muqueuse bronchique.

Les vésicatoires sont moins souvent utiles ; ils nuisent même quelquefois, et augmentent la fièvre et la congestion bronchique, lorsqu'on les applique dans la période aiguë de la maladie, surtout sur la poitrine. Mais quand le catarrhe a duré un certain temps, et qu'on a lieu de craindre qu'il ne tende à devenir chronique, ou qu'il ne soit *greffé* sur une affection tuberculeuse encore latente, un vésicatoire au bras peut être utile, en entretenant la suppuration pendant un certain temps. Chez les femmes, il est, en général, préférable de l'appliquer à la cuisse, à cause de la disposition qu'ont les règles à se supprimer dans de semblables circonstances.

Il est peu de médicamens dont on ait fait plus d'usage que des vomitifs, dans le catarrhe pulmonaire. L'ipécacuanha et l'émétique (tartrate d'antimoine et de potasse) surtout sont très communément employés, et de diverses manières : on les donne soit à doses suffisantes pour exciter le vomissement, soit à une dose plus faible, et même telle qui n'en résulte aucun effet immédiat apercevable. On se propose, en général, par cette dernière méthode, ou de favoriser l'expectoration, ou de déterminer quelque tendance à la moiteur. Il est certain que le vomissement est souvent utile au début du catarrhe pulmonaire, à moins qu'une inflammation réelle de l'estomac ne le contre-indique ; et qu'il devient nécessaire lorsque le catarrhe est compliqué d'une affection bilieuse, ce qui arrive presque toujours dans les temps où règnent de semblables affections. Il est également d'observation que le vomissement est ordinairement suivi d'une tendance à la moiteur, et même d'une expectoration plus facile. Quant aux vomitifs donnés comme *incisifs*, c'est-à-dire à dose faible, et aux préparations simplement nauséabondes qu'on leur substitue quelquefois, telles que l'oxymel scillitique, le kermès minéral (oxyde d'antimoine hydro-sulfuré brun) et le soufre doré d'antimoine (oxyde d'antimoine hydro-sulfuré orangé), leur effet thérapeutique est plus rarement bien marqué (1).

L'efficacité des vomitifs est beaucoup plus grande chez les enfans, qui supportent, en général, beaucoup mieux que l'adulte ce genre de médicamens. On peut

---

(1) Il en est de même des laxatifs, et en particulier de la manne, dont l'usage est presque populaire, et qui modifie bien rarement d'une manière notable la marche de la maladie.

M. L.

les répéter sans inconvéniens, chez eux, tous les deux jours et même tous les jours pendant une semaine et plus, s'il est nécessaire. C'est le meilleur moyen d'empêcher les rhumes qui surviennent dans la première enfance de prendre le caractère de la coqueluche.

On donne communément dans tout le cours d'un catarrhe pulmonaire des boissons adoucissantes variées, dont le sucre, la gomme, et l'infusion des plantes les plus inertes font la base. La plupart des rhumes étant des affections peu graves, on n'emploie, dans le plus grand nombre des cas, aucun autre traitement, ou plutôt on n'en emploie aucun; car ces substances, alimentaires plutôt que médicamenteuses, ne sont au fond qu'un moyen d'expectation, vérité sentie du peuple même, et exprimée par le proverbe qui dit *qu'un rhume bien pansé dure quarante jours, et un rhume négligé six semaines.* C'est peut-être accorder trop encore à ce genre de traitement ; mais le plus souvent la maladie est trop peu grave pour en demander un plus efficace.

Il est une autre méthode également populaire et connue de temps immémorial, quoique les médecins s'en soient peu occupés, peut-être à cause des inconvéniens qu'elle semble devoir faire craindre, c'est l'usage des spiritueux. Le vin chaud, l'eau-de-vie brûlée, le punch, sont les moyens communément employés. Ce traitement est tout-à-fait héroïque dans un grand nombre de cas. On voit souvent un rhume, qui paraissait devoir être fort intense, arrêté ainsi tout-à-coup dans l'espace d'une seule nuit. La crainte de changer le rhume en péripneumonie est sans doute ce qui empêche les praticiens de faire un usage habituel de cette méthode. J'avoue que j'ai eu moi-même autrefois cette crainte; mais je n'ai rien vu qui puisse la justifier: et, en conséquence, j'emploie aujourd'hui les spiritueux toutes les fois qu'il n'existe pas de contre-indications évidentes, comme serait une inflammation bien marquée de l'estomac ou des intestins, une constitution éminemment sanguine, ou trop irritable par les boissons alcooliques, ou une affection catarrhale assez violente pour faire craindre qu'ils n'amènent la péripneumonie ou le croup.

Je fais prendre communément au malade, au moment où il se couche, une once ou une once et demie de bonne eau-de-vie, étendue dans le double d'une infusion très chaude de violette, édulcorée avec suffisante quantité de sirop de guimauve.

L'administration de ce médicament est ordinairement suivie, vers le matin, d'une sueur assez abondante; mais souvent le rhume est guéri dès le premier jour sans que la sueur ait lieu. S'il ne l'est pas entièrement, on continue plusieurs jours de suite.

C'est surtout au début des rhumes que cette méthode est héroïque : elle est beaucoup moins efficace dès que l'expectoration grasse a commencé (1).

Je ne crois pas qu'on puisse sans inconvéniens étendre

---

(1) On peut substituer l'opium à l'alcool, si l'on craint l'action enivrante de ce dernier. Une once de sirop diacode ou même de sirop d'opium du Codex, prise en une seule fois, le soir, dans une tasse de tisane bien chaude, détermine la sueur plus sûrement encore que le punch, et offre en outre l'avantage de calmer la toux et de provoquer le sommeil. Ce

1.

cette méthode , comme le fait le peuple dans certaines provinces, à la diarrhée, et même à celle qui, produite par l'impression du froid , comme le catarrhe pulmonaire , ne paraît en différer que par le lieu affecté. J'ai vu des diarrhées suivies de péritonite, de dyssenterie grave , ou d'arachnoïdite, après leur suppression par l'usage du vin chaud uni à la cannelle. Cette extension imprudente donnée à une pratique utile vient de ce que le peuple , voyant que l'occasion de la maladie a été l'impression du froid, pense pouvoir la détruire, dans tous les cas, en déterminant de la sueur. Cette théorie, au reste, n'est que celle de Van-Helmont ; et il serait facile de prouver que tous les préjugés et toutes les erreurs populaires en médecine doivent leur origine à quelques médecins dont les opinions théoriques ont été pendant quelque temps généralement admises.

ARTICLE II.

Du Catarrhe muqueux chronique.

Les caractères anatomiques du catarrhe muqueux

---

remède doit d'ailleurs, comme le punch, n'être employé qu'avec beaucoup de réserve et de précaution.

Beaucoup de médecins préfèrent à ces médications hasardeuses l'application directe des émolliens sur la partie malade, c'est-à-dire l'inspiration de la vapeur d'eau chaude. Il est certain que l'on n'a rien à craindre de ce mode de traitement, et que l'on en obtient souvent d'heureux effets, particulièrement au début du catarrhe, ou encore quand la toux reste sèche et la poitrine douloureuse.   M. L.

chronique sont à peu près les mêmes que ceux du catarrhe aigu; et, dans la plupart des cas, il ne serait même pas possible de distinguer ces deux affections sur le cadavre : seulement on peut remarquer que, dans le catarrhe chronique, la muqueuse des bronches est plus souvent d'une couleur violette, inégalement pâle ou foncée par endroits; et que, dans le catarrhe aigu, cette rougeur est plus vive, et tire sur le pourpre ou sur le brun. Ces nuances, au reste, ne peuvent être bien facilement appréciées que quand la congestion sanguine cadavérique, qui existe toujours plus ou moins dans les poumons, n'est pas très forte ou très étendue. Il n'est pas très rare, chez les vieillards surtout, et lorsque le catarrhe existe depuis un grand nombre d'années, de trouver la membrane muqueuse très pâle dans toute l'étendue des bronches (1), ou d'une

------

(1) C'est dans des cas de ce genre, moins rares que ne le croient beaucoup de médecins de nos jours, que l'expression de bronchite devient tout-à-fait impropre. Il n'y a plus ici effectivement de travail inflammatoire : s'il a existé dans le principe, il a disparu depuis longtemps. Tout ce que nous saisissons, c'est une altération dans la quantité et dans les qualités du mucus qui se sépare à la surface interne des bronches; c'est une lésion de sécrétion : or l'on émet une pure hypothèse, que détruisent un grand nombre de faits, lorsqu'on établit que toute altération de sécrétion est liée à un travail d'irritation dans la partie qui en est le siége. Ce dérangement dans le mode suivant lequel se séparent du sang les matériaux d'une sécrétion quelconque, doit être considéré comme un fait pathologique aussi indépendant de tout autre et aussi bien primitif que peut l'être l'hypérémie, et de même que celle-ci peut

couleur jaunâtre à peine mêlée de quelques nuances de rouge (1).

Le catarrhe chronique est quelquefois accompagné d'une dilatation générale ou partielle des bronches (2), affection dont nous parlerons séparément.

Les crachats, dans le catarrhe muqueux chronique, sont quelquefois tout-à-fait semblables aux crachats cuits du catarrhe aigu; mais le plus souvent ils sont moins visqueux, plus opaques, et presque puriformes.

---

entraîner à sa suite une altération de sécrétion, de même l'altération de sécrétion à son tour peut amener la production d'une hypérémie, qui n'est plus alors qu'un phénomène souvent consécutif; ces deux sortes de lésions peuvent donc être tour-à-tour cause et effet l'une de l'autre. Il n'est pas de membrane muqueuse qui ne pourrait, au besoin, nous offrir des exemples de ces flux, soit aigus, soit chroniques, qui, par les symptômes qui les accompagnent, le traitement qu'on leur oppose, et les lésions anatomiques qu'ils laissent après eux, constituent des états morbides tout-à-fait distincts et de l'état phlegmasique et de l'état hypérémique : ainsi la bronchorrhée est autre chose qu'une bronchite; de même que la gastrorrhée et l'entérorrhée, bien que pouvant se trouver plus ou moins souvent liées à une gastrite ou à une entérite, doivent cependant en être distinguées.   ANDRAL.

(1) *Voy*. Bayle, *Recherches sur la Phthisie*, obs. 49; et M. Andral, *Clinique médicale*, t. II, obs. 16.

(2) Non seulement les bronches se dilatent dans beaucoup de cas de catarrhes pulmonaires chroniques, mais elles subissent aussi, dans cette affection, un mode d'altération inverse : elles peuvent effectivement se rétrécir, et même s'oblitérer dans un certain nombre de leurs divisions, plus ou moins ténues; et pour peu que cette diminution du calibre des bronches soit

Quelquefois ils prennent une teinte grisâtre ou verdâtre sale, due au mélange d'une certaine quantité de
matière noire pulmonaire : dans cet état, il n'y a aucun
moyen de les distinguer des crachats des phthisiques.
Rarement ils sont teints de sang, et cette circonstance
n'indique ordinairement qu'une pléthore accidentelle
peu grave, ou un catarrhe aigu qui vient se greffer sur
un catarrhe chronique. Ces crachats sont ordinairement
inodores ; mais quelquefois ils deviennent plus ou moins
fétides, et prennent même l'odeur ainsi que les autres
caractères physiques du pus et de toutes ses variétés :
ainsi les uns donnent l'odeur du pus louable d'une plaie
récente ou d'un vésicatoire ; les autres l'odeur forte du
pus d'un vaste abcès ; quelquefois même ils se rapprochent de la fétidité gangréneuse. Au bout de quelque
temps, les crachats redeviennent inodores, et ils présentent ces vicissitudes plusieurs fois dans l'année chez
quelques sujets. La quantité des crachats expectorés
chaque jour est plus variable, mais presque toujours
plus considérable que dans le catarrhe aigu : il n'est pas
rare qu'elle soit portée à une où deux livres en vingt-
quatre heures. Elle augmente toutes les fois que le malade s'enrhume de nouveau ; ou plutôt, dans ce cas,
l'expectoration muqueuse moindre, plus difficile, et

---

considérable, il en résulte des symptômes autrement graves
que ceux auxquels donne lieu la dilatation de ces conduits ; il
en résulte aussi des signes stéthoscopiques tout particuliers.
Nous aurons occasion de revenir plus bas sur ce genre d'altération des bronches, que j'ai dû indiquer ici comme l'un des effets possibles du catarrhe pulmonaire.   ANDRAL.

accompagnée d'une grande quantité de sécrétion pituiteuse pendant plusieurs jours, devient ensuite plus
abondante. Dans quelques cas rares, l'expectoration
devient tout-à-coup, et ordinairement sans cause connue, tellement abondante et puriforme, qu'on pourrait
croire à la rupture d'une vomique dans les bronches.
L'erreur serait encore fortifiée par la sensation d'étouf-
fement qui précède et accompagne ordinairement cet
accident, qui n'est pourtant que le résultat d'une secré-
tion beaucoup plus abondante que de coutume, mais
qui, quand l'expectoration est difficile par défaut de
force ou autrement, constitue l'une des variétés du
catarrhe suffocant (1).

Il est beaucoup plus rare de voir survenir une hémoptysie grave chez un sujet attaqué de catarrhe chronique simple, que chez un homme sain et vigoureux (2).

Le catarrhe muqueux chronique est très commun

---

(1) On trouve un exemple remarquable de ce dernier cas
dans la *Clinique médicale* de M. Andrai, t. ii, obs. 17.

(2) Les hémoptysies considérables sont effectivement très
rares chez les individus qui n'ont autre chose qu'un simple catarrhe pulmonaire chronique. J'en ai vu, pour ma part, un si
petit nombre d'exemples, bien que j'aie porté particulièrement
mon attention sur ce point, que toutes les fois qu'un abondant
crachement de sang a lieu pendant le cours d'un rhume déjà
long, je regarde comme très probable que des tubercules
ont envahi les poumons, quelle que soit encore l'apparente
bénignité des autres symptômes. J'ai cité toutefois, dans ma
Clinique médicale, quelques cas opposés, et qui me paraissent
exceptionnels. Je rappellerai ici l'observation d'une dame âgée
de 56 ans, qui, pendant le cours d'une bronchite datant déjà

chez les vieillards, et il est même l'infirmité la plus fréquente dans la vieillesse avancée. Il n'est pas très rare
dans l'enfance, surtout à la suite de la coqueluche ; et
quelquefois alors le malade le conserve pendant toute
la suite d'une longue vie : mais il commence rarement
dans la force de l'âge. La répercussion des éruptions
cutanées aiguës ou chroniques, la suppression d'un
flux habituel, ont souvent une influence marquée sur
le développement de cette maladie, comme sur celui
de beaucoup d'autres.

*Marche et symptômes du catarrhe muqueux chro-
nique.* Cette maladie succède le plus souvent à un catarrhe aigu grave. La fièvre cesse sans que la toux et

---

de deux mois, bronchite qui, malgré un certain degré d'intensité, ne l'empêchait pas de sortir et de vaquer à ses occupations habituelles, fut prise tout-à-coup, pendant qu'elle
était à l'église, d'une hémoptysie abondante. La quantité de
sang expectorée au début de cet accident aurait pu remplir
au moins la moitié d'un verre : les jours suivans, elle continua
à cracher du sang, presque à flots ; l'hémoptysie continua ainsi
pendant une dixaine de jours, puis s'arrêta. La malade, d'une
constitution délicate, et habituellement pâle, ne fut saignée
qu'une seule fois, et une application de sangsues lui fut faite
à l'anus : on lui fit d'ailleurs garder le lit, et observer une
diète sévère pendant les premiers jours. La toux se prolongea
encore quelque temps après la disparition de l'hémoptysie,
puis elle cessa entièrement. Neuf ans se sont maintenant écou-
lés depuis l'époque où a eu lieu l'hémoptysie : non seulement
elle n'a pas reparu, ce qui n'aurait rien d'extraordinaire; mais
depuis ce temps, je n'ai jamais vu cette dame ni tousser d'une
manière un peu sérieuse, ni présenter aucune espèce d'accident du côté de la poitrine. Sa respiration, surtout, est

l'expectoration diminuent ; ou se change en une fièvre lente, qui n'est guère sensible que vers le soir, ou même dans les redoublemens du catarrhe. Le malade reprend de l'appétit et des forces ; mais il reste ordinairement plus pâle qu'avant la maladie, et perd un peu de son embonpoint. Dans l'état de repos , il n'éprouve point de gêne de la respiration ; mais il s'essouffle facilement par l'exercice. Quelquefois la maladie, après avoir duré plusieurs mois, et même un an ou deux, disparait peu à peu, et sans qu'il en reste aucune trace : cela arrive surtout chez les jeunes sujets. Plus souvent, l'expectoration et la toux diminuent et même disparaissent en été ; mais alors même le malade conserve un catarrhe sec et latent

---

très libre, et l'auscultation ne fait découvrir dans l'appareil respiratoire aucune trace de lésion.

J'ai vu aussi, comme Laënnec, des hémoptysies, graves par leur abondance, survenir chez des individus qui jusque là n'avaient présenté aucun indice de souffrance du côté des voies respiratoires, et qui en étaient saisis au milieu du plus parfait état de santé. Parmi ces individus, quelques-uns se rétablissent complétement, et rien n'indique chez eux, par la suite, l'existence d'une affection pulmonaire. Mais il n'en est pas ainsi le plus souvent ; et dans le plus grand nombre de cas, au contraire, une pareille hémoptysie, quelle que fût, jusqu'à son apparition, l'intégrité apparente de la poitrine, est le prélude d'un dépérissement qui est tantôt immédiat, et qui tantôt se fait plus ou moins longtemps attendre, et qui se lie au développement de tubercules dans les poumons. Ainsi débutent un certain nombre de phthisies pulmonaires, chez des sujets qui, avant qu'ils n'eussent craché du sang, n'avaient présenté aucun symptôme qui pût faire redouter chez eux une semblable maladie.   ANDRAL.

de l'espèce de ceux qui seront décrits plus bas. En hiver le catarrhe redevient muqueux et manifeste ; et souvent son retour est accompagné de fièvre, surtout quand l'expectoration est abondante. Après plusieurs retours semblables, le catarrhe finit par devenir habituellement muqueux : dans cet état, la plupart des malades conservent un pouls d'une fréquence médiocre, et une chaleur cutanée tout-à-fait naturelle, malgré une expectoration suffisante pour les affaiblir et les amaigrir notablement.

Dans quelques cas rares, une fièvre hectique s'établit ; l'amaigrissement, ordinairement médiocre et momentané dans cette maladie, augmente rapidement ; et la maladie se termine par la mort, après avoir présenté des symptômes tellement semblables à ceux de la phthisie pulmonaire ou tuberculeuse, qu'il a été jusqu'ici impossible de l'en distinguer autrement que par l'ouverture du cadavre (1).

La similitude la plus parfaite existe, en effet, entre ces deux maladies, sous le rapport des crachats, de l'amaigrissement, et de tous les autres symptômes. La percussion ne peut lever la difficulté, puisque, dans beaucoup de cas, la poitrine résonne parfaitement chez les phthisiques. Le stéthoscope donne des renseignemens beaucoup plus sûrs à cet égard. Si, après avoir observé le malade plusieurs fois à des heures différentes et pendant un certain temps, on ne trouve ni la pectoriloquie, ni le gargouillement de la matière tuberculeuse ramollie, ni la respiration *caverneuse* des excavations pulmo-

____

(1) *V*. Bayle, *Recherches sur la Phthisie pulmonaire*, obs. 48 et 49.

naires, ni l'absence constante de la respiration et du son, qui indique les engorgemens tuberculeux un peu étendus, on a déjà une forte présomption que la maladie n'est autre chose qu'un catarrhe chronique. Si, après avoir suivi le malade pendant un certain temps, pendant deux ou trois mois, par exemple, on obtient toujours le même résultat, cette présomption se change en certitude.

Le stéthoscope, en effet, dans le catarrhe muqueux, ne donne d'autres signes qu'un râle muqueux, quelquefois assez fort et assez abondant, mais très rarement continu, et plus rarement encore général. Assez ordinairement on entend encore bien la respiration malgré le râle, et presque jamais il n'y a suspension totale du bruit respiratoire comme dans le catharre aigu, à moins qu'il n'existe, en même temps que le catharre muqueux, un catarrhe pituiteux ou sec, accompagné d'un engorgement intense de la muqueuse bronchique.

Souvent même, dans ces catarrhes chroniques, le bruit respiratoire acquiert le caractère puéril de presque toute l'étendue du poumon ; et cependant, malgré cette respiration énergique qui, ici, ne peut être considérée comme supplémentaire, ces sujets éprouvent constamment une dyspnée qui quelquefois devient extrême même dans l'état d'immobilité, et constitue alors l'asthme humide des praticiens. Il y a par conséquent chez eux une augmentation du besoin de respirer évidente, et telle que la capacité des poumons n'y peut suffire.

Traitement du catarrhe muqueux chronique. Le traitement qu'emploient la plupart des praticiens contre

le catarrhe muqueux chronique, et surtout contre celui
des vieillards, consiste dans l'application d'un exutoire
permanent au bras ou à la cuisse, et dans l'usage de l'infusion de quelques plantes aromatiques amères, ou même
à peu près inertes, telles que l'hysope, le lierre terrestre,
le marrube, la sauge, la véronique, etc. Si l'expectoration se suspend, ils ont recours à l'oxymel scillitique,
ou au kermès à petites doses. Si la toux devient dure et
quinteuse, ils y ajoutent quelques légers parégoriques.
Ce traitement n'est au fond que l'expectation appliquée
à une maladie chronique, qui, loin de tendre naturellement à la guérison, s'aggrave, au contraire, en raison
de sa durée et des progrès de l'âge.

On doit convenir qu'il est des cas où l'ancienneté de
la maladie, l'âge et la débilité du sujet ne permettent
guère de fonder quelque espérance sur un traitement
plus actif; mais il en est beaucoup d'autres où le médecin
perd, trop facilement peut-être, la confiance dans la
possibilité du succès, et renonce trop tôt à l'usage des
moyens réellement efficaces. Parmi ces moyens, aucun
n'est plus souvent utile que les vomitifs, répétés autant
que le permettent la force du sujet et la manière dont il
les supporte. J'ai guéri par ce seul moyen des catarrhes
déjà fort anciens chez des vieillards, et surtout chez les
adultes et les enfans. J'ai fait prendre dans l'espace d'un
mois, avec un succès complet, quinze vomitifs à une
dame de quatre-vingt-cinq ans, maigre, mais qui d'ailleurs ne ressentait aucune des infirmités de la vieillesse,
si ce n'est un catarrhe muqueux qui durait depuis dix-
huit mois, et qui était tellement abondant qu'elle rendait chaque jour environ deux livres de crachats : elle a

vécu huit ans après sa guérison. Après l'emploi des vomitifs, les toniques, donnés à une dose médiocre, sont souvent utiles. Le kina et les autres amers, et les préparations ferrugineuses, enlèvent souvent les dernières traces du catarrhe, ou contribuent à le modérer beaucoup.

Les spiritueux, et particulièrement le punch, réussissent quelquefois parfaitement dans les mêmes circonstances; mais il faut en continuer l'usage beaucoup plus longtemps que dans le catarrhe aigu.

Les balsamiques atteignent assez souvent le même but, lorsque l'estomac du malade peut les supporter; mais il faut les donner à une dose plus forte qu'on ne le fait communément : le baume de Tolu, celui de Copahu, la térébenthine, doivent être donnés à la dose de 18 à 36 gouttes par jour; et quelquefois il est nécessaire de l'augmenter et de la porter au-delà. L'usage intérieur de l'eau de goudron pour boisson habituelle a quelquefois suffi pour guérir des catarrhes chroniques; il en est de même d'une atmosphère remplie des vapeurs sèches ou aqueuses du goudron que l'on fait bouillir lentement, seul ou mêlé à de l'eau, dans l'appartement du malade (1).

Lorsqu'un catarrhe aigu vient se joindre à l'affection chronique et en aggraver les symptômes, on est quel-

---

(1) On peut voir, dans la *Bibliothèque de Thérapeutique* de M. Bayle (tom. 1, pag. 391 et suiv.), plusieurs observations de catarrhes pulmonaires chroniques dans lesquels le baume de Copahu a été administré avec un succès plus ou moins prononcé.

Les médecins anglais font aussi usage en pareil cas du *col-*

quefois obligé d'avoir recours aux moyens indiqués
ci-dessus contre cette affection, et particulièrement
aux vésicatoires, aux ventouses sèches et même scarifiées, et aux autres dérivatifs ; mais, dans l'état habituel
du malade, je ne me suis jamais aperçu que les vésicatoires et les cautères permanens fussent d'aucune utilité. Dans ce cas et dans beaucoup d'autres maladies
chroniques, je suis convaincu qu'ils ne sont qu'un mal
ajouté à d'autres maux. Sans doute il serait imprudent
de les supprimer lorsqu'ils existent depuis plusieurs années ; mais je pense qu'il est de la prudence, et on
pourrait dire de l'humanité, de ne pas leur laisser acquérir sur l'économie la puissance d'un flux habituel,
quand au bout d'un certain temps leur suppuration n'a
amené aucun résultat utile.

Si la gêne de la respiration devient excessive, les
narcotiques, et particulièrement la poudre récemment
préparée de belladone ou de *datura stramonium*, donnée à la dose d'un demi-grain à un grain, sont les meilleurs moyens de la diminuer. Leur administration est
souvent suivie de la cessation subite, mais momentanée,
de la dyspnée. Si l'on explore dans ce moment la respiration à l'aide du stéthoscope, on voit qu'elle n'est ni
plus libre ni plus étendue qu'auparavant, et cependant
le malade n'éprouve plus d'oppression ; le besoin de
respirer est par conséquent diminué.

---

chique d'automne : c'est comme le baume de Copahu, un diurétique assez puissant, mais qui devient purgatif plus promptement et plus violemment que lui, et qui par conséquent ne
doit être employé qu'avec une extrême prudence.   M. L.

Si l'expectoration diminue, ou se suspend entièrement par la conversion du catarrhe muqueux en un
catarrhe sec, accident qui a lieu surtout lorsqu'il survient un nouveau rhume, la tuméfaction de la muqueuse bronchique augmente ordinairement, ce qui
produit une dyspnée plus ou moins intense. L'oxymel
scillitique, l'ipécacuanha et le kermès minéral, à petites
doses, sont alors utiles lorsque les accidens sont peu
intenses; mais lorsque la dyspnée est très marquée,
l'émétique, donné à dose vomitive, doit être employé
de préférence. Si les accidens se prolongent, on doit
recourir aux moyens qui seront indiqués à l'article du
catarrhe sec (1).

---

(1) Un nouveau mode de traitement a été appliqué dans ces
derniers temps, par mon ami M. Gannal, aux affections catarrhales chroniques : je veux parler de l'inspiration du chlore
gazeux. Faite avec les précautions indiquées par cet habile chi-
miste, cette inspiration n'a aucun des inconvéniens qu'on en
pourrait redouter au premier abord : elle n'excite point de
toux, n'augmente point la dyspnée, ne détermine aucune douleur dans la poitrine, et semble n'avoir d'autre action directe
que celle de modifier d'une manière plus ou moins marquée
l'altération de sécrétion qui fait le caractère principal du catarrhe muqueux chronique, et qu'on voit se tarir peu à peu
sous son influence. On ne peut nier cependant que le chlore
ainsi inspiré ne soit un topique irritant appliqué sur la muqueuse bronchique; et il est probable qu'il agit en substituant
un mode inflammatoire à un autre. Mais quoi qu'il en soit, c'est
un remède plus sûr et plus souvent applicable que les balsamiques, les vomitifs réitérés, les toniques et les spiritueux. Les
précautions que son emploi nécessite, et l'appareil au moyen

ARTICLE III.

Du Catarrhe pituiteux, ou de la Phlegmorrhagie pulmonaire.

J'appelle *catarrhe pituiteux* celui qui est accompagné d'une expectoration incolore, transparente, filante, spumeuse à la surface, et qui, lorsqu'on a enlevé cette écume, ressemble à du blanc d'œuf délayé dans de l'eau. Nous avons déjà vu que cette espèce d'expectoration paraît ordinairement au début des rhumes, mais en petite quantité : elle reparaît quelquefois vers la fin de la maladie. On la retrouve souvent mêlée à des crachats cuits dans les catarrhes muqueux chroniques, et particulièrement aux époques où ils reprennent un caractère aigu. Elle se manifeste quelquefois dans la période de résolution des péripneumonies ; enfin elle accompagne assez souvent l'œdème du poumon. Dans tous ces cas, le flux pituiteux pulmonaire n'a lieu que momentanément, et pour un certain nombre de jours ou de semaines seulement ; mais il en est deux autres où il affecte une marche très chronique : je désignerai le premier sous le nom de *catarrhe pituiteux idiopathique* ; le second est celui de l'existence d'un grand nombre de tubercules miliaires dans les poumons (1).

---

duquel on doit l'administrer, seront exposés au chapitre de la phthisie pulmonaire, parce que c'est contre cette dernière maladie que M. Gannal l'avait d'abord proposé.   M. L.

(1) Voici un exemple des contradictions dont j'ai parlé plus haut (p. 154). Le catarrhe pituiteux idiopathique est ici pré-

Catarrhe pituiteux idiopathique. Les caractères anatomiques de cette affection sont un gonflement médiocre de la membrane muqueuse pulmonaire, qui semble légèrement ramollie et ne présente que peu de rougeur, et seulement çà et là. Sous ces rapports, l'affection dont il s'agit semble être sur la limite qui sépare les congestions séreuses des congestions sanguines, et appartenir plutôt aux premières qu'aux dernières.

Les signes de cette affection sont les suivans : l'expectoration présente les caractères décrits ci-dessus : la poitrine est parfaitement sonore, le bruit respiratoire dans les quintes de toux est plus faible que dans leurs intervalles, mais il est rarement complétement suspendu dans quelques points ; il est accompagné, ainsi que la toux, d'un râle sonore, grave ou sibilant, qui imite tantôt le chant des oiseaux, tantôt celui d'une corde de violoncelle que l'on frotte légèrement avec l'archet, quelquefois le roucoulement de la tourterelle. Souvent même un râle muqueux se joint au précédent ; mais on sent que ses bulles sont formées par un liquide moins consistant que la mucosité des crachats cuits. Dans les

---

senté comme affectant toujours une marche *très chronique ;* et à la page suivante on va vous dire qu'il peut être *aigu,* et tellement aigu qu'il forme une des variétés les plus graves du catarrhe suffoquant. Je crois qu'il faut s'en tenir à la première version, et ne voir dans le *catarrhe pituiteux idiopathique aigu* qu'un catarrhe aigu ordinaire dans lequel la totalité ou une très grande partie de la muqueuse bronchique est enflammée, et qui se termine avant que la sécrétion de cette membrane ait eu le temps de prendre la consistance et la couleur des crachats muqueux.   M. L.

intervalles des attaques, ces diverses espèces de râles existent encore souvent, mais à un bien moindre degré : quelquefois même on entend seulement un sifflement sourd et très léger qui semble se prolonger dans toute l'étendue des bronches, au lieu des sifflemens locaux et aigus qui constituent le râle sibilant. Cette nuance du phénomène peut être exprimée par le nom de *respiration subsibilante*. Le bruit respiratoire est plus énergique que pendant les quintes, quelquefois même il est presque puéril. Si l'affection, déjà ancienne, a produit un certain degré de dilatation des bronches, le bruit respiratoire prend plus ou moins le caractère de la respiration bronchique. Dans tous les cas, il est toujours plus faible dans quelques points, mais qui varient d'un jour à l'autre.

Le catarrhe pituiteux idiopathique peut être aigu ou chronique.

Le *catarrhe pituiteux idiopathique aigu* constitue une des variétés les plus graves du catarrhe suffocant. Il est caractérisé par une oppression extrême, accompagnée d'une expectoration pituiteuse abondante. La maladie débute quelquefois comme un simple rhume ; mais au bout de peu d'heures ou même de quelques minutes, la violence de la toux, l'intensité de la dyspnée, l'état d'angoisse extrême dans lequel se trouve le malade, et souvent la lividité de la face, les signes de congestion cérébrale, le désordre de la circulation, le refroidissement des extrémités, ne permettent pas de méconnaître la gravité de la maladie. Chez les enfans, on la prend quelquefois pour le croup. J'ai assisté, il y a quelques mois, à l'ouverture du corps d'un enfant qu'on disait mort de cette dernière maladie. Les bronches ne conte-

naient autre chose qu'une sérosité un peu filante et à
peine spumeuse, qui les remplissait presque en entier (1).
Leur membrane interne présentait à peine çà et là quelques légères rougeurs.

Les signes stéthoscopiques de cette affection sont les
rhonchus variés que nous avons déjà décrits.

Quelquefois on entend, en outre, un rhonchus crépitant plus ou moins marqué, parce qu'un certain degré
d'œdème du poumon se joint à l'afflux séreux dans les
bronches ; la poitrine reste parfaitement sonore. Cet
accident, quelque grave qu'il soit, n'est ordinairement
que passager. Chez quelques sujets cependant il se reproduit au bout d'un certain temps, et revient ensuite
de temps à autre. Robert Brée rapporte un cas remarquable de ce genre. Une femme, jusque là bien portante,

---

(1) Des cas semblables à ceux dont parle ici Laënnec ont été
plus d'une fois observés, et plus souvent dans l'enfance qu'à
aucun autre âge. J'ai vu récemment, chez un adulte, une rougeole se terminer ainsi inopinément d'une manière fâcheuse :
la maladie avait marché comme de coutume jusqu'au commencement du troisième jour de l'éruption ; la toux était ce
qu'elle est dans les cas ordinaires de rougeole ; il n'y avait pas
d'oppression remarquable, lorsque tout-à-coup il survint une
effroyable dyspnée qui, vingt-sept heures après son apparition,
fut suivie de la mort. Dès qu'elle se montra, on entendit dans
tous les points de la poitrine un râle sibilant des plus prononcés, auquel se mêlait en quelques endroits une crépitation
légère. L'ouverture du cadavre ne montra d'autre lésion qu'une
vive rougeur de la surface interne des bronches ; et, à leur
intérieur, un liquide spumeux, incolore, et qui filait comme
du blanc d'œuf.   ANDRAL.

est prise tout-à-coup d'une oppression avec anxiété extrême, et d'une toux peu forte mais continue, qui lui fait rendre une énorme quantité de sérum écumeux. Au bout de quelques heures l'accident cesse. Six mois après, nouvel accès beaucoup plus violent, invasion subite après un sommeil tranquille, suffocation imminente, perte de connaissance, lividité de la face, refroidissement des extrémités, pouls insensible, toux violente et convulsive, pendant laquelle la malade rendit quatre pintes de sérum écumeux légèrement teint de sang (1).

Ces phlegmorrhagies passagères semblent pouvoir être regardées comme le résultat d'un mouvement critique par lequel la nature cherche à se débarrasser d'une cause morbifique saisissable ou non par nos sens. Ainsi l'on voit de temps en temps des accidens de ce genre, et plus souvent encore des vomissemens séreux ou des flux de ventre de même nature, faire disparaître en quelques jours, ou même en peu d'heures, une leuco-phlegmatie, une ascite, ou un épanchement dans les plèvres.

Le traitement qui convient dans les phlegmorrhagies pulmonaires aiguës est celui que nous indiquerons en parlant des catarrhes suffocans.

Le *catarrhe pituiteux idiopathique chronique* n'attaque guère que les vieillards ou les adultes déjà sur le retour, et particulièrement ceux qui sont d'un tempérament lymphatique, ou dont la constitution a été débilitée par des excès de tout genre, ou par une vie trop

____

(1) *Recherches sur les désordres de la Respiration*, trad. de l'anglais par Ducamp.

sédentaire. Les récidives fréquentes des catarrhes muqueux aigus prédisposent évidemment à cette affection. Elle n'est pas rare chez les goutteux qui avancent en âge, et chez lesquels la maladie a perdu sa forme régulière et semble devenue moins intense.

Le catarrhe pituiteux chronique a rarement une invasion brusque, et ne succède guère à la phlegmorrhagie aiguë que nous venons de décrire. Il s'établit ordinairement peu à peu à la suite de plusieurs attaques de catarrhes aigus, secs ou muqueux. Lorsque l'expectoration pituiteuse est bien établie, elle devient le plus souvent intermittente, et d'une manière à peu près régulière. Il y a ordinairement deux attaques de toux et d'expectoration dans les vingt-quatre heures, l'une au moment du réveil, et l'autre vers le soir. Chez quelques malades, au contraire, l'attaque a lieu immédiatement après les repas. La quantité de pituite expectorée est toujours assez considérable. J'ai vu quelques malades en rendre de deux à trois livres dans chaque accès, dont la durée n'était cependant que d'environ une heure ou deux. C'est sans doute cette éruption subite et momentanée qui a porté Junker et Salmuth à donner à des flux semblables, qui se font quelquefois par les narines, le nom de *phlegmatorrhagie*, nom que M. Alard a dernièrement étendu aux flux analogues qui se font par les muqueuses gastrique, intestinal, utérine, etc. (1). Je préfère à ce mot celui de *phlegmorrhagie*, comme plus euphonique et plus conforme à l'analogie (2).

---

(1) *Du Siége et de la Nature des Mal.*, t. ii, p. 453 et suiv.

(2) Ce mot vient de φλέγμα, ατος, et du verbe ῥήγνυμι, *je*

Pendant l'attaque, il y a toujours une dyspnée qui diminue ou cesse avec elle.

Lorsque la maladie a duré un certain temps, le teint du malade devient d'une pâleur blafarde ; il maigrit ; mais cette maigreur s'arrête à un certain degré, et n'arrive jamais jusqu'au marasme. Sa constitution devient évidemment plus lymphatique qu'elle ne l'était ; son sang devient plus ténu, et lorsque quelque circonstance oblige à en tirer, il ne forme qu'un caillot peu consistant. Cependant le malade conserve encore assez de force pour pouvoir se livrer à beaucoup d'occupations, et son état est seulement celui d'un valétudinaire. Cet état persiste souvent ainsi pendant un grand nombre d'années, mais à mesure que la vieillesse avance, les quintes sont plus longues et plus rapprochées ; la dyspnée devient habituelle, et arrive enfin au degré que les praticiens désignent sous le nom d'*asthme*. L'œdème du poumon, ou la suffocation déterminée par l'impossibilité d'expectorer, sont alors les terminaisons les plus ordinaires de la maladie (1).

---

romps, je fais éruption. Or, dans les auteurs les plus anciens, les noms en $\mu\alpha$, dont le génitif est en $\alpha\tau\sigma\varsigma$, n'entrent point en composition par le génitif ; mais bien en changeant leurs dernières lettres en σ : ainsi l'on dit *hémorrhagie*, et non pas *hématorrhagie*. Le peu de mots composés comme *phlegmatorrhagie*, que l'on trouve dans les dictionnaires, sont presque tous évidemment d'une mauvaise époque ; et, parmi eux, je ne connais guère que le mot *onomatopée* qui soit usité.

(Note de l'auteur.)

(1) J'ai cité, dans ma Clinique médicale, plusieurs faits qui confirment pleinement les principales idées émises par Laënnec

C'est une chose fort remarquable que l'énorme déperdition journalière qui peut avoir lieu par des flux pituiteux, et le nombre d'années qu'ils peuvent durer sans que le malade succombe. M. Alard a réuni plusieurs faits intéressans de ce genre. Je connais moi-même, à Paris, deux vieillards qui ont joué l'un et l'autre un grand rôle sur la scène politique, et qui sont sujets à des flux abondans de cette espèce. L'un deux, plus que septuagénaire, expectore, depuis dix à douze ans, tous les jours, dans deux accès phlegmorrhagiques, environ quatre livres d'un liquide incolore, filant

---

dans ce chapitre. Nul doute qu'il n'existe une variété d'asthme, dont la cause soit un état de tuméfaction habituelle de la membrane muqueuse des bronches d'un petit calibre. Les individus qui en sont atteints ont, dans le cours ordinaire de leur vie, la respiration plus ou moins courte ; ils sont presque constamment enrhumés ; et, en auscultant leur poitrine, on trouve, dans presque tous les points où l'on applique l'oreille, différentes espèces de râles ou secs ou humides. Plusieurs de ces individus toussent à peine dans le cours de la journée, mais le matin ils se réveillent avec un sentiment d'oppression qui ne se dissipe, ou qui au moins ne diminue, que lorsqu'ils ont expectoré une quantité plus ou moins grande de mucosités, le plus ordinairement transparente, incolore et filante comme du blanc d'œuf, mais quelquefois aussi opaques, de couleur jaunâtre ou verdâtre, et d'aspect presque puriforme. Cependant d'habitude ces individus ne sont pas considérés comme malades, et eux-mêmes ne se regardent pas comme tels ; mais de temps en temps, et à l'occasion d'un rhume qu'ils ont contracté sous l'influence d'un refroidissement ou de toute autre cause, leur respiration devient tout-à-coup beaucoup plus gênée, et ils ont ce qu'on appelle un accès d'asthme : cet

et spumeux. L'autre rend tous les matins, par des vomissemens faciles, et qui se répètent à de courts intervalles pendant quelques heures, de trois à six livres
d'un liquide tout-à-fait semblable à du blanc d'œuf
mêlé à un tiers d'eau : quoique âgé de plus de soixante
ans, il se porte assez bien, et peut encore se promener
à pied pendant plusieurs heures.

Cependant quelques sujets meurent d'épuisement au
bout d'un temps beaucoup plus court, et par des flux
pituiteux beaucoup moins abondans. On trouve, dans la

---

accès dure plus ou moins longtemps, puis il reviennent à leur
état habituel. Pendant l'accès, on n'entend plus nulle part
dans la poitrine la respiration vésiculaire; partout elle est
remplacée par un râle ou ronflant ou surtout sibilant. Vers le
déclin, ce râle change ordinairement de caractère; et il se
transforme peu à peu, d'abord en râle sous-crépitant, puis en
râle muqueux : il est toutefois des individus chez lesquels le
râle sec ne fait que diminuer d'étendue et d'intensité, sans être
jamais remplacé par du râle humide.

L'état morbide des bronches que je viens d'indiquer est
donc un état morbide continu, avec exaspérations plus ou moins
rapprochées les unes des autres. Mais on rencontre aussi des
cas dans lesquels la maladie est complétement intermittente.
Dans ces cas, la respiration ne présente habituellement aucune
gêne : l'auscultation de la poitrine fait entendre partout une
respiration pure et profonde, ce qui distingue de semblables
cas de ceux où la dyspnée est liée à un emphysème pulmonaire. Mais de temps en temps, avec ou sans cause connue,
une grande et subite difficulté de respirer saisit l'individu.
Dès qu'elle se manifeste, on entend dans la poitrine les divers
râles précédemment indiqués : leur intensité et leur étendue
font connaître de la manière la plus positive les diverses phases de

Clinique médicale de M. Andral (t. 11, obs. 14 et 16), deux cas de ce genre : l'un est celui d'un vieillard qui fut emporté au bout de cinq mois par une expectoration pituiteuse d'environ deux livres chaque jour ; l'autre est celui d'un homme de quarante-cinq ans, qui mourut dans un grand degré d'épuisement et d'émaciation après avoir expectoré chaque jour, pendant trois ans, environ trois livres d'un liquide semblable. Chez ce dernier, les bronches étaient extrêmement pâles. On ne trouva ni chez l'un ni chez l'autre aucune autre cause

---

la fluxion bronchique, ses différentes périodes d'accroissement et de décroissement. Elle se termine enfin dans un espace de temps qui varie depuis 48 heures jusqu'à 15 jours, et tout revient à l'état le plus normal. Toutefois, à mesure que de semblables attaques reviennent et se rapprochent, on doit craindre que, dans leurs intervalles, la membrane muqueuse des bronches cesse de se débarrasser complétement, et qu'elle reste plus ou moins tuméfiée ; et à la longue un état de dyspnée habituelle peut ainsi survenir : les progrès de l'âge amènent souvent ce résultat. Au lieu de tendre à se rapprocher sans cesse, les retours de la fluxion bronchique peuvent, au contraire, s'éloigner, et enfin ne plus avoir lieu. J'ai longtemps donné des soins à un jeune garçon actuellement âgé de 15 à 16 ans, qui dès sa plus tendre enfance avait commencé à éprouver de très fréquentes récidives de cette fluxion bronchique : deux ou trois mois ne se passaient pas, sans qu'il n'en fut atteint. Jusqu'à l'âge de douze ans environ, la fréquence des attaques resta la même : la moindre exposition à une variation quelconque de température les ramenait avec une étonnante facilité. D'après mon avis, on tint pendant tout un hiver le jeune malade exactement renfermé dans un appartement qui fut toujours maintenu à une température douce et

de maladie ou de mort : tant il est vrai qu'outre les lumières, très grandes sans doute, que peut donner l'anatomie pathologique sur ces causes, il en faut chercher d'un autre ordre.

Il est assez rare de rencontrer des phlegmorrhagies idiopathiques et chroniques aussi caractérisées que celles que nous venons de décrire ; mais cette affection se rencontre souvent à un haut degré de développement lorsqu'un grand nombre de tubercules miliaires se sont développés à la fois dans les poumons, et restent

---

uniforme. Dans les premiers temps de cette réclusion, plusieurs violentes attaques de dyspnée eurent encore lieu, puis elles s'éloignèrent ; et pendant les trois années suivantes, je les vis peu à peu diminuer de fréquence et d'intensité, et enfin disparaître. Aujourd'hui il y a plus d'un an qu'elles ne sont revenues, et ce jeune homme est plein de force et de santé : il n'offre surtout aucun indice d'une affection quelconque de la poitrine. En cas semblables, j'ai coutume d'employer d'abord une large saignée ; puis j'arrive immédiatement à l'emploi combiné des vésicatoires sur la poitrine, et d'un ou deux purgatifs assez actifs pour procurer sept à huit selles en 24 heures : j'administre vers la fin de la crise le kermès ou l'oxyde blanc d'antimoine.

Bien que, dans la plupart des cas, ces attaques de dyspnée n'entraînent aucun danger immédiat, elles peuvent cependant devenir quelquefois assez violentes pour amener la mort : j'en ai vu cette année même un exemple, chez un homme de cinquante cinq à soixante ans, qui y était depuis longtemps sujet. L'ouverture du cadavre ne montra ni affection du cœur ou des gros vaisseaux, ni emphysème pulmonaire ; la membrane muqueuse des bronches était seulement très rouge, et recouverte, en beaucoup de points, d'un mucus tenace et visqueux.

ANDRAL.

longtemps en cet état. Bayle a même regardé les flux pituiteux pectoraux abondans et habituels comme le signe pathognomonique de cette forme de la phthisie pulmonaire (*Recherches sur la Phthisie pulmonaire,* pag. 27); mais, dans ce cas, les quintes de toux sont moins régulières, et l'on peut d'ailleurs souvent le distinguer du précédent par les signes qui indiquent l'existence de tubercules crus dans les poumons, et qui seront exposés plus bas.

Traitement du catarrhe pituiteux. Le catarrhe pituiteux idiopathique peut être regardé comme le plus rebelle à toute espèce de traitement, lorsque, par sa longue durée, il a acquis sur la muqueuse pulmonaire et sur l'économie la puissance de l'habitude. En conséquence, lorsqu'un catarrhe muqueux ou sec est accompagné d'une expectoration phlegmorrhagique qui se fait ordinairement sur d'autres points de la muqueuse pulmonaire, on doit s'attacher à la combattre jusqu'à ce qu'il n'en existe plus de traces. Les moyens indiqués contre le catarrhe muqueux chronique, et particulièrement les vomitifs répétés, sont souvent utiles dans ces circonstances; les balsamiques le sont moins, et ne doivent être employés que lorsque la maladie a déjà pris un caractère chronique. Les vésicatoires appliqués sur le thorax, et ensuite sur les extrémités, sont plus utiles dans ce cas que dans le catarrhe muqueux. Il en est de même de l'opium donné à petites doses fréquemment répétées (1).

____

(1) Le catarrhe pituiteux chronique semble par son opiniâtreté demander plus que tout autre une médication topique.

ARTICLE IV.

Du Catarrhe sec.

L'expression de *catarrhe sec* renferme une contradiction si l'on a égard à l'étymologie, puisque le mot
catarrhe indique un écoulement; mais ce nom n'indiquant plus chez les modernes qu'une forme particulière
de l'inflammation dans les membranes muqueuses, je
n'en emploierai pas un autre pour désigner les inflammations des bronches qui existent sans expectoration,
ou avec une expectoration très peu abondante (1).

Le catarrhe sec est une affection extrêmement commune à l'état chronique; on l'observe à l'état aigu, au
début des rhumes et vers leur fin; mais presque toujours, dans ce dernier cas, il est accompagné d'un catarrhe pituiteux, qui paraît avoir son siége sur d'autres

---

C'est encore un de ces cas dans lesquels les aspirations de chlore
peuvent être vraiment utiles. Je les ai tentées une fois avec
assez de succès pour y revenir toutes les fois que le catarrhe
pituiteux ne me paraîtra point entretenu par des tubercules.

M. L.

(1) Ce petit préambule était nécessaire; mais il ne justifie
pas l'association de deux mots essentiellement contradictoires.
Cet article est, au reste, l'un des plus intéressans de l'ouvrage.
Réuni au chapitre de l'emphysème des poumons et à celui des
dyspnées nerveuses, il jette, ainsi que le dit le traducteur
anglais, plus de lumières sur la véritable nature de l'asthme
qu'on n'en trouve dans les volumineux écrits publiés sur cette
maladie. M. L.

points de la membrane muqueuse pulmonaire. Souvent encore il existe, tout-à-fait latent, dans le cours des fièvres continues.

Le catarrhe sec chronique est le plus souvent une affection idiopathique. Il est commun chez les goutteux, les hypochondriaques, les dartreux surtout, et les sujets dont la constitution a été détériorée par des excès quelconques. Il existe souvent à un léger degré chez des sujets d'ailleurs sains et mêmes robustes. Presque tous les habitans des côtes maritimes et froides, ceux des vallées humides, en sont perpétuellement attaqués à un degré quelconque ; et dans les parties les plus sèches même de la France, la moitié au moins des adultes les mieux portans présentent, sous le stéthoscope, les traces d'un léger engorgement habituel dans quelques parties de la muqueuse bronchique (1).

Caractères anatomiques du catarrhe sec. Les caractères anatomiques de cette affection sont un gonflement avec rougeur obscure ou violette de la membrane interne des bronches. Ce gonflement est surtout remarquable dans les petits rameaux, qui en sont quelquefois presque entièrement obstrués. Lorsqu'ils ne le sont pas complétement, ils sont souvent bouchés par une matière très visqueuse, de consistance d'empois ou un peu plus forte, disposée en globules de la grosseur d'un grain de chenevis ou de millet. Ces globules, qui ne sont jamais mêlés d'air, sont demi transparens, et ont une teinte gris-de-perle, due sans doute au mélange

---

(1) Je suis fort porté à penser qu'il y a dans cette assertion un peu d'exagération.　　　　　ANDRAL.

d'une petite quantité de matière noire pulmonaire, qui s'y trouve même quelquefois en plus grande abondance, et sous la forme de petits points noirs. Ces crachats, qu'un grand nombre de personnes qui ne se croient point enrhumées rendent tous les matins en petite quantité, ont été désignés par Fourcroy sous le nom de *mucus bronchique* : je les nommerai *crachats perlés* (*sputa margaritacea*), pour les distinguer de l'expectoration muqueuse et pituiteuse.

Quelquefois une portion d'une bronche un peu volumineuse présente, dans l'étendue de quelques lignes, un gonflement de sa membrane interne qui obstrue presque complétement le passage de l'air, la même membrane étant d'ailleurs beaucoup moins tuméfiée dans les ramifications de cette bronche : M. Andral a publié deux exemples de cette variété du catarrhe sec. Mais il est beaucoup plus commun de trouver, comme nous l'avons dit, l'engorgement de la membrane muqueuse bronchique plus intense dans les petits rameaux que dans les troncs dont ils partent. Dans l'un des cas rapportés par M. Andral, le tronc bronchique d'un poumon était tellement rétréci par le gonflement de sa muqueuse, que l'air pouvait à peine y pénétrer ; dans l'autre, les troisième et quatrième divisions bronchiques étaient rétrécies par la même cause ; les divisions plus petites reprenaient leur calibre naturel, et quelques unes d'entre elles se rétrécissaient de nouveau un peu plus loin (1).

L'affection est ordinairement d'autant plus étendue

____

(1) *Clinique médicale*, t. ii, obs. 2 et 3.

qu'elle est plus ancienne : cependant on voit des enfans en bas âge dont toute la muqueuse pulmonaire est ainsi affectée. Lorsque le catarrhe sec est universel ou même très étendu, il finit toujours par déterminer l'emphysème du poumon.

Signes du catarrhe sec. Les signes pathognomoniques du catarrhe sec sont une sonoréité parfaite de la poitrine, et un bruit respiratoire nul ou presque nul dans les points actuellement affectés. Ces points varient souvent, surtout lorsque le catarrhe est universel; et souvent les parties où, à la première exploration, on avait trouvé l'absence la plus complète de la respiration, deviennent, au bout de quelques heures, celles où on l'entend le mieux, tandis qu'elle n'existe plus dans celles où on l'avait d'abord entendue. Ces variations s'expliquent par celles de l'engorgement de la muqueuse bronchique, qui peut être plus fort tantôt dans un point, tantôt dans un autre, et par la sécrétion et l'expectoration des crachats perlés (1).

Si l'engorgement des petits rameaux bronchiques

---

(1) Rien de plus remarquable sans doute que les variations journalières que présentent, dans l'intensité de leur bruit respiratoire, certains individus atteints de l'affection que décrit ici Laënnec : un jour on trouve ce bruit presque nul, et le lendemain il a repris un certain degré de force. Ces variations, qui sont en rapport avec les différens degrés d'engorgement de la membrane muqueuse bronchique, peuvent servir à distinguer l'asthme qui est simplement dû à un pareil engorgement, d'avec celui qui résulte d'un emphysème pulmonaire. Dans ce dernier cas, la faiblesse ou même l'absence du bruit respiratoire dans une étendue plus ou moins grande ne varie

n'est pas porté à un très haut degré, la respiration s'entend encore, mais d'une manière beaucoup plus faible que la résonnance des parois thoraciques ne devrait le faire présumer. On entend dans les points correspondant à la partie affectée un léger râle sibilant, ou un cliquetis analogue à celui d'une petite soupape. Ce dernier bruit est rare, et ne se faire guère entendre que

---

pas ainsi ; ce phénomène se montre toujours le même, ou bien il va graduellement en augmentant.

Un engorgement considérable de la membrane muqueuse du larynx peut apporter, à l'entrée de l'air dans cet organe, un obstacle assez considérable pour qu'on arrive à ne plus entendre dans toute l'étendue des poumons qu'une respiration vésiculaire très faible, ou même nulle en un certain nombre de points : si en même temps la sonoréité des parois thoraciques est assez considérable, comme cela a lieu chez les sujets maigres, on pourra croire à l'existence d'un emphysème pulmonaire déjà très avancé, et cependant il n'en sera rien. Tel était le cas d'une femme entrée cette année (1836) dans mes salles avec une laryngite chronique. Chez cette malade, l'air ne passait plus qu'avec beaucoup de difficulté à travers la glotte, et à peine pouvait-on distinguer le bruit d'expansion pulmonaire : la suffocation devenait de jour en jour tellement imminente que je me décidai à faire pratiquer chez elle la trachéotomie : à peine cette opération eut-elle été exécutée, que la dyspnée diminua ; les jours suivans un mieux sensible s'établit promptement, et le bruit respiratoire, tellement faible avant l'opération, que j'avais soupçonné l'existence d'un emphysème pulmonaire, reparut dans tous les points du thorax avec son degré ordinaire d'intensité. Je me réserve de publier ailleurs avec tous ses détails, cette observation intéressante sous bien des rapports.

ANDRAL.

dans les inspirations profondes qui précèdent ou suivent la toux : à la nature de ce bruit, on juge aisément qu'il est dû au déplacement d'un crachat perlé par le passage de l'air.

La respiration s'entend bien dans les parties du poumon restées saines; mais rarement elle acquiert le caractère puéril, comme elle le fait chez les péripneumoniques ou les pleurétiques; et cela sans doute parce que les progrès du catarrhe sec étant fort lents, les malades sont habitués depuis longtemps à respirer peu, et n'ont pas besoin que les parties du poumon restées saines suppléent par l'énergie de leur action à l'imperfection avec laquelle la respiration se fait dans les autres.

Le bruit de la respiration pulmonaire étant presque nul dans le catarrhe sec, il semblerait assez naturel de penser que la respiration bronchique pourrait quelquefois être entendue dans cette maladie. Cependant je ne l'ai jamais entendue; il me semble même difficile que cela puisse arriver : car si, d'un côté, l'absence du bruit de la respiration pulmonaire est une condition propre à faire entendre le bruit de la respiration bronchique; d'un autre côté, il existe habituellement dans le catarrhe sec une condition extrêmement défavorable à l'audition non-seulement de la respiration bronchique, mais de tous les autres bruits qui peuvent se passer dans le poumon. En effet, le plus grand nombre des vésicules aériennes, habituellement distendues par l'air qui y est incarcéré, rendent le tissu du poumon plus rare, et par conséquent moins propre à la propagation du son; et de plus, un grand nombre de rameaux bronchiques,

parmi lesquels il s'en trouve quelquefois d'assez volumineux, sont habituellement oblitérés, soit par le gonflement de leur membrane interne, soit par la viscosité
muqueuse et tenace de la matière qu'elle sécrète.

Le catarrhe sec habituel est quelquefois, mais rarement, accompagné d'un catarrhe muqueux ou pituiteux,
aigu ou chronique; car on trouve souvent les signes de
chacune de ces affections dans des parties séparées du
poumon, et l'expectoration simultanée des crachats muqueux, perlés et phlegmatiques, ne laisse d'ailleurs aucun
doute sur la réunion des trois formes du catarrhe.

Symptômes et marche du catarrhe sec. Le catarrhe
sec reste souvent à un degré médiocre et tout-à-fait
latent pendant une longue suite d'années : les sujets
qui en sont affectés s'aperçoivent seulement qu'ils ont
l'haleine plus courte que les autres hommes, quand ils
veulent monter ou courir. Lorsque l'engorgement des
bronches gagne en étendue, la dyspnée a lieu même
dans l'état de repos, et surtout après les repas : quelques malades n'en rapportent le sentiment qu'à un seul
côté de la poitrine, et quelquefois au côté le moins
affecté. Plus tard surviennent des accès d'oppression
assez graves pour mériter le nom d'*asthme*, et qui
durent ordinairement plusieurs jours. Vers la fin de ces
attaques la toux se manifeste, et dès-lors l'oppression
diminue; mais au bout de quelques jours les efforts de
la toux amènent, vers le matin surtout, quelques crachats perlés, souvent mêlés d'un peu de pituite, dont
l'expectoration produit une diminution plus notable
encore de la dyspnée. Dans les cas les plus légers, les
crachats perlés perdent leur forme globuleuse et leur

densité, deviennent plus abondans, légèrement *nacrés*, par le mélange intime d'un peu de mucosité jaunâtre ou blanchâtre et opaque. D'autres fois ils sont *vitri-formes*, et à peu près de même consistance que l'humeur vitrée de l'œil. C'est là sans doute la *pituite vitrée* des anciens.

Une expectoration semblable a lieu habituellement chez beaucoup de personnes attaquées à un médiocre degré de catarrhe sec; et, à moins qu'elle ne se suspende, ces sujets n'éprouvent jamais d'attaques d'asthme. Souvent la quantité de crachats est si petite, que les malades eux-mêmes ne s'aperçoivent pas qu'ils crachent et qu'ils toussent; chez d'autres, il n'y a réellement ni toux ni expectoration; et chez beaucoup, il n'y a qu'une petite toux tout-à-fait sèche, et quelquefois tellement rare, que le malade tousse à peine une fois dans les vingt-quatre heures, et même tous les deux ou trois jours. Cette toux, lorsque le catarrhe sec est survenu lentement et n'a point été précédé d'un catarrhe aigu, est connue par la plupart des praticiens sous le nom de *toux ner-veuse*. Trop souvent on la regarde comme sympathique, et l'on va en chercher la cause dans une affection réelle ou supposée de l'estomac, du foie, des reins même, et de l'utérus : de là, les toux dites *gastrique*, *hépatique* et *hystérique*, qui toutes n'indiquent que la coexistence d'un catarrhe sec et d'une affection des organes dont il s'agit. Assez souvent la toux cesse entièrement pendant l'été, et alors l'oppression devient moindre, sans doute parce que l'augmentation de la transpiration cutanée diminue l'engorgement des bronches et la sécrétion des crachats perlés.

Lorsque, chez un sujet attaqué de catarrhe sec habituel, il survient un catarrhe aigu, rarement il suit sa marche complétement, et jusqu'à donner lieu à une expectoration de crachats muqueux abondans ou volumineux; presque toujours il s'arrête à la première période, c'est-à-dire à celle où le catarrhe aigu est sec et consiste seulement dans l'engorgement de la membrane interne des bronches : mais, au bout de quelques jours, la toux, devenue plus fréquente, amène un peu d'expectoration pituiteuse, et des crachats perlés en plus grand nombre qu'à l'ordinaire et moins consistans. Quelquefois même ils le sont assez peu pour perdre leur forme ronde et devenir diffluens : ils sont alors souvent nacrés, vitrés, et mêlés d'un mucus jaunâtre et visqueux, qui n'est autre que celui des crachats cuits, mais qui est quelquefois souillé de beaucoup de matière noire pulmonaire, qui en détruit la demi-transparence et lui donne une teinte grisâtre.

L'apparition du catarrhe aigu détermine ordinairement une attaque d'asthme, ou au moins une augmentation de la dyspnée habituelle. Quand l'expectoration arrive, la dyspnée diminue; mais souvent elle reste encore un peu plus forte qu'avant l'invasion du nouveau catarrhe.

Si la fièvre survient dans le cours du catarrhe aigu, elle diminue notablement l'oppression (1). Il en est de même du sommeil; et lorsque le malade peut dormir

---

(1) Il y a au moins à douter d'une pareille assertion. Pour ma part, je n'ai jamais constaté le fait sur lequel elle repose, et j'ai souvent observé le contraire. ANDRAL.

dans une attaque d'asthme, le moment qui suit son réveil est le seul où il croit respirer librement. La respiration, examinée à l'aide du stéthoscope, ne se fait cependant pas plus parfaitement dans ces momens, ni dans l'accès de fièvre, que lorsque le malade éprouve de la manière la plus pénible le sentiment de la suffocation; et par conséquent le sommeil et la fièvre doivent être rangés au nombre des circonstances qui diminuent le besoin de respirer (1).

La position verticale n'est pas aussi constamment nécessaire aux asthmatiques par catarrhe sec que dans les dyspnées produites par les maladies du cœur, ou par les épanchemens thoraciques.

Lorsqu'un catarrhe sec étendu a duré un certain temps, et surtout lorsqu'il a été aggravé par des catarrhes aigus avortés, tels que celui que nous venons de décrire, l'emphysème du poumon survient, et ses signes se joignent aux symptômes précédens. Sous ce rapport, le nom de *rhume négligé*, que le peuple donne à la phthisie pulmonaire, conviendrait beaucoup mieux à l'emphysème du poumon.

Traitement du catarrhe sec. Les moyens qui réussissent le mieux contre le catarrhe muqueux aigu ou chronique sont sans effets contre le catarrhe sec; ou s'ils ont quelque utilité, c'est en détruisant quelques

---

(1) La fièvre diminue si peu le besoin de respirer, qu'un des phénomènes qui accompagne ordinairement tout mouvement fébrile un peu intense, c'est une accélération des mouvemens respiratoires, ou au moins un plus grand soulèvement du thorax, pendant chaque temps d'inspiration.   Andral.

accidens ou quelques complications, après la cessation desquels le catarrhe sec rentre dans son état primitif. Ainsi la saignée générale ou locale peut être nécessaire pour faire cesser une congestion sanguine vers le poumon; les vomitifs peuvent être utiles au début d'un nouveau rhume qui vient se joindre au catarrhe sec chronique; les parégoriques, et particulièrement ceux que nous avons indiqués plus haut (*V*. p. 191) (1), doivent souvent être employés dans la vue de diminuer le besoin de respirer. Ils sont encore très utiles lorsque le malade est fatigué par une toux sèche et dure ou quinteuse. L'opium, donné à très petites doses répétées, suffit ordinairement pour débarrasser les malades de cet accident incommode. La préparation que j'emploie le plus souvent dans cette vue est le sirop diacode donné par cuillerées à café, de manière à en faire prendre une once ou deux dans les vingt-quatre heures.

Le kermès minéral et les autres préparations antimoniales, non plus que l'oxymel scillitique, ne m'ont jamais paru bien utiles dans le catarrhe sec, si ce n'est chez quelques sujets dartreux.

Les indications qui se présentent le plus naturellement

---

(1) La *belladone* et le *datura stramonium*. Ce dernier médicament est surtout utile lorsqu'on le *fume* à la manière du tabac, et que l'on a soin d'avaler quelques bouffées de cette fumée. Les médecins anglais et allemands en font grand usage sous cette forme, dans toutes les espèces d'asthmes. On peut voir dans la *Bibliothèque de thérapeutique* de M. Bayle (tom. II, pag. 303 et suiv.) plusieurs observations fort intéressantes, extraites des recueils périodiques de l'Allemagne et de la Grande-Bretagne. M. L.

dans le catarrhe sec, sont de combattre la congestion sanguine ou l'engorgement sub-inflammatoire qui existe habituellement dans la muqueuse bronchique, et de faciliter l'expectoration des crachats perlés.

Relativement à la première indication, nous venons de dire que les évacuations sanguines sont sans effets. Les dérivatifs, et particulièrement les ventouses sèches, surtout lorsqu'on les laisse assez longtemps appliquées pour qu'elles produisent la vésication, l'emplâtre épispastique, les vomitifs et les purgatifs même, produisent bien quelque soulagement ; mais il est de peu de durée, et l'intensité réelle de la maladie n'est pas diminuée. Chez les dartreux, on est cependant obligé d'avoir recours de temps en temps à des moyens de ce genre : celui que je préfère alors est l'emplâtre de poix de Bourgogne saupoudré d'émétique et appliqué entre les épaules, en ayant soin d'éviter l'épine dorsale, parce que les pustules qui s'élèvent dans les points correspondant aux apophyses épineuses occasionent une douleur excessive.

Quant à la seconde indication, il est évident que la viscosité tenace des crachats perlés qui obstruent les petits rameaux bronchiques est la principale cause qui empêche leur facile expulsion. L'art possède des moyens, sinon infaillibles, au moins souvent efficaces, de diminuer cette viscosité des sécrétions muqueuses, et de les rendre plus liquides. Cette assertion paraîtra peut-être reposer sur une théorie humorale surannée, et il est vrai qu'elle n'est ni de moi ni de notre temps. Sarcone (1) et

____

(1) *Istoria ragionata de Morbi osservati in Napoli, nell' intero corso dell' anno* 1764. *Napoli*, 1665, in-8°.

Morgagni, après beaucoup d'autres, en ont fait une des bases de leur pratique. Je m'en sers comme d'un x algébrique, pour examiner quelques unes des propriétés d'une cause de maladie (chose qui de sa nature peut bien passer pour une *inconnue*), et pour arriver, s'il se peut, à la *dégager* de l'économie. Je n'y attache d'ailleurs aucune importance ; mais je puis assurer qu'à l'aide des médicamens que les médecins humoristes et chimistes des trois derniers siècles regardaient comme propres à corriger la viscosité des humeurs, j'ai procuré un soulagement très grand et durable à beaucoup de personnes attaquées de catarrhes secs intenses et très anciens. Les moyens que l'on emploie dans cette vue sont principalement les alcalis légers ou très étendus : ceux que j'emploie le plus communément sont les suivans :

1° Le savon amygdalin, pris sous forme pilulaire en même temps que les alimens, à la dose d'un demi-gros à un gros par jour. Si le catarrhe sec est compliqué de spasme des rameaux bronchiques, affection dont nous parlerons plus bas, je fais entrer quelquefois dans les pilules la gomme ammoniaque, à la dose de 8 à 24 grains par jour.

2° Les bains d'eau de mer, chauffés à la température de 27 à 30° ; les bains alcalins artificiels, avec 4 onces de carbonate de potasse ou de soude ; les bains sulfureux naturels ou artificiels. Je préfère ces derniers quand le sujet est dartreux (1).

____

(1) Le bain froid et les lotions froides faisaient partie du traitement de l'asthme chez les anciens (V. *Cælius Aurelianus,*

3° L'usage interne des carbonates de soude, de potasse ou d'ammoniaque, à la dose de 12 à 36 grains par jour, étendus dans toutes les boissons que prend le malade, ou celui des eaux minérales salines et sulfureuses, et particulièrement des eaux de Bonnes et de Cauterets.

L'usage de ces moyens doit être continué pendant plusieurs mois, lors même qu'ils produisent le plus promptement du soulagement. Je n'en ai jamais observé d'inconvéniens notables; et j'ai souvent employé le savon médicinal, en particulier, pendant deux ou trois ans de suite.

J'ai vu un grand nombre de sujets chez lesquels existaient déjà l'emphysème du poumon et une oppression constante, ou des attaques d'asthme rapprochées, revenir, sous l'influence de cette médication, à un état tellement supportable qu'on ne peut plus le regarder comme une maladie, et qu'ils se croient entièrement guéris. Au bout d'un certain temps de l'usage de ces moyens, les crachats perlés deviennent plus abondans qu'auparavant; et si le malade n'en avait point encore expectoré, il commence à en rendre quelques-uns. Leur viscosité, notablement diminuée, fait qu'ils s'étalent et ne conservent plus leur forme globuleuse; en même temps l'oppression diminue.

Morb. chron., lib. III, *cap.* 1). Ryan les a de nouveau recommandés à la fin du siècle dernier (V. *Obs. on the Hist. and Cur. of the Asthma*, etc. *Lond.*, 1793); et Robert Bree, cité plus haut, qui lui-même était évidemment affecté d'un catarrhe sec, paraît s'en être bien trouvé pour son propre compte.

M. L.

Je puis assurer que cette médication a souvent une grande efficacité, surtout dans les cas où le catarrhe sec est plus intense. Je ne sais ce que vaut la théorie sur laquelle elle repose : la chimie animale est encore trop peu avancée pour nous donner la solution d'un problème de ce genre.

Sans doute il vaudrait mieux pouvoir se passer de toute espèce de théorie ; mais cela est impossible : les faits nombreux et disparates dont se composent la science et l'art du médecin ne se classent dans la mémoire qu'à l'aide d'un lien systématique quelconque. Il serait seulement à désirer qu'on mît moins d'importance à des idées qui ne sont, en quelque sorte, que l'échafaudage de la science, et surtout qu'on ne s'y attachât pas tellement qu'on en vînt, comme il arrive trop souvent, à rejeter, avec les théories anciennes ou modernes étrangères à celles dont on se sert, les faits mêmes sur lesquels elles s'appuient.

Le solidisme exclusif, trop commun de nos jours, est, chez la plupart des médecins, l'effet du penchant naturel qu'ont les hommes pour les opinions dans lesquelles ils ont été élevés. Bien peu de médecins, même après une longue pratique, envisagent les objets sous un autre aspect que leurs maîtres. Les esprits d'un ordre plus élevé, et capables de voir par leurs propres yeux dès leurs premiers pas dans la carrière de l'observation, ne le sont pas toujours de redresser les idées de leur jeunesse. Tel a été frappé par le caractère inflammatoire des premières épidémies qu'il ait observées, qui, toute sa vie, continuera d'employer, dans presque toutes les maladies, des saignées copieuses et répétées. Les revers

ne l'éclaireront point : il les attribuera à la violence de la
maladie ou à la faiblesse du malade ; et quelques succès
inespérés, tels qu'on en obtient de temps en temps par
l'emploi même le moins rationnel des méthodes perturbatrices, le confirmeront dans son erreur : tant est puissante la force des premières impressions.

On a souvent reproché aux médecins de changer
fréquemment de méthodes de traitement, et de combattre la même maladie par des moyens tout-à-fait opposés : jamais reproche ne fut plus mal fondé. Les bons
praticiens seuls, dans tous les temps, ont changé quelquefois de méthodes, et l'ont fait à propos : la foule a toujours suivi le sentier tracé devant elle par l'école de son
temps, et s'est toujours attachée de préférence aux doctrines les plus exclusives et par conséquent les plus simples.

Pendant la longue constitution bilieuse qui a régné à la
fin du siècle dernier, presque tous les médecins étaient
devenus humoristes : Dehaën combattait la bile et la
saburre par la diète et les délayans à haute dose ; Stoll,
par des émétiques répétés ; et, dans le même temps,
Finke (1) employait avec succès ce dernier moyen dans la
péripneumonie, la pleurésie et les autres affections inflammatoires. Mais ces habiles praticiens savaient modifier
leurs méthodes suivant les indications ; et si la constitution régnante eût changé brusquement, ils auraient aussi
su reconnaître que les maladies avaient changé de nature,
quoiqu'elles n'eussent pas changé de nom. Un grand
nombre de leurs disciples, au contraire, ont continué de
faire un emploi abusif des purgatifs et des vomitifs jusque

____

(1) *De Morb. bilios. anomal.*

dans ces dernières années, et malgré le caractère éminemment inflammatoire qu'ont pris, depuis 1804, les maladies régnantes.

Il est des esprits qui, lors même qu'ils ne manquent ni d'étendue ni de pénétration, semblent destinés, en quelque sorte, à se mouvoir dans une seule ligne, et à qui il est impossible de voir le même objet de plus d'un point de vue. Brown, frappé sans doute par le caractère d'une épidémie qui régnait sous une influence adynamique, s'écrie : « Qui a jamais vu un péripneumonique cracher du sang ? » et il prescrit les toniques et les excitans dans les maladies inflammatoires. Plus souvent encore, et dans des temps divers, on a vu des praticiens du nombre de ceux qu'un plaisant qualifiait du titre de *lanio-doctores*, continuer, sous une constitution asthénique, le fréquent usage de la saignée, qui leur avait réussi sous une constitution inflammatoire. Aucune méthode n'est blâmable absolument et en elle-même : il est certain que l'alcool est quelquefois un excellent antiphlogistique, et que les saignées générales ou locales sont souvent fort utiles dans les fièvres dites *putrides* ; mais combien peu d'esprits sont capables de s'élever au sage tâtonnement de Sydenham, et d'abandonner leurs théories au moment où change le génie propre des constitutions médicales ? Sans doute il serait plus commode de pouvoir s'en tenir avec sécurité à une seule méthode; l'*art* ne serait plus *long*, et l'expérience aurait enfin donné un démenti à cette sagesse antique dont le mépris est un caractère commun à tous les hérésiarques de la médecine.

ARTICLE V.

Du Catarrhe convulsif ou Coqueluche.

Cette variété du catarrhe pulmonaire a beaucoup occupé les praticiens, à raison de sa fréquence et des accidens assez graves dont elle est quelquefois accompagnée. Elle tient le milieu entre la phlegmorrhagie et le catarrhe muqueux, pour la nature des crachats et de l'engorgement bronchique (1); elle présente en outre dans sa marche et ses symptômes plusieurs caractères particuliers.

----

(1) Les caractères anatomiques de la coqueluche ne diffèrent pas notablement de ceux d'un simple catarrhe aigu, ainsi que le prouvent les recherches de Whatt en Angleterre, de Marcus en Allemagne, d'Ozanam en Italie, et de M. Guersent en France. La muqueuse des voies aériennes offre une rougeur plus ou moins vive, quelquefois très étendue, plus souvent bornée à la portion inférieure de la trachée, et aux premières bronches. Celles-ci contiennent des mucosités filantes et plus ou moins épaisses, et les ganglions situés dans leur bifurcation sont presque toujours tuméfiés. Quelquefois, en outre, les nerfs pneumo-gastriques sont rouges à l'extérieur, et jaunes dans leur tissu : mais cette altération est rare; Marcus et M. Guersent ne l'ont jamais vue, et M. Breschet, qui le premier nous l'a fait connaître, ne paraît pas lui-même l'avoir rencontrée plus de deux ou trois fois.

La dilatation des bronches ne doit point être rangée parmi les caractères anatomiques de la coqueluche. On peut l'observer toutes les fois qu'il y a eu toux prolongée. Il est vraisemblable

La coqueluche attaque surtout les enfans, et reparaît rarement deux fois chez le même sujet : de là, sans doute, l'opinion assez répandue qui veut que cette maladie soit contagieuse. Sa propagation par contagion n'est cependant rien moins que prouvée ; et le passage brusque d'une température chaude à une température froide, ou l'impression longtemps continuée du froid , sont ses seules causes occasionelles évidentes et bien connues (1).

---

même que souvent elle est le résultat d'une organisation particulière , et que, loin d'avoir succédé à l'affection catarrhale , elle l'a précédée , et en a été la cause prédisposante. (Guersent, *Dict. de Méd.*, art. COQUELUCHE.)

L'estomac n'est point nécessairement lésé dans la coqueluche : les altérations de la muqueuse gastro-intestinale observées en pareil cas ne sont que des complications. On en doit dire autant de celles des poumons et des plèvres.　　　M. L.

(1) La coqueluche est presque toujours épidémique ; et, comme toutes les inflammations catarrhales, elle apparaît principalement au printemps ou en hiver. Sa plus grande fréquence chez les enfans semble indiquer que la prédominance des systèmes lymphatique et nerveux y prédispose. On ne l'observe guère , dans l'âge adulte, que chez les femmes, ou chez des hommes nerveux et irritables. Sa propriété contagieuse est admise par Marcus et M. Guersent. Mais le premier a évidemment confondu des faits d'un ordre différent, et argumente contre lui-même d'une manière bien forte en disant avoir vu des familles où des enfans avaient été malades et d'autres épargnés, quoique demeurant dans la même chambre (V. *Traité de la Coqueluche, trad. de l'allemand par E. Jacques,* Paris, 1821, page 81). M. Guersent a toujours vu la maladie une fois introduite dans une famille y attaquer tous les enfans lorsqu'on les laissait ensemble , et en épargner quelques-uns lorsqu'on se

La toux, dans cette affection, revient par accès ou quintes qui durent un quart-d'heure et quelquefois plus. Chaque quinte se compose de saccades de toux sonores, précipitées, sans intervalles, et entre lesquelles on a de la peine à apercevoir quelques mouvemens inspiratoires; de temps en temps seulement les expirations de la toux sont interrompues brusquement par une inspiration très profonde, comme convulsive, bruyante, et accompagnée d'un sifflement prolongé qui fait le caractère pathognomonique de cette variété du catarrhe pulmonaire. La face se gonfle et devient livide dans les secousses de la toux, et surtout au moment qui précède l'inspiration sonore. Une pituite lentescente, incolore, à peine spumeuse, coule en filant de la bouche plutôt qu'elle n'est rejetée, à la fin des saccades, et le malade se courbe en avant pour la laisser tomber.

Les quintes reviennent d'abord plusieurs fois par jour; mais elles sont presque toujours plus fortes le soir: la nuit, au contraire, est ordinairement assez calme. Au bout de quelque temps, les quintes ne reviennent guère que le soir et le matin; et vers la fin, le soir seulement. Le retour de la toux a une périodicité plus marquée dans cette affection que dans les autres variétés du catarrhe pulmonaire. Vers la fin de la maladie, il se règle quelquefois en tierce.

---

hâtait de les isoler. Il cite en outre le fait d'un enfant qui, au retour d'un voyage pendant le cours duquel il avait joué un instant avec un enfant affecté de coqueluche, fut pris de cette maladie, et la transmit à sa mère : l'un et l'autre vivaient isolés, et dans un pays où ne régnait point alors la coqueluche. (V. *Dict. de Méd.*, t. vi, p. 16.)   **M. I.**

La durée de la coqueluche varie de quelques semaines à plusieurs mois : vers la fin, les quintes sont moins longues, perdent leurs caractères propres, et l'expectoration devient plus muqueuse ; mais on peut rarement reconnaître ce changement, parce que les enfans avalent au lieu de cracher. Quelquefois la coqueluche dégénère en un catarrhe muqueux chronique, accompagné d'amaigrissement et d'autres symptômes qui peuvent simuler la phthisie pulmonaire.

Dans les intervalles des quintes, le malade tousse peu et se porte assez bien ; il conserve de l'appétit et des forces, et n'a pas ordinairement de fièvre, si ce n'est dans les commencemens d'une coqueluche très intense, ou dans le dernier cas dont je viens de parler (1).

Lorsqu'on explore à l'aide du stéthoscope la poitrine d'un enfant attaqué de la coqueluche, on ne trouve dans

---

(1) Pour mieux connaître la coqueluche, il importe de considérer en particulier ses différens stades :

Pendant les sept premiers jours, la maladie diffère peu d'un catarrhe aigu ordinaire. La toux cependant porte déjà en soi le caractère de la coqueluche ; elle est sonore, revient à des intervalles remarquables, et offre de longs accès. C'est le stade de la formation de la maladie.

Vers le septième, le onzième, ou au plus tard le quatorzième jour de la maladie, commence le second stade, le stade d'accroissement, pendant lequel la coqueluche se dessine nettement avec ses quintes bruyantes, telles qu'elles sont décrites pag. 222. Chacune de ces quintes est accompagnée d'une anxiété inexprimable, et se termine ordinairement par un vomissement suffocant, dans lequel les alimens pris peu de temps auparavant sont rejetés. La congestion du sang vers la tête

l'intervalle des quintes que les signes ordinaires des catarrhes, c'est-à-dire un bruit respiratoire plus faible ou même nul dans quelques points bien résonnans d'ailleurs, une respiration puérile dans d'autres points, et quelquefois un peu de râle muqueux ronflant ou sibilant. Dans les quintes, au contraire, on ne sent que l'ébranlement imprimé au tronc par les secousses de la toux, et l'on entend un peu de rhonchus ou de bruit respiratoire que dans les très courts intervalles qui existent entre les saccades expulsives de la toux ; mais l'inspiration sifflante et prolongée qui fait le caractère pathognomonique de la coqueluche paraît se passer en entier dans le larynx et la trachée. On n'entend alors ni le bruit de la respiration pulmonaire, ni le bruit respiratoire bronchique, même dans les parties du

---

et les secousses de la toux sont si fortes, qu'elles occasionent souvent des hémorrhagies par le nez, par la bouche, par les oreilles, et quelquefois par les poumons eux-mêmes. Le stade d'accroissement dure ordinairement vingt-et-un jours : il peut cependant se prolonger beaucoup plus.

Le troisième stade, ou stade de décroissement, commence vers le vingt-huitième jour de la maladie, et peut ne durer qu'un ou deux septenaires, ou se prolonger pendant plusieurs mois. Il est marqué principalement par le changement de l'expectoration, qui devient muqueuse et beaucoup plus facile. En même temps les quintes s'éloignent et deviennent moins violentes ; le vomissement devient rare, et bientôt n'a plus lieu ; la toux change peu à peu de caractère, se rapproche de celle des catarrhes ordinaires, et disparaît enfin entièrement. (V. *Marcus, ouv. cité,* pag. 66 et suiv.)

(M. L.)

poumon qui, quelques instans avant et après la quinte, donnent la respiration puérile.

Ce phénomène ne peut se concevoir que de deux manières, ou par une congestion sanguine ou séreuse momentanée, qui produit un gonflement de la membrane muqueuse des rameaux bronchiques suffisant pour obstruer ces canaux, ou par une contraction spasmodique des bronches qui produirait le même effet. La découverte faite par M. Reisseissen (1), d'un appareil musculeux circulaire dans les rameaux d'un diamètre inférieur à celui des bronches où les cerceaux cartilagineux cessent d'être visibles, rendrait bien raison de ce spasme admis par beaucoup de praticiens sans autre preuve que les symptômes de diverses maladies du poumon. J'avoue que j'ai inutilement cherché à vérifier sur les petits rameaux bronchiques de l'homme les observations de M. Reisseissen ; mais l'existence manifeste de ces fibres circulaires sur les rameaux d'une grosseur moyenne, les faits dont j'ai parlé plus haut (*V.* p. 59), et les phénomènes de plusieurs sortes d'asthmes, me portent à regarder comme une chose certaine la possibilité de l'occlusion momentanée des petits rameaux bronchiques par une contraction spasmodique de leurs parois.

Quoi qu'il en soit, je remarquerai que le caractère spasmodique de la coqueluche est très évident dans les phénomènes qui se passent quelquefois dans la glotte, le larynx, et même le voile du palais. J'ai dit précédemment que les bruits extraordinaires que font entendre

_____

(1) *De Fabricâ pulmonum*, in-fol. atlant. *Berlin*, 1822.

certains malades, en toussant ou en respirant, sont dus à une contraction spasmodique ou volontaire de ces parties (*Voy*. p. 96). Les sons bruyans et bizarres qui accompagnent la toux de la coqueluche sont dans ce cas (1). Il en est de même de celle des catarrhes secs, com-

---

(1) Le caractère spasmodique de la coqueluche est nié par Whatt, par Marcus et par M. Guersent. L'argumentation de ce dernier est la seule qui ait quelque valeur pour nous, parce qu'elle s'appuie sur les phénomènes fournis par l'auscultation. Suivant lui, la pénétration subite de l'air dans la trachée, au moment des inspirations sifflantes de la coqueluche, prouve qu'il n'y a point spasme de la glotte, et le refoulement également subit des mucosités bronchiques explique suffisamment pourquoi cet air ne pénètre pas au-delà de la bifurcation des bronches, sans qu'il soit nécessaire de supposer un spasme de ces canaux (V. *Dict. de Méd.*, t. vi, pag. 13 et 14). Je n'examine pas ce dernier argument ; mais le premier repose sur une supposition que je crois fausse. Rien ne prouve en effet qu'une contraction spasmodique de la glotte doive nécessairement déterminer l'occlusion complète de son ouverture, et empêcher ainsi l'air de pénétrer dans la trachée. Rien ne prouve surtout que ce spasme doive se soutenir au même degré pendant toute la durée d'une quinte de coqueluche : et il suffit qu'il se relâche par intervalles pour motiver cette pénétration brusque, et en quelque sorte électrique, de l'air dans la trachée.

Quant au principe que pose M. Guersent, que chaque affection catarrhale a une toux qui lui est propre, et qui se lie à la nature même de la maladie, non à son siége, il ne prouve rien encore contre le spasme de la glotte dans la coqueluche. On peut seulement en conclure qu'à chaque mode d'inflammation de la muqueuse bronchique, correspond un mode particulier de contraction de la glotte pendant la toux.   M. L.

munément désignée sous le nom de *toux nerveuse* ou *gastrique*. J'ai entendu, dans l'un ou l'autre cas, des sujets qui imitaient très bien le cri du coq ou l'aboiement d'un petit chien. Mon confrère, M. le docteur Bally, envoya il y a quelques mois à ma clinique un jeune homme atteint de la coqueluche, et dont les quintes étaient accompagnées d'un roucoulement analogue à celui d'un pigeon ramier, et assez fort pour être entendu à cinquante pas de distance. D'après cette dernière circonstance, je n'hésitai pas à affirmer que ce bruit se passait tout entier dans l'arrière-gorge, et était particulièrement dû à la contraction spasmodique du voile du palais et des bords de la glotte, ce que le stéthoscope démontra immédiatement. Une angine tonsillaire qui survint quelques jours après confirma encore ce diagnostic : tant que l'inflammation dura, le roucoulement ne se fit point entendre ; il reparut, mais à un moindre degré, après la guérison de cette affection intercurrente.

Traitement de la coqueluche. La saignée est aussi rarement utile dans la coqueluche que dans les autres variétés du catarrhe pulmonaire (1). Les boissons mucilagineuses et sucrées ne sont non plus, dans ce cas, qu'un moyen d'expectation et d'adoucissement pour le

---

(1) Ce précepte est trop exclusif. Dans les coqueluches d'hiver et de printemps, lorsque le sujet est fort et sanguin, et que la maladie est violente, les émissions sanguines sont très utiles. Il faut recourir de préférence aux sangsues ou aux ventouses scarifiées, et les poser dans l'espace inter-scapulaire, afin d'agir le plus près possible des grosses bronches et de la trachée.

M. L.

sentiment d'âpreté que la toux laisse dans l'isthme du gosier. Cependant il est une circonstance dans laquelle elles peuvent avoir une action plus directe et plus puissante sur la maladie : lorsqu'on peut parvenir à faire boire le malade à petits coups pendant la quinte, on en abrège sensiblement l'intensité et la durée; le mouvement de la déglutition favorise l'inspiration et en produit de plus profondes et de plus réelles, problablement en combattant le spasme des bronches. On sait que plusieurs espèces d'animaux, tels que les tortues, les grenouilles, et les autres animaux à thorax immobile, n'inspirent qu'à l'aide de la déglutition.

Aucun moyen n'est plus utile, au début de la coqueluche, que les vomitifs répétés tous les jours ou tous les deux jours pendant une ou deux semaines. Les enfans supportent, d'ailleurs, le vomissement beaucoup mieux que les adultes. Je préfère même chez eux l'émétique à l'ipécacuanha, à raison de l'extrême inégalité de force des ipécacuanhas que l'on trouve dans le commerce, et qui appartiennent à des plantes diverses, ainsi que l'a prouvé M. De Candolle. L'émétique, d'ailleurs, à raison de sa solubilité, est beaucoup plus facile à fractionner en doses aussi petites que peuvent le demander l'âge et la faiblesse de l'enfant.

Après l'emploi de ce moyen, les narcotiques à petites doses sont ordinairement fort utiles. On a beaucoup vanté, depuis quelques années, l'extrait et la poudre récente de belladone, et j'avoue qu'ils me semblent préférables aux autres plantes de la même famille. La dose doit varier d'un huitième de grain à un demi-grain, donnés matin et soir, suivant l'âge de l'enfant. La belladone m'a toujours paru, après l'action des vomitifs, être l'un des moyens qui contribuent le plus efficacement à calmer la violence des quintes et à abréger la durée de la maladie. Ses effets, au reste, se peuvent concevoir de plusieurs manières : elle diminue le besoin de respirer, et, par cela même, la dyspnée ; plus constamment qu'aucune autre plante narcotique ; elle paraît propre, comme tous les moyens du même genre, à combattre le spasme des bronches, et même à diminuer l'irritation que produit la congestion sanguine et séreuse, ainsi que la sécrétion augmentée des bronches.

L'extrait de narcisse des prés (*narcissus pseudonarcissus*, L.) a été proposé, il y a quelques années, comme une sorte de spécifique contre la coqueluche, ainsi que l'infusion des pétales de la même plante. J'ai beaucoup employé cet extrait, et j'ai quelquefois obtenu, par son seul usage, des guérisons d'une rapidité surprenante, en cinq ou six jours, par exemple ; mais ce résultat est rare, et habituellement je trouve cette plante beaucoup moins efficace que la belladone. La manière la plus usitée d'employer l'extrait de narcisse des prés consiste à le donner à la dose d'un demi-grain, d'un grain ou de deux grains, à deux, quatre ou six heures d'intervalle, suivant la force du sujet. Nous avons, au reste, peu de données encore sur la manière d'agir de cette plante narcotico-âcre. Lorsqu'on la donne à dose un peu forte, elle a une influence très marquée sur le système nerveux, et peut même produire des convulsions.

Lorsque les quintes de la coqueluche prennent une

forme périodique, le quinquina ou le sulfate de quinine, donnés de la même manière et à la même dose que dans les fièvres intermittentes, sont souvent tout aussi efficaces que dans ces dernières maladies.

J'ai rarement trouvé les vésicatoires bien utiles dans la coqueluche. Autenrieth a proposé de leur substituer une pommade préparée avec un gros d'émétique et trois gros d'axonge, dont on fait des frictions ou des applications successives sur diverses parties de la poitrine. Ce moyen, qui détermine une éruption locale de boutons fort semblables à ceux de la petite vérole, m'a paru quelquefois diminuer l'intensité de la toux et la congestion pectorale plus efficacement que les vésicatoires. Les frictions huileuses, faites sur toute la surface du corps, ont été conseillées dans les mêmes vues, et comme moyen principal à opposer à la coqueluche, par M. Poutingon de Montpellier. Je les ai quelquefois employées utilement. J'en ai aussi obtenu de bons effets chez les sujets attaqués d'un catarrhe sec chronique, avec de fréquentes recrudescences de catarrhe aigu se renouvelant aux moindres vicissitudes de l'atmosphère. Ce moyen de favoriser la transpiration cutanée, qui faisait une partie considérable de l'hygiène des anciens, a, sans contredit, été beaucoup trop négligé dans les temps modernes (1).

---

(1) Un médecin allemand a proposé dans ces dernières années, comme spécifique de la coqueluche, l'acide hydrochlorique très pur, administré à la dose de deux ou trois gros dans une potion de huit onces. Quelques essais, faits à Erlengen en 1820, semblent prouver que ce remède peut en effet être utile.

ARTICLE VI.

Des Catarrhes symptomatiques.

Le catarrhe pulmonaire complique habituellement un grand nombre d'affections de la plèvre et du tissu pulmonaire, et la plupart des maladies générales, telles que les fièvres de toute espèce, la goutte, le scorbut, etc.

Une observation attentive, et longtemps suivie avec un soin égal sur le vivant et sur le cadavre, donnera, je pense, à celui qui voudra la répéter, le résultat suivant que j'en ai obtenu moi-même. Rien ne prouve que le catarrhe le plus intense ou le plus prolongé ait de la tendance à produire une autre affection de poitrine, si ce n'est, et bien rarement encore, l'emphysème du pou-

---

Néanmoins M. Guersent, qu'il faut toujours citer quand il s'agit d'une maladie de l'enfance, l'a tenté quelquefois sans succès, et a trouvé peu de sujets qui pussent supporter facilement une aussi grande dose d'acide (V. *Dict. de Méd.*, t. vi, pag. 20).

Le régime dans la coqueluche doit être doux et léger pendant la période d'accroissement ; des repas copieux rendent en général les quintes plus fortes. Dans la période de décroissement, au contraire, une alimentation tonique et substantielle peut être fort utile.

Le changement d'air est le moyen le plus efficace pour abréger la durée de la coqueluche ; mais ce moyen n'est guère praticable qu'au printemps et en été, deux saisons où l'on peut aisément envoyer les enfans à la campagne. Pendant l'hiver, il faut se contenter de les maintenir, autant que possible, dans une température douce et égale. 　　M. L.

mon ou la dilatation des bronches; tandis qu'il n'est presque aucune affection du poumon et de la plèvre qui, dès les premiers momens de son invasion, ne détermine de la toux et de l'expectoration, et par conséquent un catarrhe.

La plupart des péripneumonies surviennent brusquement. Quelques-unes se greffent sur un catarrhe aigu ou chronique; mais rien n'est plus rare que de voir survenir une péripneumonie à la suite d'un catarrhe assez intense pour qu'on puisse attribuer, avec quelque apparence, l'inflammation du tissu pulmonaire à l'extension de celle qui occupait la membrane muqueuse bronchique. Il est plus rare encore de voir une pleurésie survenir chez un sujet atteint de catarrhe pulmonaire, et avec quelques symptômes qui puissent faire croire que la première de ces affections est une suite et un effet de la seconde. Il n'est, au contraire, presque aucune pleurésie ou péripneumonie, même latente, qui ne soit accompagnée, vers la fin au moins, d'une expectoration catarrhale. Dans la péripneumonie surtout, cette expectoration est quelquefois si abondante et les signes du catarrhe si prononcés, qu'ils obscurcissaient les symptômes de la péripneumonie aux yeux des praticiens qui n'en connaissaient pas d'autres signes; et c'est à ce cas que doivent se rapporter la *peripneumonia notha* de Sydenham, l'*angine bronchiale* de Stoll, et la *fausse fluxion de poitrine* des praticiens français du dernier siècle.

La phthisie pulmonaire a été regardée jusqu'à nos jours comme une suite fréquente du catarrhe pulmonaire. Bayle a attaqué le premier cette antique opinion (1). M. Broussais, qui l'avait soutenue à une époque où personne ne songeait à l'attaquer, la défend encore aujourd'hui (2). Cette question est assez importante pour mériter un examen particulier, et nous y reviendrons en parlant de la phthisie pulmonaire. Nous nous contenterons de remarquer, pour le moment, que l'on voit mille catarrhes pour une phthisie pulmonaire, et que l'on rencontre à peine de loin en loin quelques sujets atteints de tubercules du poumon qui arrivent au terme fatal sans avoir eu, dans la période manifeste de leur maladie, une expectoration catarrhale abondante. Nous remarquerons, en outre, que cette expectoration forme toujours la plus grande partie des crachats de tous les phthisiques.

Un des résultats les plus intéressans que m'ait donnés l'auscultation, est l'existence constante d'un catarrhe pulmonaire latent ou manifeste pendant toute la durée des fièvres continues (3). Au début, et le plus souvent pendant tout le cours de la maladie, le catarrhe

---

(1) *Recherches sur la phthisie pulmonaire*, p. 73.

(2) *Traité des Phlegmasies chroniques*, 3ᵉ édit.; Paris, 1822, t. I et II, *passim*.

(3) Un des résultats les plus inattendus auxquels ait conduit l'auscultation, c'est effectivement la connaissance de cet engorgement remarquable de la membrane muqueuse bronchique, qui existe à peu près dans tous les cas de dothinentéries, sans qu'il y ait en même temps, ni toux, ni oppression, ni douleur thoracique, ni aucun signe, en un mot, qui puisse faire soupçonner l'existence d'une affection des voies respiratoires. Un râle sibilant, variable par son intensité et par son étendue, est le signe le plus ordinaire de cet engor-

est latent, sans toux et sans expectoration, et ne peut être reconnu qu'à l'aide du stéthoscope. Il se démasque quelquefois aux approches des crises. Les crises par les crachats, observées par les anciens praticiens et que j'ai eu souvent occasion de voir moi-même, ne sont pas autre chose.

Les *fièvres catarrhales* sont celles où ce catarrhe inséparable des fièvres continues se démasque de bonne heure, et produit une expectoration muqueuse abondante. On a encore appelé ainsi des catarrhes pulmonaires intenses, et accompagnés d'une fièvre symptomatique; mais, dans ce dernier cas, la fièvre, quoique vive au début et souvent assez longue, perd prompte-

---

gement bronchique. Quelquefois ce râle est remplacé par du râle ronflant; quelquefois aussi il se trouve mêlé à du râle muqueux. Mais, dans ce dernier cas, il y a le plus ordinairement de la toux; et souvent, à mesure que celle-ci se prononce, on voit le râle humide devenir de plus en plus prononcé : dans certains cas, enfin, l'on constate vers la partie postérieure du thorax, soit des deux côtés, soit d'un seul, l'existence d'un râle sous-crépitant, qui, pas plus que les autres, ne s'accompagne de signes manifestes d'inflammation du poumon ou des bronches. J'ai vu ce dernier râle persister un grand nombre de jours, chez des individus atteints de dothinentérie, qui toussaient à peine une ou deux fois en vingt-quatre heures, et dont la respiration ne présentait aucune gêne.

Quelle que soit la nature des râles qu'on entend dans le cours d'une dothinentérie, l'étendue des points où ils existent est variable. Il y a des cas où ils ne se perçoivent que dans des parties très limitées; ailleurs le bruit respiratoire a toute sa pureté : il y a d'autres cas, au contraire, où partout la respiration vésiculaire est remplacée par l'un ou l'autre de ces râles,

ment le caractère des fièvres aiguës, cesse longtemps avant le catarrhe, et ne présente point cet ensemble de congestions cérébrales et d'affections abdominales plus ou moins graves que présentent les fièvres réellement essentielles, et qu'on doit considérer comme des affections générales, frappant à la fois un grand nombre d'organes, et peut-être plus spécialement encore les liquides (1).

Dans les fièvres exanthématiques, le catarrhe pulmonaire est également constant, et il est plus souvent manifeste. Dans la rougeole, il l'est toujours, comme l'on sait ; et il persiste souvent longtemps après la guérison de cette maladie. La même chose arrive aussi quelque-

---

et cependant (chose remarquable !) même en cas pareil, il n'y a pas le plus souvent d'oppression notable. En semblable circonstance, une erreur de diagnostic peut être facilement commise : on peut prendre la lésion qui existe pour le simple effet de l'affection pulmonaire, dont l'auscultation révèle l'existence. Là n'est cependant pas toute la maladie, pas plus qu'elle n'est toute entière dans la congestion bronchique, qui précède et accompagne l'éruption rubiolique, ou dans la rougeur du pharynx qui coïncide avec l'éruption scarlatineuse. Dans ces cas divers, comme dans beaucoup d'autres, les lésions locales que l'on constate, quel que soit leur siége, et quelle que soit aussi leur importance, ne sont que des effets tout secondaires d'une cause morbide générale, qui exerce son influence sur l'économie toute entière. ANDRAL.

(1) Les faits sur lesquels repose cette assertion me paraissent du nombre de ceux qui doivent être soumis à un nouvel examen, avant d'être définitivement admis ; il est à craindre qu'ils n'aient été vus par Laënnec à travers le prisme d'une théorie. ANDRAL.

fois après les simples fièvres continues ; mais, d'un autre côté, j'ai souvent admiré, dans des fièvres qui se terminaient par une crise parfaite, qu'au moment même où un dépôt briqueté paraissait dans les urines, tous les signes, même stéthoscopiques, d'un catarrhe très intense et très étendu se dissipaient à la fois avec le coma, le météorisme, la fréquence du pouls, la chaleur et l'enduit terreux de la peau.

Pendant l'accès des fièvres intermittentes, le stéthoscope donne également des signes de catarrhe ordinairement sec et latent, dont il existe encore quelques traces dans les intervalles des accès.

Les fièvres le plus évidemment symptomatiques, celles, par exemple, qui sont déterminées par une blessure, présentent le plus souvent la même chose. Il semble que le premier effet du mouvement fébrile soit de produire une congestion de la membrane muqueuse bronchique; et cet effet se conçoit facilement, d'après l'énergie des mouvemens de concentration et d'expansion qui constituent la fièvre.

La fièvre inflammatoire des nosologistes, c'est-à-dire celle qui est caractérisée par la teinte rosée de la face, l'humidité et la netteté de la langue, et la chaleur modérée et halitueuse de la peau, est de toutes les fièvres celle dans laquelle les signes du catarrhe sec sont le moins marqués. J'en ai même vu deux pendant toute la durée desquelles le bruit respiratoire fut constamment fort et *pur*, c'est-à-dire sans mélange de râles, dans toute l'étendue des poumons. Il est à remarquer d'ailleurs que cette forme des fièvres continues est celle qui se change le moins souvent en une autre ; qu'elle est rare-

ment accompagnée de symptômes d'une congestion
cérébrale un peu grave ; que presque jamais elle n'est
accompagnée de signes d'irritation, d'éruption ou d'ulcérations de la membrane muqueuse intestinale, non plus
que de météorisme ; et qu'enfin elle est presque la seule
dans laquelle le sang tiré de la veine soit plastique, et
présente la couenne inflammatoire. Sous tous ces rapports, la fièvre inflammatoire paraît différer par sa nature ou par sa cause des autres fièvres continues, et est,
sans contredit, la plus simple de toutes, et celle que l'on
peut le moins regarder comme une affection primitive
des solides.

Le catarrhe pulmonaire devient quelquefois le symptôme insigne d'une fièvre rémittente pernicieuse. Ce cas
paraît s'être présenté endémiquement pendant l'épidémie catarrhale de 1778, puisqu'une Société médicale
française proposa vers cette époque un prix sur cette
question : *Etablir les rapports des fièvres rémittentes
catarrhales et pernicieuses.*

Les goutteux sont très sujets aux catarrhes pulmonaires, surtout lorsque la goutte a cessé d'être régulière.
Le catarrhe prend ordinairement chez eux la forme de
catarrhe muqueux chronique ou de phlegmorrhagie,
et devient quelquefois suffocant.

Le scorbut, les dartres, et en général toutes les maladies dans lesquelles il existe une cachexie prononcée,
sont souvent accompagnées de catarrhe latent ou manifeste.

ARTICLE VII.

Des Catarrhes latens (1).

J'appelle *catarrhe latent* celui qui existe sans toux ni expectoration notables. On le reconnaît à une faiblesse très grande, mais ordinairement inégale, du bruit respiratoire dans la plus grande partie de la poitrine, qui est parfaitement sonore. Un peu de rhonchus sibilant ou muqueux obscur, ou un bruit de soupape très léger, se joignent quelquefois au premier signe, mais rarement, et à des intervalles quelquefois si éloignés, qu'on peut explorer la poitrine du malade plusieurs jours de suite sans les entendre.

Nous avons vu que le catarrhe sec est presque toujours latent, surtout lorsqu'il est léger et peu étendu. A ce degré, le catarrhe sec et latent est une affection extrêmement commune; et dans les villes de nos climats tempérés, au moins la moitié des adultes en présentent des traces plus ou moins marquées (2). Il ne devient une incommodité que quand l'engorgement des bronches gagne assez en étendue ou en intensité pour rendre plus difficile le développement de la respiration nécessité par l'exercice. C'est une des causes de la dyspnée qu'éprou-

---

(1) Cet article aurait dû être réuni à celui du catarrhe sec, le seul qui puisse être vraiment *latent*. C'est un exemple de ces répétitions dont j'ai parlé plus haut.   M. L.

(2) Cette assertion ne me paraît devoir être admise qu'après un nouvel examen des faits : il en est de même de l'opinion exprimée dans la dernière phrase de cet alinéa. ANDRAL.

vent la plupart des adultes lorsqu'ils veulent se livrer à des exercices inaccoutumés.

Les dartreux et les hypochondriaques sont très sujets aux catarrhes secs et latens, et ils finissent ordinairement par devenir assez graves chez eux. Les habitans des pays humides et des bords de la mer m'ont paru y être beaucoup plus sujets que ceux des pays secs et du centre de la France; et le catarrhe y arrive beaucoup plus facilement au degré qui produit l'asthme.

Le catarrhe symptomatique des fièvres est presque toujours latent, surtout dans les premiers jours de la maladie. Ce n'est pas que les malades ne toussent quelquefois; mais cette toux est si rare et si peu forte, que le médecin n'y fait le plus souvent aucune attention, ou ignore entièrement cette circonstance. Il y a quelques mois, je fus appelé en consultation avec un de mes confrères pour une fièvre continue grave dont étaient attaquées un assez grand nombre de personnes à la fois, dans un établissement public. Interrogé par moi, il me répondit qu'aucun de ses malades ne toussait; la garde-malade l'interrompit, et lui dit que tous toussaient, mais rarement.

C'est après les fièvres continues et les catarrhes muqueux de longue durée, ou fréquemment réitérés, que restent souvent des catarhes secs et latens habituels, qui finissent par produire l'asthme et l'emphysème du poumon.

La fréquence du catarrhe sec, la lenteur insidieuse de ses progrès, la gravité de ses effets lorsqu'il est parvenu à un degré intense, doivent faire sentir de quelle importance il est de ne pas regarder comme une affection légère les toux sèches de longue durée, quelque rares et légères qu'elles soient. Ces toux, que l'on regarde trop souvent comme *nerveuses*, *gastriques*, *hépatiques*, *hystériques*, etc., et dont on va chercher la cause dans une *sympathie* inconnue dans sa nature comme dans ses moyens, et le plus souvent supposée d'une manière tout-à-fait gratuite, ne sont réellement que l'effet d'un catarrhe sec, quand elles ne sont pas produites par des tubercules miliaires développés dans le poumon (1).

---

(1) Dans ce chapitre et dans les précédens, Laënnec a beaucoup insisté, et avec raison, sur la grande fréquence des cas où l'auscultation révèle l'existence d'un engorgement plus ou moins considérable de la membrane muqueuse bronchique, bien qu'il n'y ait ni toux, ni oppression, ni aucun symptôme qui puisse faire soupçonner cet engorgement. Sans l'auscultation, cet engorgement, point de départ d'un certain nombre d'affections plus graves, serait encore complétement inconnu. Mais, en parallèle avec ces cas où la méthode d'exploration découverte par Laënnec est d'un si admirable secours, il aurait dû en placer d'autres qui sont loin d'être rares, et dans lesquels, avec une toux ancienne ou récente, accompagnée souvent d'oppression et d'autres accidens plus ou moins sérieux, on trouve partout cependant le bruit respiratoire le plus pur et le plus normal possible. Il en est ainsi dans un assez grand nombre de cas où les poumons contiennent déjà une certaine quantité de tubercules non encore ramollis : souvent alors l'air traverse les bronches et arrive jusqu'aux vésicules, sans faire entendre aucun bruit insolite. Beaucoup de bronchites aiguës, qui ont vraisemblablement pour siége unique les premières divisions des conduits aérifères, ne s'accompagnent non plus d'aucune modification dans le bruit respiratoire. Pendant l'épidémie de

ARTICLE VIII.

Des Catarrhes suffocans (1).

Les praticiens désignent sous ce nom un cas assez commun chez les vieillards attaqués depuis longtemps de catarrhe muqueux chronique, qui meurent souvent suffoqués par une sécrétion muqueuse tellement abondante, que les poumons ne peuvent s'en débarrasser.

Le catarrhe, examiné sous ce point de vue, présente une question plus étendue qu'elle ne le semble d'abord. Le catarrhe suffocant n'est point une espèce particulière,

---

grippe en particulier, qui a régné à Paris il y a peu d'années, j'ai constaté, chez beaucoup d'individus qui en étaient atteints, que l'air entrait dans les bronches et les parcourait sans que la pureté et l'intensité du murmure respiratoire fussent le moins du monde modifiées. ANDRAL.

(1) Cet article n'est encore qu'une répétition ; car, comme on va le voir, le catarrhe suffocant n'est qu'un accident des autres catarrhes, et non une espèce particulière. Ainsi le catarrhe suffocant des vieillards n'est qu'une des terminaisons possibles du catarrhe muqueux chronique ; et il en a été déjà question à la page 182 : le catarrhe suffocant des enfans et des adultes n'est que le catarrhe pituiteux idiopathique aigu, tel qu'il a été décrit précédemment, page 190 ; le catarrhe suffocant avec œdème des poumons n'est que la complication de deux cas distincts, et il en sera question plus loin ; enfin le catarrhe suffocant des mourans n'est pas un catarrhe : c'est abuser des mots que d'appeler ainsi la congestion séreuse ou sanguine qui se fait dans les bronches et dans le poumon aux derniers momens de la vie. M. L.

mais un accident qui peut arriver dans plusieurs cas très divers.

Les caractères anatomiques de cette affection varient un peu suivant ses causes ; mais, dans tous les cas, les bronches sont en grande partie remplies par une matière muqueuse ou pituiteuse abondante.

Ses signes sont un râle laryngé et trachéal extrêmement fort, que l'on entend à l'oreille nue, et à la distance de plusieurs pieds. La respiration est fréquente, les mouvemens du thorax sont plus étendus et plus apparens que dans l'état naturel, si ce n'est aux approches de la mort. Le stéthoscope fait entendre, dans toute l'étendue de la poitrine, un rhonchus muqueux dont les bulles sont les unes grosses, les autres petites. S'il y a de la toux, elle est accompagnée d'un rhonchus sibilant humide : mais le plus souvent il y en a fort peu ; et son absence même, ainsi que les circonstances dans lesquelles survient le plus souvent le catarrhe suffocant, porterait à croire que, dans cette affection, il y a paralysie de quelqu'une des puissances qui, dans l'état naturel, produisent l'excrétion du mucus pulmonaire. Il me paraît probable qu'il faudrait rechercher le siége de cet affaiblissement dans les bronches ou le tissu pulmonaire lui-même ; car, comme nous venons de le dire, l'action des muscles inspirateurs est plutôt augmentée que diminuée, au moins dans les commencemens de l'attaque.

La poitrine, percutée, résonne bien dans toute son étendue, si ce n'est aux approches de la mort, où le son diminuant à la racine ou vers la base du poumon, indique la congestion cadavérique séreuse ou sanguine.

C'est particulièrement dans le catarrhe suffocant que l'application de la main donne souvent la sensation du mouvement de la mucosité qui remplit les bronches.

Je connais quatre cas dans lesquels le catarrhe peut devenir suffocant : 1° chez les vieillards, 2° chez les sujets attaqués d'œdème du poumon, 3° chez les mourans ; 4° enfin chez l'adulte même et les enfans, un catarrhe aigu peut quelquefois avoir ce caractère, avec des circonstances qui diffèrent de la phlegmorrhagie pulmonaire dont nous avons déjà parlé.

Catarrhe suffocant des vieillards. Cet accident, presque toujours mortel, survient surtout en hiver, et à l'occasion d'un catarrhe aigu qui se greffe sur un catarrhe muqueux chronique, ou sur une phlegmorrhagie pulmonaire. Pour peu que l'attaque se prolonge, l'œdème du poumon vient aggraver la maladie, et en précipiter la terminaison funeste.

Catarrhe suffocant avec œdème du poumon. L'œdème du poumon est presque toujours accompagné d'une phlegmorrhagie qui peut facilement devenir suffocante, à raison du flux pituiteux qui se fait dans les bronches, et de l'abattement des forces du malade, surtout s'il est avancé en âge.

Catarrhe suffocant des mourans. L'agonie, dans presque toutes les maladies, est accompagnée d'un râle trachéal abondant, et par conséquent d'un véritable catarrhe suffocant, si ce n'est dans les cas où le râle est dû à du sang épanché dans les bronches. L'œdème du poumon, et plus souvent encore une congestion séro-sanguinolente dans le tissu pulmonaire, se joint au flux de même nature qui se fait dans les bronches ;

et c'est à cet accident des derniers momens de la vie que l'on doit rapporter l'infiltration séro-sanguinolente que les poumons présentent chez presque tous les cadavres dans leurs parties postérieures et inférieures.

Catarrhe suffocant aigu des adultes et des enfans. Cette variété du catarrhe pulmonaire aigu ne me paraît pas avoir fixé jusqu'ici l'attention des médecins. Elle est très rare chez l'adulte. Chez les enfans en bas âge, elle est plus commune, et souvent on la confond avec le croup. On la reconnaît au râle trachéal que l'on entend à l'oreille nue, et à une suffocation imminente, et telle que la face devient souvent livide. Le stéthoscope fait reconnaître, dans toute l'étendue de la poitrine, un râle muqueux bruyant, et dont la matière est très liquide ; et un mouvement du cœur très fréquent et ordinairement irrégulier. Cet accident est dû à un catarrhe aigu qui attaque la totalité ou une très grande partie de la membrane muqueuse pulmonaire. Sa durée est de vingt-quatre à quarante-huit heures, ou, au plus, de quelques jours. Au bout de ce temps, ou le malade succombe, ou l'expectoration commence et fait cesser la suffocation, et le catarrhe prend alors la marche d'un catarrhe aigu ordinaire. Tant que la suffocation dure, il y a peu de toux, et l'expectoration, presque nulle, est entièrement pituiteuse. Elle conserve encore ce caractère, au moins pendant les premiers jours, lorsqu'elle devient plus abondante ; et quelquefois la résolution se fait sans que les crachats prennent le caractère muqueux. Ces cas ne constituent par conséquent qu'une variété de la phlegmorrhagie bronchique aiguë. Quand, au contraire, l'expectoration devient muqueuse, la maladie est réellement un catarrhe aigu ordinaire, dans lequel la suffocation a été imminente au début, à cause de l'étendue de la tuméfaction de la membrane bronchique, et de la quantité de pituite sécrétée à la fois.

Traitement des catarrhes suffocans. Nous parlerons ailleurs du catarrhe qui complique l'œdème du poumon : celui des agonisans est trop évidemment au-dessus des ressources de l'art pour que nous nous y arrêtions. Le catarrhe suffocant muqueux ou pituiteux des vieillards peut être quelquefois, mais bien rarement, combattu avec succès à l'aide des moyens qui réussissent dans le catarrhe suffocant aigu des adultes et des enfans.

Le premier et le plus efficace de ces moyens est le vomitif, qu'il faut répéter plusieurs jours de suite si l'on n'obtient du premier qu'un simple soulagement, et si l'expectoration ne devient pas sur-le-champ abondante.

L'application de larges vésicatoires à la cuisse, faite en même temps que l'on donne le vomitif, produit souvent une dérivation salutaire. Je préfère ce moyen aux vésicatoires appliqués sur la poitrine même, parce qu'il m'a paru plusieurs fois, chez les vieillards surtout, que la suffocation en était augmentée plutôt que diminuée; et d'un autre côté, outre le danger commun à tous les dérivatifs appliqués près du lieu affecté, d'augmenter la congestion au lieu de la diminuer, le vésicatoire appliqué sur la poitrine a encore l'inconvénient d'en gêner les mouvemens, et cela dans un moment où le malade a besoin de toutes ses forces inspiratrices pour ne pas suffoquer.

Je n'ai jamais trouvé l'indication de la saignée dans

les catarrhes suffocans des enfans, et dans le petit nombre de cas de même nature que j'ai observés chez l'adulte. Je pense cependant que ce moyen pourrait être quelquefois utile chez les sujets d'une constitution sanguine. La saignée favorise l'absorption, et diminue, au moins momentanément, la plupart des sécrétions et des exhalations. Sous ces rapports elle peut être utile ; mais si l'on en abuse, il est à craindre qu'elle n'affaiblisse assez le malade, non seulement pour empêcher l'expectoration, mais même pour que les muscles inspirateurs ne puissent plus suffire aux mouvemens énergiques nécessités par l'embarras des bronches (1).

---

(1) Ceci a été évidemment écrit sous l'influence d'une grande préoccupation. Il est impossible de ne pas trouver la saignée, et surtout la saignée locale, indiquée dans un vrai catarrhe suffocant ; et il est difficile qu'on en abuse, tant le soulagement qui en résulte est prompt et complet. La crainte d'affaiblir le malade assez pour entraver l'expectoration est une vraie chimère, vu que le catarrhe suffocant résulte, en pareil cas, bien plus de la tuméfaction de la muqueuse bronchique que de l'augmentation du produit de la sécrétion. Des sangsues en grand nombre, ou mieux encore des ventouses scarifiées, appliquées sur la poitrine, en même temps que l'on rubéfie les extrémités inférieures par des sinapismes et des vésicatoires, seront toujours le mode de traitement le plus sûr et le plus efficace du catarrhe suffocant des adultes et des enfans. **M. L.**

Nul doute que les émissions sanguines ne soient d'une grande utilité dans un grand nombre de cas de ces affections des bronches, auxquelles, en raison de leur symptôme commun et prédominant, Laënnec impose ici le nom de *catarrhes suffocans*. Mais je pense aussi, comme Laënnec, qu'il faut prendre garde d'abuser d'un semblable moyen, et qu'on ne doit pas

On ne doit pas négliger de diminuer le besoin de respirer par les parégoriques, entre lesquels je préfère la poudre de racine de belladone, donné à la dose d'un demi-grain à un grain, et à des intervalles plus ou moins rapprochés, suivant l'intensité de la suffocation et la force du sujet.

Dans deux cas de ce genre, je n'ai employé aucun autre remède que le tartre stibié, donné à haute dose,

---

même l'employer dans tous les cas. C'est au moins une grande question de savoir jusqu'à quel point une soustraction de sang, plus ou moins abondante et plus ou moins répétée, peut faire cesser, avec une efficacité toujours égale, l'engorgement de la membrane muqueuse des bronches, et diminuer l'abondance de la sécrétion dont elle est le siége. Est-ce que cet engorgement est toujours de même nature? Est-ce que la cause de cette hypérémie est toujours la même? Quelles que soient les théories adoptées à cet égard, l'observation ne permet pas de douter que, dans plus d'un cas où un individu, enfant, adulte ou vieillard, présente tout-à-coup les signes du catarrhe suffocant, en prenant ce mot dans l'une ou l'autre des acceptions que lui donne ici Laënnec, les émissions sanguines, loin d'enlever la suffocation, l'augmentent; et que, plus d'une fois, immédiatement après qu'elles ont été pratiquées, les râles deviennent plus prononcés, et s'étendent des bronches à la trachée-artère. Je confie ces réflexions à l'expérience des praticiens : je ne doute pas qu'elle ne vienne confirmer l'opinion de **Laënnec. Non**, ce n'est pas seulement parce qu'une partie est rouge, tuméfiée, ou que ses sécrétions sont altérées, que se présente l'indication des émissions sanguines; car cet état anatomique n'est pas toujours la traduction de lésions de même nature, et il y a tel cas où, pour le faire disparaître, le quinquina vaut mieux qu'une soustraction de sang. ANDRAL.

et de la manière qui sera indiquée à l'article de la péripneumonie. Chez l'un de ces sujets, le catarrhe suffocant était compliqué d'œdème du poumon. L'autre était une femme de vingt-quatre ans, d'une constitution robuste, malade depuis trois jours, et qui paraissait prête à expirer lorsqu'elle entra à l'hôpital : au bout de douze heures elle était hors de danger. La première malade guérit également, mais plus lentement.

Envisagé sous le seul rapport des signes stéthoscopiques, le chapitre qu'on vient de lire peut se résumer ainsi :

1. Dans tout catarrhe pulmonaire, on observe un râle plus ou moins fort, et une suspension ou une diminution partielle et variable du bruit respiratoire.

2. Le râle, dans le catarrhe, est ou sonore, ou sibilant, ou muqueux. Ceux qui ont cru trouver du râle crépitant en pareil cas ont pris pour tel du râle muqueux à petites bulles.

3. Le râle sonore, le râle sibilant et le râle muqueux se font entendre simultanément dans presque tous les catarrhes : mais les deux premiers dominent toutes les fois qu'il y a tuméfaction plus ou moins forte de la muqueuse bronchique, sans ou presque sans augmentation du produit de la sécrétion; le râle muqueux domine, au contraire, toutes les fois qu'une sécrétion abondante a rempli les bronches de mucosités.

4. Quel que soit le râle qui domine dans le catarrhe, il est borné au lieu affecté : l'étendue dans laquelle on l'entend dénote l'étendue de l'inflammation bronchique, et peut servir en conséquence à apprécier la gravité de la maladie; car plus cette inflammation est étendue, plus le catarrhe est grave.

5. La suspension du bruit respiratoire, dans le catarrhe, paraît due à l'obstruction des bronches par des mucosités, et est en conséquence toujours partielle et momentanée; une quinte de toux la fait ordinairement cesser.

6. La diminution du bruit respiratoire, dans le même cas, paraît due à la tuméfaction de la muqueuse des petits rameaux bronchiques, est également presque toujours partielle, et se joint d'ordinaire à une exagération de ce même bruit dans les parties du poumon où la muqueuse bronchique est encore intacte.

7. Cette diminution du bruit respiratoire peut donc, comme le râle, servir à apprécier l'étendue et la gravité du catarrhe.

8. Dans le catarrhe muqueux aigu, on entend d'abord un râle sonore grave, quelquefois mêlé de râle sibilant; en même temps le bruit respiratoire est suspendu par endroits; puis, à mesure que la sécrétion bronchique augmente, le râle muqueux se montre, et devient dominant.

9. Dans le catarrhe muqueux chronique, on n'entend d'ordinaire qu'un râle muqueux fort et abondant. Assez souvent néanmoins ce râle muqueux est mêlé de râle sibilant et de râle sonore. Le bruit respiratoire s'entend assez bien malgré ce râle; et quelquefois même il a l'énergie de la respiration puérile.

10. Dans le catarrhe pituiteux, le bruit respiratoire est faible, rarement suspendu, et l'on entend un râle sibilant plus ou moins fort, souvent mêlé de râle sonore, et quelquefois d'un râle muqueux dont les bulles semblent crever à la surface d'un liquide moins consistant que dans le catarrhe muqueux. Ces phénomènes sont surtout marqués pendant les accès; on les retrouve encore néanmoins dans leurs intervalles.

11. Le catarrhe sec est principalement marqué par la diminution ou la suspension complète du bruit respiratoire, diminution ou suspension qui varie à chaque instant, et alterne d'ordinaire avec un bruit respiratoire énergique, sans être puéril. On entend quelquefois en outre un râle sibilant obscur, imitant le cliquetis d'une petite soupape.

12. La coqueluche est caractérisée pendant les quintes par une suspension complète du bruit respiratoire, l'air ne pénétrant pas alors au-delà de la trachée. Dans les intervalles des

quintes, le bruit respiratoire est variable comme dans le catarrhe sec, et de plus assez constamment accompagné d'un râle ronflant ou sibilant qui se fait entendre çà et là.

13. Dans les catarrhes suffocans le bruit respiratoire est suspendu ou très diminué dans la plus grande partie des deux poumons. On entend dans toute la poitrine un râle muqueux bruyant, quelquefois mêlé de râle sonore et sibilant ; il y a toujours en même temps râle trachéal et laryngé très bruyant.

14. Dans tous ces cas, la poitrine reste sonore comme dans l'état sain.

CHAPITRE II.

DE LA DILATATION DES BRONCHES.

L'altération organique dont je vais parler dans ce chapitre n'avait pas plus fixé l'attention des anatomistes que celle des médecins praticiens. Cela dépend sans doute de ce que, ayant rarement lieu dans toute l'étendue des bronches, on peut facilement la rencontrer sans l'apercevoir, lors même qu'elle est portée à un degré très marqué. Car un rameau bronchique dilaté ressemble souvent à une bronche plus volumineuse ; et en incisant simplement le poumon, on le prendra nécessairement pour tel. Il faudrait, pour reconnaître la dilatation et constater que le rameau a un plus grand diamètre que la bronche qui lui donne naissance, suivre toutes les divisions de l'arbre bronchique, ce qui se fait très rarement dans les ouvertures des cadavres.

Caractères anatomiques. La dilatation des bronches se présente sous des formes très variées : souvent elle existe dans un ou plusieurs rameaux, et même dans la presque totalité d'un poumon, sans autre changement dans l'aspect des bronches, qui conservent leur forme cylindrique : seulement des ramifications qui, dans l'état naturel, pourraient à peine recevoir un stylet très fin, acquièrent un diamètre égal à celui d'une plume de corbeau ou d'oie, ou même à celui du doigt. Les rameaux ainsi dilatés naissent souvent d'un tronc dont le diamètre est beaucoup moindre. Quelquefois on voit le rameau dilaté reprendre immédiatement au-dessous son diamètre naturel, plus ordinairement il semble se terminer en un cul-de-sac anfractueux, à la surface duquel on distingue l'ouverture de plusieurs petits rameaux bronchiques d'un diamètre naturel, dont les embranchemens ont été confondus par la dilatation. Je n'ai jamais pu voir bien distinctement une dilatation qui me parût appartenir aux dernières divisions bronchiques, et qui pût servir à éclairer sur la manière dont se terminent les bronches.

Dans d'autres cas, les bronches dilatées perdent en même temps leur forme, et présentent celle d'une cavité capable de loger un grain de chenevis, un noyau de cerise, une amande, ou même une noix. Plusieurs renflemens successifs semblables peuvent exister dans le trajet du même rameau, quelquefois un ou deux rameaux bronchiques seulement, dilatés dans le sommet du poumon, sembleraient indiquer la transformation d'une excavation tuberculeuse en fistule ; souvent encore plusieurs bronches continues ou contiguës, inégalement dilatées, et formant par leurs communications entre elles une sorte de clapier plein de mucosités puriformes, présentent au premier aspect l'apparence d'une excavation tuberculeuse multiloculaire. Un anatomiste peu exercé pourrait s'y tromper, dans les cas où une dilatation peu étendue est bornée à un petit nombre de rameaux, et surtout lorsqu'elle existe dans le sommet du poumon. Il pourrait au moins hésiter, et regarder comme incertain si cette cavité est due à une dilatation bronchique, ou à une excavation tuberculeuse guérie par sa transformation en une fistule tapissée par une membrane muqueuse accidentelle. J'ai moi-même éprouvé quelquefois de l'embarras à cet égard. J'exposerai, dans le chapitre de la phthisie pulmonaire, les caractères qui peuvent toujours faire distinguer ces deux cas l'un de l'autre, excepté dans quelques circonstances très rares.

L'épaisseur et la consistance des parois des bronches dilatées sont extrêmement variables : le plus souvent la membrane muqueuse a une épaisseur d'un quart à un tiers de ligne : et sa surface interne, inégale, et plus molle que dans l'état naturel, présente une couleur rouge-violette foncée, qui pénètre profondément dans son épaisseur. Le ramollissement de cette membrane est quelquefois tel qu'on peut l'enlever avec le dos ou le manche du scapel. Autour de la muqueuse se trouve une enveloppe blanche, très ferme et à peu près d'é-gale épaisseur, qui est formée en partie par un tissu cellulaire très dense, et en partie par un tissu fibreux. Les cerceaux cartilagineux s'y distinguent quelquefois encore, dans les bronches qui en sont pourvues ; mais on n'y distingue plus rien de l'appareil musculaire jau-nâtre qu'on remarque autour des bronches saines. Dans les divisions bronchiques d'un ordre inférieur, cette enveloppe a aussi, par endroits, une texture cartilagineuse : mais alors elle n'a plus la forme régulière que nous venons d'indiquer ; elle s'étend plus ou moins loin dans la substance pulmonaire environnante, qui semble, dans ces points, se transformer de proche en proche en cartilage. Cet envahissement peut gagner une grande partie et même la totalité du tissu pulmonaire comprimé entre les bronches dilatées. Nous en rapporterons un exemple remarquable à la fin de ce chapitre.

D'autres fois, les parois des bronches dilatées sont d'une ténuité extrême, et qui ne permet d'y distinguer aucune trace de leur organisation primitive ; elles ont un peu plus de fermeté que la membrane muqueuse dans l'état sain. Elles sont alors ordinairement rouges, sans injection apercevable, et leur surface interne est très lisse. Quelquefois leur ténuité est telle, qu'on peut la comparer à celle d'une pellicule d'ognon. Je n'ai jamais trouvé les bronches dilatées en entier de cette manière ; et la plus étendue des dilatations partielles de ce genre que j'aie vues, très anfractueuse, parce qu'elle affectait plusieurs divisions bronchiques voisines et communiquant ensemble, aurait pu contenir tout au plus autant d'eau qu'une noix. L'aspect de ces dilatations avec amincissement, au moment où le scapel les met à découvert, a une singulière ressemblance avec celui des poumons vésiculeux des animaux de la famille des batraciens.

Cette lésion organique peut exister dans toutes les parties du poumon ; mais elle est plus commune dans le lobe supérieur et vers le bord antérieur. Ordinairement elle n'affecte qu'un petit nombre de ramifications bronchiques ; quelquefois cependant elle existe dans un lobe entier du poumon, et dans tous les rameaux bronchiques qui s'y distribuent. Dans ce cas, la dilatation est toujours beaucoup plus grande, non seulement proportion gardée, mais encore absolument parlant, dans les petites ramifications que dans les rameaux dont elles prennent naissance, et dans ceux-ci que dans leurs troncs. Le tronc commun des bronches est rarement dilaté d'une manière sensible, lors même que ses subdivisions le sont assez pour que quelques-unes d'entre elles égalent ou surpassent son diamètre.

Lorsque la dilatation des bronches est aussi étendue, le tissu pulmonaire intermédiaire est flasque, privé d'air, évidemment comprimé, et tout-à-fait dans le même état que celui d'un poumon refoulé vers la colonne vertébrale par un épanchement séreux ou purulent dans la plèvre.

Dans les cas où la dilatation bronchique est légère et n'affecte que les petits rameaux, par lesquels elle semble toujours commencer, il est très facile de la méconnaître à l'ouverture des corps. Un des signes qui peuvent le plus facilement éveiller l'attention à cet égard, c'est l'écoulement d'un mucus puriforme qui sort par gouttelettes des petites ramifications bronchiques, à l'incision des poumons.

Causes occasionelles de la dilatation des bronches. La dilatation des bronches, telle que nous venons de la décrire, ne se rencontre guère que chez des sujets attaqués de catarrhes muqueux chroniques ; et ce seul fait peut nous conduire à concevoir la manière dont

elle se forme, si l'on se rappelle ce que nous avons dit
du séjour très prolongé que font quelquefois les crachats muqueux dans les points des bronches où ils se
forment. Une masse de crachats volumineux ne peut
se former et séjourner dans un point des bronches sans
les dilater ; et si, après avoir été expectorée, une nouvelle sécrétion la reproduit dans le même lieu, il est
évident que la dilatation tendra à devenir permanente,
et qu'elle déterminera l'hypertrophie ou l'amincissement
permanent de la membrane affectée, suivant des circonstances que, dans l'état actuel de la science, nous
ne pouvons guère approfondir, puisque nous ne savons
pas pourquoi le même obstacle mécanique produit tantôt la dilatation et tantôt l'hypertrophie des parois des
ventricules du cœur (1).

Les ramifications bronchiques qui s'ouvrent dans une
excavation tuberculeuse ou gangréneuse sont assez ordinairement dilatées, et restent dans cet état lorsque
ces excavations viennent à se transformer en fistules.
Cette dilatation a presque toujours lieu sans altération
de la forme cylindrique des rameaux dilatés, et cela
probablement parce que la force qui tend à faire passer
à travers ces rameaux la matière tuberculeuse ou gan-

____

(1) M. Andral pense que, dans bien des cas, la dilatation
des bronches est précédée de l'hypertrophie de ces canaux
(*Clin. Méd.*, t. II, page 33). M. Guersent, ainsi que je l'ai dit
plus haut, la regarde comme étant souvent congénitale (*Dict.
de Méd.*, t. VI, p. 12). L'un et l'autre me paraissent avoir
raison. Il est difficile d'admettre que cette affection soit toujours le résultat purement mécanique des efforts de la toux
ou de l'accumulation du mucus bronchique.   M. L.

gréneuse ramollie, c'est-à-dire l'expiration forte qui
constitue la toux, agit assez fréquemment et assez éner-
giquement pour ne pas permettre un long séjour à la matière qui les traverse. Je crois que c'est à la même cause
que l'on doit attribuer la rareté plus grande et l'intensité
moindre de la dilatation des gros troncs bronchiques,
qui conservent aussi toujours leur forme dans cet état.

Signes et symptômes de la dilatation des bronches.
Les signes physiques auxquels on peut reconnaître la
dilatation des bronches sont assez nombreux, et varient
suivant l'étendue de l'affection. Lorsque cette dilatation affecte la totalité d'un poumon, le son donné par
la percussion est quelquefois moindre que dans l'état
naturel, sans doute à raison de la compression du tissu
pulmonaire; mais ce signe est ordinairement peu sensible, à moins que d'autres circonstances ne contribuent à produire le même effet. Dans les points où
existent les dilatations les plus fortes, on entend une
pectoriloquie plus ou moins parfaite, accompagnée d'un
râle muqueux à grosses bulles, tout-à-fait semblable au
râle caverneux des phthisiques. On entend dans les
mêmes points une respiration bronchique, qu'un observateur inexpérimenté confondrait assez facilement avec
la respiration puérile, à raison de l'intensité du bruit, et
qui devient caverneuse dans les points correspondant
aux dilatations les plus vastes. La toux et le râle muqueux ont également le caractère bronchique ou caverneux dans les dilatations les plus voisines de la surface
du poumon. La voix, la respiration et la toux, y donnent
souvent la sensation du *souffle voilé;* c'est-à-dire d'un
voile mince, d'une membrane humide, qui flotte à

chaque vibration et semble seule empêcher la colonne d'air de pénétrer dans l'oreille. Ce dernier signe peut servir à faire reconnaître que, dans ce point au moins, et probablement dans les autres, le tissu pulmonaire n'a pas passé à l'état cartilagineux. Quelquefois tous ces phénomènes disparaissent pendant quelque temps, surtout lorsqu'ils ont lieu vers les parties inférieures du poumon, à raison de l'accumulation des crachats muqueux dans les points les plus déclives; et ils ne reparaissent qu'après une abondante expectoration, ou un changement de position.

Lorsque la dilatation des bronches n'a lieu que dans un point ou une partie peu étendue du poumon, les phénomènes indiqués ne s'observent que là, et ordinairement à un moindre degré.

Lorsque la dilatation est médiocre et à peu près égale dans un certain nombre de bronches, on entend une *bronchophonie diffuse*, au lieu de la pectoriloquie. Si cette dilatation médiocre est en même temps étendue, on trouve, dans toute la partie correspondante des parois thoraciques, la bronchophonie et la respiration bronchique, et dans quelques points seulement la pectoriloquie parfaite.

Dans les cas même où la dilatation est le plus étendue, les symptômes de la maladie indiquent rarement sa gravité. Le plus souvent il n'y a ni fièvre, au moins continue, ni amaigrissement. Si le malade n'est pas obligé à des travaux pénibles, il s'aperçoit à peine de quelque diminution dans ses forces; la respiration n'est gênée qu'autant qu'il se livre à des mouvemens rapides et trop répétés.

L'expectoration n'est nullement caractéristique; son abondance seule est remarquable dans les dilatations très étendues. Elle a toujours le caractère muqueux; mais tantôt elle ressemble aux *crachats cuits* d'un catarrhe aigu, tantôt elle est tout-à-fait puriforme. Ordinairement inodore, elle donne dans d'autres cas, habituellement ou par momens seulement, l'odeur du pus d'un abcès, et même celui d'une plaie de mauvais caractère. Comme dans tous les catarrhes muqueux chroniques, la sécrétion de ces crachats puriformes peut augmenter quelquefois avec une telle rapidité, qu'elle simule la rupture d'une vomique.

On voit, d'après ce que nous venons de dire, que la dilatation des bronches a des signes communs avec plusieurs autres cas, et particulièrement avec la phthisie tuberculeuse, la péripneumonie et les excavations gangréneuses du poumon : mais l'ensemble des signes et des symptômes ne peut laisser aucun doute à un observateur exercé, si ce n'est dans les cas peu graves, et dans lesquels, comme nous le verrons ailleurs, le même doute peut encore subsister quelquefois après l'examen anatomique de la lésion (1).

---

(1) Au lieu de se dilater, les bronches peuvent se rétrécir, et même s'oblitérer. Dans ma *Clinique médicale*, j'ai appelé spécialement l'attention sur ce mode d'altération, qui a aussi été étudié d'une manière particulière par le docteur Reynaud (*Dictionnaire de Médecine* ou *Répertoire général de Sciences médicales*, art. *Bronches*).

Le rétrécissement des bronches peut reconnaître des causes très diverses. Ainsi, il peut être produit par un simple épaississement, ou permanent, ou passager, de la membrane muqueuse

Traitement de la dilatation des bronches. La dilatation des bronches n'étant qu'une suite et une complication du catarrhe chronique muqueux, il est évident que le seul moyen que nous ayons pour resserrer les bronches dilatées est de tâcher de diminuer la sécrétion de leur membrane muqueuse. S'il est un cas où les toniques amers et aromatiques, et principalement les balsamiques, puissent être utiles, c'est celui-ci. S'il y a en même temps cachexie générale, il est bon d'y joindre les ferrugineux et les anti-scorbutiques.

Observations de dilatation des bronches. La dilatation des bronches est un accident qui, sans être très commun, est beaucoup moins rare que je ne l'ai cru long-temps. On le rencontre assez communément chez les enfans à la suite de la coqueluche, et chez les vieillards.

---

qui tapisse la surface interne de ces conduits; il peut aussi résulter d'un état d'hypertrophie des tissus subjacens à la muqueuse. J'ai cité, dans ma *Clinique médicale*, un cas dans lequel une tumeur cartilagineuse, développée dans l'épaisseur des parois d'une bronche, en avait presque complétement effacé la cavité (*Clinique médicale*, t. III, p. 195, 3ᵉ édit.). Les tumeurs développées dans le voisinage des bronches doivent encore être placées au nombre des altérations qui, plus d'une fois, ont comprimé les parois de ces conduits, et diminué leur calibre : on peut encore, à cet égard, consulter les observations que j'ai consignées dans la *Clinique médicale*.

L'oblitération des bronches est une altération plus rare que leur simple rétrécissement. C'est surtout dans les petites ramifications de ces conduits qu'elle a été observée ; on l'a toutefois également constatée dans des bronches d'un assez gros calibre, et jusque dans le tronc principal qui distribue l'air à chaque poumon. Dans ce dernier cas, ce sont des tumeurs développées

J'en ai vu un assez grand nombre d'exemples depuis six ans. M. Andral a consigné dans sa *Clinique médicale* (t. ii, obs. 5, 6, 8 et 9) quatre exemples de dilatation partielle plus ou moins étendue. Je joins ici une analyse de deux de ces observations. Je donnerai ensuite moi-même quatre exemples de dilatation générale des bronches : les deux premiers m'ont été communiqués par M. le professeur Cayol, qui les a recueillis étant étudiant en médecine, et qui, frappé de la nouveauté d'une lésion jusqu'alors non décrite, m'engagea à examiner avec lui le poumon qui la présentait, dans le premier de ces cas qui s'offrit à lui. Les deux dernières observations sont également remarquables sous le rapport anatomique ; et la dernière pourra le paraître, en outre, sous celui de l'exactitude avec laquelle les circonstances les plus mi-

---

autour des bronches, qui, à mesure qu'elles s'accroissent, en effacent peu à peu la cavité. A l'intérieur même des poumons, des tubercules peuvent ainsi faire disparaître la cavité d'un certain nombre de tuyaux bronchiques. D'autres fois, sans qu'aucune cause de compression existe autour des conduits aérifères, ils se transforment en des espèces de cordons fibreux, qui font immédiatement suite à des bronches de divers diamètres.

Suivant la grandeur et le nombre des bronches ou rétrécies ou oblitérées, des symptômes variables, sinon par leur nature, au moins par leur intensité, devront apparaître. On observera surtout une dyspnée, dont l'intensité sera en rapport avec le siége et l'étendue du rétrécissement ou de l'oblitération. Dans un cas que j'ai publié, et où la bronche principale d'un poumon était fortement comprimée par une tumeur, on n'entendait plus de ce côté qu'un bruit respiratoire infiniment plus faible que du côté opposé.   ANDRAL.

nutieuses de l'état du poumon avaient été indiquées par le stéthoscope.

Observations de M. Andral. — (*Clinique médicale*, tom. ii, 6ᵉ observation). Un porteur à la halle succomba, en janvier 1822, à une maladie du cœur ; il avait présenté, au-dessous de la clavicule droite et dans la fosse sous-épineuse du même côté, une bronchophonie diffuse, et une respiration bronchique et soufflante. Les rameaux bronchiques du lobe supérieur droit étaient manifestement dilatés, et, à ce qu'il paraît, sans déformation, mais avec épaississement de leurs parois, qui présentaient, dans les divisions bronchiques d'un ordre inférieur, des cerceaux cartilagineux aussi manifestes qu'à la bifurcation de la trachée. — (*Clinique médicale*, tom. 11, 8ᵉ observation). Un perruquier, âgé de quarante-six ans, mourut à la Charité en juin 1822, après avoir présenté les symptômes généraux de la phthisie pulmonaire. Ses crachats étaient puriformes, la voix résonnait avec force dans tout le côté gauche, où, à la hauteur du sein et un peu au-dessus de l'angle inférieur de l'omoplate, il y avait une pectoriloquie évidente. A l'ouverture du corps, on trouva dans la partie correspondante du poumon une bronche dilatée de manière à égaler la capacité d'une noix ; plusieurs autres rameaux bronchiques du même poumon étaient dilatés dans des points successifs et peu étendus de leur trajet, de manière à avoir acquis dans ces points un diamètre triple ou quadruple. Le tissu intermédiaire était flasque et comprimé.

Obs. I. (*Obs. de M. Cayol*). *Dilatation aiguë des bronches à la suite de la coqueluche.* — H. A. Lajoie, âgé de trois ans et demi, assez gras, ayant les cheveux blonds, entra à l'hôpital des Enfans le 30 janvier 1808. Il avait la coqueluche depuis trois mois ; la toux revenait par quintes à des intervalles de plusieurs heures, et était suivie d'une expectoration abondante, liquide, jaune, excessivement fétide, et tout-à-fait puriforme ; quelquefois cependant il s'y joignait un peu de mucosités. Cette matière avait à peu près la même odeur que le pus qui sort d'un abcès par congestion. Ce n'était point des crachats, mais des gorgées de ce liquide qui coulaient pendant plusieurs secondes de sa bouche, après une quinte de toux assez forte, pénible, et dans laquelle le visage devenait très rouge.

Le 3 février, on remarqua que le malade était toujours couché sur le côté gauche : on percuta ce côté de la poitrine, qui rendit un son mat ; on y appliqua un vésicatoire.

Le 14 février, comme le vésicatoire n'avait pas produit de soulagement marqué, on appliqua un large cautère au bras : depuis ce jour l'enfant dépérit très rapidement. Il était toujours couché, ou au moins penché, sur le côté gauche. Dans les intervalles de la toux, il n'éprouvait aucune douleur ; le sommeil était bon. La face, ronde et fleurie lors de l'entrée du malade, devint, ainsi que les mains, un peu bouffie. A ce symptôme se joignit un dévoiement très fort ; la peau devint chaude, le pouls petit et plus fréquent, la soif plus intense. Depuis deux jours l'expectoration diminuait : le 15 février, elle se supprima entièrement ; l'enfant fut tout le jour dans un état d'accablement ; le soir, il commença à pousser des cris aigus ; à onze heures, il se tut ; un moment après, on le trouva mort.

Ouverture faite trente-six heures après la mort. — Léger amaigrissement, plus apparent aux membres qu'à la face; chairs molles, sans infiltration sensible; face pâle, sans altération notable des traits. Le vésicatoire était livide.

Il n'y avait aucun épanchement dans les cavités séreuses. Les poumons s'affaissèrent peu après l'ouverture de la poitrine. Le gauche était faiblement adhérent à la plèvre costale dans toute sa moitié inférieure; son lobe supérieur, de couleur fauve claire, était libre, léger et crépitant; mais le lobe inférieur était dur, pesant, d'une couleur violacée, livide à l'extérieur. Par une incision longitudinale profonde et une légère pression, il en sortit au moins une once et demie de liquide purulent et fétide, semblable à celui que le malade expectorait, si ce n'est qu'au lieu d'être jaune il tirait un peu sur le grisâtre (différence qui pouvait dépendre de l'altération cadavérique). Ce liquide était contenu dans une multitude de cavités rondes, lisses, très rapprochées, communiquant fréquemment entre elles, et séparées par des cloisons minces. Les plus grandes de ces cavités auraient pu loger l'extrémité du doigt; d'autres, plus nombreuses, auraient contenu un gros pois.

Un examen attentif nous convainquit, M. Laënnec et moi, que toutes ces cavités se prolongeaient en conduits, qui aboutissaient, par un trajet plus ou moins long et dans des directions différentes, jusque dans les bronches, dont elles étaient évidemment la suite. Avec le bistouri, conduit par la sonde cannelée, j'ouvris huit ou dix de ces ramifications dans toute leur longueur, et je vis distinctement que chaque rameau bronchique, après un trajet d'environ un demi-pouce dans le poumon, se dilatait considérablement, augmentait de diamètre en s'éloignant du tronc, et enfin se terminait par un large cul-de-sac, à une ligne ou deux de la surface du poumon. Vers leur terminaison, la plupart auraient pu admettre le petit doigt; d'autres pouvaient contenir un tuyau de plume ordinaire. Dans leur trajet, ils donnaient quelques rameaux qui se terminaient aussi en culs-de-sac, après une étendue de deux pouces au plus : tous contenaient plus ou moins du liquide purulent dont j'ai parlé. La membrane muqueuse était partout d'un rouge foncé et livide, qui n'était point affaibli lorsqu'on avait enlevé la couche de sang dont elle était enduite; cette membrane était notablement amincie. Examinée partout avec le plus grand soin, elle n'offrit pas la moindre altération, et il était évident que le pus expectoré par le malade avait été sécrété par elle. Jusqu'à environ deux pouces des premières divisions bronchiques, on distinguait les cerceaux cartilagineux; mais au-delà ils semblaient dégénérer en tissu cellulaire dense, et se confondre avec la membrane muqueuse, qu'on pouvait à peine séparer, par la dissection, du tissu pulmonaire dense qui l'environnait.

Les conduits que je viens de décrire formaient au moins les trois-quarts du volume de cette portion du poumon : on ne pouvait faire une incision sans en diviser un grand nombre. Le tissu pulmonaire intermédiaire, réduit à un très petit volume, était compacte, et d'une couleur grisâtre; mais flasque, et non pas dur comme celui qu'on trouve souvent autour des tubercules. Il ne présentait aucune trace de son organisation et de sa structure celluleuse. La surface de l'organe offrait une couche d'une ou deux lignes d'épaisseur de tissu pulmonaire sain, et seulement gorgé de sang.

On voyait aussi çà et là, dans cette portion du poumon, au moins dix ou douze glandes lymphatiques rougeâtres, de grosseur variable depuis celle d'un pois jusqu'à un volume double et triple. La plupart avaient toutes les apparences des glandes lymphatiques qu'on trouve dans le reste du corps; quelques-unes présentaient à leur centre une substance molle et grise, semblable à du mucilage; toutes étaient appliquées sur des ramifications bronchiques, et pénétraient avec elles jusqu'au milieu du poumon.

De plus, il y en avait à peu près un égal nombre de plus volumineuses, situées à la racine du poumon, autour de la division des bronches, des vaisseaux, et de la terminaison de la trachée. Parmi ces dernières, quelques-unes avaient la couleur noire et le volume ordinaire des glandes bronchiques; deux ou trois seulement étaient rougeâtres, et du volume d'une petite noix. — On ne put suivre les divisions de l'artère et de la veine pulmonaires, parce que ces vaisseaux n'étaient pas injectés, mais elles n'étaient bien visibles qu'à la surface du poumon, qui était probablement la seule partie qui servait à la respiration, avec le lobe supérieur. Ce dernier, quoique crépitant et sain dans son tissu, offrait néanmoins deux ou trois rameaux bronchiques dilatés à leurs extrémités, et terminés en culs-de-sac, comme ceux du lobe inférieur. Ces renflemens ne contenaient pas de pus : la membrane muqueuse y était rouge et enduite de sang.

Le poumon droit n'offrit rien de semblable. Il adhérait un peu à la plèvre par ses faces postérieure et inférieure, qui étaient d'un rouge livide. La partie antérieure et supérieure était légère et de couleur fauve ; mais tout le lobe inférieur était pesant, rouge, violacé, se précipitait au fond de l'eau, et ne conservait pas d'apparence celluleuse, si ce n'est un peu à la surface. Il était très gorgé de sang (1). La membrane muqueuse de la trachée était d'un rouge livide, surtout inférieurement ; l'intérieur du larynx était au contraire fort pâle.

Le foie, très volumineux, remontait jusqu'à la sixième côte, descendait à droite jusqu'à deux ou trois lignes de la crête iliaque, et occupait tout l'épigastre. Son tissu était jaune, de consistance pâteuse, et couvrait de graisse la lame du scalpel. La vésicule était médiocrement distendue par de la bile filante, d'un vert foncé, qui avait coloré les parois de son réservoir.

La rate, l'estomac et tout le canal digestif étaient tout-à-fait sains, ainsi que l'appareil urinaire.

Le mésentère ne contenait pas de graisse, et ses glandes étaient un peu gonflées, mais sans altération.

Dans le crâne, il n'y avait rien de remarquable.

Obs. II. (*Obs. de M. Cayol.*) *Dilatation chronique des bronches.* — Mlle M***, âgée de soixante-douze ans, maîtresse de piano, était affectée depuis l'âge d'environ seize ans, et par conséquent depuis plus de cinquante ans, d'une maladie de poitrine qui offrait la plupart

---

(1) Ceci est l'engorgement sanguin cadavérique, et non pas la péripneumonie.   (*Note de l'Auteur.*)

des symptômes de la phthisie pulmonaire : hémoptysies très fréquentes, renouvelées par les causes les plus légères ; toux habituelle, avec expectoration de crachats jaunes, opaques, ayant les caractères tantôt du pus, et tantôt du mucus puriforme ; respiration courte, souvent un peu gênée. Ces symptômes variaient très souvent ; ils avaient des rémissions très marquées, mais presque pas d'intermission. Se croyant d'une santé trop délicate pour se marier, elle se voua au célibat, et eut constamment des mœurs très pures. Comme ce qu'elle éprouvait ne l'avait presque jamais empêchée de se livrer à ses occupations, elle ne s'était jamais regardée comme malade. Quoique déjà cassée de vieillesse lorsqu'elle vint à l'hôpital de la Charité, on pouvait encore juger qu'elle était assez bien prise dans sa taille, qui était au-dessous de la moyenne ; sa poitrine, sans être ample, n'était pas mal conformée ; en un mot, elle n'avait pas la *structure phthisique*. Son embonpoint était médiocre, et tout son extérieur annonçait un tempérament nerveux lymphatique. Sa physionomie avait une expression de douceur et une sérénité que sa conversation et ses manières ne démentirent jamais, même au plus fort de ses souffrances. Quoiqu'elle ne parût pas fort malade lors de son entrée, et qu'elle ne présentât d'autres symptômes que ceux qu'elle disait éprouver depuis longtemps, aggravés seulement par un peu de dévoiement et un léger œdème aux jambes, elle se regardait comme touchant à la fin de sa carrière, et elle en voyait approcher le terme avec le calme le plus parfait. Elle arrangeait, jusque dans les moindres détails, ses affaires temporelles et spirituelles ; elle s'informait souvent, même pendant son agonie, qui fut longue et douloureuse, du temps qui lui restait encore à vivre, et elle ne paraissait éprouver d'autre sentiment que l'espérance d'être bientôt délivrée de ses souffrances.

Depuis son entrée jusqu'à sa mort, accroissement progressif de l'œdème, qui devint très volumineux aux membres tant supérieurs qu'inférieurs, et au tronc. La dyspnée augmentait en proportion de l'œdème. La malade restait presque toujours sur son séant ; souvent elle s'endormait dans cette position, et alors sa tête tombait en avant, et venait presque s'appuyer sur ses genoux. Les derniers jours, l'œdème fit de tels progrès, que la malade ne pouvait exécuter aucun mouvement ; ses bras et ses mains étaient gonflés, luisans, et comme transparens ; les déjections devinrent involontaires. Plusieurs excoriations considérables se formèrent sur le sacrum. Cependant la toux et l'expectoration n'augmentaient pas ; les crachats étaient toujours jaunes, épais et opaques, et nullement sanguinolens ; de sorte que, selon la remarque de M. Bayle, qui faisait alors le service de l'hôpital, la malade paraissait succomber à l'hydropisie plutôt qu'à la phthisie.

Ouverture du cadavre faite environ quarante-quatre heures après la mort. — OEdème universel, mais surtout très marqué aux membres tant supérieurs qu'inférieurs, et aux parois abdominales. En faisant abstraction de l'œdème, le corps était encore assez éloigné du marasme.

Les poumons s'affaissèrent peu à l'ouverture de la poitrine ; ils adhéraient aux côtes et au médiastin par un tissu cellulaire lâche et d'ancienne formation. Ce tissu cellulaire était le siége d'une infiltration séreuse considérable, qui lui donnait une apparence gélatineuse. En palpant les poumons, on sentait à travers leur tissu, qui était mollasse et sans ressort, des portions durcies de diverses grosseurs : on en rencontrait surtout dans le lobe supérieur du poumon droit. En incisant ce lobe, on trouva dans son intérieur un grand nombre de cavités arrondies, à parois lisses et rougeâtres, d'un aspect un peu analogue à celui de certains trajets fistuleux. Ces cavités, dont les unes étaient vides et les autres renfermaient une matière purulente, jaune, épaisse, semblable à celle que la malade avait expectorée, étaient d'un volume fort inégal : les plus grandes auraient pu contenir l'extrémité du pouce. Elles étaient séparées les unes des autres par des cloisons assez fermes, formées par le tissu pulmonaire condensé. Ces cavités ne ressemblaient en aucune manière à celles qui résultent de la fonte des tubercules, non plus qu'à celles qu'on trouve dans la *phthisie ulcéreuse* (1). En les examinant avec attention, on reconnaissait qu'elles communiquaient avec les bronches, dont elles étaient évidemment la continuation.

Ces conduits, à peu de distance de leur origine, et à peu près vers l'endroit où ils cessent d'être cartilagineux, se dilataient considérablement, et conservaient le même diamètre ou devenaient de plus en plus larges jusqu'à leur terminaison au voisinage de la surface du poumon. Dans leur trajet, ils donnaient, de distance

---

(1) Bayle appelait ainsi la gangrène partielle du poumon.
(Note de l'Auteur.)

en distance, des rameaux dont les uns étaient dilatés
et les autres ne l'étaient point. Les parois des portions
dilatées présentaient çà et là de petits points cartilagineux, et quelques points osseux, qui existaient pour la
plupart sur les petits éperons que forme, à l'intérieur
des conduits bronchiques, l'origine des bronches colla-
térales. Il fut impossible de distinguer dans ces parois
plusieurs membranes : elles ne paraissaient formées que
d'une seule, beaucoup plus dure et plus lisse que les
parois saines des bronches dépourvues de cartilages ;
mais cette membrane ne pouvait être isolée du tissu pulmonaire. On ne put découvrir nulle part la moindre
ulcération, de sorte que le pus que ces cavités contenaient paraissait avoir été exhalé. Tel était l'état de presque tous les vaisseaux bronchiques appartenant au lobe
supérieur du poumon droit. Les plus dilatés pouvaient
avoir acquis sept à huit fois leur volume ordinaire ; il y
en avait qui l'étaient beaucoup moins et d'autres l'étaient
d'une manière à peine sensible. Toutes ces cavités réunies
occupaient environ les trois quarts du lobe supérieur du
poumon. Quelques-unes n'étaient séparées que par des
cloisons très minces, formées par le tissu pulmonaire condensé, et réduit à l'état d'une véritable membrane. Dans
ces cloisons, de même que dans presque tout le reste de ce
lobe, le tissu pulmonaire était noirâtre, compacte, et par-
semé de beaucoup de points noirs, parmi lesquels on distinguait quelques portions de *mélanose* de la grosseur
d'une lentille et plus ; le tissu pulmonaire paraissait plutôt
condensé par la pression que réellement endurci. Quelques portions, vers la surface, étaient seulement flasques
et un peu engouées, mais d'ailleurs encore perméables à

l'air. Dans les lobes moyen et inférieur du même poumon, il n'y avait que quelques bronches dilatées, dont aucune ne formait de cavité bien considérable. Il y avait çà et là quelques portions de tissu pulmonaire noir ou noirâtre et dur; tout le reste était mou, sans ressort, et un peu engoué de sérosité sanguinolente, surtout postérieurement.

Dans le lobe supérieur du poumon gauche, il y avait deux ou trois bronches sensiblement dilatées, rouges, dures, et enfin dans l'état décrit ci-dessus; mais elles ne formaient pas de cavité considérable. On n'aperçut aucune bronche dilatée dans le lobe inférieur de ce poumon; son tissu était d'ailleurs semblable à celui du poumon droit.

La membrane muqueuse du larynx et de la trachée était saine.

Le cœur était sain. Quelques points osseux existaient à la surface interne de l'aorte, à son origine.

Le foie était sain. La vésicule biliaire renfermait une bile verte et épaisse, et de plus deux calculs, dont l'un du volume d'une grosse aveline, l'autre un peu moindre. Les conduits biliaires étaient sains.

La matrice était volumineuse, bosselée à sa surface, ce qui était dû à plusieurs corps fibreux renfermés dans son tissu, et dont le plus gros avait le volume d'une noix. Le col de l'utérus formait dans le vagin un bourrelet épais, qui paraissait dû à l'infiltration de son tissu. La membrane hymen existait dans toute son intégrité.

Obs. III. *Dilatation générale des bronches dans un poumon; transformation de la substance pulmonaire*

en fibro-cartilage. — Un malade entré à l'hôpital Necker, dans l'hiver de 1821 à 1822, toussait et crachait
une matière mucoso-puriforme abondante, depuis une
pleuro-péripneumonie qu'il avait eu vingt ans auparavant. Il avait de l'oppression, et présentait une
résonnance bronchophonique assez marquée autour de
la pointe de l'omoplate gauche : ce côté de la poitrine
était rétréci d'un tiers. Il mourut subitement avec des
symptômes d'apoplexie, après avoir passé seulement
quelques heures à l'hôpital. Des circonstances particulières ne permirent pas d'ouvrir la tête.

Le poumon gauche, réduit au volume des deux
poings, adhérait de toutes parts au moyen d'une membrane fibro-cartilagineuse, excepté vers la région de
l'omoplate, où cette membrane était séparée de la
plèvre costale par des lames d'un tissu séro-fibreux
longues d'un pouce. Cet espace contenait environ trois
onces de sérosité sanguinolente, et la surface des membranes accidentelles et de la plèvre costale y présentait
une teinte livide. La totalité de ce poumon était trans-
formée en une substance dont l'aspect et la consistance
annonçaient un état moyen entre celui du cartilage et
celui du tissu fibreux. Les deux lobes, réunis entre eux
par des adhérences intimes, étaient cependant faciles à
distinguer : le supérieur offrait une teinte grise ardoisée,
uniforme dans toute son étendue ; l'inférieur, au contraire, était aussi blanc qu'un tendon. Coupé par
tranches minces, ce tissu était légèrement demi-transparent ; il n'avait rien de la flaccidité d'un poumon
simplement privé d'air par la compression. Les rameaux
bronchiques étaient pour la plupart évidemment dilatés ;

car leur diamètre ne variait guère que de deux à trois lignes depuis les premières divisions jusqu'aux dernières, qui se terminaient en culs-de-sac. Les ramifications plus petites étaient oblitérées et confondues avec le tissu pulmonaire, devenu demi-cartilagineux. On les y distinguait cependant en quelques points à leur direction, et à leur texture plus fibreuse. La plupart des rameaux bronchiques dilatés contenaient une matière jaunâtre, opaque, d'un aspect moyen entre celui des crachats muqueux opaques, et celui d'un fromage très mou. On y reconnaissait un mélange de matière crétacée plus blanche, et qui criait sous le scapel. Cette matière était évidemment sécrétée par la muqueuse bronchique, qui, dans presque tous les rameaux dilatés, était d'un rouge lie de vin et légèrement épaissie. On ne trouvait aucune trace de tubercules dans ce poumon. Le poumon droit était parfaitement sain et très ample.

Obs. IV. *Dilatation chronique des bronches. Double pneumonie aiguë.* — R. M. Chopinet, cocher, âgé de quarante et un ans, fut admis dans les salles de clinique de la Faculté le 27 mars 1825. Il toussait depuis son enfance, et expectorait habituellement quelques crachats jaunâtres ou grisâtres, ce qui ne l'empêchait nullement de se livrer à son travail : mais depuis six mois cet état s'était aggravé ; la toux était devenue tout-à-coup très fréquente ; une expectoration abondante de crachats jaunes, opaques, épais et *très fétides*, s'y était jointe. En même temps il était survenu une petite fièvre redoublant de temps en temps ; des sueurs nocturnes et une diarrhée plus ou moins abondante s'étaient manifestées ; le malade avait maigri et avait senti ses forces diminuer de jour en jour. Enfin six semaines avant son entrée à l'hôpital, il avait éprouvé deux hémoptysies assez abondantes. Il n'avait jamais eu d'ailleurs de point de côté à gauche ; et toutes les fois qu'il souffrait de la poitrine, c'était à droite que répondait la douleur. Il n'avait opposé à tous ces accidens d'autres remèdes que l'usage d'une tisane pectorale, et il n'avait cessé de travailler que quelques jours avant son entrée à l'hôpital.

Lors de son entrée, il était dans l'état suivant : amaigrissement peu considérable, teinte légèrement jaunâtre de la peau ; pouls fréquent, plein, peu fort ; toux assez fréquente ; crachats épais, jaunes et opaques, un peu fétides ; dyspnée nulle ; appétit médiocre ; aucun trouble des fonctions digestives. La poitrine résonnait assez bien à droite, beaucoup moins à gauche, où elle était évidemment rétrécie, et surtout dans toute la partie inférieure. La respiration, bonne à droite, s'entendait à peine dans le côté et en arrière, à gauche, et y était accompagnée d'un râle muqueux obscur. En haut, et tant en avant qu'en arrière du même côté, elle était remplacée par un râle caverneux assez distinct ; on entendait un râle muqueux très fort vers l'angle inférieur de l'omoplate. Une pectoriloquie imparfaite était perçue sous toute l'omoplate gauche. Je portai en conséquence le diagnostic suivant : *Excavation dans le sommet du poumon gauche, rétrécissement du même côté, par suite d'une pleurésie ancienne.* Je laissai dans le doute pour le moment la question de la nature de l'excavation, des probabilités presque égales indiquant

qu'elle pouvait provenir de la fonte d'une masse tuberculeuse, ou d'une escharre gangréneuse. (*Infusion pectorale, avec eau de chaux* deux gros; — *potion avec
éther et extrait de kina* demi-gros.)

Du 27 mars au 7 ou 8 avril, le malade sembla mieux:
il n'avait pas de fièvre sensible; sa figure avait repris
de la coloration, et annonçait la santé; l'appétit était bon.
En percutant la poitrine un peu au-dessus du mamelon
gauche, on déterminait un *gargouillement* distinct,
accompagné de frémissement et d'*une résonnance de
creux* locale, qui ne permettaient pas de méconnaître
une cavité à parois flexibles et un peu élastiques, contenant une matière demi-liquide. Lorsque le malade
parlait, chaque coup porté sur ce point imprimait à la
voix une saccade très marquée.

Le 10 avril, les crachats étaient devenus plus abondans, puriformes, fétides; l'haleine était très fétide; il
y avait peu de fièvre; l'appétit était médiocre, sans
aucun trouble des fonctions digestives.

Une exploration plus complète de la poitrine donna
les résultats suivans : la pectoriloquie était évidente en
avant à gauche, depuis la clavicule jusqu'à la 3ᵉ ou 4ᵉ
côte; dans le côté, depuis le creux de l'aisselle jusqu'à
la 5ᵉ côte; en arrière, depuis le sommet de l'épaule
jusqu'à l'angle inférieur de l'omoplate et au-dessous.
M. le professeur Pelletan fils, qui assistait ce jour à ma
visite, remarqua qu'en faisant coucher le malade sur
l'hypochondre droit, on trouvait dans la partie postérieure-inférieure et latérale-inférieure du côté gauche
une pectoriloquie très évidente, qui n'existait plus
quand il était assis. Le râle caverneux, plus marqué

encore que la pectoriloquie, existait dans les mêmes points. Ces signes ne permettant que deux suppositions, celle d'une *dilatation générale et très considérable des bronches* dans le poumon gauche, ou celle d'une excavation tuberculeuse *multiloculaire* occupant la presque totalité de ce poumon, je me déterminai pour le premier diagnostic, d'après l'état général du malade et la marche de la maladie, laissant cependant en doute l'existence simultanée d'une escharre gangréneuse du poumon.

18 *avril.* — Fièvre assez forte depuis deux jours; toux plus fréquente, et surtout pendant la nuit; crachats très abondans, tout-à-fait grisâtres et très fétides; retour de la diarrhée, que le malade n'avait pas eue depuis son entrée à l'hôpital; perte de l'appétit. (*Même prescrip.; diascordium* demi-gros *bis.*)

22 *avril.* — Augmentation de tous les accidens : fièvre très forte; toux fréquente; crachats d'un gris cendré, puriformes, liés, exhalant une odeur plus fétide encore que de coutume; abattement; râle trachéal. La poitrine résonnait bien à droite; la respiration était forte, et accompagnée d'un râle sonore grave en avant et dans le côté à droite; en arrière, elle était bronchique, et accompagnée dans quelques points d'un râle muqueux fort. On entendait, en outre, un léger râle crépitant vers la partie antérieure de la sixième côte et vers la racine du poumon, points où la respiration était bronchique. Léger râle crépitant vers la racine du poumon gauche. Un râle sonore et grave avait lieu dans toute la trachée.

D'après ces signes, j'annonçai une *pneumonie cen-*

trale n'ayant pas encore gagné la surface du poumon à droite, et une inflammation se développant également dans le tissu pulmonaire à gauche, quoiqu'il fût comprimé par la dilatation des bronches. (*Emulsion* 3 verres, avec *tartre stibié* gr. vj; *décoction blanche* ; *diascordium* demi-gros *ter.*)

23 *avril.* — Respiration toujours bronchique à la racine du poumon droit ; râle crépitant à peine sensible vers le bord interne de l'omoplate ; poitrine résonnant toujours bien à droite ; un ou deux vomissemens ; diarrhée toujours la même ; fièvre forte, prostration ; affaiblissement de la voix ; râle trachéal. (*Même prescrip. ; vésicatoires aux jambes.*)

24 *avril.* — Même état. — Mort à onze heures du soir.

Ouverture du cadavre faite trente-huit heures après la mort. — Cadavre d'un homme de quarante ans, taille moyenne, cheveux entièrement gris, teinte légèrement jaunâtre de la peau, amaigrissement peu prononcé.

Les méninges n'offraient aucune altération. Les vaisseaux de la pie-mère étaient légèrement injectés à la partie postérieure du cerveau, partie qui avait été déclive depuis la mort. La substance cérébrale était médiocrement ferme et parfaitement saine.

Le poumon droit adhérait à la plèvre costale par quelques lames cellulaires lâches, mais très consistantes. Il était volumineux, pesant, et ne s'affaissa presque point à l'ouverture de la poitrine. En l'incisant, on y voyait au milieu d'un tissu en général crépitant, quoiqu'un peu flasque, et dont la couleur était d'un rose pâle, un grand nombre de petites portions d'un rouge plus ou moins foncé, presque toutes isolées les unes des autres, d'une forme irrégulière, et dans lesquelles le tissu pulmonaire était dense, compacte, offrait une surface *grenue* après l'incision, et laissait suinter sous la plus légère pression un liquide d'un jaune fauve, fort analogue, pour la couleur et pour la consistance, à un bouillon de viande.

Tous ces lobules pulmonaires ainsi engorgés ne l'étaient pas au même degré. Quelques-uns étaient encore crépitans, soit à leur circonférence, soit dans un quart, un tiers ou même la moitié de leur étendue. Leur couleur n'était pas non plus uniforme. La plus grande partie offraient une couleur rouge foncée tirant sur le violet, et c'étaient les plus durs; quelques-uns étaient d'un rouge grisâtre, jaunâtre ou légèrement violacé, moins denses et d'un tissu moins *grenu*; d'autres, enfin, moins fermes et en plus petit nombre, étaient d'un gris cendré, très légèrement demi-transparens. La surface des incisions que l'on y faisait, examinée à un beau jour, ne présentait presque plus rien de *grenu*, et permettait de reconnaître par endroits la texture cellulaire du poumon. Ces diverses nuances d'induration se trouvaient quelquefois réunies dans le même lobule endurci, et la dernière se confondait insensiblement avec le tissu pulmonaire crépitant, qui lui-même, cependant, paraissait plus compacte aux environs des lobules endurcis. Ces lobules, ainsi endurcis, formaient à la surface du poumon des bosselures légères qui, lorsqu'on les touchait, semblaient dues à des productions accidentelles développées dans cet organe. Ils étaient très nombreux et très peu volumineux dans le lobe supérieur ; moins nombreux, plus gros et plus écartés les uns des autres dans le lobe inférieur ; plus gros encore et beaucoup plus rapprochés dans le lobe moyen. Dans ce dernier même, ils formaient, par leur juxta-position vers la racine des bronches, une masse compacte, de deux pouces de diamètre à peu près, et dans laquelle on ne les distinguait plus les uns des autres que dans quelques points, où l'on pouvait reconnaître encore les intersections cellulaires blanchâtres et très-minces formées par le tissu cellulaire interlobulaire (1).

Près de cette masse, et vers la face postérieure du poumon, existait une petite excavation entièrement pleine d'une matière bourbeuse, noirâtre, et exhalant une odeur très fétide. Les parois de cette excavation n'étaient tapissées par aucune fausse membrane. Elles étaient formées par un tissu pulmonaire condensé, noirâtre, qui devenait de plus en plus dur à mesure qu'on s'éloignait de l'excavation, et reprenait ensuite

---

(1) Ces diverses nuances d'induration et de coloration rouge, violet-pâle, gris-violet ou lilas, et gris jaunâtre, indiquent, comme nous le dirons en décrivant la pneumonie. la progression rétrograde d'une inflammation pulmonaire arrêtée dans son cours, avant d'être parvenue à la période d'infiltration purulente. Je ne pense point, en conséquence, que ce sujet présente un argument contre l'efficacité du tartre stibié dans la pneumonie. Il me paraît, au contraire, comme tous les pneumoniques (en très petit nombre) que ce moyen n'a pu ramener à la santé, avoir succombé à l'affaiblissement résultant de plusieurs affections graves réunies, et cela, la pneumonie étant en voie de résolution.　　　　　(*Note de l'Auteur.*)

un peu de l'élasticité et de la couleur ordinaire au tissu pulmonaire (1).

On voyait près de cette excavation deux ou trois rameaux bronchiques, du diamètre d'une plume d'oie, qui se portaient vers la surface du poumon, en conservant toujours le même diamètre, et même en s'élargissant encore pour se terminer en culs-de-sac d'une manière brusque.

Plusieurs autres rameaux semblables, mais plus volumineux encore, traversaient la masse du tissu compacte dont il a été parlé plus haut. Ceux-ci s'élargissaient d'une manière très sensible à leur terminaison, et y formaient de petites cavités capables de loger un pois. La membrane interne de tous ces rameaux bronchiques était, ainsi que dans la bronche principale et ses premières divisions, lisse et d'un rouge violet foncé. On n'apercevait aucun tubercule dans toute l'étendue de ce poumon.

Le poumon gauche adhérait de toutes parts à la plèvre costale, au moyen d'un tissu cellulaire très court, très serré et très ferme. Il s'affaissa peu après son extraction de la poitrine; il était lourd, flasque, peu crépitant, et d'un volume beaucoup moindre que le droit. En l'incisant, on remarqua d'abord un grand nombre de cavités ovoïdes, tapissées par la membrane muqueuse des bronches, dont la surface boursoufflée, mais cependant lisse, avait une couleur rouge livide très foncée, et plus de mollesse que dans l'état naturel. Ces cavités,

---

(1) Ceci est évidemment une escharre gangréneuse ramollie.

(*Note de l'Auteur.*)

vides pour la plupart, ou contenant seulement une petite quantité d'un liquide bourbeux, sale, d'un rouge
jaunâtre et noirâtre, et qui ressemblait à du pus de
mauvaise qualité et mêlé de sang, exhalaient une odeur
fétide et à peu près gangréneuse. Elles étaient d'une
capacité fort différente, suivant qu'on les examinait
vers le sommet ou vers la base du poumon. Très nombreuses, très rapprochées, et presque toutes capables
de loger une amande enveloppée de son brou, dans le
lobe inférieur ; elles étaient plus rares, plus écartées et
beaucoup plus petites dans le lobe supérieur. Elles
communiquaient toutes avec les bronches, et en étaient
évidemment la continuation ; car en portant un stylet
dans la bronche principale, dont la membrane interne
offrait exactement la même couleur et le même aspect
que celle des excavations, on arrivait successivement
dans toutes ; et en incisant ensuite sur le trajet du
stylet, on trouvait les troncs et les premiers rameaux
bronchiques un peu plus amples qu'ils ne le sont ordinairement, et conservant leur forme cylindrique,
mais évidemment hypertrophiés, car leurs cerceaux
cartilagineux et la totalité de leurs parois offraient une
épaisseur et une fermeté insolites. On les voyait ensuite,
pour la pluplart, se dilater brusquement à une certaine
distance de leur origine, et, en général, au point où
les cerceaux cartilagineux cessent d'exister. Quelques
rameaux cependant, surtout dans le lobe supérieur,
présentaient une dilatation progressive en forme de cale-
basse, de leur origine aux environs de la surface du
poumon. Des rameaux bronchiques de différens diamètres, mais presque tous petits, s'ouvraient, soit dans

le trajet des bronches ainsi dilatées, soit dans les culs-de-sac par lesquels elles se terminaient.

L'ensemble des cavités dont il vient d'être parlé occupait près de la moitié du poumon ; elles étaient plus nombreuses précisément dans les portions correspondant aux points où l'on avait entendu la pectoriloquie pendant la vie, c'est-à-dire vers le sommet du poumon, et vers la partie moyenne inférieure et postérieure. Elles étaient tellement rapprochées, dans le lobe inférieur, qu'il n'existait entre elles que des cloisons, fort minces et très fermes. Dans ces cloisons, le tissu pulmonaire était compacte et d'un gris cendré tirant sur le noir. Partout ailleurs il était également grisâtre, un peu dense et flasque, et laissait suinter sous une forte pression un liquide séreux légèrement jaunâtre. On y apercevait, dans le lobe supérieur surtout, où les excavations étaient plus espacées, quelques points rouges et compacts comme ceux du poumon droit. Les parois des culs-de-sac formés par les bronches dilatées avaient une épaisseur égale à celle des gros troncs bronchiques, et qui était due pour moitié à la membrane muqueuse épaissie, et pour le reste à l'enveloppe fibro-celluleuse des bronches devenue plus ferme, et dans beaucoup d'endroits évidemment cartilagineuse. Dans quelques-uns de ces derniers points, la transformation cartilagineuse avait gagné irrégulièrement, et d'une manière non circonscrite, la cloison formée par le tissu cellulaire condensé, de manière à réunir dans quelques points deux bronches dilatées contiguës, dont les membranes internes restaient seules distinctes, leurs enveloppes fibro-cartilagineuses étant confondues.

Outre les cavités décrites ci-dessus, ce poumon offrait encore, vers la racine des bronches, une petite excavation ovalaire, aplatie, d'un aspect fort différent de celui des autres. Les parois, adhérentes en plusieurs points l'une à l'autre, étaient tapissées par une fausse membrane un peu plus consistante que du blanc d'œuf cuit, inégale, d'un jaune très sale et un peu grisâtre, au-dessous de laquelle on trouvait le tissu pulmonaire un peu ramolli et légèrement noirâtre, auquel elle adhérait intimement. Cette excavation contenait une très petite quantité d'une matière pultacée exhalant une odeur bien évidemment gangréneuse. Elle ne paraissait pas communiquer avec les bronches ; elle était entourée de plusieurs glandes bronchiques tuméfiées, un peu plus molles, plus rougeâtres que dans l'état naturel, et semblait avoir succédé à la gangrène d'une de ces glandes.

Le cœur était au moins du volume du poing du sujet, mais d'ailleurs sain.

Le péritoine était sain.

Le foie était volumineux, d'un jaune un peu pâle, et ne graissait pas évidemment la lame du scalpel.

La muqueuse gastrique offrait, dans plusieurs endroits, des traînées de petites taches irrégulièrement arrondies, très rapprochées les unes des autres, et dont la couleur était d'un rouge foncé, qui tranchait sur la couleur rose pâle du reste de la membrane. Ces taches, assez semblables aux ecchymoses de la peau, s'observaient aussi dans le duodénum, et même en plus grand nombre que dans l'estomac. Elles diminuaient ensuite d'étendue et de nombre dans le jéjunum, et cessaient tout-à-fait vers la moitié de cet intestin. Une transsudation

assez marquée existait autour des vaisseaux de l'estomac (1). Dans le reste du canal alimentaire, la muqueuse
offrait toutes les conditions naturelles : ténuité, légère
transparence , couleur rose pâle. Les autres viscères
abdominaux étaient sains.

Je fis mettre les poumons dans l'eau, afin de les examiner de nouveau le lendemain. Au bout de vingt-
quatre heures, la macération avait blanchi les surfaces
en contact avec l'eau, et ramené au gris-violet très pâle
les noyaux pneumoniques les plus rouges la veille. La
muqueuse bronchique, dans les rameaux incisés et lavés,
était encore d'un violet foncé, mais cependant plus
clair que la veille ; mais dans trois ou quatre rameaux
dilatés progressivement en forme de massue de la racine
à la surface du poumon, qui n'avaient pas été ouverts,
et dans lesquels l'eau n'avait pas pénétré, la muqueuse
bronchique présentait des signes non équivoques d'une
décomposition qui avait fait de rapides progrès depuis la
veille. Elle exhalait une odeur tout-à-fait semblable à celle
de la gangrène, et sa couleur violette foncée au moment
de l'ouverture (au moins aux orifices), comme dans les
bronches examinées , était devenue rougeâtre , verdâtre
ou noirâtre. Elle s'était en outre évidemment ramollie (2).

------

(1) Cette transsudation était évidemment un effet de la décomposition cadavérique. Quant aux petites ecchymoses, il est
probable que cette congestion sanguine était un accident de
l'agonie. On ne peut l'attribuer au tartre stibié, car la plupart
des sujets qui en ont pris à des doses beaucoup plus fortes ne
présentent rien de remarquable ni dans l'estomac, ni dans les
intestins.   (*Note de l'Auteur.*)

(2) Cette rapide décomposition de la membrane muqueuse

CHAPITRE III.

DU CROUP, OU DE L'INFLAMMATION PLASTIQUE DE LA MEMBRANE MUQUEUSE DES VOIES AÉRIENNES.

Le croup n'est bien connu que depuis un petit nombre d'années. Les médecins grecs et arabes ne paraissent point l'avoir connu : ce qui doit d'autant moins étonner

---

bronchique après la mort me paraît due à la disposition à la gangrène qui existait chez ce sujet et se renouvelait de temps en temps avec plus de force, ainsi qu'on peut en juger par l'odeur des crachats à diverses époques de la maladie et par l'ouverture du corps. Nous ferons remarquer ici que ce point du diagnostic, le seul que l'exploration n'a pas pu résoudre complétement pendant la vie, laisse encore quelque chose d'obscur après une dissection attentive des organes affectés. Car il est certain que les bronches trouvées, le 27 avril à midi, dans un état de décomposition semblable à la gangrène, étaient le 26 dans le même état que les autres, au moins dans leurs troncs accessibles à la vue, qui cependant étaient gangrénés le lendemain. Qui pourrait, d'après ce fait, affirmer que le ramollissement gangréneux trouvé dans un point du poumon droit fût aussi caractérisé au moment de la mort? Quant à l'espèce d'escharre pseudo-membraneuse tapissant une sorte de cavité aplatie et dont les bords semblaient s'être rapprochés, il est très probable qu'elle remplaçait une escharre gangréneuse plus ancienne, qui comprenait seulement une glande bronchique, mais cela n'est que probable.

Ce fait est, du reste, au nombre de ceux qui doivent porter les médecins qui s'occupent d'anatomie pathologique à se tenir en garde contre les altérations qui se font après la mort; car si quelque circonstance eût forcé à retarder l'ouverture du corps

qu'il doit être extrèmement rare dans les pays chauds ou très tempérés qu'ils habitaient (1).

Baillou, en 1576, signala le premier cette maladie (BALLONII *Opera*, t. 1; *Épidem. et Ephemer.*, lib. II; *Constit. hyemal, ann.* 1576, *in annotationib.*). Il n'est cependant nullement probable que le croup ait paru pour la première fois à cette époque. L'état peu avancé de l'anatomie pathologique, et la rareté des cas dans lesquels l'expectoration des fausses membranes donne un caractère tranché à la maladie, avaient sans doute empêché jusque là de distinguer le croup de beaucoup d'autres maladies du larynx et des poumons. Plus tard même, les prétendues membranes internes des bronches, les veines et les artères pulmonaires, que Tulpius (N. TULPII *Obs.* Leid. 1641, obs. 9, 12 et 13) et d'autres observateurs du dix-septième siècle (*Collect. acad.*, tom. VII, page 394) ont dit avoir vu rendre par l'expectoration, doivent évidemment se rapporter au croup (2).

---

de vingt-quatre heures, il est évident qu'on eût cru que le malade avait succombé à une gangrène universelle de la muqueuse bronchique, et il est même probable que plusieurs des lobules engorgés du poumon eussent présenté un aspect gangrénoïde. (*Note de l'Auteur.*)

(1) Arétée a connu le croup. Il suffit pour s'en convaincre de relire le tableau qu'il fait de l'ulcère syriaque dans son chapitre *des Ulcères des amygdales.* Seulement il a confondu, dans sa description, le croup et l'angine pseudo-gangréneuse, qui sont presque toujours réunis dans les épidémies (*Aretæus, de Caus. et Sign. Morb. acut.*, lib. 1, cap. 9).   M. L.

(2) M. Guersent les rapporte, et je crois avec raison, aux

La première bonne description que nous ayons de cette maladie, est due à Ghisi, médecin de Crémone (*Lettere mediche*. Cremone, 1749), vers le milieu du dernier siècle. Quelques années après, les médecins écossais et anglais s'en occupèrent beaucoup. Les Allemands et les Français ne tardèrent pas non plus à fixer leur attention sur cet objet; et tout récemment les recherches de M. Bretonneau, médecin à Tours, ont fait connaître cette affection plus complétement qu'elle ne l'avait été jusqu'ici (1).

Caractères anatomiques du croup. Le croup est une inflammation de la membrane muqueuse des voies aériennes, avec exsudation d'un pusplastique, qui, se concrétant au moment même de sa formation, enduit la surface interne de cette membrane dans une étendue plus ou moins considérable. Lorsqu'on a enlevé cette fausse membrane, la muqueuse des voies aériennes présente une couleur rouge vive et foncée, quelquefois livide, et un peu d'épaississement. Cette rougeur ordinairement assez uniforme dans tous les points couverts par la fausse

---

concrétions polypiformes qui sont quelquefois rejetées par l'expectoration à la suite d'accès d'hémoptysie (*Dict. de Méd.*, t. IV, p. 227). M. L.

(1) Tout le monde sait aujourd'hui que les recherches du médecin de Tours ont eu pour but d'établir l'identité du croup et de l'angine pelliculaire ou pseudo-gangréneuse, identité qui avait été déjà soutenue par Johnston (*Diss. de Angin. malig.*, Edimb. 1772), et que tous les observateurs s'accordaient à nier depuis les travaux de Home (*Inquir. on nature, cause and cure of the Croup.* Edim., 1765) et de Michaëlis (*De Angina polyposa;* Gotting. 1718.) M. L.

membrane, est cependant assez souvent inégale, et quelquefois même manque presque entièrement. Dans la plupart des cas, l'intensité de la rougeur et du gonflement est moindre que dans beaucoup de catarrhes secs (1).

On ne peut par conséquent attribuer la plasticité du pus, caractère par lequel le croup diffère du catarrhe muqueux, à une inflammation plus intense. Il est d'ailleurs beaucoup d'exemples d'inflammations plastiques chroniques de la muqueuse intestinale et de celle de la vessie, qui ont existé presque sans douleurs ou sans accidens notables. J'ai vu moi-même un croup chronique borné au larynx, et survenu pendant la suppuration d'une tumeur scrophuleuse de la thyroïde, se présenter avec ces caractères. Un peu de toux presque sèche pendant plus de deux mois amena, sans aucun autre accident, l'expectoration de la fausse membrane, dont rien n'avait fait soupçonner l'existence. La fausse membrane qui se forme si fréquemment sur les vésicatoires prouverait seule que c'est bien moins à l'intensité qu'à la nature de l'inflammation qu'il faut attribuer cette concrétion du pus, dont la cause est probablement due à une disposition particulière des liquides, beaucoup plus qu'à l'affection des solides.

La fausse membrane croupale représente exactement

---

(1) C'est principalement chez les très jeunes enfans, et chez ceux qui sont affaiblis par des maladies antécédentes, que la muqueuse trachéale ou laryngée peut se montrer pâle au-dessous de la fausse membrane croupale (Guersent, art. CROUP., *Dict de Méd.*, t. VI, p. 219).　　　　M. L.

la forme des conduits qu'elle revêt. Son épaisseur, ordinairement un peu plus grande dans le larynx et la trachée que dans les ramifications bronchiques, varie d'une ligne à moins d'une demi-ligne. Sa consistance, analogue à celle du blanc d'œuf cuit, est ordinairement moindre vers ses extrémités, où elle se résout quelquefois en une mucosité à peine plus forte que celle des crachats cuits. Sa couleur est d'un blanc tirant quelquefois sur le jaune. Elle est presque entièrement opaque.

Quelques jours ou même quelques heures après sa formation, la fausse membrane se détache peu à peu de la muqueuse, à laquelle elle était intimement adhérente, et les efforts de la toux la divisent quelquefois en fragmens qui sont rendus par l'expectoration. Une sécrétion plus liquide est l'agent de cette séparation. Cette sécrétion venant aussi à se concréter, forme une nouvelle fausse membrane, qui peut se renouveler ainsi plusieurs fois de suite; mais ordinairement elle perd à chaque fois quelque chose de sa consistance.

La fausse membrane croupale n'occupe le plus souvent que le larynx et la partie supérieure de la trachée-artère, dégénérant en haut et en bas, comme nous venons de le dire, en une matière muqueuse plus molle et flottante, qui est la principale cause de la suffocation imminente qui a lieu quelquefois dès les premières heures de la maladie. Plus tard, la fausse membrane, en se détachant de la muqueuse, vient accroître le danger. Dans d'autres cas, la fausse membrane tapisse une grande partie ou même la totalité des rameaux bronchiques, d'où l'on peut quelquefois, à l'ouverture du cadavre, l'extraire en entier par une traction assez légère.

Quelquefois la maladie est bornée aux bronches et à leurs divisions, sans qu'il en existe aucune trace dans le larynx et la trachée (1).

Plus communément, comme l'a montré M. Bretonneau, l'inflammation plastique commence sur les amygdales ou la muqueuse du pharynx, et s'étend à la fois au larynx et aux fosses nasales, qu'elle envahit même quelquefois en entier. La fausse membrane s'arrête ordinairement à l'œsophage; mais quelquefois on la retrouve dans l'estomac. M. Bretonneau a vu, chez un enfant attaqué du croup, une fausse membrane de même nature se former derrière l'oreille. M. Bourgeoise, médecin de Paris, a publié l'observation d'une angine plastique dont il a été lui-même attaqué, et pendant laquelle une fausse membrane se forma sur le pourtour de l'anus. (Voy. *Arch. génér. de Médec.*, tom. II, pag. 625.)

Le croup qui commence dans les bronches ou dans le larynx, comme il arrive presque toujours chez les enfans, s'étend bien rarement au-delà de la glotte. Chez l'adulte, au contraire, le croup commence le plus souvent, ainsi que l'a dit M. Bretonneau, par une angine plastique tonsillaire ou pharyngée, et acquiert fréquem-

---

(1) Alors ce n'est plus le croup, c'est la bronchite pseudo-membraneuse, telle que l'ont vue Horstius, Raickem et M. Guersent (*Dict. de Méd.*, t. VI, p. 226). Car, malgré l'identité de ces deux affections, on ne peut pas plus les confondre, soit en théorie, soit en pratique, qu'on ne confond l'angine laryngée simple avec le catarrhe muqueux aigu. **M. L.**

ment l'extension que nous venons de décrire. Cet observateur habile a rendu un véritable service à la science en montrant que l'on prenait souvent des angines plastiques pour des angines gangréneuses. Peut-être même a-t-il été un peu trop loin à cet égard; ou du moins beaucoup de lecteurs pourraient-ils conclure de l'excellent article qu'il a publié conjointement avec M. le docteur Guersent (*Diction. de Méd.*, tom. II, art. *Angine gangréneuse*), que l'angine gangréneuse simple n'existe pas (1). Cependant il est hors de doute qu'on en a vu des exemples, soit sans fausses membranes, soit avec fausses membranes. Dans un cas de ce dernier genre que j'ai observé, il y a trois ans, à l'hôpital Necker, chez un homme dans la force de l'âge, attaqué de la scarlatine, il m'a paru évident que des escharres gangréneuses de la membrane tonsillaire avaient précédé l'apparition de la fausse membrane, qui gagna ensuite le larynx (2). On conçoit en effet que l'inflammation par

---

(1) L'article auquel on renvoie ici n'est signé que de M. Guersent, et n'appartient qu'à lui. Il serait difficile d'en tirer la conclusion que l'angine gangréneuse simple n'existe pas, car on y distingue précisément une *angine gangréneuse proprement dite*, sans formation de fausse membrane, et des *angines faussement appelées gangréneuses*, c'est-à-dire des angines couenneuses ou pultacées. **M. L.**

(2) Ce fait ne prouve absolument rien. Il serait facile d'en citer nombre de semblables dans lesquels on aurait pu croire à un sphacèle primitif de toute l'arrière-bouche, tandis qu'au-dessous de la fausse membrane la muqueuse tonsillaire et pharyngée était parfaitement saine. Il est douteux de plus que la

laquelle la nature cherche à borner la gangrène, ou, si
l'on veut, que l'escharre gangréneuse détermine comme
corps irritant, puisse être plastique et produire une
fausse membrane ; de même qu'il est possible que l'intensité de l'inflammation puisse amener la gangrène. Le
premier cas sera un exemple de gangrène essentielle ; le
second, que MM. Bretonneau et Guersent se sont surtout attachés à décrire, sera une angine plastique accompagnée de gangrène (1). Au reste, les faits exposés ci-
dessus montrent suffisamment que l'exsudation plastique
ou pseudo-membraneuse n'est point un effet de l'intensité
de l'inflammation.

Quoi qu'il en soit, je ne connais point d'exemple de
croup ayant commencé par le larynx ou les bronches ;
et qui fût accompagné de gangrène ; mais quand le
croup est l'effet de l'extension d'une angine gangréneuse et plastique, j'ai vu moi-même des escharres gangréneuses dans la muqueuse du larynx et du pharynx.
Dans ces cas, la fausse membrane a une teinte grisâtre ou

---

fausse membrane eût gagné le larynx : ce n'est point vers
cet organe que la phlegmasie a tendance à se propager, dans
l'angine scarlatineuse. (*Voy*. Bretonneau, *Traité de la Diphthérite*, p. 250 et suiv.)   **M. L.**

(1) M. Bretonneau ne nie point que la gangrène puisse être la
conséquence de l'inflammation pelliculaire, comme elle l'est
quelquefois d'un chancre syphilitique, ou de toute autre affection inflammatoire qu'elle ne termine pas ordinairement ; il
pense seulement que ce cas est fort rare, et dit ne l'avoir pas
rencontré une seule fois sur plus de cinquante ouvertures de
cadavres. (Ouv. cité, p. 52.)   **M. L.**

verte sale , et exhale l'odeur horriblement fétide propre
à la gangrène (1).

Symptômes du croup. Quand la maladie commence
par le larynx, son invasion est souvent tout-à-fait semblable à celle d'un rhume ordinaire ; mais au bout de
quelques heures, quelquefois d'un jour ou de deux jours
seulement, la toux devient plus forte ; elle retentit dans
le larynx et la trachée comme dans un tube d'airain, et
son bruit a un caractère particulier que l'on a comparé
au chant du coq. La voix même, et surtout les inspirations bruyantes qui se font de temps en temps au milieu
des secousses de la toux, ont quelque chose d'analogue.
Ce bruit particulier est connu sous le nom de *voix croupale.* Il y a en même temps une oppression très grande,
qui, surtout lorsque la fausse membrane commence à
se détacher, se change en une suffocation imminente,
que déterminent également l'inspiration, l'expiration et

---

(1) Tout en soutenant la réalité de la gangrène dans quelques
cas d'angine maligne, Laënnec n'établit, au fond, entre cette
affection et le croup proprement dit, d'autre différence que
celle du siége. Ainsi pour lui, comme pour MM. Guersent et
Bretonneau, le croup est une inflammation plastique ou pseudo-membraneuse bornée au larynx seul, ou occupant à la fois
le larynx, la trachée et les bronches, mais ne remontant point
au-dessus de la glotte ; l'angine maligne est une inflammation
plastique, qui, après avoir occupé d'abord les amygdales et
l'isthme du gosier, envahit plus ou moins rapidement, d'une
part, le voile du palais et les fosses nasales, de l'autre, le pharynx, le larynx, la trachée et les bronches. Aussi dans le reste
de ce chapitre confond-il les deux affections dans une même
description.   M. L.

la toux, et qui devient bientôt réelle si le malade n'expectore pas les fragmens pseudo-membraneux détachés et flottans dans les voies respiratoires.

Si la maladie est bornée aux bronches, la voix croupale n'existe pas ou est beaucoup moins caractérisée : les autres symptômes locaux sont d'ailleurs les mêmes.

Si la maladie commence par l'isthme du gosier, on la reconnaît à des taches jaunâtres ou légèrement grisâtres, qui se développent sur les amygdales, les piliers du voile du palais et la paroi postérieure du pharynx. Une rougeur foncée de la membrane muqueuse se remarque autour de ces fausses membranes, qui bientôt s'étendent, se réunissent, s'épaississent, et forment enfin une sorte de couenne analogue à celle du sang, qui tapisse tout l'isthme du gosier, et s'étend plus ou moins profondément dans le larynx, la trachée et les bronches.

Si l'inflammation pseudo-membraneuse est déterminée par une gangrène essentielle ou primitive, on distingue quelquefois les escharres avant que la fausse membrane se forme ; et, dans tous les cas, la gangrène se reconnaît à sa fétidité spéciale, avant qu'aucun autre signe l'indique encore (1).

Si la maladie se termine d'une manière favorable, on peut reconnaître jour par jour les progrès de la résolution, en examinant l'intérieur de la gorge. La fausse membrane se détache, et est remplacée par une exsu-

____

(1) **M.** Bretonneau a démontré que ces prétendues escharres *que l'on distingue avant que la fausse membrane se forme*, ne sont autre chose que la fausse membrane elle-même altérée par le contact de l'air, et rendue fétide par sa prompte décomposition. (Ouv. cité, p. 44 et suiv.) **M. L.**

dation moins épaisse, moins plastique, ou même tout-à-fait semblable au mucus catarrhal. D'autres fois, la fausse membrane ne tombe point, mais elle est peu à peu absorbée ; elle devient d'abord plus mince, moins opaque, puis assez transparente pour laisser apercevoir la rougeur de la membrane muqueuse, et elle disparaît enfin tout-à-fait. (Guersent, *Dict. de Médec.*, t. II, pag. 384.)

Le croup, même le plus borné, est presque toujours accompagné d'un trouble très marqué dans tout l'ensemble de l'économie, et, dans la plupart des cas, d'une fièvre symptomatique aiguë et très intense. Les battemens du cœur présentent souvent des irrégularités.

Dans quelques cas, et surtout quand la maladie s'est développée dans un hôpital, l'état général du malade présente un aspect tout différent, et des signes évidens d'une altération septique des liquides. Le pouls est peu fréquent, la peau sale et terreuse, la faiblesse extrême, l'haleine fétide, même lorsqu'il n'existe aucun point gangréneux dans la muqueuse du larynx et du gosier. On a désigné cette variété du croup et de l'angine plastique sous le nom d'*asthénique* (*Dict. de méd.*, tom. II, pag. 395). Dans ce cas, la fausse membrane, et surtout la portion qui tapisse le gosier, a souvent une consistance molle et friable analogue à celle du fromage mou.

Les symptômes que nous venons d'indiquer suffisent pour faire reconnaître la maladie lorsqu'ils sont réunis en certain nombre, mais on doit avouer que si l'on en excepte l'expectoration des fragmens pseudo-membraneux ou l'apparition d'une fausse membrane dans l'isthme du gosier, il n'en est aucun que l'on puisse regarder comme pathognomonique (1). La voix croupale elle-même, outre qu'elle n'existe pas toujours d'une manière bien marquée, ne paraît que quand la maladie a déjà fait de grands progrès. La toux présente d'ailleurs un caractère à peu près semblable dans d'autres affections, et particulièrement dans certaines variétés de la coqueluche, où l'*inspiration sonore*, surtout, ressemble quelquefois parfaitement au chant du coq.

Je n'ai eu, depuis plusieurs années, qu'une seule

---

(1) Cela est si vrai, qu'il a fallu admettre une *angine striduleuse* (pseudo-croup de M. Guersent), dans laquelle il n'y a point formation de fausse membrane, qui cependant présente dès son début les symptômes du croup porté à son dernier degré, et qu'on ne sait presque jamais en distinguer assez tôt pour éviter des médications violentes et inutiles. On n'a en effet pour se guider que des signes négatifs insuffisans : un peu moins de fièvre, un peu moins de sifflement entre les quintes de toux, une aphonie moins complète après ces mêmes quintes, un décroissement plus prompt des accidens. Car je ne parle pas des signes négatifs indiqués par M. Bretonneau, l'absence de rougeur aux amydgales et de tuméfaction aux ganglions lymphatiques du col : ils seraient bons si l'inflammation plastique qui constitue le croup commençait toujours par les amygdales.

Il faut convenir toutefois que la brève exposition que fait ici Laënnec des symptômes et de la marche de l'inflammation plastique des voies aériennes est insuffisante ; et il est évident qu'il a écrit ce chapitre avec beaucoup de précipitation. Je n'essaierai pas néanmoins de le compléter ; il y faudrait des notes plus longues que le texte. Je préfère renvoyer le lecteur aux ouvrages que Laënnec a lui-même cités, les mémoires de M. Bretonneau insérés depuis dans son *Traité de la Diphthérite*, et les deux articles de M. Guersent.   M. L.

occasion d'observer un croup bronchique, que son intensité fit connaître dès le commencement de la maladie, et qui devint bientôt évident par l'expectoration de
fragmens pseudo-membraneux moulés sur des bronches de grosseurs différentes. Chez ce malade, qui était
un enfant âgé de six ans, je n'ai entendu, pendant
toute la durée de la maladie, d'autres bruits respiratoires qu'une respiration sèche, évidemment tubaire ou
bronchique, et sans aucun mélange de cette dilatation
crépitante des cellules pulmonaires si énergique dans
l'enfance. Ce signe coïncidant avec une résonnance parfaite de la poitrine, suffirait, s'il est constant, comme
je le présume, pour faire reconnaître le croup bronchique : car il n'existe dans aucun autre cas, si ce n'est
quelquefois, et à un bien moindre degré, dans la dilatation des bronches, affection chronique rarement
étendue, et que l'observateur le moins attentif ne pourrait jamais confondre avec le croup (1).

Causes occasionelles du croup. Cette maladie est

---

(1) Dans un cas de croup bronchique aigu observé par
M. Guersent, le malade présenta d'abord tous les symptômes
d'une pleuro-pneumonie du côté droit, et l'on ne fut détrompé
que par l'expectoration de plusieurs tubes ramifiés, bien évidemment de même nature que les fausses membranes croupales.
Dans deux cas de croup bronchique chronique, la maladie
affectait à peu près la marche d'un catarrhe; mais il y avait,
à des intervalles plus ou moins éloignés, de violens accès de
suffocation, qui se terminaient également par l'expectoration
de concrétions ramifiées et tubuleuses. Pendant les accès, la
poitrine résonnait bien (*Dict. de Méd.*, t. vi, p, 227).

Les phénomènes stéthoscopiques sont de nulle valeur dans

sans contredit beaucoup plus commune dans l'enfance que chez les adultes ; elle règne souvent épidémiquement, surtout dans les lieux exposés aux vents du nord et du nord-est, et lorsque ces vents soufflent avec le plus de violence ou de continuité.

Les fièvres exanthématiques, et surtout la scarlatine, en sont assez souvent compliquées pour que l'on doive reconnaître, dans ces maladies ou dans leurs causes, une action sur l'économie propre à produire le croup. Au reste, la grande extension que prend souvent l'inflammation plastique des membranes muqueuses, et son apparition sur des points séparés et très distans les uns des autres, doivent faire au moins soupçonner que sa cause est plutôt une altération spéciale des liquides qu'une irritation primitive des tissus sur lesquels se développe la fausse membrane. Le croup asthénique se développe particulièrement dans les hôpitaux, et semble quelquefois s'y propager par voie d'infection. Beaucoup de praticiens ont considéré le croup et l'angine maligne, c'est-à-dire plastique, comme des affections contagieuses. Cette question peut être regardée comme encore douteuse : cependant l'observation de M. le docteur Bourgeoise, que nous avons citée plus haut, suffirait pour faire penser qu'il n'est pas prudent de respirer de trop près l'haleine de ceux qui sont atteints de cette maladie (1).

---

le croup proprement dit. L'auscultation, pratiquée sur le larynx ou dans l'espace inter-scapulaire, fait seulement percevoir d'une manière plus forte le sifflement que l'on entend à l'oreille nue. (*Ibid.* p. 217. M. L.

(1) La maladie de M. Bourgeoise était une angine pelliculaire

Traitement du croup. A moins que le croup ne soit accompagné d'une diathèse asthénique bien marquée, ou que le malade ne soit un enfant en très bas âge, il est utile de commencer le traitement par une ou deux saignées du bras ou du pied. Dans le doute, il y aurait moins d'inconvénient à négliger la saignée qu'à détruire, en tirant mal à propos du sang, les forces nécessaires pour la séparation et l'excrétion de la fausse membrane. La saignée, dans cette maladie comme dans toutes les inflammations arrivées à la période de la suppuration, est plutôt un moyen d'empêcher le mal d'augmenter en intensité ou en étendue, que de diminuer celui qui existe déjà. Le danger, en effet, dans le croup, vient bien moins de l'inflammation que de l'obstacle mécanique que la fausse membrane met à la respiration.

Chez les enfans, des applications de sangsues sur le cou, répétées plus ou moins suivant la force du sujet et l'intensité de la maladie, remplacent utilement les saignées. Chez l'adulte, même après l'emploi de la saignée, des applications réitérées de sangsues peuvent être encore

---

laire, ou pseudo-gangréneuse, et les observations de MM. Bretonneau, Guersent et autres rendent infiniment probable la propriété contagieuse de cette maladie; mais le croup proprement dit ne paraît pas susceptible de contagion. Ces deux formes de l'inflammation plastique diffèrent encore sous quelques autres points de vue. Ainsi on ne connaît pas d'épidémie de croup simple; l'angine pseudo-gangréneuse est au contraire rarement sporadique. Le croup proprement dit est assez rare chez les adultes; l'angine pelliculaire attaque indifféremment les adultes ou les enfans, quoiqu'en général elle sévisse plutôt chez ces derniers.   M. L.

utiles. Les sangsues ont l'avantage de produire, outre le dégorgement des capillaires voisins de la partie enflammée, une sorte d'éruption locale dont l'effet dérivatif est quelquefois incontestable.

Les dérivatifs les plus énergiques, et particulièrement les vésicatoires et les sinapismes, ne doivent pas être négligés dans un cas aussi grave. Il vaut mieux, en général, les appliquer sur les extrémités inférieures que sur un point plus rapproché de l'organe malade. On a cependant obtenu de bons effets de l'application, sur la partie antérieure du larynx, d'un cataplasme arrosé d'acide hydrochlorique (acide muriatique), qui peut-être agit dans le croup d'une autre manière que comme rubéfiant ; car le topique que l'expérience a montré être le plus utile pour hâter la séparation de la fausse membrane dans les points de l'arrière-bouche où l'on peut l'atteindre, est celui de Van-Swiéten, c'est-à-dire un mélange d'une partie d'acide hydrochlorique et de trois de miel, dont on enduit la fausse membrane à l'aide d'un pinceau (1).

---

(1) Les belles recherches de M. Bretonneau ont démontré de nouveau l'importance des médications topiques dans le traitement de l'inflammation plastique des voies aériennes. Le mélange de Van-Swiéten, et mieux encore l'acide hydrochlorique pur, porté sur les parties malades au moyen d'une petite éponge fixée à l'extrémité d'une tige de baleine, ont eu dans l'épidémie de Tours des succès incontestables ; et, quelque douloureuse que soit leur application, on ne peut désormais se dispenser d'y avoir recours toutes les fois que l'angine pseudo-membraneuse commence par l'isthme du gosier. Lorsqu'elle commence au-dessous de la glotte, c'est-à-dire dans le croup proprement

Tous les praticiens qui ont eu occasion de voir un peu fréquemment le croup conviendront aisément que ces moyens, quoique très rationnels, puisqu'ils sont conformes à l'expérience dans le traitement des maladies inflammatoires en général, sont cependant bien rarement suffisans, et qu'on a vu peu de croups bien ca-

---

dit, M. Bretonneau a proposé (et l'expérience vient chaque jour confirmer les heureux résultats de cette pratique) d'insuffler dans les voies aériennes de l'alun pulvérisé. Tout le monde connaît aujourd'hui l'instrument au moyen duquel peut se faire cette insufflation. C'est une sphère de bois creuse à laquelle viennent s'adapter par quelques pas de vis deux tubes de bois longs de deux ou trois pouces, dont l'un est muni d'un diaphragme de gaze pour empêcher que l'alun ne soit repoussé dans la bouche de la personne qui insuffle. On répète l'insufflation deux ou trois fois au plus dans les vingt-quatre heures. Elle détermine instantanément une grande ardeur au gosier et une soif des plus vives, accidens bien peu importans, et qui ne demandent d'autre attention que de laisser le malade boire de l'eau fraîche à volonté.

Ce n'est pas seulement dans le croup et l'angine pseudo-gangréneuse que ces insufflations peuvent être utiles. Mon frère, M. Ambroise Laënnec, médecin de l'Hôtel-Dieu de Nantes et professeur de pathologie à l'école secondaire de médecine de la même ville, les a appliquées avec le plus grand succès au traitement de l'angine tonsillaire grave, de l'angine variolique et de l'œdème de la glotte (V. *Revue médicale*, octobre 1828). Il est probable qu'avec le temps on en étendra l'usage à d'autres affections de l'appareil respiratoire. Peut-être en obtiendrait-on des résultats heureux dans la phthisie laryngée, si cette maladie ne se liait presque constamment à une affection tuberculeuse des poumons.　　　　　　　　　　M. L.

ractérisés céder à leur seule administration. On en a en conséquence tenté beaucoup d'autres. Je n'indiquerai que ceux qui ont eu des succès incontestables.

Les vomitifs, réitérés tous les jours et même deux fois dans les vingt-quatre heures, sont sans contredit un des moyens dont on a retiré les meilleurs effets. Ils hâtent évidemment la séparation de la fausse membrane, et favorisent son expulsion. Mais quoique j'aie obtenu moi-même des guérisons que je ne puis attribuer qu'à ce moyen, il a été assez généralement employé pour pouvoir être jugé ; et il n'est que trop certain qu'en le joignant aux précédens, le plus grand nombre des malades encore périssent.

L'usage interne du foie de soufre (hydrosulfure de potasse) a été vanté, il y a quelques années, comme une sorte de spécifique contre le croup. On le donnait uni au miel ou sous forme de sirop. Cette médication, qui paru d'abord singulière et purement empirique, eut ensuite un succès de vogue, comme tous les remèdes encore inusités que l'on propose contre une maladie difficile à guérir. Ce médicament n'est au fond qu'un des moyens de remplir une indication puisée dans la théorie des médecins-chimistes disciples de Sylvius de Leyde. Il appartient à la catégorie des fondans alcalins, par lesquels ces médecins se proposaient de corriger la trop grande plasticité ou viscosité des liquides, ou même de dissoudre les concrétions déjà formées. Nous avons parlé plus haut de cette méthode alcaline (V. p. 215) ; mais les effets en sont trop lents pour qu'elle soit de quelque utilité contre une maladie aussi rapide dans sa marche que le croup. Si l'on donne le foie de soufre à

doses faibles, le moyen est nul ; si on le donne à doses
un peu fortes et rapprochées, il nuit plus comme substance irritante âcre et presque caustique, qu'il n'est utile
comme substance alcaline.

On a obtenu des succès assez nombreux par l'usage
des frictions mercurielles faites à doses assez fortes pour
produire promptement la salivation (1) ; et je crois que,
dans l'état actuel de la science, aucun médecin prudent
ne doit négliger d'employer ce moyen, concurremment
avec la saignée et les vomitifs. Son efficacité, et même
au degré héroïque, ne peut d'ailleurs être contestée dans
beaucoup d'autres maladies inflammatoires, et particulièrement dans l'hépatite et dans la péritonite.

Cependant les guérisons opérées par le mercure ne
sont pas encore assez nombreuses et assez probantes
pour qu'on ne doive pas chercher de nouvelles ressour-

---

(1) La salivation est très-difficile à obtenir en pareil cas ; et
loin d'être utile, elle peut être fort dangereuse (V. *Bretonneau*, ouv. cité, p. 18o—216). Il n'en est point du croup
comme de la péritonite ou de l'hépatite : le danger n'y vient
pas de la violence de l'inflammation, et l'on ne saurait espérer
le faire cesser ou le rendre moindre en déterminant un mouvement fluxionnaire vers les glandes salivaires. Aussi les bons
praticiens n'emploient-ils le mercure en pareil cas que dans le
but de favoriser le décollement de la fausse membrane, en
activant la sécrétion muqueuse. La préparation mercurielle
dont on fait aujourd'hui le plus souvent usage est le calomel,
médicament plus maniable que les frictions, et que l'on administre uni au miel ou à la gomme, à la dose d'un demi-
grain, d'un grain, ou même de deux et trois grains, d'heure
en heure. M. L.

ces contre le croup ; et si l'occasion de traiter cette maladie s'était offerte à moi depuis que j'ai acquis l'expérience de l'efficacité de l'émétique à hautes doses dans
le traitement de beaucoup de maladies inflammatoires,
j'aurais tenté ce moyen, avec quelque confiance, dans le
croup (1).

CHAPITRE IV.

DE L'HÉMORRAGIE BRONCHIQUE.

J'appelle *hémorragie bronchique* celle qui dépend
d'un simple suintement du sang à la surface interne des
bronches.

Les anciens attribuaient l'hémoptysie à la rupture
des vaisseaux du poumon ; et cette opinion, devenue
populaire, est peut-être encore celle de certains médecins qui tiennent à prudence de n'accueillir les doctrines nouvelles que lorsqu'elles sont si généralement
reçues qu'on se trouve en quelque sorte obligé de les
admettre sans les examiner. Quoi qu'il en soit, cette

-----

(1) A l'époque où Laënnec écrivait ce chapitre, à peine avait-
on publié quelques faits sur les avantages qu'on pourrait tirer
de l'emploi de la trachéotomie, dans le croup ; et cette opération, pratiquée seulement de loin en loin, alors que l'enfant
était moribond, avait si mal réussi, que les praticiens l'avaient
à peu près abandonnée. Il n'en est plus de même aujourd'hui, et
la science doit à M. le docteur Trousseau, d'avoir prouvé que
la trachéotomie, pratiquée de bonne heure dans des cas de
croups, peut être suivie d'un entier succès, et que par elle
des enfans ont échappé à une mort qu'on pouvait regarder
comme à peu près certaine.   ANDRAL.

théorie, adoptée sans preuves suffisantes, a peut-être été abandonnée de même, et d'une manière trop absolue, par les médecins instruits, depuis que les lois de l'exhalation dans l'état de santé et de maladie sont mieux connues. Il n'est point impossible qu'un anévrysme d'un des rameaux de l'artère pulmonaire, ou des varices des veines, se développent et donnent lieu à une hémorragie, quoiqu'il n'existe, au moins à ma connaissance, aucun fait bien décrit de ce genre. D'un autre côté, lors de la rupture des excavations tuberculeuses dans les bronches, il se fait souvent des hémorragies peu considérables, à la vérité, mais qui n'en sont pas moins l'effet de la rupture de quelques petits vaisseaux. Enfin des hémorragies beaucoup plus considérables, et même mortelles, peuvent avoir lieu, comme nous le verrons, par la rupture d'un vaisseau qui traverse une excavation tuberculeuse. Les anévrysmes ouverts dans la trachée, dans les bronches ou dans le tissu pulmonaire, offrent encore des exemples d'hémoptysies promptement mortelles dues à la rupture d'un vaisseau. Toutefois, dans l'état actuel de la science, on peut affirmer que le plus grand nombre des hémoptysies légères ou médiocres ont lieu par suite d'une simple diapédèse ou exhalation de sang à la surface de la muqueuse bronchique ; et que les hémoptysies graves, au contraire, ont leur source principale dans le tissu vésiculaire du poumon, et constituent l'affection que nous décrirons plus bas sous le nom d'*apoplexie pulmonaire* (1).

____

(1) Il ne me paraît nullement démontré que ces abondantes

1.   20

*Caractères anatomiques de l'hémorragie bronchi-
que.* A l'ouverture des sujets qui ont succombé à une
hémorragie bronchique, ou dans le temps où ils en
étaient attaqués, on trouve dans les bronches une plus
ou moins grande quantité de sang liquide ou coagulé.
A la surface de ce dernier se remarquent quelquefois
des concrétions fibrineuses polypiformes. La muqueuse
bronchique est imprégnée de sang et teinte dans toute
son épaisseur. Elle est ordinairement un peu ramollie.

Signes et symptômes de l'hémorragie bronchique.
On reconnaît l'hémorragie bronchique à un crachement de sang peu abondant ou médiocre, spumeux,
quelquefois caillé, vers la fin de l'attaque surtout. Les
crachemens très abondans que le peuple désigne communément sous le nom de *vomissemens de sang* sont, au
contraire, presque toujours dus à l'apoplexie pulmonaire.

Quand l'hémorragie est médiocre, on a donc déjà
une forte probabilité que l'hémoptysie est l'effet d'une
simple exhalation sanguine. L'absence des signes stéthoscopiques de l'apoplexie pulmonaire ajoute un nouveau degré de certitude au diagnostic. Dans l'hémorrha-

---

hémoptysies qui surviennent souvent chez des individus dont
les poumons sont tuberculeux, soient le résultat de la lésion
décrite par Laënnec sous le nom d'apoplexie pulmonaire.
J'ai ouvert plus d'une fois des cadavres de phthisiques qui
avaient succombé au milieu d'un abondant crachement de
sang, et je n'ai trouvé aucune trace d'apoplexie pulmonaire.
Je crois qu'en pareil cas l'hémoptysie peut souvent avoir sa
source dans un vaisseau compris au milieu d'une masse tuberculeuse, et dont les parois, lentement altérées, viennent à se
rompre.   ANDRAL.

gie bronchique, la poitrine est parfaitement sonore ; on n'entend pas de rhonchus crépitant, mais seulement un rhonchus muqueux dont les bulles inégales sont en général plus grosses que celles du catarrhe, semblent formées par une matière plus liquide, et *crèvent* plus fréquemment. Ce rhonchus est plus ou moins abondant suivant la quantité de sang qui se trouve dans les bronches. Quand l'hémoptysie est peu abondante, il n'y a aucun trouble général sensible dans l'économie ; le pouls même ne s'éloigne pas de son état naturel. Mais quand elle est un peu forte, il y a un mouvement fébrile bien marqué ; le pouls devient fréquent, et présente une sorte de vibration indépendante de sa fréquence comme de sa force.

Les causes occasionelles de *l'hémorragie bronchique* sont en général celles qui produisent la pléthore sanguine, et celles qui déterminent des congestions de même espèce vers le poumon, et en particulier l'abus des spiritueux, les exercices portés à l'excès, et surtout ceux des organes de la voix et de la respiration ; la suppression d'une hémorragie habituelle, l'existence de tubercules crus et nombreux dans le poumon. On voit souvent l'hémoptysie remplacer les règles, et avec une périodicité aussi exacte. On a vu ces hémoptysies périodiques durer trente ans (1) (Tulpius, *Obs. medic.*, lib.

---

(1) Il n'est pas si commun que semblerait l'indiquer cette phrase, de voir l'hémoptysie remplacer les règles, et revenir comme elles chaque mois, à une époque toujours la même : on a singulièrement exagéré la fréquence des cas de ce genre. Pour ma part, presque toutes les fois que j'ai vu des femmes cracher

11, cap. 11) et même quarante ans (*Nov. Act. Nat. Cur.*, vol. 1. obs. 1.) de suite. La suppression des hémor-

---

ainsi du sang à chaque période menstruelle , je me suis assuré qu'elles avaient des tubercules pulmonaires. Les espèces d'hémoptysies périodiques qu'elles éprouvaient ne pouvaient être considérées comme des hémorragies supplémentaires : elles étaient liées à l'existence des tubercules, et leur retour dépendait sans doute de la congestion plus vive qui, chaque mois, se faisait dans les poumons, autour des masses tuberculeuses.

L'observation de Tulpius, que cite Laënnec, ne fournit nullement un exemple d'une de ces hémoptysies périodiques dont il parle. Il s'agit, en effet, dans le cas rapporté par Tulpius, d'un peintre qui pendant trente ans eut très souvent des crachemens de sang, sans qu'il en résultât aucun accident fâcheux; mais Tulpius ne dit nullement que, chez cet individu, l'hémoptysie revint périodiquement. Voici cette courte observation :

Pictor Rychius, obnoxius a puero acri ac salsæ destillationi, expuit plurimùm sanguinis annos ampliùs triginta; in quibus tamen licuit ipsi, modò in Britanniam trajicere, modò verò in Hispaniam ac Galliam iter facere.

Tulpius, à la suite de cette observation, en cite une autre relative à un individu qui cracha impunément du sang pendant vingt ans, au bout desquels il mourut phthisique. Des cas semblables sont loin d'être rares ; mais le plus souvent les personnes qui en offrent des exemples sont des sujets valétudinaires, dont la poitrine est presque constamment souffrante; et c'est le plus ordinairement à une maladie de poitrine qu'elles finissent par succomber. J'ai cité plusieurs observations semblables dans ma *Clinique médicale*. J'ai été consulté récemment par un vieillard octogénaire, qui me raconta que, depuis plus de soixante ans, il avait rarement passé une seule année sans cracher une ou plusieurs fois du sang : aucune de ses hémo-

rhoïdes me paraît produire bien plus souvent l'apoplexie pulmonaire (1).

La épileptiques et les sujets qui éprouvent de fortes convulsions rendent souvent par la bouche une écume sanguinolente. Dans ce cas, le sang est exhalé, au moins en partie, par la membrane muqueuse des bronches; mais la membrane interne de le bouche participe souvent à l'hémorragie.

Les bronches d'un grand nombre de sujets morts de différentes maladies sont tapissées çà et là d'une certaine quantité de sang évidemment exhalé dans les derniers momens de la vie, et de la même manière que celui qui contitue la congestion cadavérique pulmonaire dont nous parlerons plus tard.

---

ptysies n'avait été toutefois très abondante. Dans leurs intervalles, il était sujet à s'enrhumer ; sa respiration était courte depuis sa jeunesse, et trois ou quatre fois il avait eu des fièvres catarrhales dont il avait eu, me disait-il, beaucoup de peine à se remettre. L'auscultation de la poitrine ne me fit découvrir rien autre chose, chez ce vieillard, que du râle de bronchite : mais une circonstance qui n'est pas la moins intéressante de son observation, c'est qu'il avait eu trois enfans, qui tous trois étaient morts jeunes, d'affections de poitrine, sans que d'ailleurs sa femme eût jamais présenté le moindre indice de maladies de ce genre.   ANDRAL.

(1) Il y a au moins à douter de cette assertion. Le nombre des cas dans lesquels on a vu une hémoptysie résulter de la suppression d'un flux hémorrhoïdal est d'ailleurs beaucoup moins considérable qu'on ne l'a répété. Je doute, pour ma part, qu'on ait jamais bien constaté que l'apoplexie pulmonaire, en particulier, ait été le produit direct d'une semblable cause.

ANDRAL.

Traitement de l'hémorragie bronchique. Le traitement de l'hémorragie bronchique consiste le plus ordinairement dans l'emploi plus ou moins répété de la saignée. Celle du pied est en général préférable chez les femmes, lorsqu'il y a suppression des règles. L'application des sangsues à la partie interne des cuisses ou sous les malléoles peut y être substituée lorsqu'il n'est pas besoin de tirer une grande quantité de sang. J'ai très rarement recours aux applications de sangsues à la vulve, et jamais chez les jeunes personnes : les démangeaisons très incommodes qui résultent de cette application sont fréquemment chez elles l'occasion d'habitudes funestes, et ce danger est d'autant plus à craindre qu'elles sont plus innocentes. Je me suis d'ailleurs convaincu, par beaucoup d'expériences comparatives, que l'application des sangsues à la vulve n'a pas un effet dérivatif plus constant que celle qui se fait à la partie interne des cuisses ou au-dessous des malléoles, et surtout dans ces deux derniers points à la fois (1). Les ventouses sèches ou scarifiées, les sinapismes, les bains de pieds irritans, peuvent encore être employés utilement après la saignée, et dans les cas où celle-ci n'est pas nécessaire.

Le repos et le silence absolu, une température fraîche, l'abstinence du vin et des alimens épicés ou exci-

____

(1) S'il s'agit de déterminer simplement un effet dérivatif, je suis de l'avis de Laënnec. Mais si l'on veut, en même temps, déterminer vers l'utérus un travail de congestion qui amènera à sa suite la réapparition des règles supprimées, je pense qu'on arrivera bien plus sûrement à ce but en appliquant chaque mois, trois ou quatre jours de suite, deux sangsues à la face interne des grandes lèvres. ANDRAL.

lans, une diète dont on proportionne la sévérité à l'intensité de l'hémorragie, sont des moyens accessoires qu'on ne doit point négliger. Il en est de même de l'usage des boissons mucilagineuses, telles que les décoctions de racines de grande consoude ou de guimauve, l'eau de riz, les solutions de gomme arabique ou adragant, etc.

Les acides et les astringens ont été souvent employés dans cette affection, et particulièrement l'eau de Rabel ou l'acide sulfurique étendu dans une potion convenable, l'alun, les racines de tormentille ou de bistorte, le sang-dragon, l'écorce de grenade, et, depuis quelques années, la racine de ratanhia et son extrait. Ces moyens sont plus nuisibles qu'utiles au début de l'hémoptysie; mais on peut quelquefois les employer avec avantage dans les hémoptysies anciennes, et qui sont liées à un état d'atonie, à une altération septique évidente des liquides, ou quand le sang est peu concrescible et peu coloré. J'ai employé quelquefois avec avantage le safran de mars astringent dans ce dernier cas. Pour que les astringens aient une efficacité bien marquée, il faut les employer à plus forte dose que ne le font la plupart des praticiens. J'emploie, par exemple, l'alun à la dose d'un à quatre gros dans une livre de boisson mucilagineuse sucrée (1).

Lorsqu'une hémoptysie active est arrêtée, Sydenham

---

(1) Le docteur Scudamore (*Essay on the Blood*; Lond., 1824, p. 161) conseille aussi l'alun à forte dose dans l'hémoptysie et l'hématémèse. Il le donne dans une infusion de roses gommée et peu édulcorée.　　　　　M. L.

recommande de purger le malade, et regarde cette précaution comme le meilleur moyen d'empêcher la récidive. J'ai toujours suivi cette pratique, excepté dans les cas de contre-indication évidente ; et elle m'a paru fréquemment utile. Les crachemens de sang opiniâtres, et qui ont résisté à des émissions sanguines répétées, s'arrêtent même souvent merveilleusement sous l'influence d'un purgatif.

CHAPITRE V.

DES POLYPES DES BRONCHES.

Il est très rare que des excroissances polypeuses naissent sur la membrane muqueuse des bronches ; je n'en connais que trois exemples. (MURRAY, *Nov. Comm.*, *Gœtting.*, iv, p. 44. — CHEYNE, *Pathology of the Larynx and Bronchia*, p. 147. — *Horn. Arch.*, 1811, jan., p. 176.) Il paraît que ces excroissances étaient de la nature des polypes vésiculaires des narines, des oreilles et du col de l'utérus, c'est-à-dire formées par un tissu analogue à celui des membranes muqueuses, et renfermant de petits kystes séreux (1).

J'ai trouvé dernièrement, dans la bronche gauche d'une phthisique, une concrétion d'environ un pouce et demi de longueur, et de quatre à cinq lignes de dia-

____

(1) L'observation de Cheyne n'est point un exemple de polype, mais bien d'une concrétion inorganique analogue aux fausses membranes croupales. Il est probable que Laënnec l'a cité sur la foi de Plouquet, et sans avoir consulté le livre original.   M. L.

mètre, qui la remplissait presque entièrement, et que l'on aurait pu facilement prendre pour un polype. Elle adhérait intimement à l'éperon ou point de division des bronches, de manière que son extrémité droite, arrondie en forme de champignon, faisait quelquefois bascule sur l'éperon dans les quintes de toux, et, oblitérant ainsi la bronche droite, occasionait une suffocation imminente. Quoique cette concrétion ne laissât pas plus d'une demi-ligne d'intervalle entre elle et les parois de la bronche gauche, dans les points où elle en était le plus distante, elle n'empêchait ni la respiration, ni même la pectoriloquie, qui était évidente dans une excavation située au sommet de ce poumon. Le tissu de cette concrétion était compacte, et tout-à-fait semblable à celui des concrétions polypiformes du cœur et des artères ; mais il avait déjà évidemment un commencement d'organisation, car il était beaucoup plus ferme et moins humide. Sa couleur intérieure était blanche, avec quelques nuances jaunâtres ou rougeâtres. On y distinguait déjà quelques petits vaisseaux sanguins bien formés et finement ramifiés. On en voyait en plus grand nombre à la surface extérieure, qui était en outre teinte, surtout vers l'extrémité renflée, d'un rouge violet assez foncé. (Voyez *Revue médicale*, mars 1824, pag. 384.)

Cette concrétion m'a paru être évidemment le produit de la décomposition d'un caillot de sang, qui se sera arrêté dans la bronche gauche, lors de quelques unes des hémoptysies dont la malade avait été attaquée à plusieurs reprises. Beaucoup d'autres faits prouvent la possibilité de l'organisation de la fibrine séparée du sang dans le corps humain vivant. Nous en rapporte-

rons plusieurs en traitant des maladies des organes cir-
culatoires. Les môles utérines, dites *charnues*, ne sont
également autre chose que de la fibrine mêlée d'albumine, telle que celle qui constitue la couenne inflammatoire du sang : seulement elles se rapprochent davantage, par leur consistance et un commencement
d'organisation, de l'aspect des tissus fibreux (1).

Je pense que les *morceaux de chair* que quelques
observateurs anciens ont vu expectorer n'avaient pas
une autre origine que la concrétion que je viens de décrire (*Act. Nat. Cur.*, vol. v, obs. 74.). Cela est
même tout-à-fait évident pour quelques uns de ces cas,
dans lesquels les *masses de chair* ont été rendues pendant la durée ou à la suite d'hémoptysies graves (*Comm.
litterar. Norimb.*, 1745, p. 215.), et pour ceux où ces
concrétions avaient la *forme d'un vaisseau* pulmonaire
(*Act. Nat. Cur.*, vol. vii, obs. 44. — TOHN, *in Act.
erud.*, 1683), c'est-à-dire d'une concrétion sanguine
polypiforme des bronches, telle qu'on en rencontre
quelquefois chez les hémoptysiques.

---

(1) J'ai trouvé quelquefois les bronches obstruées par des
concrétions d'une autre nature que celle indiquée ici par
Laënnec : elles n'étaient point, en effet, constituées par du sang
coagulé, mais par un mucus concret et solidifié. On peut consulter à cet égard ma *Clinique médicale*, t. 3, page 222, 3me
édition.   ANDRAL.

CHAPITRE VI.

DES ULCÈRES DES BRONCHES.

L'inflammation ulcéreuse est extrêmement rare dans la membrane muqueuse bronchique : peut-être le serait-elle moins, si l'on examinait plus habituellement les bronches avec soin et dans une certaine étendue. Il est probable que l'on trouverait de temps en temps chez les phthisiques, et particulièrement chez ceux qui ont des ulcères du larynx, une affection semblable de la muqueuse bronchique due au ramollissement de petits tubercules qui se développent quelquefois dans son épaisseur (1). Quoi qu'il en soit, la partie de la muqueuse bronchique où l'on a observé le plus souvent des ulcères

---

(1) Le docteur Louis, dont les *Recherches sur la Phthisie* avaient paru depuis peu de temps quand fut publiée la seconde édition du Traité de l'Auscultation médiate, a mis hors de doute la fréquence des ulcérations de la muqueuse des voies aériennes chez les phthisiques. Sur cent deux sujets dont le conduit aérifère a été examiné avec soin, il a trouvé la trachée-artère ulcérée trente et une fois, le larynx vingt-deux fois, l'épiglotte dix-huit fois, et les bronches seulement sept fois; mais il n'est pas aussi sûr de l'exactitude de son relevé quant à ces dernières. (*Recherches sur la Phthisie*, p. 44 et suiv.)

Le docteur Hastings (*Treat. on Inflamm. of the mucous Membrane of the Lungs*) paraît avoir assez souvent rencontré des ulcérations de la muqueuse bronchique à la suite de bronchites chroniques, et particulièrement chez les tanneurs. Onze des observations contenues dans son livre en offrent des exemples.　　　　　　　　　　　　M. L.

idiopathiques, est celle qui est comprise depuis le point où la trachée s'enfonce dans la poitrine, jusqu'à la bifurcation des bronches et la partie inférieure de la trachée. M. le professeur Cayol a donné le premier, dans sa dissertation inaugurale (*Recherches sur la phthisie trachéale*; Paris, 1810), une description exacte de cette affection, sur laquelle il n'existait jusque là d'autres notions que quelques faits rapportés par Morgagni (*De Sedib. et Caus. Morb., lib.* 11, *cp.* xv).

Caractères anatomiques des ulcères des bronches. Les ulcères de la trachée varient en étendue de quelques lignes à un pouce et demi. Leur fond est grisâtre et sale; leurs bords, un peu gonflés, sont remarquables par une rougeur qui s'étend à quelque distance; leur surface est baignée par une mucosité puriforme, ordinairement abondante; les cerceaux bronchiques et l'appareil musculeux et ligamenteux qui les réunit sont quelquefois rongés en entier; rarement l'ulcère existe ou s'étend au-delà de la bifurcation des bronches (1).

----

(1) Dans les cas observés par M. Louis, lorsque les ulcérations de la trachée étaient petites et nombreuses, elles étaient assez également réparties sur la circonférence de ce conduit. Lorsqu'elles étaient grandes, les plus larges correspondaient à la portion charnue ou postérieure. Les petites pénétraient rarement au-delà de la membrane muqueuse; les grandes pénétraient ordinairement jusqu'à la membrane musculaire, et quelquefois les cerceaux cartilagineux correspondans étaient dénudés, amincis et même en partie détruits. C'est dans la portion inférieure de la trachée qu'il a trouvé les ulcérations les plus larges et les plus nombreuses (*Ouv. cité*, p. 45 et 46).

M. L.

M. Andral rapporte deux cas d'ulcérations des bronches (*Clinique médicale*, tom. ii.). Dans le premier, comme dans les observations de M. Cayol, les
ulcérations occupaient le voisinage de la bifurcation de
la trachée. Dans le second, de petites ulcérations circulaires, à bords livides et tuméfiés, et dont le fond aurait
été couvert par un grain de millet, existaient dans les
petites ramifications bronchiques : le malade avait été
tourmenté par des quintes de toux fréquentes et très
pénibles ; les crachats étaient ordinairement un peu
teints de sang ; il succomba à un anévrysme du cœur.
Chez un troisième sujet, il a vu, avec M. Magendie, la
surface interne de la trachée-artère véritablement criblée,
depuis son origine jusqu'un peu au-dessus de sa bifurcation, par une foule d'ulcérations tellement multipliées
et pressées les unes contre les autres, qu'elles occupaient
plus d'étendue que les espaces interposés entre elles.
Cette affection avait été accompagnée d'un sentiment
habituel de chaleur, plutôt que de douleur, dans la trachée. L'*inspiration était accompagnée d'un sifflement
remarquable,* probablement parce que la glotte tendait
continuellement à s'abaisser, à raison de l'irritation oc-
casionée par le passage de l'air.

Je ne connais aucun exemple de perforation complète du tronc bronchique par suite d'un ulcère né dans
sa membrane interne, entre la bifurcation de la trachée
et son entrée dans le poumon. M. Andral rapporte deux
cas de perforation de la trachée elle-même produite de
cette manière (*Ouvrage cité*, tom. ii.): dans l'un,
l'ulcère s'était ouvert dans l'œsopahge sans qu'il en résultât d'autre inconvénient qu'un peu de gêne et de

toux lorsque le malade avalait ; dans l'autre, l'ulcère avait perforé la paroi postérieure de la trachée ; mais il est probable que la perforation n'était pas tout-à-fait complète, ou que les bords en étaient déjà adhérens à la colonne vertébrale, car il ne paraît pas qu'il y eût d'emphysème dans le voisinage.

Symptômes des ulcères des bronches. Les symptômes auxquels on peut reconnaître cette affection sont une douleur d'abord légère, ou un simple sentiment d'irritation qui se fait sentir au bas de la trachée, par momens, et quelquefois seulement quand le malade chante, crie, ou élève la voix en parlant. La maladie peut quelquefois rester très longtemps dans cet état. Je connais une dame qui, depuis dix ans, présente ce symptôme sans aucune autre altération apparente de la santé, et qui, après avoir usé inutilement de toutes les ressources de l'art, et en particulier des exutoires les plus énergiques, n'a trouvé de soulagement que dans le silence absolu.

Au bout d'un certain temps, la douleur devient constante, même dans l'état de repos des organes de la voix, qui d'ailleurs n'est pas toujours sensiblement altérée, quand le malade se détermine à parler malgré la douleur. Bientôt la toux se manifeste, et amène une expectoration filante, incolore, pituiteuse, mêlée de stries opaques et puriformes. Quand cette sécrétion devient abondante, un râle sensible à l'oreille nue se fait entendre dans la trachée. Dans des cas où on ne l'entendait pas encore, je l'ai perçu très distinctement à l'aide du stéthoscope. Il existait en même temps dans diverses parties des poumons, et le murmure respira-

toire était très faible dans beaucoup de points, probablement à raison du reflux de la mucosité dans les petites ramifications bronchiques; car lorsque le malade
avait expectoré, la respiration redevenait forte et pure.
Une dyspnée intense se joint bientôt à ces symptômes :
le malade est forcé de se tenir assis nuit et jour ; lorsqu'il se réveille après un sommeil imparfait, il est pris
d'une toux suffocante qui ferait croire qu'un corps
étranger a été introduit dans la trachée, et qui ne se
calme qu'après l'expectoration d'une certaine quantité
de mucosités. L'amaigrissement, jusque là très lent, fait
alors des progrès rapides, et quelquefois arrive jusqu'au
marasme. Enfin le malade meurt avec tous les symptômes du catarrhe suffocant.

Causes occasionelles des ulcères des bronches. Des
efforts de voix très intenses, des cris aigus, un renver-
sement violent du cou en arrière, ont paru quelquefois
être la cause occasionelle du développement des ulcères
de la trachée. Les dartres, la syphilis, paraissent y pré-
disposer (1). Quoique ces ulcères se rencontrent quelquefois chez les phthisiques, il est plus commun de les
voir se développer chez des sujets dont les poumons sont
d'ailleurs tout-à-fait sains (2). Il faut cependant en ex-

---

(1) M. Gendrin a inséré, dans son *Histoire anatomique des
Inflammations* (t. 1, p. 686), une observation tout-à-fait
propre à démontrer cette influence de la syphilis sur la production des ulcérations de la trachée-artère.   M. L.

(2) Cette assertion est évidemment erronée. M. Louis, qui
chez cent deux phthisiques a trouvé trente et une fois des ulcérations dans la trachée n'en a trouvé que deux fois chez cent
quatre-vingts individus morts de maladies chroniques autres que

cepter les cas dans lesquels l'ulcération de la trachée ou de la partie supérieure des bronches est déterminée par la rupture d'une excavation tuberculeuse formée dans une glande cervicale ou bronchique. Au reste, les ulcères déterminés de cette manière ne sont plus, à proprement parler, idiopathiques, et sont tout-à-fait analogues aux communications fistuleuses qui résultent de l'ouverture d'une excavation tuberculeuse, d'un abcès, ou d'une escharre gangréneuse du poumon, dans les ramifications bronchiques. Or ces dernières ont une grande tendance à la cicatrisation ; et, au bout de peu de temps, on les trouve lisses, polies, et sans aucune apparence d'ulcération. L'ulcère de la trachée, au contraire, ne paraît avoir aucune tendance à la cicatrisa-

---

la phthisie (*Ouv. cité*, p. 5o). Les observations rapportées dans la dissertation de M. Cayol citée plus haut sont toutes, il est vrai, des exemples d'ulcérations trachéales sans affection tuberculeuse des poumons ; mais ces observations sont au nombre de trois seulement, et ne peuvent infirmer le résultat obtenu par M. Louis.

Bayle regardait les ulcérations de la muqueuse bronchique chez les phthisiques comme le résultat de la fonte de tubercules miliaires ou lenticulaires développés dans cette membrane ou au-dessous d'elle (*Rech. sur la Phthisie*, p. 58). M. Louis les rapporte à l'inflammation déterminée et entretenue par le passage continuel des crachats, et affirme n'avoir jamais trouvé de granulations tuberculeuses dans l'épaisseur ou à la surface de la muqueuse laryngo-trachéale. Je crois que, sur ce point, il est dans l'erreur à son tour, et que tout homme qui a ouvert ou vu ouvrir un certain nombre de phthisiques sera de l'opinion de Bayle. M. L.

tion, et je ne connais même aucun exemple bien constaté de guérison.

Traitement des ulcères des bronches. L'indication la plus évidente que présente cette affection est sans contredit l'emploi des exutoires; et les plus énergiques ne doivent pas être épargnés, à raison de la tenacité du mal. Les vésicatoires et les cautères appliqués sur un point éloigné ne m'ont jamais paru d'aucune utilité; l'application fréquemment répétée de petits moxas sur la partie antérieure inférieure du cou, et le silence absolu, sont les moyens que j'ai vu produire le plus de soulagement dans cette affection, heureusement très rare.

CHAPITRE VII.

DES AFFECTIONS DES CERCEAUX CARTILAGINEUX , ET AUTRES PARTIES CONSTITUANTES DES BRONCHES.

Les cerceaux cartilagineux des bronches s'ossifient quelquefois chez les vieillards, et même chez des sujets moins avancés en âge. Ils se carient souvent dans le voisinage des ulcères des bronches et de la trachée. Cette ossification est rarement parfaite, et a le plus souvent les caractères d'une ossification pétrée, c'est-à-dire où la base terreuse des os prédomine.

Les rameaux bronchiques, naturellement dépourvus de cerceaux cartilagineux, en présentent quand ils sont dilatés et hypertrophiés; ils peuvent même passer en entier à l'état cartilagineux ou osseux, avec ou sans dilatation du conduit aérien. Ces transformations rares n'ont ordinairement qu'une petite étendue, et la membrane muqueuse reste intacte au milieu de la gaîne osseuse ou cartilagineuse qui la revêt.

Aucune altération remarquable dans les fonctions du poumon ne se lie à cet état des bronches.

CHAPITRE VIII.

DES CORPS ÉTRANGERS INTRODUITS DANS LES BRONCHES.

Des fragmens d'alimens, des épingles, des aiguilles, des morceaux de bois, des noyaux de différens fruits, s'introduisent quelquefois dans les bronches. Une vive irritation, une toux convulsive, et, si le corps étranger est un peu volumineux, une suffocation imminente, sont la suite immédiate de cette introduction, qui n'a cependant un danger réel et présent que lorsque le corps étranger est assez volumineux pour s'arrêter dans le larynx ou la trachée, et les obstruer complétement ou à peu près. Une toux accompagnée d'expectoration pituiteuse, et quelquefois de crachement de sang, est le symptôme qui persiste le plus communément après les premiers momens de l'accident ; mais au bout de quelque temps la nature s'habitue à la présence du corps étranger, surtout s'il est peu volumineux et descendu dans les rameaux bronchiques, et il n'en résulte plus aucun inconvénient.

Les accidens qui peuvent donner lieu à l'introduction des corps étrangers dans les bronches sont extrêmement variés. J'ai été témoin d'un cas fort singulier de ce genre. Le professeur Corvisart voulant exercer une surveillance inattendue sur quelque partie du service de l'Hôpital de Clinique, y vint un soir contre sa coutume : il entre chez le concierge, qui dans ce moment digérait péniblement un dîner trop bachique : cet homme, surpris, éprouve des nausées, fait un violent effort pour ne pas vomir, tombe à terre et expire. A l'ouverture du corps, on trouva les bronches, la trachée-artère et le larynx remplis d'alimens à moitié digérés.

Les anciens pathologistes ont regardé les corps étrangers pulvérulens qui s'introduisent dans les bronches comme la cause de plusieurs maladies graves de ces canaux et du tissu pulmonaire lui-même, et, entre autres, de la phthisie pulmonaire, des productions crétacées du poumon et des glandes bronchiques, de l'*infarctus* de même nature qui remplit quelquefois un certain nombre de ramifications des bronches, ainsi que des corps ostéo-pétrés qui se développent au milieu du tissu pulmonaire. Cette opinion me paraît tout-à-fait sans fondement. On pense que les marbriers et les lapidaires sont surtout sujets aux productions de ce genre, et en doivent l'origine à la poussière qu'ils avalent nécessairement, et qui est formée par le détritus des pierres qu'ils travaillent, et par les poudres dont ils se servent pour les polir. J'ai trouvé bien souvent des productions crétacées dans les poumons, et je n'ai jamais eu occasion d'ouvrir un lapidaire ou un marbrier. La poussière au milieu de laquelle ils vivent n'a d'ailleurs aucune analogie avec les productions crétacées du poumon, qui sont formées par du phosphate calcaire, tandis que la poussière dont il s'agit est composée de fragmens très divisés de pierre à base de carbonate de chaux, de silice et d'alumine, et de quelques oxydes métalliques. On peut d'ailleurs observer que les voituriers, qui passent leur vie au milieu de la poussière, bien autrement abondante, des grands chemins, dont la nature chimique est à peu près la même, jouissent ordinairement d'une très bonne santé, et ne sont guère sujets à d'autres maladies qu'à celles qui naissent de l'intempérance et des vicissitudes atmosphériques. C'est même une chose fort remarquable que le peu de sensibilité de la membrane muqueuse bronchique pour les corps solides pulvérisés d'une manière impalpable ; tandis que l'introduction d'un corps un peu plus volumineux, d'un fragment de sucre, par exemple, du liquide même le plus analogue à la mucosité elle-même, comme serait une solution de gomme ou d'albumine, produit une irritation vive et une toux suffocante. Il n'est personne à qui il n'arrive fréquemment de respirer au milieu d'un nuage de poussière, et tout ce qu'on en éprouve est une forte gêne dans la respiration, sans aucune envie de tousser. On sait que, lorsqu'on a respiré pendant un certain temps au milieu de la poussière ou de la fumée des lampes, ces corps étrangers sont expulsés au bout de quelques heures avec le produit de la sécrétion muqueuse des bronches (1).

----

(1) Il existe dans le département de Loir-et-Cher, à une douzaine de lieues de Blois, un bourg, appelé Meunes, dont la plupart des habitans s'occupent à tailler la pierre à fusil. Ces *caillouteux*, c'est le nom qu'on leur donne, meurent presque tous fort jeunes, après avoir présenté les différens signes de la consomption pulmonaire. On ne doute pas à Meunes que cette mort prématurée ne soit le résultat de l'introduction journalière dans les voies respiratoires de la poussière très fine qui

Je regarde en conséquence comme chose certaine que l'*infarctus* crétacé des bronches est, de même que toutes les productions accidentelles qui peuvent se développer dans l'économie animale, le produit d'une perversion des sécrétions. Je n'ai d'ailleurs rencontré cet *infarctus* que dans des rameaux bronchiques dilatés (*voyez-en* un exemple pag. 273), ou placés dans le voisinage d'anciennes excavations tuberculeuses guéries par la formation d'une fistule ou d'une cicatrice cartilagineuse ; et nous verrons, en parlant de la phthisie, que le développement des productions crétacées succède fréquemment à celui des tubercules.

---

se détache du silex, chaque fois qu'il est divisé par l'instrument. J'ai eu occasion d'ouvrir le cadavre d'un de ces ouvriers, mort de l'affection à laquelle on donne, dans le pays, le nom de *maladie des caillouteux*, j'ai trouvé les poumons remplis de tubercules, soit crus, soit ramollis, et des ulcérations dans les intestins : en un mot, c'étaient les lésions que l'on rencontre ordinairement chez les phthisiques ; et nulle part, ni les bronches, ni le parenchyme pulmonaire, ne me présentèrent des traces d'amas de matière siliceuse qui aurait été introduite avec l'air inspiré dans les voies aériennes. Il est très douteux pour moi que ce soit effectivement l'introduction de cette matière dans les bronches, qui produise chez les caillouteux de Meunes la phthisie pulmonaire, qui règne endémiquement parmi eux. Je les ai vus travailler, et je me suis bien assuré que la poussière très fine qui se détache des morceaux de silex est très loin de s'élever jusqu'à leur bouche, et est entraînée par son propre poids vers la terre. D'une autre part, ces ouvriers sont sans cesse exposés, pendant la saison rigoureuse, à l'influence du froid ; et, circonstance importante à noter, ils passent des journées entières les pieds posés sur

CHAPITRE IX.

DES AFFECTIONS DES GLANDES BRONCHIQUES.

Les glandes bronchiques diffèrent des autres glandes lymphatiques en ce qu'elles présentent chez l'adulte une couleur noire foncée qui existe au moins au centre de la glande, et le plus souvent dans sa totalité. La matière colorante est évidemment combinée avec le suc lymphatique. Si l'on applique une gouttelette de ce suc sur la peau, et qu'on la laisse sécher, la tache noire qui en résulte s'enlève difficilement par le lavage. Cette couleur des glandes bronchiques ne doit point être regardée comme un état pathologique, puisqu'elle existe chez les adultes dont les poumons sont les plus sains. La nature de la matière colorante est évidemment la même que celle de la matière noire pulmonaire, dont nous parlerons ailleurs.

---

des monceaux de cailloux qui leur soustrayent continuellement une grande quantité de calorique. Aussi tous se plaignent beaucoup de souffrir cruellement du froid : ils répètent qu'ils ont sans cesse les pieds engourdis par le froid ; et, en même temps qu'ils toussent, ils sont tourmentés par des douleurs rhumatismales. Jusqu'à plus ample informé, j'admettrai donc que la cause de la grande fréquence de la tuberculisation pulmonaire parmi les caillouteux de Meunes, doit être plutôt cherchée dans la nature des influences atmosphériques auxquelles ils sont soumis, que dans l'introduction au sein de leurs poumons, des molécules de silex, introduction dont la réalité est loin d'être démontrée.   ANDRAL.

L'inflammation des glandes bronchiques est très peu connue, et paraît être très rare. On les trouve assez souvent plus grosses que dans l'état ordinaire, et d'un rouge pâle ou légèrement brunâtre chez les péripneumoniques; mais leur fermeté n'est pas augmentée. Je n'ai rencontré qu'un bien petit nombre de fois de véritables abcès dans les glandes bronchiques : cela doit sembler d'autant plus remarquable, que les glandes lymphatiques s'enflamment ordinairement par extension de l'inflammation de l'organe aux fonctions duquel elles sont associées. Ainsi les glandes axillaires et inguinales s'enflamment par suite d'une inflammation placée aux extrémités; les glandes mésentériques, lors de l'inflammation, même légère, des intestins; les glandes cervicales, par l'effet d'un vésicatoire à la nuque : les glandes bronchiques, au contraire, participent rarement à l'inflammation catarrhale ou péripneumonique.

Deux espèces de productions accidentelles sont très communes dans les glandes bronchiques, savoir : la matière crétacée et les tubercules.

La matière crétacée se trouve ordinairement au centre de la glande, dont elle infiltre le tissu : elle est souvent assez humide pour en sortir par la pression ; d'autres fois elle est sèche, ou même d'une consistance pétrée. Il est rare qu'elle envahisse la totalité de la glande. Je ne l'ai jamais vue acquérir la consistance et les caractères de la substance osseuse. Le plus souvent cette matière n'existe point seule, mais avec la matière tuberculeuse. La matière crétacée occupe alors le centre de la glande, et tranche par son blanc mat sur le jaune pâle et citrin de la matière tuberculeuse. Souvent l'une et l'autre, et surtout la dernière, sont souillées par une traînée de matière noire bronchique, qui semblerait avoir été appliquée à la surface des incisions avec un pinceau. Quelquefois cette traînée, formée de points noirs disséminés, ressemble parfaitement à un *grainé* au crayon. Elle indique évidemment les restes du tissu de la glande bronchique, pénétré dans tous les sens par les productions accidentelles qui y sont infiltrées.

La matière tuberculeuse se trouve plus fréquemment encore seule dans les glandes bronchiques, et quelquefois dans des cas où il n'y a ni tubercules dans les poumons, ni signes d'une affection grave de ces organes. C'est surtout chez les enfans scrofuleux que ce cas se rencontre. La matière tuberculeuse est presque toujours déposée par infiltration dans le tissu des glandes bronchiques; très rarement elle forme des masses isolées dans ce tissu. Les glandes bronchiques ainsi infiltrées peuvent acquérir le volume d'un œuf de pigeon ou de poule. Lorsque plusieurs glandes voisines sont affectées simultanément, elles se réunissent et se conglutinent souvent en une seule masse.

La matière tuberculeuse, dans les glandes bronchiques, se ramollit de deux manières, tantôt en se séparant en deux parties, dont l'une ressemble à du caséum, et l'autre à un petit-lait visqueux, ce qui n'a lieu que chez les scrofuleux; tantôt sous forme d'un pus épais et grumeleux. Cette matière ainsi ramollie est enlevée par l'absorption, ou se fait jour dans les bronches. Dans ce dernier cas, la glande reste quelquefois excavée, et la surface de cette excavation se tapisse d'une membrane accidentelle analogue aux membranes muqueuses, qui se joint par continuité de substance avec celle des bronches, au moyen de l'ouverture de communication qui reste fistuleuse. M. Guersent, médecin de l'hôpital des Enfans, a rencontré assez souvent ce cas, qui est beaucoup plus rare chez l'adulte; il a même vu des fistules semblables communiquer avec l'œsophage (1).

Il n'est nullement douteux que l'excavation des glandes bronchiques en communication avec les bronches ne doive donner la pectoriloquie; mais, à raison du lieu où se passerait le phénomène, il serait difficile de ne le pas confondre avec la bronchophonie, qui, comme je l'ai dit, est extrêmement forte, chez les enfans surtout, à la racine du poumon. Si cependant elle était jointe à un râle caverneux bien circonscrit, le diagnostic serait à peu près certain.

Tout annonce que le développement des tubercules dans les glandes bronchiques est une affection assez peu grave lorsqu'une ou deux glandes seulement sont affectées, à moins qu'il n'en existe en même temps dans les poumons, ou dans les glandes cervicales ou mésenté-

---

(1) Voy. *Recherches sur une espèce de phthisie particulière aux enfans*, par M. G. Leblond. Paris, 1824.

Des concrétions calcaires, formées dans les ganglions bronchiques, peuvent aussi déterminer une inflammation ulcérative des bronches qu'entourent ces ganglions, et être ainsi évacuées au dehors. C'est là une des origines possibles des calculs expectorés : on en trouvera des exemples dans ma *Clinique médicale*.

ANDRAL.

riques. Nous reviendrons, au reste, sur cette question en traitant de la phthisie pulmonaire.

Treutler, médecin allemand, a trouvé, en 1789, dans les glandes bronchiques d'un phthisique, une nouvelle espèce de vers intestins qu'il a désignée du nom de *hamularia lymphatica*, et à laquelle il assigne les caractères suivans : ver long d'un pouce, d'une couleur fauve marquetée de blanc; corps mince, cylindroïde, aplati sur les côtés ; tête obtuse, au-dessous de laquelle proéminent deux petits crochets ou tentacules (1). Ce ver n'a pas été retrouvé depuis. Cette circonstance, et l'existence des deux crochets ou tentacules placés à l'extrémité du corps, pourraient faire soupçonner que l'observateur s'est trompé, et a pris peut-être pour des vers intestins des larves d'insectes. La méprise est facile à faire, surtout à un homme qui ne s'est pas livré spécialement à l'helminthologie; et il paraît que Treutler était dans ce cas. Je crois moi-même avoir commis une erreur semblable : j'ai décrit dans ma jeunesse (*Bull. de la Société de Médecine*), sous le nom de *distomus intersectus*, et comme un nouveau genre de vers, un animalcule qu'une de mes malades croyait avoir rendu par les selles, et que je soupçonne fort aujourd'hui n'avoir été qu'une larve de quelque espèce de mouche tombée par hasard dans le vase de nuit.

On rencontre tous les jours, dans les recueils périodiques de médecine qui se publient à Paris, des observations d'après lesquelles il semblerait que rien ne soit

______

(1) F. A. Treutler, *Observ. pathologico-anatomica.* Lipsiæ, 1794.

plus commun que la transformation des glandes bronchiques en mélanose. Nous dirons, dans le chapitre
des *Mélanoses du poumon*, notre sentiment à cet
égard : nous nous contenterons de rappeller en atten-
dant un fait connu depuis longtemps des anatomistes,
c'est que la couleur ordinaire des glandes bronchiques, chez l'adulte, est un noir plus ou moins général
et foncé.

SECTION DEUXIÈME.

AFFECTION DU TISSU PULMONAIRE.

Avant d'exposer les altérations organiques de la substance pulmonaire, il convient de jeter un coup d'œil sur les opinions diverses qui ont été émises relativement à la structure intime du poumon, et d'examiner ce que l'observation a appris de plus positif à cet égard.

Malpighi pensait que les cellules aériennes étaient formées par la membrane interne des bronches, qui, en se terminant, se divisait en cellules analogues à celles d'une éponge (*De Pulmonibus, epist.* 1; Bolon., 1661). Helvétius crut avoir établi par des expériences directes que les vésicules aériennes étaient formées par un simple tissu cellulaire disposé sans ordre régulier et né des enveloppes celluleuses de tous les vaisseaux qui parcourent le poumon (*Mém. de l'Acad. des Sc.;* ann. 1718). Haller a adopté à peu près cette opinion, qui est celle de la plupart des anatomistes (*Elém. physiol. corp. hum.* Lausanne, 1761, t. III, p. 171 et seq.).

M. Reisseissen, après un grand nombre d'observations microscopiques et d'injections au mercure, a trouvé que les bronches, à leurs extrémités, se subdivisent en une multitude de petits canaux terminés par des culs-de-sac globuleux, dont le rapprochement présente un aspect analogue à celui de la terminaison des rameaux du chou-fleur (*De Fabricâ pulmonum*).

Un élève de la Faculté de Paris a émis, en 1823, dans sa Dissertation inaugurale, une opinion tout-à-fait nouvelle sur la structure du poumon. Il pense que le ramuscule bronchique principal qui se distribue à chaque lobule pulmonaire se divise à son entrée dans le lobule en deux rameaux qui en donnent quatre, lesquels en donnent huit ; et que cette bifurcation répétée ainsi plusieurs fois, donne lieu à des conduits qui se croisent dans tous les sens possibles, et dont chacun marche accompagné d'un ramuscule des veines et de l'artère pulmonaires. Il veut que les ramifications bronchiques se terminent à la superficie du lobule sur la membrane celluleuse qui l'enveloppe, sans former aucun renflement, et sans s'anastomoser entre elles. Le procédé qui l'a conduit à adopter cette opinion consiste à faire dessécher un poumon après l'avoir insufflé, et à le couper ensuite avec un bistouri bien tranchant. Il affirme que, dans quelque direction qu'on fasse les coupes, on aperçoit des canaux perpendiculaires et d'autres obliques à leurs surfaces (1).

J'ai répété cette expérience, sans pouvoir en tirer la même conclusion : j'ai toujours aperçu, au contraire, outre les ramuscules bronchiques très ténus reconnaissables à leur forme allongée, un grand nombre de petites vésicules ou qui m'ont paru telles. La dessiccation d'ailleurs, avec quelque soin qu'ait été faite l'insufflation, est toujours accompagnée d'un racornissement qui diminue la régularité des formes des vésicules aériennes et

_____

(1) PICARD , *Dissertation sur la pneumonie aiguë* . Paris, 1825.

des ramuscules bronchiques, et empêche de rien voir
bien distinctement.

L'injection ne présente pas non plus des résultats
pleinement satisfaisans. On sait que, soit que l'on injecte les bronches, les veines ou les artères, la matière
injectée passe toujours plus ou moins dans ces trois
ordres de vaisseaux, et ne présente souvent plus qu'une
masse confuse. Cependant je dois dire que les injections les plus heureuses que j'ai pu faire m'ont paru
confirmer les observations de M. Reisseissen. Il m'a
paru aussi que l'insufflation faisait pénétrer l'air dans
les petits vaisseaux sanguins, ce qui a pu contribuer à
induire en erreur le jeune médecin dont j'ai exposé
l'opinion.

Les caractères que présente le tissu pulmonaire endurci, dans l'hépatisation inflammatoire et dans l'engorgement hémoptoïque, ainsi que son aspect dans
l'emphysème pulmonaire, nous paraissent aussi plus en
rapport avec l'opinion de M. Reisseissen qu'avec aucune
autre.

Nous pourrions remarquer ici que la structure intime
de tous les organes est à peu près aussi insaisissable pour
nos yeux et pour nos instrumens d'investigation que
celle du poumon, et que par conséquent rien n'est certain en anatomie pathologique au-delà des lésions tranchées qui tombent d'abord sous les sens, et qui altèrent
la substance d'un organe d'une manière évidemment
incompatible avec l'exercice de ses fonctions. Il faut en
outre, pour affirmer qu'une lésion est une cause de maladie et de mort, qu'elle ne puisse être regardée comme
un effet de la décomposition cadavérique, ou des con-

gestions qui se font pendant les maladies , dans l'agonie
surtout, et qui s'accroissent encore immédiatement après
·la mort.

Si l'on s'écarte de ces règles , si l'on cherche les causes
de maladies graves dans des altérations microscopiques
des organes , il est impossible de ne pas tomber dans des
conséquences absurdes ; et l'anatomie pathologique ,
ainsi que celle de l'homme sain , cultivées de cette manière, perdraient bientôt le rang qu'elles occupent parmi
les sciences physiques, pour se changer en un vaste
champ d'hypothèses fondées sur des illusions d'optique
et des spéculations, sans aucune utilité réelle pour la
médecine.

Quoi qu'il en soit de la structure intime du tissu pulmonaire, si l'on examine à un beau jour la surface d'un
poumon sain , la transparence de la plèvre qui en forme
l'enveloppe intérieure permet de reconnaître , même à
l'œil nu, que son parenchyme est formé par l'agrégation
d'une multitude de petites vésicules irrégulièrement
sphéroïdes ou ovoïdes, pleines d'air, et séparées par
des cloisons blanches et opaques. Ces vésicules, qui se
présentent à la surface du poumon sous l'apparence de
petits points transparens , ne paraissent pas absolument
égales entre elles. Les plus vastes présentent le tiers ou
le quart du volume d'un grain de millet; elles sont grou-
pées par masses ou lobules que séparent des cloisons
plus épaisses et plus opaques que celles des cellules
aériennes, quoique fort minces encore , et formées de
tissu cellulaire fortement condensé. Ces cloisons, qui
pénètrent le poumon dans tous les sens , forment, en se
coupant sous divers angles à sa surface , des espèces de

losanges, de carrés, de trapèzes, ou de triangles irréguliers. C'est le long des lignes qui dessinent ces figures
que se dépose le plus abondamment la matière noire
pulmonaire dont nous avons déjà parlé (p. 331), et
sur laquelle nous donnerons tous les détails nécessaires
en traitant des *mélanoses* du poumon, avec lesquelles
on la confond souvent. Nous remarquerons seulement
ici que c'est à cette matière noire pulmonaire, dont
l'existence ne peut être regardée comme un état pathologique, puisqu'elle est constante chez l'adulte, que sont
dus les petits points noirs que l'on observe quelquefois
dans les crachats *perlés* du catarrhe sec, la couleur noirâtre ou grise de beaucoup de crachats muqueux, et la
couleur grisâtre qu'a quelquefois la suppuration pulmonaire, et qui semblerait due à un mélange de pus et de
cendre.

Cette matière noire n'existe point chez les enfans en
bas âge; dans l'âge adulte et au commencement de la
vieillesse, elle est plus ou moins abondante. Sa quantité diminue peut-être chez les vieillards très avancés en
âge, dont les poumons présentent d'ailleurs un caractère
très remarquable : le calibre de tous leurs vaisseaux
paraît rétréci; ils deviennent en quelque sorte exsangues;
les parois des vésicules aériennes semblent plus minces
que dans l'état naturel; leur tissu, rendu par là plus
rare, n'a plus la moindre élasticité, et s'affaisse sous la
pression atmosphérique à l'ouverture des cadavres, de
manière à n'occuper plus qu'un tiers de la cavité de la
plèvre. Ils sont en quelque sorte aux poumons d'un
adulte ce qu'un morceau de mousseline est à une toile
d'un tissu fin, fort et serré à la fois. Ces caractères

se remarquent surtout dans les poumons des octogé-
naires (1).

La matière noire pulmonaire n'est pas la seule cause
qui puisse changer l'aspect d'une altération organique
du poumon, et la rendre quelquefois méconnaissable
au moment de l'ouverture du cadavre. Les engorgemens
séreux, sanguinolens ou sanguins, que l'on rencontre
vers la racine et les parties postérieures des poumons

---

(1) Les vésicules pulmonaires subissent, aux différentes époques de la vie, des modifications remarquables. Dans l'enfance,
elles sont très petites, et en même temps très nombreuses;
c'est alors que le poumon présente la plus grande densité possible; pendant la durée de l'âge adulte, elles commencent à se
dilater; enfin, dans la vieillesse, et surtout dans la vieillesse
avancée, elles s'agrandissent d'une manière singulière : c'est
surtout dans cette dernière période de la vie qu'on peut le plus
facilement étudier la structure et la disposition de ces vésicules.
Mais là ne se bornent pas les changemens que subit dans sa
texture le poumon du vieillard : il arrive un moment où les
parois des vésicules, devenues de plus en plus minces, finissent
par arriver à une atrophie totale; elles se rompent et disparaissent, comme disparaît, si l'on veut, à sept mois de vie
intrà-utérine, la membrane pupillaire. On trouve alors dans
le poumon des espaces plus ou moins larges remplis d'air, et
qui résultent de la réunion en une seule cavité, d'un certain
nombre de vésicules dont les parois se sont atrophiées. Ces
cavités sont le plus souvent traversées par des espèces de brides
ou de filamens irréguliers, qui sont évidemment les débris des
parois rompues des vésicules.

Ainsi modifiés dans leur structure, les poumons des vieillards
se rapprochent, par leur organisation, des poumons des rep-
tiles; et il en résulte un changement nécessaire dans le mode

I.   22

chez presque tous les cadavres, sont une cause plus
fréquente encore d'erreurs. L'engorgement sanguin est
très variable quant à son intensité et à son aspect. Extérieurement, le poumon présente, dans les parties
engorgées, une couleur violette plus ou moins foncée,
qui, plus intense et presque noire dans quelques points
très bien circonscrits, pourrait être prise, par un observateur peu expérimenté, pour des escharres gangréneuses. J'ai vu de semblables taches qualifiées ainsi dans

---

d'accomplissement de leurs fonctions : moins de sang doit être
mis dans un temps donné en contact médiat avec l'air, et par
conséquent la fonction de l'hématose doit devenir moins active.
Du reste, on trouve généralement ces poumons exsangues et
décolorés : moins de sang les parcourt qu'à une époque moins
avancée de la vie ; et c'est même à cette condition que la
structure des vésicules pulmonaires pourra subir l'altération de
nutrition qui vient d'être signalée, sans qu'il en résulte de
trouble notable dans la respiration. Que si, au contraire, l'atrophie des parois des vésicules pulmonaires va plus vite que ne
s'effectue la diminution de la masse du sang, qui, à chaque
tour circulatoire, doit traverser le poumon, on verra apparaître
une dyspnée d'abord faible, puis de plus en plus considérable.
Cette dyspnée vient souvent en effet tourmenter des vieillards
fort avancés en âge, et qui jusque là n'avaient présenté aucun
signe d'état morbide, ni vers les poumons, ni vers le cœur. Ils
n'ont pas d'ailleurs la moindre toux ; ils n'offrent aucun symptôme de catarrhe ; le cœur n'est nullement troublé dans son
action : la gêne de la respiration constitue le seul accident appréciable, et si, en pareil circonstance, on ausculte la poitrine,
on n'entend ni râle ni aucun bruit anormal ; on est frappé
seulement de la faiblesse extrême du murmure respiratoire.

ANDRAL.

des procès-verbaux rapportés en justice. Intérieurement, le tissu pulmonaire, plus dense et moins crépitant
que dans l'état naturel, est infiltré d'une plus ou moins
grande quantité de sang. Assez souvent ce sang paraît à
demi caillé, et il est assez difficile de l'exprimer en entier
en pressant la partie engorgée ; mais il n'est pas à beaucoup près aussi concret et aussi intimement combiné
avec le tissu pulmonaire que dans l'engorgement hémoptoïque. S'il s'est écoulé un certain nombre d'heures
depuis la mort, et que la décomposition cadavérique ait
déjà commencé, la partie infiltrée se ramollit de manière
à se réduire entre les doigts en une sorte de bouillie
brunâtre ou violette foncée. Cette dernière couleur se
remarque particulièrement quand l'infiltration sanguine
a commencé avant la mort et se trouve jointe à un certain degré de la *péripneumonie des agonisans, dont*
nous parlerons plus bas.

L'espèce d'engorgement que nous venons de décrire
est celle que l'on rencontre chez les sujets dont les vaisseaux et le système capillaire contiennent beaucoup de
sang, et particulièrement chez ceux qui ont succombé
à une fièvre aiguë ou à une affection scorbutique.

Chez les sujets exsangues, au contraire, et particulièrement chez ceux qui sont morts dans le marasme à
la suite d'une affection cancéreuse, l'engorgement des
parties postérieures du poumon se réduit à une simple
teinte vermeille du tissu pulmonaire, sans qu'il en soit
moins crépitant, et sans qu'il laisse rien suinter à
l'incision.

Chez les hydropiques, les parties postérieures du
poumon contiennent souvent, au lieu de sang, une sé-

rosité très spumeuse et plus ou moins sanguinolente ou même à peine fauve. Dans ces cas, l'engorgement cadavérique ressemble quelquefois beaucoup à la péripneumonie au premier degré, ou à l'œdème du poumon ; et le seul moyen de les distinguer est que ces dernières affections occupent indifféremment diverses parties du poumon, sans égard aux lois de la pesanteur, tandis que l'engorgement cadavérique est toujours plus considérable dans les parties les plus déclives.

Bichat, qui le premier a fixé sur ce point l'attention des médecins qui cultivent l'anatomie pathologique, assimilait avec raison l'engorgement cadavérique des poumons aux vergetures et aux taches violettes que l'on remarque ordinairement sur le dos et les parties postérieures des membres chez presque tous les cadavres, et pensait que l'un et l'autre phénomènes étaient dus à l'habitude de coucher les cadavres sur le dos. Son opinion était fondée sur des expériences que j'ai plusieurs fois répétées, en faisant coucher des cadavres sur le ventre, au lieu de les poser sur le dos comme on le fait ordinairement. Mais de même que l'on observe quelquefois des taches violettes très étendues sur les parties postérieures du corps, un ou deux jours avant la mort, chez les malades dont les forces sont très abattues, et particulièrement dans les fièvres graves, de même aussi l'engorgement sanguin ou séreux des parties postérieures des poumons commence souvent quelques heures avant la mort. La crainte de tourmenter inutilement des moribonds m'a empêché de vérifier habituellement ce fait ; mais je l'ai rencontré presque chaque fois que je l'ai cherché. Un râle *sous-crépitant* et muqueux dans les parties inférieures du dos et à la racine des poumons accompagne presque constamment l'agonie et le râle trachéal. Ainsi l'oppression que l'on observe chez la plupart des mourans, lors même que les organes respiratoires ont été parfaitement intacts pendant tout le temps de la maladie, s'explique par le même fait.

CHAPITRE PREMIER.

DE L'HYPERTROPHIE DU POUMON.

L'hypertrophie ou surcroît de nutrition, qui s'annonce par une augmentation de volume et quelquefois de consistance d'un tissu, est la plus simple des altérations que peuvent subir nos organes. Elle est sans inconvénient, à moins qu'elle n'affecte une partie dont l'énergie augmentée puisse troubler l'équilibre des fonctions. Dans certains cas même, elle est évidemment la suite des efforts de la nature médicatrice : c'est ce qui arrive pour le poumon et la plupart des organes pairs. On sait que, lorsque quelqu'un de ces organes est détruit, ou rendu, par une cause quelconque, inhabile à l'exercice des fonctions, l'organe congénère acquiert une énergie double, et par suite de cet accroissement d'activité un surcroît de nutrition, et au bout d'un certain temps un volume plus considérable : c'est ce que l'on voit fréquemment pour les reins et les testicules.

La même chose a lieu pour les poumons. Morgagni avait déjà remarqué que, dans des cas d'empyème avec refoulement considérable du poumon vers le médiastin, le poumon du côté sain prend quelquefois un volume évidemment plus grand que celui qu'il avait primitivement. Ce fait est beaucoup plus général qu'il ne le pensait. Il a lieu constamment dans tous les cas où un des poumons est rendu inutile pour un temps un peu considérable, pour quelques mois, par exemple. On le rencontre, non-seulement à la suite des empyèmes, mais encore après le pneumo-thorax, après l'hydrothorax, et surtout après le rétrécissement de la poitrine qui succède aux pleurésies graves ou aux vastes excavations pulmonaires.

Le poumon sain acquiert, dans tous ces cas, des dimensions plus considérables que dans l'état naturel. Son tissu devient en même temps plus ferme, plus élastique, et pour ainsi dire plus compacte; et au lieu de s'affaisser à l'ouverture de la poitrine, il arrive quelquefois qu'il s'en échappe en partie au moment où l'on enlève le sternum, comme s'il eût été contenu dans un espace trop étroit.

On ne peut douter que, dans ces cas, les vésicules aériennes ne s'agrandissent, et que leurs parois ne prennent une épaisseur insolite; mais cela est fort difficile à constater faute de terme de comparaison : et d'ailleurs, dans des objets aussi petits, la loupe même ne peut rendre sensibles des différences de moitié (1).

----

(1) M. Andral paraît n'avoir trouvé aucune difficulté à cela. En desséchant un poumon, le coupant par tranches, et l'examinant au soleil, il a pu voir facilement, et sans loupe, que l'hypertrophie du poumon résultait non-seulement de l'ampliation des vésicules pulmonaires, mais encore de *l'augmentation de nombre* des cloisons qui en forment les parois. Il a

Cette hypertrophie a lieu quelquefois dans un espace de temps fort court : je l'ai rencontrée au plus haut degré chez un homme dont le côté droit était rétréci de moitié, par suite d'une pleurésie déterminée par la rupture, dans la plèvre, d'une vaste excavation tuberculeuse. Il avait eu le rare bonheur d'échapper à cette double affection; la maladie n'avait duré que six mois, et il mourut peu de temps après sa guérison par suite d'un coup porté sur la tête.

---

vu aussi que ces mêmes cloisons devenaient quelquefois, partout ou en quelques points seulement, beaucoup plus épaisses que de coutume; que cette hypertrophie des parois des vésicules pulmonaires pouvait, comme celle des parois du cœur, coïncider avec la dilatation ou le rétrécissement de leur cavité, et qu'il en résultait une des variétés de l'emphysème pulmonaire. Il a vu encore l'hypertrophie avec rétrécissement des cavités arriver au point de faire disparaître complétement toute cavité, et de transformer le tissu aréolaire du poumon en un tissu solide, *qui n'était manifestement formé par autre chose que par les cloisons des vésicules augmentées d'épaisseur et de consistance.* Lorsque cette forme de l'hypertrophie du poumon occupe une certaine étendue, elle constitue ces indurations grises ou jaunâtres que l'École de Laënnec avait jusqu'ici regardées comme le résultat de l'infiltration tuberculeuse du tissu pulmonaire. Lorsqu'elle est bornée à quelques vésicules isolées, elle constitue ce que Bayle appelait des *granulations* et Laënnec des *tubercules* miliaires. M. Andral a vu, en outre, dans ce dernier cas, qu'en même temps qu'elles s'épaississaient, les parois des vésicules pouvaient s'ulcérer, ou *sécréter.* soit du *pus*, soit du *tubercule*. (V. *Précis d'Anatomie pathologique*, t. ii.)

Ceci est, comme on le voit, une théorie nouvelle de l'une des

L'emphysème du poumon, comme nous le verrons, est aussi accompagné, dans la plupart des cas, de l'hypertrophie du tissu pulmonaire.

Les derniers caractères d'hypertrophie dont nous venons de parler, c'est-à-dire la fermeté et l'élasticité d'un tissu pulmonaire parfaitement crépitant, se remarquent encore quelquefois immédiatement après la résolution d'une pneumonie. Mais il est à croire, dans ce dernier cas, que cet état n'est pas durable, et qu'il

---

formes de la phthisie, théorie qui ne s'appuie jusqu'à présent que sur le témoignage de **M.** Andral; et sur laquelle nous reviendrons plus tard. Il est à remarquer seulement qu'on a cru pendant longtemps à une véritable hypertrophie de la plèvre et du péritoine, à la suite de l'inflammation, tandis qu'une observation plus attentive est venue démontrer que l'épaisseur plus grande de ces membranes, en pareil cas, n'était due qu'à une matière nouvelle, *accidentelle*, déposée à leur surface. N'en serait-il pas de même pour les parois des vésicules pulmonaires? Laënnec le pensait, et l'analogie est en sa faveur.   **M. L.**

Je n'ai dit nulle part que les indurations grises ou jaunâtres du poumon, non plus que les granulations, fussent uniquement constituées par du tissu pulmonaire hypertrophié. En réponse à cette note, tant soit peu acerbe, je me contenterai de renvoyer le lecteur au passage même de mon *Anatomie pathologique* indiqué par **M. M. L.** On y verra que j'y suis moins affirmatif que le ferait supposer la note de **M. M. L.**, et que, si parmi les faits que j'expose, il en est que je donne comme positifs, parce que je m'en suis assuré par la dissection, il en est d'autres aussi que je ne donne encore que comme simplement probables, et comme devant être l'objet de recherches ultérieures.   **ANDRAL.**

tient à une infiltration séreuse interstitielle. Nous reviendrons sur ce point en traitant de la péripneumonie.

CHAPITRE II.

DE L'ATROPHIE DU POUMON.

Le poumon est du nombre des organes qui ne participent pas, au moins d'une manière sensible, aux efforts d'un amaigrissement général. Son volume ne diminue que par l'effet d'une pression extérieure ou du développement de productions accidentelles nombreuses qui pressent son tissu de dedans en dehors. Ainsi, les épanchemens séreux-sanguins, et surtout purulens de la plèvre, refoulent le poumon contre le médiastin, où on le retrouve aplati et formant une lame moins épaisse quelquefois de moitié que la main du sujet. Après la guérison des épanchemens thoraciques moins considérables, le poumon, devenu adhérent aux côtes, ne reprend presque jamais, comme nous le prouverons, son volume primitif, même lorsque la respiration s'y rétablit de la manière la plus parfaite.

On ne peut méconnaître non plus une atrophie réelle du tissu pulmonaire dans les cas où un grand nombre de tubercules ou autres productions accidentelles sont développés dans un poumon dont la substance, dans les interstices de ces tumeurs, ne paraît nullement condensée et refoulée sur elle-même (1). On voit souvent des

____

(1) Dans un cas où la bronche principale d'un poumon avait été fortement comprimée et à peu près oblitérée par une tu-

poumons, farcis en quelque sorte de tubercules de toutes les grosseurs, et qui, loin d'occuper un plus grand espace à raison de cet infarctus, paraissent au contraire en devenir moins volumineux ; de sorte que si le poumon droit, par exemple, contient beaucoup plus de tubercules que le gauche, il aura presque toujours un volume moindre. Bayle avait déjà fait cette remarque, et il l'avait peut-être même un peu trop généralisée, car il pensait que, dans tous les cas, la poitrine se rétrécit chez les phthisiques. Nous indiquerons plus bas deux autres causes du rétrécissement de la poitrine chez les phthisiques ; mais dans celui dont il s'agit, il est évident, que la diminution du volume du poumon, qui a lieu malgré la quantité considérable des productions accidentelles qui y sont surajoutées, suppose une nutrition moins abondante ou une absorption interstitielle plus énergique, et peut-être les deux, et par conséquent une véritable atrophie (1).

---

meur développée autour d'elle, j'ai constaté une notable diminution de volume dans le poumon auquel cette bronche envoyait de l'air ; et, comme à la suite des épanchemens pleurétiques, les parois de la poitrine du côté correspondant au poumon atrophié avaient subi un affaissement que l'œil pouvait facilement apprécier.   ANDRAL.

(1) Après avoir rapporté l'emphysème du poumon à une hypertrophie, avec dilatation des cellules de cet organe, M. Andral le rapporte aussi à l'atrophie des parois de ces mêmes cellules. Il a vu, dans ce cas, ces parois être *d'abord réduites à un état d'amincissement extrême*, quelques unes *paraissent simplement perforées en un ou plusieurs points ;* d'autres être comme irrégulièrement *déchirées*, et enfin des cloisons incomplètes,

des lames sans disposition régulière, de minces filamens, flotter dans de vastes cellules comparables au poumon des batraciens. « Ainsi, dit-il, des lésions très différentes par leur nature, l'hypertrophie d'une part et l'atrophie de l'autre, peuvent produire, dans le poumon, des effets identiques...... Mais dans le cas d'hypertrophie, il y a seulement dilatation des vésicules, sans déchirure de leurs parois, si ce n'est accidentellement ; dans l'atrophie, au contraire, de larges cavités ne se forment que parce que plusieurs vésicules viennent à se réunir en une seule, par suite de la disparition de leurs parois. (*Précis d'Anatom. pathol.*, t. ii, pag. 524.) » Tout cela prouve-t-il, je le demande, que l'altération organique désignée par Laënnec sous le nom *d'emphysème pulmonaire*, et qui va être décrite tout à l'heure, ne soit pas comme il le pensait, le résultat d'une dilatation passive des cellules pulmonaires et d'une rupture de leurs parois. Y a-t-il rien, dans la description de M. Andral, qui ne puisse s'expliquer très bien par l'action toute mécanique de l'air retenu trop longtemps dans le poumon ? Admettre ainsi de *prime vue* une hypertrophie ou une atrophie élémentaire, est une conjecture tout comme un autre ; mais cette conjecture n'a pour elle que le fait de l'agrandissement des vésicules aériennes chez les vieillards, fait qui peut très bien s'expliquer différemment.   M. L.

Je répondrai aux critiques contenues dans cette note, lorsque j'examinerai, dans le chapitre qui suit, la valeur des causes auxquelles Laënnec attribue l'emphysème pulmonaire, et les lésions que le poumon présente dans cette maladie.

ANDRAL.

CHAPITRE III.

DE L'EMPHYSÈME DU POUMON.

On peut distinguer deux sortes d'emphysème du poumon, l'emphysème vésiculaire ou *pulmonaire* proprement dit, et l'*emphysème interlobulaire du poumon*.
La première est, après l'hypertrophie, la plus simple
des altérations organiques du tissu pulmonaire, puisqu'elle consiste dans la simple dilatation des vésicules
ou cellules dont il se compose. Par cela même elle est
restée longtemps inconnue, et n'a été jusqu'ici exactement décrite par aucun auteur. Je l'ai crue longtemps
très rare, parce que je ne l'avais rencontrée ou remar-
quée qu'un petit nombre de fois. L'usage du cylindre
m'ayant conduit à en soupçonner l'existence chez plusieurs malades, et l'autopsie ayant vérifié ce diagnostic,
je me suis convaincu qu'elle est assez commune; que
beaucoup d'asthmes regardés comme nerveux dépendent
de cette cause, et qu'elle n'a échappé presque entièrement
aux recherches des anatomistes que parce qu'elle n'est
en qu'elle sorte qu'une *exagération* de l'état naturel du
poumon.

Caractères anatomiques de l'emphysème. Dans l'emphysème du poumon, la grandeur de ses vésicules devient
beaucoup plus considérable et moins uniforme; celle du
plus grand nombre égale ou surpasse un peu le volume
d'un grain de millet; quelques-unes atteignent celui d'un
grain de chenevis, d'un noyau de cerise ou même d'une
fève de haricot. Ces dernières sont probablement dues à

la réunion de plusieurs cellules aériennes par suite de la rupture de leurs cloisons intermédiaires; quelquefois cependant elles semblent évidemment formées par la dilatation d'une cellule unique.

Les vésicules les plus dilatées ne dépassent souvent nullement la surface du poumon; d'autres fois elles y forment une légère saillie. Dans ce dernier cas, elles donnent au tissu pulmonaire une ressemblance frappante avec les poumons vésiculeux des animaux de la famille des batraciens.

Quelquefois, quoique plus rarement, on voit des vésicules aériennes distendues jusqu'à la grosseur d'un noyau de cerise et même au-delà, tout-à-fait saillantes à la surface du poumon, assez exactement globuleuses, et comme pédiculées. Si on les incise, on reconnait qu'elles n'ont point de pédicules réels, mais seulement un simple étranglement au point où elles commencent à s'élever au-dessus de la surface du poumon. Leur cavité, d'ailleurs, s'étend au-dessous de ce point ; elles forment en cet endroit un creux, dont les parois ne s'affaissent point par l'incision, comme la partie saillante ; et au fond de ce creux on aperçoit de petites ouvertures par lesquelles la cellule aérienne ainsi dilatée communique avec celles qui l'avoisinent et avec les bronches. On reconnaît que les vésicules ainsi saillantes sont dues à la dilatation d'une cellule aérienne, et non point à l'*extravasation* de l'air sous la plèvre, non-seulement à la prolongation de leur cavité dans la substance du poumon, mais encore à ce que l'on ne peut les déplacer et les faire voyager sous cette membrane en les poussant avec le doigt.

Tant que la maladie se borne là, l'air est encore renfermé dans ses vaisseaux propres, et la maladie consiste uniquement en une distension permanente, excessive et contre nature des cellules aériennes ; mais lorsque cette distension devient trop considérable ou se fait d'une manière trop rapide, les cellules aériennes se rompent dans quelques points, et il se fait dans le tissu cellulaire ambiant du poumon une véritable infiltration d'air tout-à-fait semblable à celle qui a lieu dans l'emphysème sous-cutané.

On trouve alors, à la surface du poumon, des vésicules de forme irrégulière, et qu'on peut facilement déplacer en les poussant avec le doigt. Leur volume varie depuis celui d'un grain de chenevis jusqu'à celui d'une noix ou même d'un œuf. Ces vésicules, de même que les cellules aériennes dilatées, ne contiennent absolument que de l'air, qui s'en échappe lorsqu'on les perce avec la pointe d'une aiguille.

Quelquefois l'air, quoique réellement *extravasé* sous la plèvre, ne peut être déplacé avec le doigt, ainsi que nous l'avons dit plus haut. Cela arrive quand l'*extravasation* a lieu au point de réunion des cloisons qui séparent les diverses masses de cellules aériennes, et qui dessinent à la surface du poumon des espèces de losanges. L'air sorti des cellules aériennes rompues se creuse alors en cet endroit une petite cavité ; l'ampoule qui en résulte affecte une forme triangulaire, et ne fait pas de saillie notable à la surface du poumon.

Il est très rare que, dans l'espèce d'emphysème dont il s'agit, l'infiltration de l'air pénètre plus loin dans l'épaisseur de ces cloisons interlobulaires, ou qu'elles'étende dans le tissu cellulaire qui accompagne les gros troncs sanguins et bronchiques ; mais j'ai vu des ruptures intérieures du tissu pulmonaire occasionées par l'excès de distension des cellules bronchiques. Cette lésion présente les caractères suivans : dans le poumon correspondant à la rupture, on voit une bosselure irrégulière et de grandeur variable, sur laquelle les cellules aériennes présentent d'ailleurs le même état de dilatation que dans les autres points de la surface du poumon. En incisant en cet endroit, on trouve, à une profondeur variable, une cavité proportionnée à la grandeur de la bosselure, et d'où il s'échappe de l'air. Cette cavité contient quelquefois, en outre, un peu de sang, tantôt caillé, tantôt comme décomposé, mais toujours en petite quantité, comparativement au volume de la cavité et à ce que l'on trouve dans les cas d'*apoplexie pulmonaire* dont il sera parlé par la suite. Les cellules aériennes qui forment immédiatement les parois de l'excavation sont affaissées, et ne présentent plus, ni à l'œil nu ni à la loupe, la forme globuleuse qui leur est naturelle. A une très petite distance, au contraire, on trouve toutes les cellules aériennes distendues par l'air.

Les rameaux bronchiques, et particulièrement ceux d'un petit calibre, sont quelquefois dilatés d'une manière évidente dans les parties du poumon où l'emphysème existe. On conçoit sans peine cette disposition, et il est même difficile de comprendre qu'elle ne soit pas plus commune, puisque la cause qui dilate les cellules aériennes doit également agir sur les bronches. Néanmoins elle est assez rare.

Pour bien voir les caractères de l'emphysème pulmo-

naire, il faut insuffler le poumon et le faire sécher ensuite : lorsqu'il est sec on le coupe par tranches à l'aide
d'un rasoir bien affilé. On reconnaît facilement, par
l'inspection de ces coupes, que les cellules aériennes
sont presque toujours plus dilatées qu'elles ne le paraissent extérieurement ; que celles, par exemple, qui
forment à la surface du poumon une saillie de la grosseur
d'un grain de chenevis sont souvent capables de loger
un noyau de cerise. On reconnaît également que quelques-unes sont simplement dilatées, et que leurs cloisons
sont intactes, tandis que les cloisons de plusieurs autres
sont détruites ou qu'il n'en reste plus que de simples
filamens.

Quant on insuffle un poumon emphysémateux, les
cellules aériennes dilatées et saillantes semblent rentrer dans le niveau de la surface du poumon, et s'aplatir
en se distendant. Cette distension est très notable ; mais
il est évident que les cellules aériennes saines sont susceptibles d'une dilatation proportionnellement plus
grande, quoique très difficile à reconnaître en raison de
leur petitesse naturelle, puisqu'elles atteignent le niveau
des cellules dilatées, et qu'elles ont plus d'élasticité,
puisqu'elles ne le gardent pas. Cette différence peut aussi
venir en partie de la sortie plus difficile de l'air des
cellules dilatées, surtout quand le catarrhe sec est la
cause première de la maladie.

L'emphysème peut attaquer les deux poumons à la
fois, un seul, ou une partie seulement de l'un d'eux ou
de chacun d'eux. Dans ce dernier cas, et même dans
tous ceux où la lésion n'est pas très considérable, et où
il n'existe pas de vésicules d'un certain volume saillantes

à la surface du poumon, il est très difficile de méconnaître la maladie à l'ouverture des cadavres, et je regarde comme certain que les médecins qui se sont le plus livrés à l'étude de l'anatomie pathologique ont rencontré souvent des poumons dans cet état sans y faire attention. J'ai la certitude presque entière que pareille inadvertance m'est arrivée à moi-même plusieurs fois.

Je ne doute même nullement que, si l'on examinait avec beaucoup d'attention les poumons des sujets qui ont éprouvé, par quelque cause que ce soit, une grande et longue gêne de la respiration, on trouverait chez presque tous, çà et là, quelques vésicules aériennes dilatées. J'en ai quelquefois aperçu deux ou trois seulement dilatées au point d'égaler la grosseur d'un grain de chenevis, dans des poumons remplis de tubercules, et qui ne présentaient d'ailleurs aucune trace d'emphysème.

Mais lorsque la maladie existe à un haut degré et occupe un poumon entier ou les deux poumons, ces organes, de même que lorsqu'ils sont affectés d'hypertrophie simple, semblent gênés dans la capacité de la poitrine; et au moment où l'on ouvre cette cavité, au lieu de s'affaisser, comme dans l'état naturel, sous la pression de l'air extérieur, ils s'échappent de la poitrine à mesure que le scalpel leur en donne la liberté, et viennent faire saillie à l'extérieur. Si, dans cet état, et sans déplacer les poumons, on les presse entre les doigts, leur tissu paraît plus ferme que dans l'état naturel, et il est plus difficile de les aplatir et de les rendre flasques par la pression. La crépitation qu'ils produisent sous les doigts ou lorsqu'on les incise, est moindre et d'une

nature un peu différente ; elle se rapproche davantage
du bruit que produit l'air qui s'échappe lentement d'un
soufflet ; et en somme, le déplacement de l'air paraît se
faire beaucoup plus difficilement que dans l'état naturel.
Si l'on détache le poumon, la crépitation devient moins
sensible encore, et la sensation que l'on éprouve en le
pressant entre les doigts ressemble beaucoup à celle que
l'on éprouverait en maniant un oreiller de duvet.

Ces phénomènes semblent indiquer, ou une communication, plus difficile que dans l'état naturel, de l'air
contenu dans les vésicules bronchiques avec celui qui
remplit les bronches, ou une flexibilité moindre des
lamelles qui forment les parois des vésicules aériennes.
Les deux causes réunies concourent probablement ici à
produire le même effet. La première est évidente dans
un grand nombre de cas, puisque le catarrhe sec et
l'obstruction des petits rameaux bronchiques qui l'accompagne sont la cause la plus ordinaire de l'emphysème. La seconde cause est également très probable, car
l'épaississement d'une membrane est une suite très fréquente de sa distension habituelle, et l'emphysème
paraît, dans le cas indiqué, amener un certain degré
d'hypertrophie.

Si l'on met un poumon emphysémateux dans un vase
plein d'eau, il s'y enfonce beaucoup moins qu'un poumon sain, et souvent même il reste à la surface du liquide
sans y plonger sensiblement.

Le tissu pulmonaire est moins humide dans un poumon emphysémateux que dans un poumon sain, et on
n'y trouve souvent, même vers la racine, aucune trace
de l'engorgement cadavérique séreux ou sanguin. Je ne

parle que de ce qui est le plus ordinaire ; car, dans quelques cas rares, une infiltration séreuse, sanguine ou sanguinolente, très étendue, peut coïncider avec l'emphysème pulmonaire le plus intense : on en verra un exemple dans les observations particulières qui suivent cet article. On trouve dans le *Recueil périodique de la Société de médecine de Paris*, t. xi, pag. 375, une observation de M. *Taranget*, qui me paraît, autant qu'on en peut juger d'après le peu de détails descriptifs qu'elle renferme, devoir aussi être rapportée à cette complication. Au reste, il est probable que, dans ces cas, comme dans la plupart de ceux où l'on trouve une infiltration séreuse ou sanguinolente considérable du tissu pulmonaire, cet accident n'a précédé la mort que de peu d'instans. Quoi qu'il en soit, cette infiltration cadavérique, l'œdème et la péripneumonie, rendent quelquefois l'emphysème pulmonaire difficile à reconnaître sur le cadavre, quand il est peu étendu.

Lorsqu'un poumon seul est affecté, il est beaucoup plus volumineux que l'autre ; quelquefois même il l'est au point de déjeter de côté le cœur et le médiastin. La cage osseuse de la poitrine est, en outre, évidemment dilatée du côté affecté.

De ce qui précède, il résulte que l'emphysème du poumon consiste essentiellement dans la dilatation des cellules aériennes, et que l'extravasation de l'air qui forme les vésicules volumineuses et saillantes à la surface du poumon n'est qu'un accident consécutif, indépendamment duquel la maladie peut exister (1). Il est d'ail-

____

(1) Cette proposition est aujourd'hui fortement controversée,

leurs fort peu grave comparativement à la dilatation des cellules bronchiques : car, comme nous le verrons en parlant de l'emphysème interlobulaire, l'air extravasé dans le tissu cellulaire ambiant du poumon ou de toute autre partie peut être facilement éliminé par l'absorption. La facilité avec laquelle disparaissent les emphysèmes du tissu cellulaire sous-cutané suffit pour le prouver, tandis que l'on ne voit pas trop par quels

---

comme s'il était plus étrange de placer dans la dilatation des vésicules aériennes le caractère principal de l'emphysème pulmonaire, que de placer celui de la phthisie dans les tubercules, et non dans les excavations qui en sont presque toujours la suite ; comme si la dilatation d'une artère ne suffisait pas, indépendamment de la rupture de ses parois, pour constituer un anévrysme. Quoi qu'il en soit, **M.** Andral ne voit, dans l'altération organique qui vient d'être décrite, qu'une hypertrophie ou qu'une atrophie du poumon, et pour lui il n'y a de véritable emphysème pulmonaire que l'emphysème interlobulaire (*Précis d'Anat. pathol.*, t. 2, p. 530). Telle est aussi l'opinion de M. Piedagnel (*Recherches sur l'Emphysème du poumon*, Paris, 1829), qui prétend, en outre, que cet emphysème existe toutes les fois que les poumons sont crépitans. Les faits dont argue M. Piedagnel méritent d'être rapportés ici.

Suivant lui, lorsqu'on examine comparativement les poumons d'un animal soumis à quelque expérimentation, et mort après de longs et violens efforts, et ceux d'un autre animal mort instantanément, on trouve les premiers volumineux et plus ou moins crépitans ; les seconds sont, au contraire, affaissés sur eux-mêmes, mous, flasques, et ne crépitent point. De même chez l'homme, toutes les fois que la mort a succédé à une longue et pénible agonie, les poumons crépitent ; lorsque, au contraire, la mort a été douce et presque sans agonie, les

moyens et jusqu'à quel point la nature et l'art peuvent remédier à la dilatation des cellules pulmonaires. Je ne crois pas cependant qu'on doive regarder cette affection comme tout-à-fait incurable : j'ai cru plusieurs fois trouver des traces de la cicatrisation de crevasses pulmonaires semblables à celles que j'ai décrites ci-dessus. J'ai vu plusieurs sujets qui, dans des attaques

poumons sont dépourvus de crépitation, et d'autant plus flasques que le sujet est moins avancé en âge ; car chez l'adulte et chez le vieillard on ne trouve jamais les poumons aussi affaissés sur eux-mêmes que chez les enfans, ce qui tient à ce que, chez ces derniers, comme chez les animaux, l'élasticité du tissu est beaucoup plus grande. D'un autre côté, lorsque par une insufflation trachéale ou bronchique, on distend des poumons qui ne crépitent point, on les voit devenir crépitans pour peu que l'insufflation soit forcée ; et, par une exception bien remarquable, ceux des batraciens, dont les vésicules sont énormes, et qui sont presque totalement dépourvus de tissu cellulaire interlobulaire, ne deviennent jamais crépitans, quelque forte que soit l'insufflation. Enfin si, chez un animal vivant, on pousse par la trachée-artère, ou si l'on injecte par les veines une quantité d'air assez grande pour donner la mort, on trouve, à l'ouverture, les poumons volumineux et très crépitans.

De ces faits, et de quelques autres plus contestables, M. Piedagnel conclut que la crépitation du tissu pulmonaire est un phénomène accidentel qui dépend de la manière dont la mort arrive, et qu'on peut déterminer à volonté ; que cette crépitation a lieu toutes les fois que par une cause quelconque l'air a été refoulé assez fortement, ou assez longtemps retenu dans les vésicules pulmonaires, pour déterminer la rupture de leurs parois, et s'épancher dans le tissu cellulaire qui les unit ;

d'asthme, ont présenté sous le stéthoscope le râle crépitant à grosses bulles, et ont senti eux-mêmes, dans le point affecté, une sorte de craquement analogue, et qui, après la cessation de l'accès, n'ont plus rien éprouvé ni présenté de semblable ; et enfin l'on conçoit que si l'on peut parvenir à diminuer l'intensité d'action de la cause qui maintient les cellules pulmonaires dans un état de distension habituelle, on peut

---

que le véritable emphysème du poumon résulte de cette extravasation de l'air dans le tissu cellulaire inter-aréolaire, et non de la dilatation des vésicules aériennes : que la crépitation est conséquemment le phénomène caractéristique de cet emphysème, plus fréquent qu'on ne l'avait pensé jusqu'à présent, et qui paraît être, dans bien des cas, la cause déterminante de la mort.

Je ne ferai sur cette argumentation qu'une seule remarque : c'est qu'elle suppose évidemment que la dilatation des vésicules aériennes précède, dans le plus grand nombre des cas, l'extravasation de l'air dans le tissu interlobulaire du poumon. En cela, si je ne m'abuse, la manière de voir de M. Piedagnel s'éloigne assez peu de celle qu'il combat. Laënnec (on vient de le voir) n'a point prétendu que l'emphysème pulmonaire consistait exclusivement dans la dilatation des cellules aériennes : il a seulement distingué les cas dans lesquels cette dilatation est évidente, de ceux dans lesquels y a simplement rupture des cloisons vésiculaires et extravasation subite de l'air dans le tissu cellulaire interlobulaire du poumon. M. Piedagnel ne lui aurait pas reproché de n'avoir pas donné à cette extravasation toute *l'importance qu'elle mérite*, si, au lieu d'arguer des résultats exposés dans la première édition du *Traité de l'Auscultation médiate*, il avait pris la peine de consulter la seconde, qui avait paru depuis trois ans quand il a composé son Mémoire.

M. L.

espérer que leurs parois se resserreront à la longue sur elles-mêmes.

L'emphysème des poumons, tel que je viens de le décrire, me parait être, ainsi que je l'ai dit, une maladie jusqu'ici inconnue. Il n'en existe aucune description générale : on trouve, il est vrai, dans divers observateurs, quelques faits qui se rapportent à cette maladie, mais dont aucun n'est assez bien décrit pour qu'on voie en quoi elle consiste. Bouet (1) et Morgagni (2) donnent quelques exemples de poumons très volumineux et distendus par de l'air. Van-Swiéten (3) et Stork (4) rapportent quelques cas dans lesquels il y avait en outre des vésicules pleines d'air sous la plèvre. Floyer (5) a vu la même chose chez une jument poussive. L'auteur de l'article *Emphysème du Dictionnaire des Sciences médicales* rapporte une observation tout-à-fait semblable à ces dernières, qui lui a été communiquée par M. Magendie ; mais les auteurs d'aucune de ces observations ne paraissent avoir aperçu ce qui constitue réellement la lésion anatomique primitive dans ces cas, c'est-à-dire la dilatation des cellules bronchiques : tous paraissent avoir cru, comme l'auteur de la dernière, qui exprime son opinion à cet égard d'une manière positive, que la lésion dont il s'agit consiste uniquement dans une infiltration de l'air dans le tissu cellulaire intersticiel du

---

(1) *Sepulchretum*, tom. 1, p. 408.
(2) *Epist.* iv, § 24, et *epist.* xviii, § 14.
(3) *Comment. in Boerh.*, *aph.* 1220.
(4) *Ann. med. prim.*, p. 114; *Ann. med. secund.*, p. 239.
(5) *Traité de l'Asthme.*

poumon ; et s'ils ont bien vu , leurs observations se rap-
porteraient par conséquent à l'*emphysème interlobulaire*
dont nous parlerons plus bas.

Ruisch et Valsalva sont les seuls auteurs, à ma connaissance, qui aient aperçu dans des cas particuliers la
dilatation des cellules bronchiques. L'observation du
dernier, fort incomplète d'ailleurs, présente un exemple d'emphysème partiel des poumons joint à un empyème. Elle a été employée par Morgagni, qui ne l'a
envisagée que sous le rapport de l'empyème , et ne paraît pas avoir bien compris la nature de la première lésion : il semble porté à croire qu'elle était la source du
pus épanché dans la plèvre. La description de cette alté-
tion est, au reste, assez exacte pour ne laisser aucun
doute sur sa nature : « *Sinistri pulmonis lobus superior....*
quâ claviculam spectabat, vesiculas ex quibus constat
mirum in modum auctas habebat; ut nonnullæ avellanæ
magnitudinem æquarent ; cœteræ multò minores erant.
Quædam globuli figurâ, reliquæ oblongâ et ovali : omnes
plenæ erant aeris... Una insuper minima quædam
foraminula per interiorem faciem hiantia ostendit.
(Morgagni, *De Sed. et Caus. Morb.*, liv. ii, epist. xxii,
n. 12 et 13.)

Le cas vu par Ruisch est évidemment aussi un emphysème partiel du poumon : *In aliquâ autem pul-*
monis parte inveni vesicularum pellucidarum acervum,
ab aere expansarum et ita obstructarum ut levi com-
pressione eas ab aere evacuare haud potuerim. Impul-
sum per asperam arteriam flatum nullum commercium
cum hisce expansis vesiculis ampliùs habere propter
earum obstructionem expertus sum. Post, aere per

asperam arteriam vehementer adacto, disrumpebantur nonnullœ ex his vesiculis (RUISCH, *Obs. anat. Centur.*, obs. 19.). Le même auteur a peut-être une seconde observation semblable (obs. 20); mais elle est trop mal décrite pour qu'on en puisse rien conclure.

Baillie, auteur d'un Traité d'Anatomie pathologique très succinct, publié il y a quelques années en Angleterre, a bien vu les trois circonstances principales qui constituent l'emphysème du poumon, c'est-à-dire l'ampleur de l'organe, la dilatation des cellules aériennes, et les vésicules formées par l'extravasation de l'air sous la plèvre ; mais il n'a pas connu la dépendance réciproque de ces trois dispositions, et il les a considérées comme trois affections différentes, ainsi qu'on peut s'en convaincre par les passages suivans, qui renferment tout ce qu'il dit à ce sujet :

« SECT. VI. *Poumons distendus par de l'air.* — L'ou-
« verture de la poitrine laisse souvent apercevoir les
« poumons dans un état de dilatation, et remplissant
« exactement la cavité du thorax de chaque côté. Lors-
« qu'on examine ces organes dans cet état, on trouve
« leurs cellules pleines d'air, de manière qu'on peut
« apercevoir à leur surface, immédiatement au-dessous
« de la plèvre, un nombre prodigieux de petites vési-
« cules blanches. Les bronches contiennent souvent en
« même temps beaucoup de liquide muqueux.

« SECT. VII. *Cellules aériennes des poumons aug-*
« *mentées.* — Les poumons sont quelquefois partagés
« en un petit nombre de grandes cellules, en sorte
« qu'ils ressemblent à l'organe pulmonaire de quelques
« animaux amphibies. Quoique j'aie vu trois exemples

« de ce phénomène, je le crois cependant très rare.
« Cet élargissement contre nature des cellules ne peut
« être vraisemblablement attribué qu'à quelque empê-
« chement à la sortie de l'air, d'où suit son augmentation
« dans les cellules, et problablement la rupture de leurs
« cloisons, en sorte que plusieurs cellules contigues n'en
« forment plus qu'une seule dans cet état contre nature.
« SECT. VIII. *Vésicules aériennes attachées aux*
« *bords des poumons.* — De pareilles vésicules ont été
« trouvées quelquefois complètes en elles-mêmes, et
« sans faire partie des poumons. Au premier coup d'œil,
« on pourrait croire qu'elles étaient des cellules aérien-
« nes agrandies; mais puisqu'elles ne communiquent
« avec aucune cellule aérienne, cette opinion ne paraît
« pas fondée. Il paraît plus probable qu'elles consti-
« tuent un état pathologique, et qu'elles se forment de
« la même manière que les vésicules aériennes que l'on
« trouve attachées aux intestins et au mésentère de
« quelques quadrupèdes, et que les très petits vaisseaux
« sanguins qui se ramifient sur ces vésicules ont la fa-
« culté de sécréter de l'air (1). »

Plus loin, l'auteur ajoute : « Quand les cellules des
« poumons ont été distendues ou augmentées en capa-
« cité, les personnes ont resté longtemps sujettes à une
« grande difficulté de respirer, mais je ne crois pas
« qu'on reconnaisse aujourd'hui aucun symptôme par
« lequel on puisse distinguer cette maladie de quelques
« autres qui attaquent la poitrine. »

(1) *Traité d'Anatomie pathologique*, par Baillie, traduit de
l'anglais par Ferrall. Paris, 1803, p. 71 et suiv

Causes occasionelles de l'emphysème vésiculaire.
L'emphysème vésiculaire se développe presque toujours à la suite des catarrhes secs intenses et étendus;
et presque tous les sujets asthmatiques par cette cause
présentent à l'ouverture une dilatation plus ou moins
marquée d'un certain nombre de cellules bronchiques.
Cette observation conduit, ce me semble, à concevoir
d'une manière toute physique le mécanisme de la dilatation des cellules pulmonaires. Nous avons vu que, dans
le catarrhe sec, les petits rameaux bronchiques sont
souvent complétement obstrués, soit par les crachats
perlés ou *nacrés*, soit par le gonflement de leur membrane muqueuse. Or, comme les muscles qui servent à
l'inspiration sont forts et nombreux; que l'expiration,
au contraire, n'est produite que par l'élasticité des parties et la faible contraction des muscles intercostaux, il
doit souvent arriver que, dans l'inspiration, l'air, après
avoir forcé la résistance que lui opposait la mucosité ou
la tuméfaction de la membrane muqueuse bronchique,
ne peut la vaincre dans l'expiration, et se trouve emprisonné par un mécanisme analogue à celui de la crosse
du fusil à vent. Les inspirations suivantes, ou au moins
les plus fortes d'entre elles, amenant dans le même lieu
une nouvelle quantité d'air, produisent nécessairement
la dilatation des cellules aériennes auxquelles se rend
la bronche oblitérée; et pour peu que l'accident soit
durable, cette dilatation doit devenir un état fixe et
permanent. D'un autre côté, l'air est introduit froid
dans les vésicules aériennes, et il y acquiert promptement une température de trente à trente-deux degrés;
ce qui ne peut se faire sans qu'il se dilate ou tende forte-

ment à se dilater, et par conséquent il doit continuellement aussi tendre à dilater les cellules (1). Il suit de ce que nous venons de dire que le catarrhe sec doit produire l'emphysème du poumon aussi naturellement que le catarrhe muqueux chronique conduit à la dilatation des bronches (2).

---

(1) J'ai donné cette explication au Collége royal de France dans l'année scolaire 1823-1824. Un des élèves qui suivaient mon cours, assistant quelque temps après, à la clinique de la Faculté, à l'examen d'un cas d'emphysème du poumon, me demanda si on ne pouvait pas concevoir de la même manière, c'est-à-dire par la dilatation nécessaire de l'air inspiré, une partie du phénomène de l'expiration. Cette remarque ingénieuse, et qui me semble très bien fondée, est due à M. Legallois, fils du physiologiste de ce nom. Elle ne contrarie point ce que je dis de l'emprisonnement de l'air produit par le catarrhe sec; car dans des canaux étroits, mous, entourés d'un tissu rare comme les petits rameaux bronchiques, la dilatation de l'air incarcéré, loin de pouvoir toujours lui procurer une libre issue, ne doit souvent aboutir qu'à rendre l'obstruction plus forte en imprimant un mouvement flexueux à la bronche oblitérée. Dans un hiver froid surtout, la dilatation de l'air inspiré peut être portée assez loin, puisque elle est de $\frac{2}{215}$ à $\frac{2}{1}$ par degré réaumurien.   (*Note de l'Auteur.*)

(2) Tout en reconnaissant que la dilatation des vésicules aériennes peut résulter de la distension qu'éprouvent leurs parois, alors qu'un obstacle apporté à la libre sortie de l'air des vésicules le force à s'accumuler de plus en plus dans ces cavités, on ne saurait admettre que tout emphysème pulmonaire se produit ainsi. On peut présumer aussi que tous les grands efforts sont susceptibles d'amener à leur suite la dilatation et la rupture des cellules pulmonaires; mais par cette

Quelques faits, que j'ai plutôt entrevus que je ne les ai observés attentivement, me feraient cependant soupçonner que, dans certains cas, la dilatation des cellules aériennes est primitive, et le catarrhe consécutif. J'ai remarqué constamment, ce me semble, que chez les sujets asphyxiés par le gaz des fosses d'aisances, les pou-

---

cause, pas plus que par la première, on ne peut expliquer la production de tous les emphysèmes du poumon. En effet, parmi les individus qui en sont atteints, il en est certainement un grand nombre qui ne se sont livrés à aucun effort et qui n'ont jamais eu de catarrhe pulmonaire ni long, ni intense, alors que chez eux l'on constate l'existence d'un emphysème vésiculaire. Il résulte des recherches de M. Louis et des miennes, que chez beaucoup de personnes atteintes de cette affection, il en a existé des symptômes dès leur première enfance; et que souvent une dyspnée habituelle, que n'accompagne encore aucun autre accident a précédé de long-temps l'époque à laquelle est survenue la toux. Il faut donc, du moins pour la production d'un certain nombre d'emphysèmes pulmonaires, chercher d'autres explications que celles qu'avait données Laënnec. Or, si nous nous guidons ici d'après l'analogie, et si nous recherchons quelles sont les diverses conditions morbides que présente tout organe creux dont les dimensions viennent à augmenter, nous trouverons les suivantes :

1° Il y a des cas où un obstacle mécanique s'oppose à ce que le fluide qui a été apporté dans la cavité de l'organe en sorte librement; alors cette cavité s'agrandit de plus en plus, et en même temps l'épaisseur de ses parois ou reste la même, ou augmente, ou diminue.

2° Il y a d'autres cas où il n'existe plus d'obstacle mécanique que nous puissions apprécier, et où, d'une manière toute

mons sont très volumineux, et que, quoique parfaitement crépitans, ils ne s'affaissent pas à l'ouverture de la
poitrine. J'avais fait peu d'attention à cette circonstance
avant l'époque où j'ai commencé à distinguer la dilatation des cellules aériennes, et je n'ai pas eu occasion de
revoir depuis des sujets asphyxiés par ces gaz; mais il

---

spontanée, l'organe creux n'en subit pas moins, dans sa cavité,
un agrandissement plus ou moins considérable; et tantôt alors
ses parois s'atrophient et s'amincissent, tantôt au contraire
elles s'hypertrophient et augmentent par conséquent d'é-
paisseur.

Les mêmes changemens de nutrition qui se passent dans tous
les organes creux, d'où résultent pour eux des changemens de
forme et de dimension, doivent aussi se passer dans les vésicules pulmonaires, dont chacune représente également un petit
organe creux, destiné à recevoir l'air qui va vivifier le sang
circulant sur ses parois. On comprend donc comment l'emphysème pulmonaire peut être le produit de différentes espèces
d'altérations, qui toutes aboutissent cependant à déterminer
soit la simple dilatation des vésicules, soit la disparition même
de leurs parois. On comprend comment, avec ou sans obstacle
préalable à la sortie de l'air des vésicules, ces effets pourront
également avoir lieu. Il n'y a plus dès lors de difficulté à admettre que, dans certains cas, les parois des vésicules dilatées
pourront en même temps avoir subi un certain degré d'hypertrophie, comme le pense M. Louis; tandis que, dans d'autres
cas, ces mêmes parois se seront au contraire atrophiées, ainsi
que je l'ai établi dans mon ouvrage d'Anatomie pathologique.
Notez d'ailleurs que ce ne sont pas là de simples suppositions :
car en faisant dessécher un poumon emphysémateux, et en
examinant, après cette dessiccation opérée, les larges cellules
que l'emphysème a produites dans son tissu, on voit facilement

me paraît très probable que la disposition que je viens de décrire est l'effet d'une dilatation générale des cellules aériennes (1).

Quelques autres causes occasionelles peuvent encore déterminer l'emphysème du poumon : ainsi l'on conçoit que, chez les joueurs d'instrumens à vent, l'air retenu trop longtemps dans les cellules aériennes par la nécessité de ménager le souffle, puisse à la longue produire la dilatation des bronches. Il en est de même de tous les efforts violens qui obligent à retenir longtemps dans les poumons l'air inspiré, et dont nous parlerons plus en

---

qu'il est de ces cellules dont les parois sont beaucoup plus épaisses qu'elles ne doivent être dans l'état normal ; tandis que, dans d'autres cellules, ces mêmes parois sont au contraire amincies à un point très remarquable. Dans ce dernier cas, on peut en suivre de l'œil la destruction graduelle : on les voit çà et là se réduire à de simples filamens, qui permettent à plusieurs cellules de communiquer les unes avec les autres, et tendent à les transformer en une cavité unique. Ce sont là des changemens analogues à ceux qui normalement s'accomplissent dans les poumons des vieillards ; c'est une atrophie prématurée des poumons, anatomiquement semblable à celle qu'amènent naturellement dans ces organes les seuls progrès de l'âge et dont il a été question dans une note précédente (p. 337) qu'il faudra rapprocher de celle-ci.   ANDRAL.

(1) Si la cause exposée dans la note ci-dessus (p. 364) contribue réellement au phénomène de l'expiration, comme on n'en peut guère douter, il s'ensuivrait que l'asphyxie par le gaz acide carbonique surtout devrait produire la dilatation dont il s'agit, puisque, étant plus pesant que l'air atmosphérique, il serait plus difficilement expiré.

(Note de l'Auteur.)

détail en traitant de l'emphysème interlobulaire, qu'ils produisent plus communément.

On peut regarder encore comme des causes rares, il est vrai, de l'emphysème du poumon, toutes celles qui peuvent comprimer ou rétrécir fortement les gros troncs bronchiques, et particulièrement les tumeurs développées dans les glandes bronchiques ou dans le médiastin, les anévrysmes de l'aorte et les polypes des bronches. Les tumeurs variées développées dans le poumon lui-même, lorsqu'elles ont un volume un peu considérable, comme les kystes ou les grosses masses tuberculeuses, peuvent encore produire partiellement cet effet. Il n'est pas rare de trouver quelques cellules dilatées çà et là dans les poumons farcis de tubercules un peu volumineux.

Nous verrons ailleurs qu'un resserrement spasmodique des bronches se joint souvent au catarrhe sec, et contribue à produire l'emphysème du poumon.

Symptômes et signes de l'emphysème vésiculaire. Les symptômes locaux et généraux de cette affection sont assez équivoques : la dyspnée en faisant le principal caractère, elle est du nombre de celles que l'on confond sous le nom d'*asthme* (1). La gêne de la respiration

---

(1) La dyspnée qui dépend de l'emphysème pulmonaire se montre, dans un grand nombre de cas, dès l'enfance, et elle ne fait souvent que des progrès très lents, ou même elle reste tout-à-fait stationnaire pendant un grand nombre d'années. Elle ne devient souvent un peu considérable qu'à l'occasion d'un premier rhume qui vient frapper l'individu qui en est atteint. Il peut alors en résulter un premier accès d'asthme;

est habituelle, mais elle augmente par accès qui n'ont rien de régulier pour le retour et la durée ; elle s'accroît encore par l'effet de toutes les causes qui influent sur

---

Lorsque le rhume s'est dissipé, la respiration ne se montre pas plus gênée qu'elle ne l'était avant l'invasion de la bronchite. C'est un autre rhume contracté qui ramènera un second accès d'asthme ; et peu-à-peu on verra la dyspnée s'accroître, avec des retours de suffocation par intervalles.

Il est très rare qu'entre les accès d'asthme la respiration redevienne parfaitement libre : j'en ai recueilli cependant quelques exemples, et M. Louis en a vu également.

La dyspnée de l'emphysème pulmonaire a été diversement expliquée, suivant la différence même de l'idée qu'on s'est faite de la cause de cette maladie et des altérations qui la produisent. Ainsi, Laënnec s'en rend compte par la difficulté qu'éprouve l'air à pénétrer jusque dans les vésicules, à travers des bronches obstruées. M. Louis est porté à penser que la difficulté de respirer doit reconnaître pour cause l'épaississement même des parois des vésicules, épaississement qu'il admet comme à peu près constant, et qui s'opposerait à ce que l'air se trouvât en contact aussi immédiat avec le sang qu'il doit vivifier. Regardant l'emphysème pulmonaire comme le produit sinon constant, au moins fréquent, de la raréfaction du tissu des poumons, je me suis rendu compte de la dyspnée des emphysémateux par la diminution de la surface sur laquelle l'air doit habituellement se répandre pour rencontrer le sang et l'élaborer. J'ai dit, dans une autre note (p. 337), pourquoi chez des vieillards, dont le tissu pulmonaire est aussi raréfié, on n'observe pas en général de dyspnée comme chez les adultes ; et cependant, même chez plusieurs de ces vieillards, on voit survenir une anhélation qui chez eux ne dépend pas constamment de l'état du cœur, mais qui souvent reconnaît pour cause la trop grande raréfaction de leur tissu pulmonaire.   ANDRAL.

la dyspnée, quelle que soit la lésion à laquelle elle est due, comme le travail de la digestion, les vents existant en grande quantité dans l'estomac ou les intestins, la contention d'esprit, l'habitation des lieux élevés, les exercices pénibles, l'action de courir ou de monter, et surtout l'invasion d'un catarrhe pulmonaire aigu. Il n'y a point de fièvre; le pouls est, en général, régulier.

La couleur de la peau et l'habitude du corps ne présentent rien de particulier quand la lésion est peu intense; mais pour peu qu'elle le soit, la peau offre ordinairement un aspect terne et comme terreux, avec une légère nuance de violet par endroits. Les lèvres sont violettes, grosses, et paraissent gonflées.

Je n'oserais assurer que l'emphysème du poumon ne puisse jamais exister sans toux; mais tous les malades chez lesquels j'ai rencontré cette affection étaient sujets à une toux habituelle, tantôt rare, peu forte et sèche, ou suivie seulement de l'expectoration d'un peu de mucus bronchique grisâtre, très visqueux et transparent; tantôt plus forte, revenant par quintes, et amenant des crachats muqueux. J'ai vu quelques malades qui assuraient n'avoir ni toux ni expectoration habituelles; mais en les observant avec soin, j'ai trouvé que ceux-là même toussaient légèrement une ou deux fois par jour au moins, et qu'ils expectoraient tous les matins un peu de matière visqueuse bronchique (1).

______

(1) La toux est souvent très peu marquée chez les individus atteints d'emphysème pulmonaire; elle peut même se suspendre complétement pendant un grand nombre de mois. Lorsqu'elle reparaît ou qu'elle augmente, elle entraîne constamment un

La maladie commence souvent dans l'enfance, peut durer un très grand nombre d'années, et n'empêche pas toujours le malade d'arriver à un âge avancé; quoique la complication fâcheuse qu'une respiration habituellement imparfaite établit, relativement à toutes les maladies intercurrentes un peu graves, paraisse devoir rendre la probabilité de durée de la vie beaucoup moindre.

Les efforts habituels et souvent très grands que le malade est obligé de faire pour respirer déterminent souvent à la longue l'hypertrophie ou la dilatation du cœur (1).

---

accroissement de la dyspnée. Mais, ce qu'il ne faut pas perdre de vue, c'est que, dans un très grand nombre de cas, la difficulté de respirer précède de longtemps l'apparition de la toux. Celle-ci ne paraît souvent que lorsque l'emphysème a déjà fait un assez grand progrès. Elle ne saurait être placée au nombre des symptômes constans ou nécessaires de cette affection.

La toux qui accompagne l'emphysème pulmonaire peut être sèche ou accompagnée des différentes variétés d'expectoration que signale ici Laënnec. Aucune de ces variétés n'est caractéristique : elles sont liées au catarrhe qui accompagne l'emphysème. Je n'ai jamais vu cette toux accompagnée de crachement de sang, excepté dans les cas où l'emphysème était compliqué de tubercules. M. Louis n'a jamais vu non plus, l'hémoptysie se montrer dans des cas de simple emphysème pulmonaire.

ANDRAL.

(1) La plupart des individus atteints d'emphysème pulmonaire éprouvent, à mesure que celui-ci augmente, des palpitations qui deviennent de plus en plus considérables, et qui d'abord ne sont liées à aucune altération dans la texture du cœur. L'existence de la dyspnée précède constamment, d'un certain nombre d'années, celle des palpitations ; et pendant

Lorsque l'emphysème n'occupe qu'un seul côté, ou existe à un degré beaucoup plus considérable dans un côté que dans l'autre, ce côté est évidemment plus volumineux ; les espaces intercostaux sont plus larges, le côté affecté ou le plus affecté rend un son plus clair par la percussion, quoique l'autre résonne bien. Si les

---

longtemps, en écoutant le cœur, on ne découvre dans cet organe aucune lésion : mais plus tard, et à mesure que son action se trouble davantage, le cœur commence à se modifier dans sa nutrition, et, comme l'avait très bien remarqué Laënnec, ses cavités se dilatent ou ses parois s'hypertrophient. Il y a un certain nombre d'affections organiques du cœur qui sont ainsi le résultat tout mécanique de l'influence exercée sur la circulation par un emphysème du poumon. M. Louis a également constaté que, pendant le cours de l'emphysème pulmonaire, le cœur devient plus souvent anévrysmatique que pendant le cours d'autres maladies. Il n'y a pas de comparaison, par exemple, entre la fréquence des maladies du cœur chez les malades qui ont un emphysème du poumon, et chez ceux qui ont des tubercules dans cet organe : elle est bien plus grande chez les premiers que chez les seconds. L'anasarque, que présentent plusieurs malalades dont le poumon est emphysémateux, ne s'observe guère que chez ceux dont le cœur est devenu malade. On ne saurait la rapporter à la seule existence de l'emphysème ; et dans le cas où on l'observe sans qu'il y ait en même temps des signes d'affection organique du cœur, il faut en chercher la cause ailleurs que dans le poumon. Dans un cas, par exemple, qui s'est récemment présenté à moi, l'anasarque considérable qui accompagnait un emphysème pulmonaire coïncidait avec l'existence de cette affection particulière des reins qui a reçu le nom de maladie de *Bright*.

ANDRAL.

deux côtés sont affectés également, la poitrine rend partout un son très clair, et présente une forme presque cylindrique ou comme globuleuse, bombée en avant et en arrière, au lieu de la forme déprimée qui lui est naturelle. Cette conformation de la poitrine est assez remarquable pour que j'aie pu quelquefois annoncer l'emphysème du poumon d'après cette seule forme (1).

Les caractères pathognomoniques de l'emphysème du poumon se tirent de la comparaison des signes donnés par la percussion, et de ceux que fournit l'auscultation médiate.

Si l'on applique le stéthoscope sur la poitrine d'un homme attaqué d'un emphysème du poumon, la respiration ne s'entend pas dans la plus grande partie de cette cavité, quoiqu'elle rende un son très clair par la percussion ; et le bruit respiratoire est très faible dans les points où il s'entend encore. On entend en outre de temps en temps, par la respiration ou par la toux,

---

(1) Les cas dans lesquels on observe une dilatation générale de la poitrine sont plus rares que ceux dans lesquels on ne trouve cette dilatation que d'un seul côté. Dans ce dernier cas, la conformation du thorax est surtout altérée en avant, depuis l'une des clavicules jusque près de la mamelle, ou un peu au-delà. Dans cette étendue, les parois thoraciques offrent une convexité beaucoup plus prononcée que du côté opposé : cette sorte de bombement peut toutefois exister à la fois à droite et à gauche. La plus grande fréquence de l'augmentation de convexité des parois thoraciques dans les points qui viennent d'être indiqués, est en rapport avec le siége même le plus ordinaire de l'emphysème : c'est effectivement vers le bord antérieur du poumon que les vésicules pulmonaires présentent la plus grande

comme dans le catarrhe sec, un léger râle sibilant ou le cliquetis de soupape, indice du déplacement des crachats perlés.

Jusqu'ici ces signes ne sont, comme l'on voit, que ceux du catarrhe sec (*voy.* p. 207); et cela ne doit pas étonner, puisque l'emphysème du poumon est presque toujours dû à cette affection. Dans les cas douteux, l'ancienneté seule de la maladie, l'intensité de la dyspnée habituelle et des accès d'asthme qui surviennent de temps en temps peuvent seuls servir d'indices, et suffisent même pour que l'on puisse affirmer avec sûreté que les vésicules aériennes sont dilatées, au moins dans quelques points du poumon. L'extrême faiblesse du bruit respiratoire, sa nullité absolue dans beaucoup de points, ajouteront encore à la valeur de ces signes. On sent, en effet, que les cellules aériennes les plus dilatées compriment celles qui les environnent, empê-

---

tendance à se dilater, et c'est là que, sur le cadavre, on trouve le plus souvent des traces d'emphysème.

M. Louis a signalé, dans ces derniers temps, les régions sus-claviculaires comme étant, dans les cas d'emphysème pulmonaire, le siége d'une saillie qui contraste avec l'enfoncement que l'on trouve en arrière et au-dessus de chaque clavicule, chez les individus non emphysémateux. Cette saillie a été constatée par M. Louis, dans tous les cas où il l'a cherchée, excepté dans un seul; et il ne l'a rencontrée que chez les individus qui avaient un emphysème du poumon. Mes propres observations confirment à cet égard celles de M. Louis. Il ne faut donc jamais négliger l'examen des régions sus-claviculaires, lorsqu'on cherche à constater chez un malade l'existence de l'emphysème pulmonaire. ANDRAL.

chent l'air d'y pénétrer et d'en sortir facilement, et doivent par conséquent rendre la respiration beaucoup plus imparfaite que dans le simple catarrhe sec. La forme arrondie de la poitrine et la lividité légère de la peau rendront encore le diagnostic plus certain. Si l'emphysème occupe principalement un des poumons, une différence notable de sonoréité et de volume dans les deux côtés de la poitrine le rendra tout-à-fait sûr, ou au moins ne permettra plus de le confondre qu'avec le pneumothorax. Nous indiquerons, en parlant de cette dernière maladie, les moyens de la distinguer de l'emphysème pulmonaire.

Enfin, quand l'emphysème pulmonaire est très prononcé, on peut le reconnaître à un signe tout-à-fait pathognomonique : c'est une sorte de crépitation sèche que j'ai décrite dans la première partie de cet ouvrage, sous le nom de *râle crépitant sec à grosses bulles* (p. 131). On entend alors, lorsque le malade inspire ou tousse, un bruit semblable à celui que produirait l'air insufflé dans un tissu cellulaire à demi desséché. Ce bruit, analogue à celui du râle crépitant ordinaire, s'en distingue très aisément en ce qu'il porte avec lui la sensation du sec, tandis que le premier donne celle de l'humide ; et en outre en ce que les bulles du râle crépitant semblent petites et à peu près égales entre elles, et que celles du râle crépitant sec paraissent grosses et inégales (1).

____

(1) Les renseignemens que fournit l'auscultation, dans les cas d'emphysème pulmonaire, ne sont pas les mêmes dans les différens temps de cette affection. Lorsque les malades ne

Ce phénomène est assez rare et de courte durée dans l'emphysème pulmonaire ; il ne s'entend ordinairement que quelques instans, de loin en loin, et dans des points peu étendus. Il est, comme nous le verrons, beaucoup plus commun et plus durable dans l'emphysème interlobulaire. J'ai vu quelques malades qui éprouvaient la sensation d'un craquement dans le point et dans le moment où le râle crépitant sec se faisait entendre ; j'ai même quelquefois, mais très rarement, chez des sujets maigres, senti dans ces cas une crépitation évidente en pressant du doigt la partie correspondante de la poitrine, pendant que le malade inspirait ou toussait (1).

---

toussent pas, ou ne toussent que fort peu, l'auscultation ne donne en quelque sorte que des signes négatifs : on entend un bruit respiratoire nul ou très faible en certains points de la poitrine, et voilà tout. Lorsqu'au contraire, à propos, le plus souvent, d'un rhume nouveau qu'ils ont contracté, les malades sont pris d'un de ces accès d'asthme dont ils sont si rarement exempts, alors l'auscultation fait entendre en divers points différens râles, et spécialement le râle sibilant, le râle sonore sec, et aussi, bien que moins généralement, le râle sous-crépitant. Ces râles seuls ne sauraient faire reconnaître l'emphysème, car ils s'entendent dans bien d'autres circonstances, et ils sont le résultat d'une affection bronchique qui vient compliquer la maladie des vésicules.　　　　　　　　ANDRAL.

(1) Ces circonstances, et celle qu'on l'entend d'une manière continue dans l'emphysème interlobulaire, dénotent évidemment que le râle crépitant sec n'a lieu qu'au moment où les vésicules aériennes se rompent, et permettent à l'air de s'extravaser dans le tissu cellulaire qui les unit. Il est donc bien probable que ce râle n'est autre chose que le bruit occasioné

Marche de l'emphysème vésiculaire. L'altération organique qui constitue l'emphysème pulmonaire survient ordinairement à l'occasion du catarrhe sec aigu greffé sur un catarrhe chronique de même nature. Le catarrhe sec étant, de toutes les variétés des phlegmasies des bronches, celle qui est accompagnée d'une plus grande tuméfaction de leur membrane interne, on conçoit que l'augmentation de l'obstruction des petits rameaux bronchiques doit favoriser singulièrement la dilatation des cellules aériennes, pour les raisons exposées ci-dessus (1).

Ce sont ces retours de catarrhes secs aigus et souvent latens, c'est-à-dire presque sans toux et sans coryza, qui occasionent la plupart des asthmes secs ; mais je suis loin de croire qu'il n'en existe pas d'autre nature, ainsi que je le dirai en parlant des dyspnées nerveuses.

---

par la déchirure des cloisons des vésicules et du tissu inter-aréolaire. Mais il ne me semble pas permis d'expliquer de la même manière le râle sibilant obscur ou bruit de cliquetis qu'on entend aussi dans l'emphysème pulmonaire : car alors il faudrait admettre qu'il y a déchirure des vésicules aériennes dans la plupart des rhumes, puisqu'on entend ordinairement à leur début ce bruit de cliquetis. M. Piedagnel n'a pas sans doute réfléchi à cela quand il a donné (*Mém. cité*, p. 15) l'explication que je combats : il a confondu le bruit de cliquetis et le râle crépitant sec, phénomènes qui ne sont pas effectivement distingués dans la première édition de l'Auscultation médiate. Un coup d'œil jeté sur la seconde lui eût fait éviter cette méprise.   **M. L.**

(1) Nous nous sommes expliqués plus haut sur cette manière dont Laënnec conçoit la production la plus ordinaire de l'emphysème.   **Andral.**

Quoi qu'il en soit, les attaques d'asthme dues à un catarrhe sec aigu venant compliquer un catarrhe sec chronique, sont remarquables par une oppression suffocante, et qui cependant n'oblige pas toujours les malades à se coucher dans la position verticale. Si le catarrhe aigu amène de la fièvre, l'oppression diminue; s'il se termine par un peu d'expectoration pituiteuse ou muqueuse, l'accès d'asthme cesse promptement, et la respiration devient même quelquefois plus libre qu'avant le catarrhe; il semble que le mucus visqueux qui obstrue ordinairement les bronches et qui constitue les crachats perlés devienne moins tenace, ou soit entraîné par la sécrétion plus liquide et moins adhérente aux bronches qu'occasione l'affection catarrhale.

Si au contraire le catarrhe récent n'amène aucune amélioration, l'attaque d'asthme se prolonge longtemps, le malade ne revient que peu à peu à son état ordinaire, et reste même souvent plus habituellement oppressé qu'il ne l'était auparavant. Les fortes attaques d'asthme n'ont lieu pendant les premières années qu'à de très longs intervalles, et la plupart des catarrhes ne produisent qu'une augmentation légère et passagère de la gêne habituelle de la respiration. Mais lorsque la maladie est très invétérée et le malade fort âgé, les accès se rapprochent et deviennent plus graves. Chacun d'eux augmente alors l'étendue de l'emphysème pulmonaire; c'est alors qu'arrivent les crevasses du tissu pulmonaire, et l'emphysème interlobulaire vient quelquefois s'y joindre.

De tout ce que nous avons dit jusqu'ici, on peut conclure que l'emphysème du poumon, à un médiocre degré, n'est pas une maladie très grave ; c'est sans contredit, de tous les asthmes celui qui peut le plus permettre au malade l'espoir d'une longue vie. La durée de la maladie, la lenteur de ses progrès, et la nature de la cause, donnent la possibilité de lutter efficacement contre la lésion organique, et de réduire le trouble des fonctions à des incommodités très supportables.

Traitement de l'emphysème vésiculaire. L'emphysème pulmonaire étant presque toujours la conséquence du catarrhe sec, présente pour principale indication d'attaquer cette dernière affection par les moyens que nous avons indiqués. (*Voyez* pag. 213.)

Les frictions huileuses sont souvent fort utiles pour diminuer la susceptibilité à contracter de nouvelles affections catarrhales. Chez les sujets pâles et cachectiques, le safran de mars apéritif (sous-carbonate de fer) m'a paru quelquefois produire le même effet, et contribuer en outre à résoudre l'engorgement de la muqueuse bronchique, et à diminuer le spasme des bronches.

Dans les fortes attaques d'asthme, il est souvent nécessaire de combattre par la saignée la congestion sanguine qui se fait sur les poumons, et il l'est toujours d'insister sur les narcotiques pour diminuer le besoin de respirer.

Observations d'emphysème vésiculaire. Les observations suivantes fourniront des exemples de la plupart des faits exposés dans cet article.

Obs. V. *Emphysème pulmonaire partiel.* — Une femme âgée de cinquante ans, d'une taille moyenne, d'une bonne constitution, d'un tempérament bilioso-sanguin, entra à l'hôpital Necker le 21 décembre 1818, après la visite, et mourut avant la suivante. M. Rault, élève interne de l'hôpital, qui l'avait examinée à son arrivée, recueillit les renseignemens suivans :

Depuis trois semaines, et surtout depuis huit jours, elle éprouvait une grande dyspnée, et les pieds s'enflaient. La malade assurait n'avoir jamais éprouvé de palpitations. Elle présentait d'ailleurs les symptômes suivans : embonpoint médiocre, peau d'une couleur brune foncée, ongles violets, décubitus en supination, vaisseaux capillaires veineux des conjonctives injectés, lèvres violettes, respiration courte, accélérée, quintes de toux médiocrement fortes. La poitrine résonnait très bien partout, même à la région du cœur ; la langue était humide et d'un rouge-violet ; la soif et l'appétit nuls ; le ventre un peu balloné, mais non douloureux à la pression ; les selles dans l'état naturel ; la chaleur de la peau était plutôt diminuée qu'augmentée. Les battemens du cœur se faisaient facilement sentir à la main, dans la région précordiale et sous les clavicules ; le pouls était mou et très faible. La poitrine ne fut point examinée avec le stéthoscope. Quoique les accidens ne parussent pas devoir se terminer d'une manière aussi promptement fâcheuse, l'intensité de la dyspnée détermina M. Rault à appliquer six sangsues à l'épigastre. La malade mourut pendant la nuit.

Ouverture du cadavre faite trente-six heures après la mort. — Embonpoint médiocre, face violette et très gonflée, ce qui dépendait en partie de la position déclive dans laquelle se trouvait la tête depuis plusieurs heures.

Beaucoup de sang s'écoula à l'incision des tégumens du crâne. Les vaisseaux de la pie-mère étaient gorgés de sang. Les circonvolutions cérébrales du côté gauche étaient un peu aplaties. Une plaque rouge, produite par du sang infiltré dans la pie-mère, se remarquait à la partie antérieure et supérieure de l'hémisphère droit du cerveau. Quelques plaques semblables existaient à la base du cerveau, principalement vers la commissure des nerfs optiques. La substance cérébrale était assez ferme, et laissait suinter une grande quantité de gouttelettes de sang. Environ six gros de sérosité étaient contenus dans les ventricules latéraux. Il s'en trouvait une quantité à peu près égale à la base du crâne (1).

Le cœur surpassait le volume des deux poings réunis du sujet. Cette augmentation de volume dépendait en grande partie de la distension de l'oreillette droite, exactement remplie de sang noir coagulé. Les parois de cette cavité étaient très minces ; les autres cavités étaient bien proportionnées entre elles, mais un peu grandes relativement à la taille du sujet.

Les poumons étaient libres dans la cavité du thorax ; leur volume était assez considérable ; leur pesanteur spécifique paraissait moindre que dans l'état naturel ; une grande partie du poumon droit et presque tout le lobe inférieur du gauche offraient une surface lisse et

---

(1) Ces signes de congestion dépendaient évidemment en très grande partie de la position déclive de la tête, et pouvaient en dépendre en entier, quoiqu'il soit probable que l'agonie avait été accompagnée de congestion cérébrale.

Note de l'Auteur.

brillante, quoiqu'un peu inégale. Ces parties s'affaissèrent très peu après que les poumons furent détachés,
et formaient par là un contraste sensible avec le reste
de l'organe.

On distinguait, au premier coup d'œil, sur ces surfaces brillantes, un grand nombre de petites vésicules
transparentes, de la grosseur d'un grain de millet ou de
chenevis, ou même d'un noyau de cerise. Ces dernières
étaient un peu saillantes; les autres ne dépassaient pas
le niveau de la surface du poumon; et en les examinant
avec attention il était facile de les reconnaître pour des
cellules aériennes dilatées par l'air qu'elles contenaient.
Les cellules qui les environnaient, ou plutôt toutes les
cellules aériennes, dans toutes les parties non affaissées
du poumon, étaient plus faciles à distinguer que dans
l'état naturel : cette disposition donnait à ces parties du
poumon un aspect analogue à celui des poumons vésiculeux des animaux à sang froid.

On remarquait en outre, en deux ou trois endroits,
sous la plèvre pulmonaire, des bulles d'air de la grosseur d'une petite aveline, et faciles à distinguer des cellules aériennes dilatées, en ce qu'on pouvait facilement
les déplacer avec le doigt.

En pressant les parties du poumon où existait cette
dilatation des cellules aériennes, elles présentaient une
résistance molle, différente de la crépitation naturelle
du poumon, et l'on sentait fuir sous les doigts un fluide
élastique qui se dégageait en produisant un petit sifflement. En y pratiquant des ponctions, on voyait le tissu
pulmonaire s'affaisser, et perdre l'aspect que nous venons de décrire. En l'incisant, la résistance et le bruit

qu'il produisait sous le scalpel différaient aussi un peu de ce qui s'observe sur un poumon sain. Du reste, le parenchyme pulmonaire n'offrait aucune autre altération.

Les ramifications bronchiques, et particulièrement les plus petites, présentaient une dilatation très marquée dans les parties ainsi affectées. Elles étaient remplies par une mucosité très visqueuse presque incolore, ou légèrement jaunâtre ou blanchâtre : leur membrane interne était uniformément teinte d'un rouge très foncé.

Tous les organes contenus dans la cavité abdominale étaient sains.

Obs. VI. *Emphysème total des poumons.* — J. B. Cocard, cultivateur à Courbevoie, âgé de trente-sept ans, entra à l'hôpital Necker le 25 mai 1818, pour s'y faire traiter d'une infiltration aux extrémités inférieures, qui durait seulement depuis quelques jours.

Cet homme, d'une constitution assez robuste, d'un tempérament bilioso-sanguin, était affecté depuis l'âge de trois ans d'une toux habituelle avec expectoration muqueuse. Cette affection, qu'il attribuait à ce que sa nourrice l'avait fait coucher pendant un an dans une cave froide et humide, l'incommodait fort peu dans sa première jeunesse : il avait seulement la respiration courte et gênée ; mais cela ne l'empêchait pas de continuer de se livrer aux travaux de la campagne.

Jusqu'à l'âge de seize ans, il fut en outre sujet à des éruptions cutanées que l'on qualifiait de *gourmes*. Pendant l'hiver, la toux augmentait, et il était toujours obligé de garder le lit pendant quelques jours.

A l'âge de trente trois ans, à la suite de quintes de

toux plus fortes qu'à l'ordinaire, il fut pris d'une hémoptysie ou d'un *vomissement* de sang qui n'eut pas
de suites.

A trente-six ans, dans un moment où la toux l'incommodait également plus que de coutume, il s'aperçut que son ventre était un peu enflé. Cet accident le
détermina à interrompre ses travaux ; mais, malgré le
repos, le volume du ventre augmenta, et il se manifesta
un peu d'infiltration au prépuce. Le malade se décida à
entrer à l'hôpital, où, examiné le jour de son entrée, il
présenta les symptômes suivans :

Peau d'une couleur terreuse et brunâtre, avec mélange d'une nuance de violet à la figure et aux mains ;
face portant l'empreinte de la stupidité, quoique la
conversation du malade prouvât un développement
ordinaire des facultés intellectuelles ; lèvres bleuâtres ;
respiration courte et très gênée ; toux assez fréquente,
sonore et assez forte, suivie de l'expectoration d'un
liquide filant, incolore, spumeux et peu abondant ; voix
très sonore et un peu rauque, naturellement grave ; mais
passant quelquefois comme involontairement à l'aigre ;
peau d'une chaleur naturelle ; pouls fréquent, régulier ;
infiltration des tégumens du ventre, des parties génitales
et des extrémités inférieures.

La poitrine résonnait très bien dans toute son étendue ; mais le stéthoscope faisait à peine entendre la
respiration au-dessous des clavicules, quoique le malade inspirât avec de grands efforts, et avec un soulèvement très grand des parois thoraciques. On ne l'entendait pas dans tout le reste de la poitrine : seulement on
pouvait par momens la soupçonner en quelque sorte

plutôt que l'entendre, et alors elle était accompagnée d'un léger râle sibilant, ou semblable au cliquetis de quelques petites soupapes qui auraient été placées dans les bronches.

Le sternum, bombé dans toute sa longueur, donnait antérieurement à la poitrine une forme cylindrique; postérieurement elle était en outre voutée et régulièrement arrondie, de manière que l'angle inférieur de l'omoplate, immédiatement appliqué aux côtes, était plus saillant, c'est-à-dire plus en arrière que l'épine transverse de cet os.

Le cœur donnait peu d'impulsion et de bruit. (*Tisane apéritive*).

Du 27 au 29 mai, même état.

Le 30, soulagement marqué; le ventre et les cuisses étaient moins infiltrés, l'appétit avait reparu, la soif était presque nulle.

Le 31, céphalalgie. L'état de la poitrine était toujours le même; elle résonnait très bien dans tous les points; la respiration ne s'entendait qu'auprès de la région du cœur; l'oppression était assez forte; les lèvres et la face conservaient leur couleur bleuâtre.

J'étais fort incertain sur le diagnostic de cette maladie : la lividité d'une partie de la peau pouvait faire soupçonner la non oblitération du trou de Botal; mais le peu de trouble de la circulation m'empêchait de m'arrêter à cette idée.

Le 8 juin, le malade se trouvait très bien; l'infiltration des extrémités et des parties génitales était dissipée; la toux était rare, l'appétit bon; la respiration, était toujours très courte, mais l'oppression était beaucoup plus sensible pour les assistans que pour le malade, qui considérait cette disposition comme une chose qui lui était naturelle. Il demanda sa sortie le 9 juin 1818.

Le 1er juillet suivant, il rentra à l'hôpital, et nous apprit qu'après s'être assez bien porté pendant environ quinze jours, il avait été pris d'un rhume avec augmentation de gêne dans la respiration, ce qu'il attribuait à ce qu'il avait dormi un jour en plein air. L'infiltration des extrémités et des parties génitales avait reparu. L'exploration de la poitrine donnait les mêmes signes. (*Quatre sangsues à l'épigastre, tisane apéritive, looch avec deux gros de terre foliée de tartre.*)

Le 2 juillet, toux fréquente, expectoration abondante, orthopnée, sommeil court; même état de la peau, de la respiration et de la circulation que lors de la première entrée. La persistance de l'état de ces fonctions et la comparaison de quelques cas analogues que j'avais vus depuis peu ou antérieurement, ainsi que les signes exclusifs de toute autre affection de poitrine, me portèrent alors à penser que le malade était attaqué *d'emphysème total des deux poumons*, et, en conséquence, je fis porter ce diagnostic sur la feuille d'observation.

Du 3 au 6 juillet, même état.

Le 7, toux très fréquente, suivie d'une légère hémorrhagie nasale; urines peu abondantes, diminution de l'infiltration des tégumens du ventre et des extrémités, œdème plus considérable au scrotum.

Le 8, le malade reprend de la gaieté et demande des alimens. (*Infusion de baies de genièvre avec dix grains de sel de nitre, looch avec deux gros de terre foliée de tartre.*)

Le 11, mieux sensible depuis quelques jours ; l'infiltration des extrémités et de l'abdomen est tout-à-fait dissipée ; la toux est encore fréquente, l'expectoration peu abondante ; le pouls est petit, mais régulier ; la chaleur de la peau naturelle.

Le 14 juillet, le malade se trouve très bien.

Le 19, il sort de l'hôpital, conservant seulement la dyspnée et la petite toux auxquelles il était sujet depuis l'enfance.

Pendant tout le temps de son séjour à l'hôpital, le stéthoscope ne fit jamais entendre la respiration que dans quelques points variables, et encore très faiblement. L'espace compris entre les clavicules et la troisième côte était celui où on la distinguait le plus souvent et le mieux.

Vers la fin de septembre 1818, Cocard rentra à l'hôpital Necker pour la troisième fois. J'étais absent à cette époque, et mon confrère M. Cayol me remplaçait dans le service de cet hôpital. Le reste de l'observation et les résultats de l'ouverture ont été recueillis sous ses yeux par M. Rault, élève interne. Le malade présentait absolument les mêmes symptômes sous le rapport de la respiration et de la circulation ; il était, en outre, affecté d'une diarrhée assez forte, qu'il attribuait à l'usage du vin nouveau. (*Eau de riz édulcorée avec deux onces de sirop des cinq racines apéritives, looch gommeux.*)

Au bout de quelques jours, la diarrhée cessa, l'eau de riz fut remplacée par les diurétiques déjà indiqués ; l'infiltration diminua, la respiration devint plus libre, l'appétit se fit sentir. Le malade se considérait déjà comme convalescent, lorsque, le 8 octobre, il fut pris de fièvre avec céphalalgie, perte d'appétit et de sommeil, nausées et vomissemens : les yeux devinrent larmoyans, la diarrhée reparut.

Le 12, apparition de boutons rougeâtres au front et sur les membres. Le malade n'avait point eu la petite vérole, et n'avait point été vacciné.

Le 15, il n'y avait plus de doute sur l'existence de la variole ; les boutons étaient petits et aplatis.

Les 16 et 17, les boutons étaient blancs, la fièvre modérée ; la respiration, très gênée, ne s'entendait nullement au moyen du stéthoscope ; la peau paraissait plus rembrunie.

Le 18, assoupissement, parole lente et difficile, pouls petit et très faible. (*Infusion de serpentaire de Virginie, sinapismes aux cuisses.*)

Le 19, affaissement des boutons, respiration très difficile, lente ; la poitrine résonne bien partout ; le passage de l'air n'est point entendu au moyen du stéthoscope ; mort pendant la nuit.

M. Cayol fut curieux de vérifier le diagnostic établi précédemment sur ce malade, d'autant que, ne connaissant pas les inductions qui m'avaient déterminé à le porter, il devait lui paraître au moins hasardé. Il assista en conséquence à l'ouverture, qui fut fait vingt-quatre heures après la mort, et présenta les faits suivans :

Couleur brune de toute la surface du corps ; thorax présentant la conformation indiquée ci-dessus ; embonpoint médiocre, muscles assez développés.

Le cerveau et les méninges étaient un peu injectés ; il n'y avait point d'épanchement dans les ventricules.

Le cœur avait le double de son volume naturel; le ventricule gauche avait une grande capacité, et des parois d'une bonne épaisseur, d'un tissu rouge et ferme; le ventricule droit, très vaste était rempli de sang noir coagulé; ses parois étaient beaucoup plus épaisses que dans l'état naturel; le trou de Botal était oblitéré (1).

Les deux poumons étaient sans aucune adhérence; ils remplissaient exactement la cavité du thorax, et y semblaient en quelque sorte gênés; ils ne s'affaissèrent nullement par l'introduction de l'air extérieur. Leur surface était lisse, brillante, plus sèche que dans l'état naturel, et en quelque sorte onctueuse. Ils offraient, vers leur bord antérieur et leur sommet, des vésicules transparentes, évidemment formées par la plèvre soulevée et distendue par un fluide aériforme; leur grosseur

(1) Ce sujet offre un exemple d'une hypertrophie avec dilatation du cœur qui n'a donné aucun signe de son existence, ni par le stéthoscope, ni par la percussion, ni par les symptômes généraux. L'œdème des pieds et la coloration de la peau faisaient cependant soupçonner une maladie organique du cœur; mais tous les autres signes, excepté la dyspnée, étant négatifs, ceux-ci sont trop équivoques pour qu'on en pût rien conclure. Nous verrons, en traitant des maladies du cœur, à quoi tient cette absence de leurs signes chez quelques sujets, absence, au reste, qui n'est pas continuelle. Je pense qu'aujourd'hui l'hypertrophie du cœur ne m'eût pas échappé; mais je n'avais alors ni les mêmes données, ni autant d'habitude de l'exploration. Il est évident que, dans le cas dont il s'agit, la maladie du cœur n'était que consécutive, puisque le malade ne s'était jamais plaint que de dyspnée et de toux.

(Note de l'Auteur.)

variait depuis celle d'une aveline jusqu'à celle d'une amande ou même d'une noix.

La pesanteur spécifique des poumons était moindre de moitié au moins que dans l'état naturel : placés dans un vase rempli d'eau, ils se tenaient à la surface du liquide, sans s'y enfoncer même de quelques lignes ; en les comprimant avec les doigts, on sentait le déplacement d'un fluide élastique, plutôt que la crépitation naturelle au tissu pulmonaire. Les poumons restaient flasques en cet endroit. Incisés, ils faisaient entendre un sifflement léger produit par le fluide élastique mis en liberté. Le tissu pulmonaire était plus sec que dans l'état naturel : seulement, en quelques points moins emphysémateux, et situés dans le centre ou vers la racine des poumons, il suintait de la surface des incisions un peu de sérosité très spumeuse et légèrement sanguinolente. Du reste, le tissu pulmonaire n'offrait aucune altération (1).

Le foie était d'un bon volume, et assez gorgé de sang ; l'estomac et les intestins offraient intérieurement une rougeur assez foncée ; la membrane muqueuse de l'estomac s'enlevait facilement dans plusieurs points. Tous les autres organes étaient dans l'état naturel.

____

(1) L'état des cellules aériennes n'est pas décrit dans cette observation. L'auteur de cette description voyait pour la première fois cette altération et n'a pu la voir et surtout la décrire dans tous ses détails. Au reste, en lui faisant examiner, quelque temps après, les poumons du sujet de l'observation V, il a reconnu qu'ils étaient absolument dans le même état, à l'étendue de la lésion près, que ceux dont on vient de lire la description. (*Note de l'Auteur.*)

Obs. VII. *Emphysème des poumons à un médiocre degré ; catarrhe suffocant et péripneumonie légère. —* C***, charretier, âgé de trente ans, d'une petite taille, ayant la colonne vertébrale déviée à gauche, les membres assez grêles, quoique les muscles fussent bien développés, avait été valétudinaire pendant son enfance ; mais depuis l'âge de puberté sa santé s'était fortifiée, et n'avait plus été troublée que par des incommodités légères et de peu de durée : seulement, depuis l'âge de vingt-huit ans, il était devenu sujet à une petite toux, avec gêne habituelle de la respiration.

Vers le commencement de décembre 1818, il fut pris d'un catarrhe pulmonaire qu'il négligea d'abord, et qui ne l'empêcha pas de vaquer à ses travaux. Mais, au bout de quinze jours, la gêne de la respiration et l'augmentation de la toux le forcèrent à garder le repos. Quelques jours après, la dyspnée ayant considérablement augmenté, C*** entra à l'hôpital Necker, et présenta, le 4 janvier 1819, les symptômes suivans : amaigrissement médiocre, thorax bombé et presque cylindrique antérieurement, voûté postérieurement ; muscles de l'abdomen rétractés, et rendant par là les fausses côtes saillantes ; décubitus horizontal difficile. Le malade se tenait presque assis dans son lit, le tronc un peu fléchi en avant. La chaleur de la peau était modérée ; la respiration était haute, courte, et entre-coupée par des quintes de toux suivies de l'expectoration d'un mucus filant, demi transparent et un peu spumeux ; les pommettes, les lèvres et les ongles étaient d'une couleur violette.

Le thorax donnait un son très clair dans toute son

étendue, excepté postérieurement et inférieurement à droite, où il était presque nul. La respiration, explorée par le stéthoscope, était à peine sensible, et mêlée d'un peu de râle, tantôt muqueux, tantôt sibilant, dans toute l'étendue du côté gauche de la poitrine. La partie supérieure du côté droit présentait les mêmes phénomènes ; mais, dans la partie inférieure de ce côté, on n'entendait qu'un *léger râle crépitant*, sans mélange du bruit naturel de la respiration. Les battemens du cœur étaient faibles, et s'entendaient à peine. Le pouls, peu fréquent et faible, présentait quelques intermittences. Les jugulaires externes étaient gonflées, mais elles n'offraient point de pulsations. Le ventre n'était nullement douloureux à la pression. La soif et l'appétit étaient nuls, les facultés intellectuelles intègres.

Diagnotic : *Emphysème du poumon, avec catarrhe suffocant, et légère péripneumonie de la partie inférieure du poumon droit.*

(*Infusion béchique avec une once d'oxymel scillitique, looch gommeux incisif, sinapismes aux cuisses.*)

Le 5, couleur violacée de la face plus marquée, orthopnée ; mêmes observations par le stéthoscope ; pouls très faible, yeux entr'ouverts, parole difficile. (*Vésicatoires aux jambes.*)

Le soir le malade tomba dans une espèce de coma ; la peau était froide, le pouls à peine sensible. On entendait, à l'oreille nue, un râle très fort dans la trachée-artère. Mort pendant la nuit.

Ouverture du corps faite trente-six heures après la mort. — Cadavre d'un homme de trente ans, présentant les apparences indiquées ci-dessus.

Il coula peu de sang à l'incision des tégumens du crâne. L'hémisphère gauche du cerveau avait un peu plus d'étendue d'avant en arrière que le droit. Cette disposition était évidemment originelle. Une assez grande quantité de sérosité était infiltrée sous la pie-mère. Les ventricules latéraux en contenaient à peu près un gros chacun. Les veines des méninges étaient gorgées de sang.

A l'ouverture de la poitrine, le poumon gauche vint faire saillie au devant du médiastin ; sa surface était unie, lisse, un peu luisante et comme onctueuse ; il remplissait exactement la cavité de la plèvre, et adhérait en deux points à cette membrane par une bride celluleuse transparente et bien organisée ; il donnait au tact une sensation en quelque sorte moyenne entre celle d'une vessie humide à demi pleine d'air que l'on presse entre les doigts, et la crépitation naturelle au tissu pulmonaire sain. L'air semblait se déplacer sous la pression plus facilement que dans l'état naturel, et en plus grande quantité à la fois.

Les vésicules aériennes, évidemment dilatées, présentaient à l'œil nu, dans quelque toute la surface du poumon, la grandeur qu'elles offrent ordinairement à la loupe, c'est-à-dire celle d'un pepin de raisin pour les plus grosses, et celle d'un grain de millet pour les plus petites. Leur figure était globuleuse ou ovoïde.

En outre, aux points de réunion des intersections qui séparent les diverses masses des cellules aériennes, et dessinent à la surface du poumon des espèces de losanges, on voyait çà et là des ampoules trois ou quatre fois plus grandes et de forme à peu près triangulaire, mais également sans saillies, quoiqu'elles fussent produites par l'air placé entre la plèvre et le tissu pulmonaire. En les ouvrant avec la pointe d'un scalpel, on trouvait une cavité capable de loger un grain de chenevis ou même un noyau de cerise, formée par l'écartement de trois ou quatre masses ou lobules des cellules aériennes qui se réunissaient au même point. Les parois de cette cavité, excepté celle qui était formée par la plèvre, ne s'affaissaient pas par la piqûre, et laissaient voir à la loupe, et même à l'œil nu, qu'elles étaient formées par les cellules aériennes, dont les bosselures étaient plus saillantes qu'à la surface du poumon; d'ailleurs, l'air extravasé ne paraissait pas pénétrer plus loin dans le tissu des intersections dont il s'agit, car elles étaient aussi minces et aussi denses que dans l'état naturel.

Le tissu pulmonaire, incisé, crépitait moins sous le scalpel que dans l'état naturel; il ne laissait suinter ni sang ni sérosité, et était moins humide que le poumon le plus sain, partout ailleurs que vers la racine. Les bronches étaient très rouges, et remplies d'un mucus blanc et filant. Les tuyaux bronchiques paraissaient plus dilatés que dans l'état naturel.

Le poumon droit présentait, dans ses lobes supérieur et moyen, le même état que le gauche; inférieurement il offrait une dureté plus grande dans son tissu; et, à la partie postérieure-inférieure surtout, il avait un fermeté égale à celle du foie. Dans cet endroit, son tissu était d'un rouge-violet, mêlé de teintes jaunâtres, et offrait à l'incision une surface grenue. Un peu plus haut et plus en avant, il était encore un peu crépitant, quoique très gorgé de sang et de sérosité sanieuse, qui suintait en grande quantité des incisions faites dans toute la partie durcie.

Le cœur, d'un volume naturel, avait des cavités bien proportionnées ; son tissu était rouge et ferme. Le péricarde contenait une petite quantité de sérosité.

L'estomac et les intestins étaient un peu dilatés par des gaz ; ils n'offraient d'ailleurs aucune altération dans leurs membranes.

Les organes urinaires et reproducteurs étaient sains.

Obs. VIII. *Emphysème du poumon, avec crevasses du tissu pulmonaire, chez une femme guérie depuis longtemps de la phthisie pulmonaire.* — Jeanne Jolivet, veuve Cherouge, femme-de-chambre, âgée de cinquante-deux ans, d'une taille ordinaire, d'un tempérament lymphatico-sanguin, entra à l'hôpital Necker le 7 janvier 1819. Depuis l'âge de trente-quatre ans, elle avait la respiration courte et une toux habituelle sans beaucoup d'expectoration, qui était souvent assez fréquente pour la priver du sommeil. Elle éprouvait aussi de temps en temps des palpitations. Ces incommodités l'obligeaient pour la première fois d'interrompre son travail.

Examinée le 8 janvier, elle présentait l'état suivant : amaigrissement médiocre, teint de la face et du tronc un peu brunâtre, lèvres légèrement violettes, position horizontale impossible, figure morose, fonctions intellectuelles lentes quoique intègres, respiration courte et difficile, toux assez fréquente, forte et en quelque sorte convulsive, se rapprochant de celle qui a lieu dans la coqueluche, c'est-à-dire qu'une inspiration sonore et prolongée était suivie de plusieurs expirations ; expectoration d'une matière filante et transparente, assez liquide, dans laquelle nageaient quelques crachats jaunes et opaques ; chaleur de la peau à peu près naturelle ; pouls faible, un peu fréquent.

La poitrine résonnait bien, la respiration était nulle sous les clavicules et sur les côtés ; elle s'entendait très peu postérieurement à gauche et à droite.

La pectoriloquie était parfaite dans l'espace compris entre la clavicule droite et le bord supérieur du trapèze, douteuse à la racine de chaque poumon.

Les ventricules du cœur donnaient une impulsion médiocre, presque sans son, et la contraction des oreillettes était également peu sonore. Les jugulaires externes étaient très gonflées, mais elle n'offraient point de pulsations (1).

D'après ces signes, je fis porter sur la feuille de diagnostic : *Excavation au sommet du poumon droit, dilatation des bronches, et particulièrement des gros troncs bronchiques*. J'attribuai à cette dernière cause la pectoriloquie douteuse que l'on trouvait vers la ra-

---

(1) Il y avait encore chez cette femme, comme on le verra par l'ouverture, une légère hypertrophie avec dilatation du ventricule droit, et une dilatation médiocre du gauche. L'examen des battemens du cœur n'indiquait pas non plus ces lésions dans le moment où je l'ai fait. On verra dans la dernière partie de cet ouvrage, la cause de cette intermission des signes des maladies du cœur. Au reste, ici encore, il est évident que la maladie du cœur était consécutive à celle du poumon.

(Note de l'Auteur)

cine des poumons. L'état de la respiration, la comparaison des signes donnés par la percussion et par le
stéthoscope, et l'ensemble des symptômes, indiquaient
aussi l'emphysème du poumon ; mais, étonné en quelque sorte du nombre de malades chez lesquels je trou-
vais les signes de cette maladie depuis que j'y portais
une attention particulière, je suspendis mon jugement
à cet égard jusqu'à un examen ultérieur, présumant
d'ailleurs que la dilatation des bronches, soupçonnée
d'après la pectoriloquie douteuse qui existait à la racine
des poumons, pouvait, si elle était générale et un peu
intense, comprimer assez le tissu pulmonaire pour rendre
le bruit de la respiration très peu sensible. (*Infusion béchique, looch gommeux, quatre sangsues à l'épigastre.*)

Le 10 janvier, la respiration paraissait plus embarrassée, sans pourtant que la malade exprimât aucune
plainte à cet égard. La peau était froide, le pouls petit
et faible. Mêmes caractères de la toux, même observation par le stéthoscope. Le soir, la malade tomba dans
une espèce de coma ; un râle assez fort s'entendait dans
la trachée ; la respiration était courte et rare.

Le 11, couleur brune plus foncée de la face, lèvres
plus violettes, sorte d'anéantissement successif des facultés intellectuelles, pouls à peine sensible. Mort dans
la journée, sans plainte et sans agonie.

Ouverture faite trente-six heures après la mort. —
Cadavre d'environ cinq pieds, dont la maigreur paraissait tenir à la constitution du sujet plutôt qu'à un amaigrissement morbide. Poitrine un peu arrondie en avant,
et presque égale dans ses deux diamètres transverse et
antéro-postérieur.

La substance du cerveau était très ferme, et laissait suinter beaucoup de gouttelettes de sang. Les circonvolutions cérébrales étaient légèrement aplaties. La substance du cervelet et celle de la protubérance médullaire étaient plus molles que celle du cerveau.

Au côté droit, et un peu au-dessus de la glande pituitaire, existait un petit corps rond, de la grosseur d'une noisette, d'une couleur grise-rose, de forme absolument sphérique, et qui était comme enchatonné par une portion de sa surface dans un petit enfoncement de la glande pituitaire. Cette tumeur était composée d'un grand nombre de petits grains de couleur rosée, humides et friables, gros comme des têtes d'épingles, et réunis entre eux par une substance molle, comme filamenteuse, et évidemment vasculaire.

Les deux poumons adhéraient avec force à la face interne des côtes au moyen de lames membraneuses fort courtes et assez épaisses ; on eut beaucoup de peine à les détacher.

Le poumon gauche offrait à sa surface, dans les points qui ne correspondaient pas aux adhérences, un aspect lisse et luisant. Une intersection naturelle séparait le lobe supérieur en deux parties, dont la plus petite formait du sommet du poumon comme un troisième lobe, de la grosseur et à peu près de la forme de la moitié d'une pomme d'api. Ce lobule surnuméraire était replié sur lui-même en dedans et en arrière, et maintenu dans cette position par trois ou quatre petites brides membraneuses très fermes, qui, partant de sa face interne, à un demi-pouce au-dessus de l'intersection qui le séparait du reste du lobe supérieur, allaient se rendre au bord supérieur de ce dernier. Il présentait, de cette manière, une face interne concave et repliée sur elle-même, et une face externe et supérieure bombée. Cette dernière, sans adhérence avec la plèvre costale, offrait une surface lisse et toute couverte de vésicules demi transparentes, légèrement saillantes, et dont la grosseur variait depuis celle d'un grain de chenevis jusqu'à celle d'un gros noyau de cerise.

Ces vésicules, pleines seulement d'air, et qu'il était facile de reconnaître pour les cellules aériennes elles-mêmes plus ou moins dilatées, étaient tellement nombreuses qu'elles couvraient plus des deux tiers de la surface du lobule indiqué, et lui donnaient un aspect fort analogue à celui des poumons d'une grenouille. Les cellules intermédiaires à celles qui étaient ainsi distendues étaient aussi dans un état de dilatation notable, quoique moindre, les plus petites ayant le volume d'un grain de millet.

On voyait en outre, dans la scissure qui séparait le lobule décrit ci-dessus du reste du lobe supérieur, deux vésicules de la forme et de la grosseur d'un pois, tout-à-fait saillantes à la surface du poumon, et un peu étranglées au point où elles en sortaient. En les incisant, on voyait que leur cavité se prolongeait à environ une ligne de profondeur dans la substance pulmonaire, et on apercevait au fond, de même que dans celui des autres vésicules moins saillantes et dilatées au même degré, de petites ouvertures, par lesquelles elles communiquaient sans doute avec les vésicules voisines ou avec les bronches. On ne pouvait déplacer avec le doigt et faire courir sous la plèvre les vésicules saillantes dont il s'agit, comme on le fait des bulles d'air extravasées qui se trouvent quelquefois sous cette membrane dans l'emphysème du poumon.

L'ouverture de deux ou trois vésicules n'avait pas affaissé sensiblement le lobule décrit; mais une incision d'un demi-pouce l'aplatit tout-à-coup presque entièrement.

Dans presque tout le reste de la surface du poumon, cette dilatation des cellules aériennes était encore très notable, quoique portée moins loin que dans l'endroit dont nous venons de parler. Elles offraient encore assez de capacité pour pouvoir loger presque toutes au moins un grain de millet, et quelques unes çà et là offraient le volume d'un grain de chenevis ou d'un petit pois; mais ces dernières étaient beaucoup plus clairsemées que dans le lobule supérieur. Les faces externe et postérieure du même poumon étaient celles où la dilatation était portée le moins loin.

On apercevait çà et là, et particulièrement à la partie latérale moyenne du poumon, quatre ou cinq bosselures de la grosseur d'une amande, et de forme irrégulièrement ovale : leur surface était couverte de vésicules aériennes dilatées, de la grosseur d'un grain de chenevis. Ces bosselures correspondaient à des excavations situées à deux ou trois lignes de profondeur dans le tissu pulmonaire, et qui étaient évidemment le produit de ruptures qui s'y étaient faites.

Ces excavations, dont la plus grande aurait pu contenir une noix de moyenne grosseur, et les plus petites une aveline, étaient pleines d'air, et s'affaissèrent dès qu'elles furent ouvertes. La surface interne de deux d'entre elles était, en outre, teinte de sang, ce qui lui donnait un aspect assez analogue à celui des corps caverneux. Une de ces dernières contenait même un petit caillot de sang qui occupait à peu près le quart de sa cavité. Les parois des autres excavations n'offraient pas plus de rougeur que le reste du tissu pulmonaire, et présentaient des cellules aériennes évidemment rompues, et affaissées jusqu'à une profondeur d'environ une demi-ligne. Plus loin, ces cellules étaient encore dilatées, tant du côté de la surface du poumon que du côté de son intérieur; ce qu'on reconnaissait en ce que son tissu présentait, au moment où on l'incisait, une foule de petites ouvertures béantes dont les plus grandes auraient pu loger un grain de chenevis, et étaient séparées par des cellules plus petites et rougeâtres.

Il est à remarquer que cette disposition n'existait nulle part plus loin qu'à un pouce de la surface du poumon, et que, plus profondément, on n'apercevait plus de traces bien distinctes de la dilatation des cellules pulmonaires. Il était également évident que les cellules dilatées n'étaient ni plus grosses ni en plus grand nombre dans les environs des ruptures; que rien n'indiquait en ces endroits que l'air se fût infiltré dans le tissu inter-alvéolaire, ou plutôt que l'aspect des parties indiquait positivement le contraire.

Outre cette dilatation des cellules aériennes, le tissu du poumon était encore teint et un peu humecté d'une sérosité fortement sanguinolente. Nulle part cependant il n'était durci; mais il crépitait moins sous le doigt que dans l'état naturel.

Le poumon droit adhérait à la plèvre costale, laté-

ralement par quelques lames cellulaires, supérieurement d'une manière intime et si forte qu'on fut obligé
de le détacher avec le scalpel. Dans le reste de son
étendue, il offrait à sa surface, de même que le gauche,
un aspect lisse et brillant, et une sorte de demi-transparence. On apercevait également sous la plèvre pulmonaire des cellules aériennes dilatées à divers degrés,
et séparées par des cloisons blanches et opaques. Cependant la dilatation des cellules pulmonaires était moins
forte que dans le poumon gauche, et on ne voyait
point ici de ces bosselures répondant à des excavations
formées par la rupture du tissu pulmonaire, ni de ces
petites tumeurs immobiles sous la plèvre soulevée.

A la partie postérieure-supérieure de ce poumon,
on remarquait une excavation ovale, longue d'environ
deux pouces et large de quinze lignes au moins dans
son milieu, ayant à peu près deux lignes de profondeur,
dont la surface interne, lisse et comme polie, quoiqu'un
peu inégale, était blanche avec des taches rougeâtres
par endroits, formées par le rapprochement d'un grand
nombre de petits vaisseaux. On y voyait, de plus, quelques petits fragmens d'une matière opaque, très sèche,
à demi friable, et d'un jaune d'ocre pâle, adhérens et
comme implantés dans ses parois. Dans le fond de cette
excavation venaient aboutir trois rameaux bronchiques
gros comme des plumes d'oie, et dont l'ouverture était
béante, lisse, arrondie, et unie par continuité de substance avec les parois du kyste : la communication de
ces rameaux avec leurs troncs était parfaitement libre.

Ce kyste, dont la partie supérieure-postérieure, présentant une excavation d'une égale capacité, était res-

tée adhérente aux côtes lorsqu'on avait détaché le poumon, avait une épaisseur forte inégale. Dans la partie
restée adhérente aux côtes, elle était d'environ deux
lignes; dans celle qui était enfoncée dans le tissu pulmonaire, elle variait de trois à sept ou huit lignes. La
substance de ce kyste offrait une couleur blanche et
brillante, une légère demi-transparence, une texture
tout-à-fait semblable à celle des cartilages inter-verté-
braux, avec une fermeté peut-être plus grande. Sa
cavité était tout-à-fait vide, car il ne s'en était rien
écoulé lorsqu'on la coupa en deux en détachant le poumon. (*Voyez* la fig. 3, pl. iii.)

De la partie inférieure-moyenne du kyste, point où
ses parois étaient le plus épaisses, il partait quatre ou
cinq lames d'épaisseur irrégulière, formées par la même
substance cartilagineuse, qui pénétraient dans le tissu
pulmonaire à une profondeur d'environ un pouce, en
divergeant irrégulièrement. Le tissu pulmonaire placé
entre ces lames, qui lui adhéraient intimement ainsi que
le kyste, était flasque, grisâtre, comprimé, mais d'ailleurs tout-à-fait sain.

Le reste du tissu pulmonaire, beaucoup moins infiltré de sérosité sanguinolente que le poumon gauche,
excepté vers la base de l'organe, offrait çà et là, mais
en petit nombre, quelques petits kystes parfaitement
arrondis, et gros comme des grains de chenevis ou des
noyaux de cerise. Ils contenaient une matière d'un
jaune d'ocre pâle, à peine humide, évidemment crétacée, mais plus *grasse* que de la craie pure, et qui
paraissait composée d'un mélange de matière crétacée
et de matière tuberculeuse colorée par une très petite

quantité de sang. On la faisait facilement sortir, par la pression des kystes qui la renfermaient. Ces kystes avaient une épaisseur assez égale, d'une ligne ou d'une demi-ligne, une couleur grisâtre, une demi-transparence bien marquée, et une texture évidemment demi-cartilagineuse.

Le cœur, d'un volume un peu plus considérable que celui du poing du sujet, offrait sur sa face externe plusieurs plaques blanchâtres de la grandeur d'une pièce de six francs. Son ventricule gauche avait des parois assez minces et une cavité assez vaste : il était distendu, ainsi que l'oreillette du même côté, par un sang noir et demi caillé. Le ventricule droit offrait aussi une cavité assez vaste, mais jointe à des parois presque aussi épaisses que celles du ventricule gauche. Les colonnes charnues y étaient peut-être aussi plus fortes, proportion gardée, que celles de ce dernier. L'oreillette droite n'offrait rien de remarquable.

Les autres viscères étaient sains.

Les observations que l'on vient de lire montrent l'emphysème du poumon dans ses divers degrés. La dernière fournit, en outre, un exemple de la possibilité de la guérison de ce qu'on appelle ordinairement un *ulcère* du poumon, et une preuve à ajouter à ce que nous dirons à cet égard en traitant de la phthisie. Cette observation est d'autant plus remarquable qu'elle offre à la fois l'exemple des deux modes de guérison que nous décrirons, la cicatrisation et la fistule : car l'épaisseur considérable du kyste fistuleux à sa partie inférieure, et les lames cartilagineuses qui en partaient, ne peuvent être regardées que comme l'effet de la production suraboudante de matière cartilagineuse qui a quelquefois lieu dans ces cas.

ARTICLE II.

De l'Emphysème interlobulaire.

L'emphysème pulmonaire est, comme nous l'avons vu, une affection essentiellement chronique ; celui que nous allons décrire, au contraire, est, dans la plupart des cas, une véritable lésion traumatique qui se développe presque instantanément ; c'est l'emphysème du poumon tel à peu près que le conçoivent les chirurgiens, mais qui, quoique universellement admis, est encore fort peu connu sous le rapport anatomique. Je n'en connais même aucune description exacte et faite d'après nature.

Caractères anatomiques de l'emphysème interlobulaire. L'emphysème interlobulaire est caractérisé par une infiltration d'air dans les lobules du poumon. La texture des cloisons celluleuses qui forment ses intersections et tellement serrée, que je doutais, il y a quelques années, de la possibilité d'une infiltration aérienne dans leur tissu (*De l'Ausc. méd.* ; Paris, 1819, t. II, p. 213) ; mais j'ai eu occasion depuis d'en voir plusieurs exemples. Les cloisons infiltrées, au lieu de l'épaisseur presque inappréciable, de la blancheur et de l'opacité qui leur sont naturelles, présentent une largeur d'une ligne à cinq ou six, et quelquefois même de près d'un pouce. Elles forment à la surface du poumon, et principalement vers ses bords, des bandes transparentes et très exactement circonscrites, qui le traversent d'une face à l'autre, ou pénètrent au moins profondément dans sa substance, et qui contrastent par leur transparence avec l'opacité du tissu pulmonaire. Le tissu cellulaire infiltré, formé de lames très minces et à demi desséchées, est devenu diaphane et incolore. Ces bandes, ordinairement plus larges vers le bord du poumon, se dirigent en s'amincissant vers le centre de l'organe, et on pourrait les comparer sous ce rapport à des segmens d'orange qui contiendraient de l'air dans leurs cellules, au lieu du suc visqueux et sucré qu'elles renferment naturellement. Quelquefois plusieurs bandes semblables marchent parallèlement l'une à l'autre, séparées par des îlots de tissu pulmonaire tout-à-fait sain. Plus rarement l'infiltration aérienne, en se propageant dans une intersection transversale, et par conséquent parallèle au bord du poumon, réunit entre elles deux bandes longitudinales, et isole ainsi un ou plusieurs lobules pulmonaires. Assez souvent on remarque le long des vaisseaux qui parcourent le poumon, et surtout de ceux qui rampent à sa surface, des bulles d'air infiltrées dans le tissu ambiant, et qui figurent assez bien les grains d'un chapelet. On trouve en outre sous la plèvre des bulles d'air en beaucoup plus grand nombre et plus communément que dans l'emphysème pulmonaire proprement dit. Quand l'emphysème interlobulaire est voisin de la racine du poumon, il gagne promptement le médiastin, et de là le col et le tissu cellulaire intermusculaire et sous-cutané de toutes les parties du corps.

L'emphysème interlobulaire ne se conçoit que par suite d'un effort violent, et qu'autant qu'un certain nombre de vésicules aériennes se sont rompues , et ont fait passer l'air dans le tissu cellulaire qui sépare les lobules du poumon.

Cependant on ne peut reconnaître le point où s'est faite cette rupture , et même on n'aperçoit presque jamais aucune vésicule aérienne dilatée ; les lobules pulmonaires même qui sont entièrement isolés des autres par l'infiltration sont , sous ce rapport , tout-a-fait dans l'état naturel.

Pour étudier les caractères anatomiques de l'emphysème interlobulaire , il faut , après avoir insufflé le poumon , faire une ligature au-dessus de la partie emphysémateuse , et faire ensuite sécher la pièce à l'air libre. Dans cet état de dessiccation , si l'on coupe la pièce par tranches avec un bistouri ou un rasoir , le tissu celluleux interlobulaire , disséqué en quelque sorte et distendu par l'air , présente des lames très minces , parfaitement transparentes , irrégulièrement entre-croisées de manière à laisser entre elles des espèces de cellules informes , inégales , qui communiquent toutes entre elles. Les lobules compris entre ces infiltrations aériennes, au contraire , sont dans un état d'intégrité parfaite , les vésicules aériennes n'y sont nullement dilatées , et , chose remarquable , s'il y a dans cette partie du poumon une infiltration sanguine cadavérique , elle est bornée aux lobules , et ne pénètre point dans les cloisons infiltrées.

Je ne voudrais cependant point affirmer absolument que l'infiltration aérienne des cloisons ne puisse quelquefois envahir les lobules eux-mêmes. Dans les cas graves , on serait tenté de le croire au premier abord.

On voit, en effet, de semblables infiltrations qui ont deux ou trois doigts de largeur vers le bord du poumon ; et il semble naturel de croire qu'une cloison celluleuse aussi mince ne puisse être distendue à ce point, et que les lobules pulmonaires existant entre deux cloisons infiltrées ont disparu dans l'infiltration. Mais si cela est, je n'ai rien aperçu qui pût l'indiquer ; je n'ai jamais vu un lobule en partie infiltré d'air, ni aucune cellule évidemment dilatée : et si des lobules ont réellement disparu dans ces grandes infiltrations aériennes, il faudrait supposer que l'air a pénétré dans les interstices des vésicules pulmonaires mêmes, et les a résolues en tissu cellulaire ; car une coupe faite comme je l'ai indiquée ne m'a jamais présenté rien qui ressemblât à des restes de tissu pulmonaire.

Causes occasionelles de l'emphysème interlobulaire. La cause occasionelle la plus commune de l'emphysème interlobulaire est la rétention forte et prolongée de l'air inspiré, qui a lieu dans les efforts violens et longtemps soutenus, tels que ceux de l'accouchement, ceux que nécessite quelquefois une constipation très opiniâtre, et surtout ceux que l'on fait pour soulever un lourd fardeau. Les enfans sont plus sujets à cette affection que les adultes : elle a lieu fréquemment chez eux lorsqu'ils sont attaqués du croup, ou d'un catarrhe aigu très intense dans lequel l'obstruction bronchique est très grande. On ne peut attribuer cet accident à leurs cris, puisque le cri se fait principalement dans l'expiration ; mais les inspirations violentes qu'ils font immédiatement avant de crier ou dans les accès de colère, si communs chez les enfans en bas âge lorsqu'ils souffrent, et les efforts qu'ils font pour se débattre , sont sans doute la principale cause de l'accident dont il s'agit. On le voit aussi , mais beaucoup plus rarement , survenir dans les mêmes maladies chez l'adulte. Le catarrhe suffocant aigu en est, chez ce dernier , la cause la plus fréquente lorsqu'il dure plusieurs jours , et surtout lorsqu'il est joint à une légère pneumonie.

Peut-être doit-on ranger parmi les causes qui peuvent donner lieu à l'emphysème interlobulaire une exhalation spontanée de gaz dans le tissu cellulaire qui constitue les cloisons des lobules. On sait que des exhalations semblables peuvent avoir lieu dans toutes les autres parties du tissu cellulaire , et que les efforts violens d'un membre , certaines contusions ou distensions, en déterminent quelquefois localement dans le voisinage de la partie lésée (1).

----

(1) M. Piedagnel (*Mém. cité* , p. 20 et suiv.) a rangé parmi les causes de l'emphysème interlobulaire , l'introduction subite d'une grande quantité d'air dans les veines. Il explique par cet emphysème ces morts instantanées qu'on a vu survenir pendant des opérations dans lesquelles une grosse veine avait été ouverte, et dont les journaux de médecine ont rapporté deux exemples il y a quelques années (V. *J. de physiol.*, t. 1, p. 190; et *Arch. gén. de Méd.*, t. v, p. 430). Mais il est à remarquer que , dans ces deux cas, les poumons sont notés comme étant *parfaitement sains*, et que c'est en raison de leur crépitation seulement que M. Piedagnel affirme qu'ils étaient emphysémateux. M. Leroy d'Etioles, qui avait eu aussi , et même antérieurement à M. Piedagnel, la pensée de rapporter ces morts subites à un emphysème pulmonaire , avait en faveur de son opinion quelque chose de plus, puisqu'en injectant de l'air dans

Il peut sembler étonnant que l'emphysème interlobulaire ne survienne pas presque constamment à la suite de l'emphysème pulmonaire, surtout après les attaques d'asthme dues au retour d'un catarrhe sec aigu : cependant, quoique j'aie vu plusieurs emphysèmes pulmonaires depuis la publication de la première édition de cet ouvrage, et que les élèves qui suivent ma clinique m'aient apporté fréquemment des pièces anatomiques remarquables de ce genre, recueillies dans les autres hôpitaux de Paris, je n'ai vu, dans les cas même où l'emphysème était le plus intense, d'autre infiltration aérienne que quelques bulles d'air dans le tissu cellulaire qui sépare la plèvre du poumon, et jamais la réunion des deux emphysèmes. Cela tient sans doute à ce que l'emphysème pulmonaire, étant une affection chronique, doit amener à la longue un peu d'épaississement

---

les veines chez les animaux de manière à déterminer la mort, il avait, deux fois sur six, trouvé les poumons emphysémateux (V. *Arch. gén. de Méd.*, t. III, p. 410 et suiv.). Néanmoins il paraît avoir reconnu depuis qu'il avait, dans ces cas, accordé trop d'importance à l'emphysème des poumons. On conçoit, au reste, que l'air introduit brusquement et en quantité notable dans le système circulatoire puisse, à son arrivée dans les capillaires du poumon, se dilater assez et être assez fortement comprimé par le sang qui le suit, pour rompre les vaisseaux qui le renferment, et s'extravaser dans le tissu pulmonaire; on conçoit aussi que cette extravasation trouble assez l'hématose pour déterminer la mort : mais il est beaucoup plus probable que celle-ci est due en pareil cas, ainsi que l'avaient pensé Bichat et Nysten, à l'influence exercée sur le cerveau ou sur le cœur par l'air qui circule avec le sang. M. L.

par hypertrophie des parois des vésicules aériennes : et d'un autre côté, comme l'a observé M. Reisseissen, le tissu cellulaire qui sépare les lobules des poumons est très dense, et ne peut être infiltré d'air, par l'insufflation, qu'avec beaucoup de peine.

Signes de l'emphysème interlobulaire. L'emphysème interlobulaire se reconnaît à un signe tout-à-fait pathognomonique : c'est le *râle crépitant sec à grosses bulles*, très manifeste et continuel ou à peu près. Je ne crois pas que ce signe manque jamais dans ce cas, et il est toujours plus prononcé que dans l'emphysème pulmonaire. On éprouve ordinairement en même temps la sensation d'un ou plusieurs corps qui montent et descendent en frottant le long des côtes pendant l'inspiration et l'expiration.

Ces phénomènes présentent des variétés assez notables : ils sont ordinairement réunis, ou bien l'un d'eux existe seul, ou ils ont lieu alternativement. Le *frottement ascendant* a lieu dans l'inspiration ; et c'est dans ce moment aussi que se fait ordinairement entendre le râle crépitant sec à grosses bulles qui le masque souvent complètement. Le *frottement descendant*, qui accompagne l'expiration, s'entend par cela même beaucoup plus communément : il se fait quelquefois en un seul temps, d'autres fois en deux ou trois temps ou saccades successives. Assez souvent il ne se fait entendre qu'immédiatement après l'expiration ou lorsqu'elle est achevée : il semble qu'alors quelque chose descende pour se remettre à sa place. Le plus ordinairement le frottement paraît se faire contre la plèvre costale ; d'autres fois, au contraire, il semble se faire profondément contre le diaphragme, contre le médiastin, ou entre les lobes pulmonaires.

Ces phénomènes fournis par l'auscultation médiate sont quelquefois accompagnés d'une crépitation sensible à la main. Ce dernier signe manque souvent, et disparaît ordinairement avant ceux que donne l'auscultation. Quelquefois cependant, quoique rarement, il est plus facile à saisir que ces derniers, au moins par momens.

La crépitation sèche à grosses bulles, et le frottement ascendant et descendant, sont moins sujets que la plupart des autres phénomènes stéthoscopiques à des interruptions momentanées dues à l'engorgement ou à l'obturation des rameaux bronchiques qui se distribuent à la partie affectée quand l'emphysème est étendu : mais cependant cela arrive aussi quelquefois ; et quand la lésion est bornée à un point peu étendu, cette interruption peut même durer plusieurs jours.

Dans quelques cas, on peut déterminer la crépitation en pressant du doigt les espaces intercostaux correspondant au lieu affecté.

La poitrine résonne bien dans le même point, à moins qu'il n'existe en même temps une pneumonie ou une autre cause d'engorgement pulmonaire.

S'il existe en même temps un emphysème extérieur, et qui s'est manifesté d'abord au cou, il ne peut qu'ajouter à la sûreté du diagnostic.

Quant aux symptômes généraux et locaux, une dyspnée plus ou moins grande survenant tout-à-coup après un effort violent, ou la persistance d'une oppression notable dans la convalescence d'un croup, d'un catarrhe suffocant, ou de toute autre maladie dans laquelle les bronches ont pu être momentanément obstruées, est le seul trouble de fonction d'après lequel on puisse soupçonner l'emphysème interlobulaire. Quelquefois cependant les malades se plaignent d'éprouver une sorte de craquement dans le lieu affecté.

Traitement de l'emphysème interlobulaire. L'emphysème interlobulaire est ordinairement moins grave qu'on ne serait tenté de le penser. Quand l'infiltration de l'air s'est propagée dans le tissu cellulaire extérieur, quelques mouchetures faites avec une lancette au bas du cou et dans les autres points où l'emphysème est le plus considérable, suffisent ordinairement pour le dissiper. Quand l'emphysème est borné au poumon, il paraît que, dans tous les cas, l'air est absorbé, et que les cloisons interlobulaires reviennent peu à peu à leur état naturel. Je n'ai vu mourir personne de cette affection seule (1); et j'ai vu guérir plus ou moins rapidement

---

(1) **M.** Piedagnel affirme, au contraire, que l'emphysème interlobulaire (le seule qu'il admette) est souvent une cause de mort. Il cite en preuve l'histoire de deux malades qui, en 1820, entrèrent à l'hôpital Saint-Antoine pour une affection catarrhale aiguë en apparence peu grave, et qui y moururent presque subitement. On ne trouva chez eux, à l'ouverture du corps, aucune altération assez grave pour expliquer la mort; seulement chez tous deux les poumons, regardés comme très sains, étaient fortement *crépitans*, et *par conséquent*, dit M. Piedagnel, *emphysémateux.* « Nous ne doutons nullement, « ajoute-t-il, que dans ces deux cas, pris au hasard parmi plu- « sieurs autres du même genre, on ne puisse avec raison attri- « buer la mort à l'infiltration de l'air dans le tissu cellulaire du

plusieurs sujets qui en présentaient les signes de la manière la plus évidente et dans une grande étendue. J'en citerai seulement deux exemples.

Une jeune Anglaise que je trouvai convalescente d'un catarrhe aigu et intense, dans les salles de clinique de la Faculté, au commencement de l'année scolaire 1823-1824, présentait de la manière la plus évidente tous les signes de l'emphysème interlobulaire, à la partie latérale du poumon droit, et dans une étendue qu'on ne pouvait couvrir avec la main. Le râle crépitant sec à grosses bulles, le frottement ascendant dans l'inspiration, descendant dans l'expiration, s'entendaient fortement et distinctement ; on sentait même la crépitation dans les inspirations un peu fortes, en appliquant la main sur le côté ; mais certains jours ce dernier phénomène disparaissait, et d'autres fois, au contraire, on pouvait déterminer la crépitation en pressant du doigt les intervalles des côtes. Une oppression assez marquée, qui existait lorsque je vis pour la première

---

« poumon. » (*Mém. cité*, p. 12.) Pour moi, je doute beaucoup qu'aucun homme de sens veuille tirer du fait de la crépitation du tissu pulmonaire, fait qui rigoureusement n'indique autre chose que la présence d'une plus ou moins grande quantité d'air dans les cellules du poumon, la conclusion qu'il y a extravasation d'air dans le tissu interlobulaire, et que cette extravasation a causé la mort. Je n'aurais même pas rapporté ici une aussi étrange argumentation, si le mémoire de M. Piedagnel n'avait eu pour but d'établir que mon maître s'est trompé dans presque tout ce qu'il a écrit sur l'emphysème pulmonaire, et n'avait reçu des éloges de quelques hommes dont l'opinion mérite d'être prise en considération.　　M. L.

fois la malade, diminua graduellement, et en même temps les phénomènes devenaient moins marqués. Au bout d'environ deux mois la malade quitta l'hôpital, et alla à la campagne. Au printemps suivant, j'eus occasion de la revoir : elle se portait parfaitement, et ne présentait plus aucun signe d'emphysème.

Un compagnon arquebusier, âgé de vingt ans, entra dans les salles de clinique le 9 mai 1825. Il était fortement enrhumé depuis trois semaines, et depuis quelques jours le catarrhe, auquel s'était jointe une fièvre continue, avait pris un caractère très grave. Au moment de son entrée, le malade présentait tous les caractères du catarrhe suffocant aigu : dyspnée extrême, râle trachéal, fièvre aiguë. L'exploration de la poitrine donna les résultats suivans : résonnance pectorale assez bonne partout, peut-être un peu moindre dans le dos à gauche ; bruit respiratoire faible ou médiocre presque partout, avec rhonchus muqueux, sonore-grave, sibilant, isolés ou réunis dans divers points, et râle crépitant léger à la racine du poumon gauche, où l'on entendait en outre une respiration bronchique. Le râle muqueux pouvait être senti à la main dans divers points, et particulièrement sur les côtés (1). La racine du poumon droit

---

(1) Sans doute à l'aide du râle crépitant sec, que je n'avais pas encore distingué ce jour là, parce que dans une première exploration, où il s'agissait surtout d'établir le diagnostic de manière à diriger le traitement, il y avait beaucoup de choses à examiner, et que je n'avais pu donner assez de temps à chacune d'elles pour distinguer que le râle muqueux était uni par momens à un râle crépitant sec à grosses bulles, ce qui d'ailleurs est quelquefois difficile.   (*Note de l'Auteur.*)

présentait aussi un peu de râle sous-crépitant. Ces derniers signes indiquant le commencement d'une double pneumonie, quoique l'expectoration fût à peu près nulle, je fis tirer huit onces de sang du bras, et donner le tartre stibié à la dose de six grains, suivant la méthode qui sera exposée au chapitre de la pneumonie.

Le tartre stibié fut médiocrement supporté, et procura des évacuations alvines assez nombreuses sans vomissemens. Cependant l'état général du malade s'améliora un peu depuis le 10 mai qu'il commença ce traitement, jusqu'au 13. Il parut le 12 quelques crachats assez visqueux et teints de sang, et l'apparition d'une douleur assez forte au côté droit y fit appliquer une ventouse scarifiée. Mais le râle trachéal et la dyspnée diminuaient un peu, et les signes stéthoscopiques indiquaient que la pneumonie restait à l'état d'engouement dans les points où l'on avait trouvé le râle crépitant, et y revenait dans celui qui avait donné d'abord la respiration bronchique. Ce signe d'hépatisation avait disparu, et était remplacé par un râle crépitant plus marqué.

Le 14, il y avait plus d'amélioration dans l'état général, et surtout moins de râle trachéal et de prostration des forces. Je fis ajouter une once de sirop diacode à la potion stibiée, et donner trois soupes au malade, qui demandait des alimens (il en avait pris chaque jour une, et en outre trois bouillons). De ce jour, la diarrhée, la fièvre, la dyspnée cessèrent ; la respiration commença à s'entendre assez bien dans tous les points, avec des rhonchus variés, mais parmi lesquels on ne distinguait plus le râle crépitant.

Le 17, le malade était en pleine convalescence et mangeait des alimens solides, quoiqu'il continuât l'usage du tartre stibié : les signes stéthoscopiques étaient à peu près les mêmes que le 14, seulement le bruit respiratoire prenait chaque jour plus de force.

Le 20, en explorant attentivement ce convalescent, je trouvai le frottement *ascendant* dans l'inspiration et *descendant* dans l'expiration, dans les deux côtés et surtout à gauche. La cessation presque complète du rhonchus muqueux permit de distinguer évidemment un *rhonchus crépitant sec à grosses bulles* fort étendu surtout à droite. La main, appliquée sur les côtés, percevait de temps en temps une crépitation analogue.

Je fis ajouter en conséquence, à la feuille du diagnostic : *Emphysema interlobulare partium inferiorum utriusque pulmonis.*

Le malade continuait à aller de mieux en mieux. Je réduisis la dose du tartre stibié à quatre grains, et le 27 je le supprimai tout-à-fait, le malade mangeant depuis plusieurs jours la portion.

Le malade sortit de l'hôpital le 29, et il m'avait été difficile de l'empêcher de le faire plus tôt. Cependant les signes de l'emphysème, quoiqu'ils devinssent chaque jour un peu moins marqués, étaient encore très manifestes. On entendait également encore un peu de rhonchus muqueux sonore-grave ou sibilant, dans d'autres points de la poitrine.

Au bout de trois semaines ce jeune homme vint me retrouver, comme je le lui avais recommandé. Il se portait très bien, et ne présentait plus aucun des signes indiqués ci-dessus (1).

Il semblerait résulter de quelques faits observés à Bicêtre par M. le docteur Pillore, et qui sont consignés dans la thèse de ce médecin (janvier 1834), qu'un emphysème interlobulaire considérable, survenu subitement, peut subitement aussi amener la mort.

M. Pillore parle effectivement d'un homme, âgé de soixante-

---

(1) Je ne sais si l'on peut regarder ces deux faits comme des exemples d'emphysème interlobulaire. L'un et l'autre, et principalement le second, me semblent plutôt des exemples de pleurésies légères entées sur un catarrhe ou sur une pneumonie, et dans lesquelles l'égophonie a manqué parce qu'il n'y avait pas épanchement. Le bruit de frottement, en effet, s'observe dans la pleurésie comme dans l'emphysème interlobulaire, et suppose, dans tous les cas, s'il faut s'en rapporter aux observations de M. Reynaud (*Voy.* plus haut, pag. 146), que la surface de la plèvre est devenue rugueuse et inégale. Peut-être même appartient-il exclusivement à la première de ces maladies, comme le râle crépitant sec paraît appartenir exclusivement à la seconde; de sorte que la réunion de ces deux phénomènes indiquerait la réunion des deux maladies. C'est du moins ce qui semble résulter des observations que j'ai recueillies dans le service de mon cousin, pendant que je remplissais les fonctions de chef de clinique; car, lorsque le bruit de frottement est noté, la feuille de diagnostic porte presque toujours : *pleurésie et emphysème interlobulaire*. C'est ce qui résulte plus évidemment encore de la troisième des observations de M. Reynaud, dans laquelle les deux bruits ont été observés pendant la vie et les deux lésions constatées après la mort (Voy *Journ. hebd. de Méd.* n° 65, p. 576).   M. L.

neuf ans, qui était traité à l'infirmerie de Bicêtre pour une affection cérébrale chronique, et qui d'ailleurs ne paraissait être nullement près de sa fin. Un jour cet individu perd tout-à-coup l'usage de ses sens; sa face devient violacée, et dans l'espace de quelques minutes il expire. Pour expliquer une mort aussi prompte, on ne trouva qu'un emphysème sous-pleural, qui, ayant environ quatre pouces de long sur trois de large, occupait la partie postérieure et inférieure du poumon gauche.

A la suite de ce fait, M. Pillore en rapporte deux autres analogues. L'un de ces faits, recueilli par M. le docteur Prus, est relatif à un vieillard de soixante-dix ans, qui, s'étant couché le soir bien portant, fut trouvé, le lendemain matin, mort dans son lit. L'examen le plus minutieux de tous les organes ne fit découvrir qu'un énorme emphysème sous-pleural.

L'autre fait a été observé par M. Piett dans le service de M. Rochoux, et présente encore le cas d'un individu qui, atteint d'un simple catarrhe pulmonaire, perdit connaissance, quelques instans après qu'on venait de le visiter, et succomba, comme les précédens, en quelques minutes. La nécropsie, faite avec le plus grand soin, ne montra d'autre lésion qu'une bulle très volumineuse d'emphysème sous-pleural.

Il faut bien admettre, dans des cas de ce genre, une déchirure spontanée du tissu pulmonaire. Il faut admettre aussi que cette déchirure subite peut amener, dans la respiration, un trouble assez grand pour produire une mort dont la promptitude ne saurait être comparée qu'à la rapidité de celle qui résulte soit de la rupture du cœur ou d'un gros vaisseau, soit d'une hémorragie considérable du mésocéphale ou du bulbe rachidien. Les expériences tentées par le docteur Leroy d'Étiolles sur les animaux conduisent d'ailleurs à un même résultat : en insufflant de l'air dans les bronches des lapins avec assez de force pour déchirer un certain nombre de cellules pulmonaires, ce médecin a fait périr ces animaux aussi rapidement que s'il leur avait coupé la moelle allongée. ANDRAL.

CHAPITRE IV.

DE L'OEDÈME DU POUMON.

L'œdème du poumon est une infiltration de sérosité dans le tissu pulmonaire, portée à un degré tel qu'elle diminue notablement sa perméabilité à l'air.

Cette maladie, quoique fort commune, est très peu connue. Aucun des auteurs qui ont traité dogmatiquement des hydropisies n'en a parlé, ou, si l'on trouve chez eux quelques mots qui paraissent d'abord se rapporter à cette maladie, comme l'expression d'*hydropisie du poumon*, un examen attentif montre bientôt qu'il s'agit de l'hydrothorax, ou de l'opinion des auteurs hippocratiques qui, transportant à l'homme une observation faite sur les animaux domestiques, pensaient que le développement de kystes séreux dans le poumon était fort commun, et que la rupture de ces kystes dans la plèvre était la cause de l'hydropisie de poitrine (1). Parmi les observateurs, Albertini (2) et Barrère (3) sont les seuls qui paraissent avoir fait quelque attention à l'œdème du poumon, et qui en aient donné des exemples. Les observations du dernier, surtout,

---

(1) Hippocrates, *de intern. Affect.* — Carol. Piso, *de Morbis à serosâ colluvie.* — Dehaen, *Ratio medendi*, t. II, pars, v, cap. III, *de Hydrope pectoris.*

(2) *Comment. de Bonnon. Sc. Inst.*, t. I.

(3) *Observations anatomiques ;* Perpignan, 1753.

montrent qu'il a bien connu la maladie quoiqu'il y ait peut-être attaché trop d'importance, et qu'il ne l'ait pas suffisamment distinguée de la péripneumonie au premier degré.

L'œdème du poumon est rarement idiopathique et primitif. Il survient le plus souvent avec d'autres hydropisies, chez les sujets cachectiques, vers l'époque de la terminaison fâcheuse des fièvres qui ont duré long-temps, ou des affections organiques, et particulièrement de celles du cœur. La péripneumonie terminée par résolution laisse aussi après elle une grande disposition à l'infiltration du tissu pulmonaire : les sujets chez lesquels j'ai rencontré les œdèmes du poumon les plus universels et les plus intenses étaient morts peu de temps après avoir éprouvé une péripneumonie grave ; et nous verrons, en parlant de cette maladie, que sa résolution est presque toujours accompagnée d'un certain degré d'œdème. Les catarrhes, la phlegmorrhagie pulmonaire aiguë et chronique surtout, y prédisposent également ; et beaucoup de sujets attaqués de ces maladies meurent suffoqués par le développement de l'œdème du poumon.

Quoique l'œdème du poumon ne survienne ordinairement qu'à la fin des maladies aiguës ou chroniques, et souvent peu d'heures avant la mort, cependant j'ai rencontré beaucoup de cas où il avait évidemment duré plusieurs semaines, et même plusieurs mois ; et, dans quelques-uns, l'œdème paraissait même avoir été idiopathique.

L'orthopnée suffocante qui emporte quelquefois les enfans à la suite de la rougeole n'est probablement

autre chose qu'un œdème idiopathique du poumon. Je
n'ai point eu occasion de vérifier cette conjecture, parce
que j'ai été assez heureux pour n'avoir jamais perdu
que deux malades parmi ceux que j'ai traités de la rougeole; mais elle me paraît bien fondée, d'après la disposition à la diathèse séreuse qui existe souvent à la suite
de cette maladie, et d'après la fréquence de la complication péripneumonique pendant sa durée même.

Caractères anatomiques de l'œdème du poumon.
L'œdème du poumon présente les caractères anatomiques suivans : lorsqu'il occupe la totalité d'un poumon,
et qu'il a une date un peu ancienne, le tissu pulmonaire
présente une teinte d'un gris pâle, ou jaunâtre-fauve
pâle, et qui n'a plus rien de la couleur légèrement rosée
qui lui est naturelle ; ses vaisseaux paraissent contenir
moins de sang que dans l'état ordinaire. Le poumon,
plus dense et plus pesant qu'il ne l'est communément,
ne s'affaise nullement à l'ouverture de la poitrine. Il est
cependant encore presque aussi crépitant que dans l'état
naturel. L'impression du doigt y reste un peu plus fortement marquée que dans un poumon sain. Lorsqu'on
l'incise, il en ruisselle une sérosité abondante, presque
incolore ou très légèrement fauve, transparente et à
peine spumeuse.

Ces derniers caractères suffiraient pour faire distinguer cette lésion de la péripneumonie au premier degré,
dans laquelle la sérosité infiltrée dans le tissu pulmonaire enflammé est fortement sanguinolente et très spumeuse, si, d'ailleurs, la rougeur caractéristique de
l'inflammation n'établissait entre les deux affections une
différence extrêmement tranchée. Mais dans l'œdème

pulmonaire aigu, tel que celui qui accompagne une phlegmorrhagie aiguë, un catarrhe suffocant et l'agonie de beaucoup de maladies, il n'est pas rare de trouver dans un poumon œdémateux quelques points péripneumoniques au premier degré, et même au second ; et autour de ces points, le passage insensible et graduel de la péripneumonie à l'œdème. Les faits de ce genre se rattachent à ceux qui établissent des points de contact et d'affinité entre les modifications morbides les plus opposées, l'inflammation aiguë et la diathèse séreuse passive.

Dans les œdèmes récens, la sérosité infiltrée est très spumeuse.

L'œdème du poumon qui survient aux approches de la mort, dans quelque maladie que ce soit, est ordinairement partiel, et occupe le plus souvent les parties postérieure et inférieure du poumon, comme l'infiltration cadavérique sanguine, à laquelle il est alors presque toujours réuni, et qui se remarque particulièrement dans les points les plus déclives.

Quelque intense que soit l'œdème du poumon, la texture spongieuse des cellules aériennes reste sans altération ; et on la reconnaît toujours parfaitement, surtout à l'intérieur, et lorsqu'il a coulé une certaine quantité de sérosité par les incisions : mais lorsque le poumon est encore entier, il est plus difficile de distinguer les cellules aériennes, parce que la sérosité qui les remplit diminue à la fois leur transparence et l'opacité de leurs cloisons, qui en sont imbibées : cependant la plus grande partie de la sérosité est évidemment contenue dans les vésicules pulmonaires.

Lorsque l'œdème du poumon est ancien et universel,

il ne présente ordinairement aucun mélange de l'infiltration sanguine cadavérique que l'on observe vers les parties postérieures du poumon dans la plupart des cadavres.

Il ne faut pas confondre avec l'œdème du poumon une espèce particulière d'infiltration que le tissu pulmonaire présente assez souvent, chez les phthisiques, dans l'intervalle des masses tuberculeuses, et dont je parlerai en son lieu (1).

Symptômes et signes de l'œdème du poumon. — Les symptômes de l'œdème du poumon sont extrêmement équivoques. La gêne de la respiration, une toux légère

---

(1) Il semblerait, d'après tout ce qu'on vient de lire, que, sauf quelques cas que Laënnec admet plutôt comme possibles que comme les ayant observés, l'œdème du poumon est une affection essentiellement chronique, à début sourd, et à marche lente. Sans doute il en est souvent ainsi ; mais d'autres fois on observe tout le contraire : l'œdème du poumon peut survenir tout-à-coup et acquérir très rapidement une assez grande intensité pour amener la mort au milieu d'un état de suffocation, que je comparerais volontiers à celui que détermine l'œdème de la glotte. Aussi, en raison de la diversité des symptômes auxquels donne lieu l'œdème du poumon, suivant la rapidité plus ou moins grande de son développement, j'ai coutume d'établir, dans mes cours, trois formes de cette maladie, que je vais reproduire ici :

Dans la première forme, qui est la plus aiguë que puisse offrir l'œdème du poumon, les malades sont pris tout-à-coup d'une dyspnée extrême, qui, au bout d'un temps souvent très court, entraîne la mort.

Dans la seconde forme, qui est moins aiguë que la précédente, la dyspnée est moins considérable, bien qu'elle soit encore

et une expectoration presque aqueuse et plus ou moins
abondante, sont les seuls signes auxquels on puisse le
soupçonner; dans quelques cas mêmes il n'y a pas d'expectoration notable; dans d'autres, et surtout quand la
maladie est jointe à une phlegmorrhagie pulmonaire,
les crachats sont plus abondans, et présentent un aspect
assez remarquable : ils sont formés par une pituite incolore, d'une consistance et d'un aspect analogue à celui
du blanc d'œuf dissout dans une quantité à peu près
égale d'eau. Cette matière, mêlée d'une grande quantité
de bulles d'air, forme la nappe lorsqu'on incline le vase

fort intense. Comme dans la première forme, elle survient
tout-à-coup, et elle se prolonge un certain nombre de jours,
au bout desquels la mort arrive.

Enfin la troisième forme d'œdème pulmonaire constitue
une maladie véritablement chronique : la dyspnée n'est plus
ici que légère, surtout dans l'état de repos ; et après qu'elle a
persisté plus ou moins longtemps, une terminaison favorable
peut avoir lieu.

L'œdème du poumon, quelle que soit sa forme, me paraît
avoir principalement son siége dans le tissu cellulaire qui sépare les unes des autres les vésicules aériennes. Comme toutes
les hypérémies, il peut être actif, passif, ou mécanique. Il est
actif, surtout, dans les cas où il revêt la première des trois formes
que j'ai indiquée. Il est passif dans beaucoup de cas où il survient vers la fin des maladies chroniques, dont son apparition
accélère la terminaison fatale; ou bien encore lorsqu'il s'établit
dans le tissu du poumon, à la suite d'un certain nombre de
pneumonies aiguës. Enfin, un exemple d'œdème pulmonaire
par cause mécanique nous est offert par celui qu'on observe
chez beaucoup d'individus atteints d'une affection organique
du cœur. ANDRAL.

qui la contient, de même que le produit de l'expectoration des péripneumoniques ; mais elle est beaucoup plus liquide et moins visqueuse. Quelques crachats légèrement fauves, verdâtres ou légèrement rouillés, mais toujours transparens, se distinguent dans cette masse, lorsqu'en même temps que l'œdème il existe dans le poumon quelques points enflammés. Ces caractères des crachats ne peuvent d'ailleurs servir à faire distinguer l'œdème du catarrhe pituiteux (*V*. p. 192).

La percussion non plus n'indique presque jamais rien dans l'œdème du poumon, les deux côtés étant le plus souvent affectés à la fois ; et, lors même qu'un poumon est seul œdématié, ou l'est plus que l'autre, cette méthode d'exploration donne rarement quelques résultats évidens, sans doute parce que les vésicules pulmonaires contiennent encore une assez grande quantité d'air mêlée à la sérosité.

Le stéthoscope donne deux moyens de reconnaître l'œdème du poumon. La respiration s'entend beaucoup moins qu'on ne devrait s'y attendre, à raison des efforts avec lesquels elle se fait, et de la grande dilatation du thorax dont elle est accompagnée. L'on entend en même temps, comme dans la péripneumonie au premier degré, une légère crépitation plus analogue au râle qu'au bruit naturel de la respiration. Ce râle crépitant, ou plutôt *sous-crépitant*, est moins sec que dans la péripneumonie au premier degré. Les *bulles* en paraissent plus grosses, et donnent à l'oreille une sensation plus manifeste d'humidité. Cependant on doit avouer qu'il est quelquefois difficile de distinguer ces deux affections l'une de l'autre à l'aide des seuls signes donnés par le stéthoscope, et qu'il est nécessaire d'y joindre la comparaison des symptômes généraux. Quand l'œdème est très étendu et très intense, la sonoréité de la poitrine diminue assez notablement. Un peu de bronchophonie se manifeste dans ces cas, à la racine du poumon surtout : mais la longue persistance du râle crépitant, et l'absence des signes généraux de l'inflammation, permettent presque toujours de distinguer l'œdème du poumon de la pneumonie au premier degré, même dans les cas où ces affections sont réunies.

Il est un cas dans lequel les signes de l'œdème du poumon deviennent très obscurs ou même tout-à-fait nuls : c'est celui où il survient dans un poumon emphysémateux, ou affecté d'un catarrhe sec intense. Dans ce cas, si l'on a reconnu précédemment l'emphysème ou le catarrhe sec, on ne sera point averti de la complication qui est venue s'y joindre, la respiration étant trop faible et trop peu étendue pour pouvoir déterminer et faire entendre le râle crépitant. Si la complication existe déjà au moment où l'on voit pour la première fois le malade, l'absence presque totale de la respiration, avec un léger râle sibilant par intervalles, et sans altération notable de la résonnance des parois thoraciques, indiquera l'existence de l'emphysème; mais on le croira simple, parce que le râle crépitant n'existera pas, ou sera si faible et si rare qu'on ne pourra le distinguer du râle sibilant qui accompagne toujours l'emphysème. Le meilleur moyen d'éviter l'erreur est de faire tousser le malade ou de lui faire retenir longtemps sa respiration, afin de déterminer une inspiration énergique qui puisse faire entendre le râle crépitant.

Si le malade succombe, à l'ouverture du cadavre on sera exposé à une erreur tout opposée : on n'apercevra d'abord que l'œdème; et s'il est considérable et général, il faudra même de l'attention pour distinguer quelques traces d'emphysème. Les cellules aériennes, pleines de sérosité, perdent de leur transparence, et on ne les distingue plus assez pour reconnaître si quelques-unes d'entre elles sont dilatées. Le poumon, d'ailleurs gonflé de sérosité, ne s'affaisse nullement à l'ouverture de la poitrine, dans laquelle il est étroitement serré; et les cellules aériennes les plus dilatées ne sont pas plus saillantes que le reste de la surface de ce viscère. Il est rare, au reste, qu'un poumon soit fortement œdémateux dans toute son étendue; et le plus ordinairement l'emphysème est encore reconnaissable dans divers points, et particulièrement vers le bord antérieur et les pointes de chaque lobe.

Lorsqu'il y a quelque doute sur l'existence de l'emphysème, il faut lier avec une ficelle les portions du poumon dans lesquelles on le soupçonne, de manière à y enfermer l'air et la sérosité qui s'y trouvent. On coupe ensuite au-delà de la ligature, et l'on fait sécher ces portions de poumon au soleil ou auprès d'un poêle. Dès que leur surface commence à se dessécher, les cellules dilatées par l'air deviennent beaucoup plus apparentes.

Ce que nous venons de dire de l'œdème du poumon s'applique également à la péripneumonie : elle fait aussi, et à plus forte raison, disparaître sur le cadavre les traces de l'emphysème du poumon; et cela est d'autant plus facile à concevoir, que l'engorgement péripneumonique est beaucoup plus dense, plus opaque que celui que produit l'œdème, et qu'obstruant à la fois toutes les cellules aériennes, il les confond en une seule masse.

Dans ce cas, comme dans le précédent, les parties du poumon exemptes de l'engorgement, ou qui n'en ont été atteintes qu'à un léger degré, sont les seules où l'on puisse encore reconnaître l'emphysème.

Dans cette dernière complication, si la péripneumonie est au premier degré, on ne reconnaîtra souvent encore sur le vivant que l'emphysème du poumon, à moins que l'engorgement péripneumonique ne soit déjà assez considérable pour produire une diminution notable du son thoracique. Si, au contraire, la péripneumonie est au deuxième ou au troisième degré, on ne reconnaîtra qu'elle, l'absence de la respiration et du son étant complète. Mais si l'on a vu le malade et reconnu l'emphysème avant l'apparition de la péripneumonie, la percussion indiquera cette complication, car avant qu'elle n'existât la poitrine résonnait bien, quoique la respiration ne s'entendît presque pas; et au moment où l'engorgement péripneumonique est devenu un peu considérable, la résonnance des parois thoraciques s'est changée en un son tout-à-fait mat.

J'ai cru devoir entrer dans quelques détails relativement à ces complications, parce qu'elles peuvent faire méconnaître l'une ou l'autre maladie pendant la vie comme à l'ouverture des cadavres; et parce qu'après s'être trompé quelquefois de cette manière, un observateur peu attentif pourrait conclure que les signes que nous avons donnés de l'inflammation, de l'emphysème et de l'œdème du poumon, ne sont ni sûrs ni constans.

Le cas suivant offre un exemple de la facilité avec laquelle une semblable erreur pourrait être commise par un médecin qui n'aurait pas encore appris à bien connaître l'emphysème du poumon, tant sur le vivant que sur le cadavre. Un homme d'environ soixante ans entra à l'hôpital Necker avec tous les signes de cette maladie portés au plus haut degré. La poitrine résonnait bien, et la respiration ne s'entendait que très faiblement, par momens seulement, dans des points variables, et avec un léger râle semblable au cliquetis d'une soupape. La maladie étant bien constatée, et le malade étant dans un état désespéré, je ne percutai pas de nouveau la poitrine. Les trois jours qui précédèrent sa mort, je trouvai l'absence de la respiration tout-à-fait complète dans la partie supérieure droite de la poitrine. A l'ouverture du corps, nous trouvâmes les lobes supérieurs du poumon droit dans un état d'engorgement péripneumonique passant du premier au deuxième degré; il avait déjà une densité presque égale à celle du foie, était très rouge, et ne présentait plus aucune trace de cellules aériennes, quoiqu'il n'eût pas encore parfaitement l'aspect granulé : le reste de ce poumon était fortement infiltré d'une sérosité légèrement sanguinolente dans quelques points, et tout-à-fait incolore dans d'autres. Le poumon gauche était également infiltré de sérosité, mais moins abondante, plus spumeuse, et plus généralement incolore : il ne présentait aucun point péripneumonique.

Au premier aspect, ni l'un ni l'autre poumon ne paraissait emphysémateux; on trouvait seulement, à la face interne du lobe supérieur du poumon gauche

(point très peu infiltré), une cellule aérienne énormément dilatée, et présentant assez bien l'apparence de
la moitié d'un grain de raisin : incisée, elle laissa voir,
dans la substance même du poumon, une cavité capable de loger une aveline, et dont les parois étaient
formées par d'autres cellules moins dilatées qui paraissaient s'y ouvrir. En examinant avec attention la surface des deux poumons, on y remarqua çà et là un
grand nombre de cellules aériennes assez dilatées pour
pouvoir contenir un grain de millet ou même de chenevis; mais dont la dilatation ne frappait pas les yeux au
premier abord, parce que l'infiltration leur avait fait
perdre presque toute leur transparence. On y trouva
également trois ou quatre bosselures correspondant à
des ruptures du tissu pulmonaire semblables à celles
que j'ai décrites en parlant de l'emphysème du poumon (p. 350).

Le malade dont il s'agit présentait les signes de l'emphysème du poumon d'une manière tellement évidente,
que l'élève le moins instruit, après avoir lu ce que nous
en avons dit, n'aurait pu les méconnaître. Cependant,
à l'ouverture du corps, il est presque certain qu'il
n'aurait pu distinguer d'autre trace de cette lésion que
la grosse bulle décrite ci-dessus, à moins qu'il n'eût
déjà vu la même altération sur d'autres sujets; et par
conséquent il aurait cru s'être trompé sur le diagnostic,
ou il aurait pensé que les signes de l'emphysème ne sont
pas sûrs et constans.

Des trois observations suivantes, la première mon-
trera l'œdème du poumon dans son état de simplicité;
la seconde offrira un exemple de la complication dont

nous venons de parler ; la troisième en donnera un de l'œdème survenu à la suite d'une péripneumonie grave, et avant que sa résolution fût tout-à-fait parfaite.

OBS. IX. *OEdème des poumons avec ascite et anasarque.* — Elisabeth Roussel, cantinière, âgée de quarante-sept ans, veuve, ayant la peau assez blanche et un embonpoint médiocre, avait toujours joui d'une bonne santé jusqu'à l'âge de quarante-six ans. Réglée à onze ans, mariée à douze, et mère peu de temps après, ses menstrues avaient toujours eu un cours régulier, malgré les fatigues et les changemens fréquens de pays et de régime auxquels elle était exposée en suivant les armées. Ce ne fut que vers la fin de 1817 que leur cours commença à se déranger, et devint de plus en plus irréguliers.

Au commencement du mois de décembre 1818, la malade éprouva tout-à-coup une douleur assez vive dans la partie postérieure gauche de la poitrine ; cette douleur se jeta ensuite sur le sein du même côté. La respiration devint en même temps très gênée, et la malade commença à tousser et cracher. Un emplâtre de ciroène, appliqué sur le point douloureux, la soulagea beaucoup. Néanmoins elle se décida à entrer à l'hôpital Necker, et y fut admise le 20 décembre.

Elle présentait alors les symptômes suivans, face légèrement jaunâtre, maigreur assez marquée, œdème des extrémités supérieures, et surtout de la gauche ; respiration courte et embarrassée ; toux peu fréquente, crachats blancs, visqueux, mêlés de beaucoup de salive ; digestion assez bonne ; sommeil rare depuis quinze jours. Un séton pratiqué sur le côté gauche soulagea beaucoup la malade, et rendit la respiration beaucoup plus libre (1). L'usage d'un looch gommeux avec addition de laudanum lui procura un peu de sommeil.

Les règles parurent deux ou trois jours après; mais elles cessèrent presque aussitôt.

La malade alla de mieux en mieux jusque vers la fin du mois de janvier 1819. Elle ne toussait presque plus, elle respirait plus librement, elle crachait fort peu ; ses crachats offrirent à plusieurs reprises une couleur noire très prononcée, couleur due probablement au voisinage d'une lampe qui fumait beaucoup ; l'œdème des bras était beaucoup moindre; toutes les fonctions se faisaient bien.

Vers le commencement de février, l'enflure des bras augmenta un peu; les jambes et les cuisses commencèrent aussi à devenir œdémateuses. La malade resta trois jours sans uriner.

Le 8 février, elle s'en plaignit pour la première fois, et avoua que, depuis le commencement de cette rétention d'urine, elle avait perdu de nouveau le sommeil; qu'elle éprouvait des étouffemens, des nausées, et quelques douleurs sourdes dans la matrice. Elle avait maigri sensiblement depuis quelques jours; l'enflure des

(1) La feuille de diagnostic de cette malade ayant été perdue, et l'élève chargé de recueillir l'observation ayant négligé, les premiers jours, d'y reporter cette feuille, je ne sais d'après quel motif je me décidai à faire appliquer ce séton. Je ne crois pas cependant avoir reconnu ce jour là l'œdème du poumon.
Note de l'Auteur.

cuisses gagnait l'abdomen et les parties extérieures de la génération. Presque tout le corps, la face exceptée, était œdémateux. L'abdomen était très volumineux; mais sa tuméfaction paraissait dépendre plutôt de l'infiltration de ses parois que d'un épanchement dans la cavité du péritoine, car on ne sentait aucune fluctuation.

On sonda la malade; et quoique cette opération n'eût donné issue qu'à une fort petite quantité d'urine, elle se trouva soulagée, et urina plusieurs fois avec facilité dans la journée.

Les jours suivans, elle était assez bien, et ne se plaignait que de quelques coliques légères; elle urinait facilement; mais l'œdème ne diminuait point.

Le 18, les coliques étaient plus fortes; l'infiltration des cuisses et de l'abdomen avait beaucoup augmenté; les battemens du cœur étaient irréguliers, peu forts et peu sonores; le pouls était presque insensible; une douleur pongitive légère existait depuis la veille sous le sein gauche. La respiration, d'ailleurs, était assez libre, et s'entendait bien partout à l'aide du stéthoscope, mais avec un léger râle crépitant.

On porta sur la feuille du diagnostic : *OEdème du poumon avec diathèse séreuse générale.*

On prescrivit la tisane apéritive, des frictions sur les cuisses avec le vinaigre scillitique, quatre sangsues sur le côté gauche.

Le point de côté céda sur-le-champ à l'application des sangsues.

Le 25, augmentation de l'œdème des cuisses et de l'abdomen; excoriation à la partie postérieure des jambes, laissant suinter beaucoup de sérosité ; peu d'appétit, peu de sommeil, point de diarrhée, tristesse et plaintes continuelles.

On supprima les frictions avec le vinaigre scillitique, et on prescrivit le julep anodin et l'infusion de gui de chêne dans du vin blanc.

Les jours suivans, la malade parut se trouver un peu mieux. Le 1ᵉʳ mars, elle toussait fort peu, et n'éprouvait aucune douleur dans la poitrine. La respiration s'entendait très bien antérieurement dans les deux côtés, et avec un léger râle crépitant dans les parties inférieures des côtés et du dos. Le cœur ne s'entendait presque pas; ses contractions ne donnaient à peu près aucune impulsion ; le pouls était à peine sensible ; l'infiltration des extrémités était à peu près la même ; celle des parois de l'abdomen avait évidemment diminué. La malade se trouvait assez bien d'ailleurs; mais elle dormait fort peu, et l'appétit était presque nul.

Le 16 mars, la malade se plaignait d'une douleur dans tout le trajet du nerf sciatique droit.

Le 31 mars, la fluctuation était très sensible dans l'abdomen; le ventre était très volumineux, et les membres inférieurs énormes ; la partie postérieure et interne des cuisses était excoriée, et laissait suinter beaucoup de sérosité ; les bras étaient fortement œdématiés ; la face était un peu affaissée et légèrement infiltrée; le pouls était petit, faible ; les contractions du cœur, assez irrégulières, ne donnaient presque point d'impulsion; la respiration s'entendait assez bien partout, mais avec un râle crépitant assez marqué. La malade urinait assez facilement, mais peu et rarement ; elle n'avait point de dévoiement, elle dormait peu, et avait peu d'appétit.

Le 2 avril, fièvre très forte; pouls très fréquent et petit; peau très chaude; langue humide, mais très rouge; les traits étaient légèrement tirés en haut; la malade éprouvait une soif assez vive; elle urinait peu, mais facilement; elle était un peu constipée; elle n'éprouvait aucune douleur dans l'abdomen, et la pression même n'en déterminait pas.

Elle mourut dans la nuit du 2 au 3.

Ouverture du corps faite trente heures après la mort. — Face violette, infiltration considérable de tout le tissu cellulaire sous-cutané, abdomen extrêmement volumineux, larges excoriations livides à la partie postérieure des jambes, au sacrum et au haut des cuisses; bras moins gros que pendant la vie.

Le crâne ne fut pas ouvert.

Le tissu cellulaire sous-cutané de la poitrine était chargé de graisse, et distendu par une sérosité abondante. Les muscles pectoraux et les glandes mammaires étaient eux-mêmes infiltrés d'une manière notable; les plèvres contenaient un peu moins d'une pinte de sérosité limpide et légèrement citrine; les poumons adhéraient presque de toutes parts à la plèvre costale par des lames celluleuses assez longues, fermes et bien organisées; le tissu pulmonaire était, dans l'un et l'autre de ces organes, assez peu crépitant, et infiltré d'une sérosité médiocrement spumeuse et presque incolore, qui ruisselait avec abondance sous le scalpel, et donnait au tissu pulmonaire une sorte de demi-transparence. Du reste, il était sain, avait une couleur d'un rose pâle, ne contenait aucun tubercule, et ne présentait aucune

trace d'engorgement sanguin cadavérique ou de péripneumonie.

Le péricarde contenait cinq à six onces de sérosité
limpide; le cœur était à peu près du volume du poing
du sujet; l'oreillette droite était assez fortement distendue par le sang qu'elle contenait; les cavités et les
parois de cet organe étaient bien proportionnées; son
tissu musculaire était, en général, flasque, mou, et un
peu pâle; les valvules sigmoïdes de l'aorte offraient une
couleur rouge assez prononcée qui tranchait sur celle
de la membrane interne du ventricule. La surface interne de l'aorte, à sa naissance, était un peu inégale,
et sa membrane interne offrait dans cette partie plusieurs taches d'un rouge tirant sur le violet; dans cet
endroit, la membrane interne était évidemment épaissie, et s'enlevait avec la plus grande facilité; la membrane interne de l'artère pulmonaire, à sa naissance,
offrait absolument le même aspect, mais les taches
étaient un peu moins grandes.

L'abdomen contenait environ quatre pintes d'une
sérosité limpide et légèrement citrine; toute la masse
intestinale, ainsi que les mésentères et l'épiploon, offraient extérieurement une couleur pâle extrêmement
marquée; la membrane muqueuse de l'estomac et celle
des intestins étaient également d'un blanc sale, sans
trace de rougeur; elles offraient partout des replis très
prononcés, effet dû sans doute à la diète qu'avait observée la malade, car le tube intestinal était à peu près
vide et contracté sur lui-même.

Le foie était très inégalement bosselé à sa surface

convexe ; son volume était assez petit ; son parenchyme n'offrait d'ailleurs aucune trace d'altération.

Les autres organes étaient sains.

Obs. X. *OEdème des poumons survenu chez un sujet attaqué d'emphysème du même organe.* — Françoise B***, âgée de quarante-cinq ans, d'une taille un peu au-dessous de la moyenne, d'un caractère triste et difficile, entra à l'hôpital Necker le 23 mars 1819.

Depuis l'âge de neuf ans, elle était, disait-elle, sujette à l'*asthme*; elle toussait habituellement; mais elle crachait peu Elle était affectée depuis plusieurs années d'une surdité assez forte; elle avait cessé d'être réglée depuis longtemps. Une difficulté plus grande de respirer, et une douleur survenue depuis quelques jours à la jambe gauche l'avaient déterminée à entrer à l'hôpital.

Le 24 mars, elle offrait les symptômes suivans : habitude du corps pâle et flasque, face assez maigre, œdème autour des malléoles, langue humide et blanchâtre, ventre souple et non douloureux à la pression, soif modérée, urines et selles comme dans l'état ordinaire, peau plus froide que chaude, pouls un peu fréquent, régulier. Les battemens du cœur étaient réguliers ; les contractions des ventricules donnaient une impulsion notable, mais qui cependant ne pouvait être regardée comme trop forte. La respiration était courte, difficile, et interrompue par quelques quintes de toux suivies de l'expectoration de crachats jaunes et muqueux : elle s'entendait très peu au moyen du stéthoscope dans toute l'étendue de la poitrine, et était accompagnée par momens d'un léger râle tantôt sibilant, tantôt analogue au cliquetis d'une soupape. Le thorax paraissait résonner un peu moins à la partie postérieure gauche. D'après ces signes, je portai le diagnostic suivant : *Catarrhe chronique, emphysème du poumon.*

La malade resta à peu près dans le même état jusqu'au 15 avril. A cette époque, une douleur assez vive se fit sentir le long du trajet du nerf sciatique droit; elle céda au bout de quelques jours à des frictions faites avec le liniment volatil. L'appétit reparut, la respiration devint moins gênée, et la malade paraissait à peu près rendue à son état de santé ordinaire, lorsque, le 25 avril, elle fut prise d'un assoupissement qui, joint à une lividité des pommettes plus marquée que les jours précédens, pouvait faire craindre une attaque d'apoplexie. Depuis deux jours l'œdème des extrémités avait augmenté; la respiration présentait sous le stéthoscope le même caractère que lors de l'entrée de la malade; les contractions des ventricules du cœur étaient toujours accompagnées d'une certaine impulsion; mais leur son, devenu plus sourd, s'était changé en un bruissement analogue à un coup de lime donné sur un morceau de bois (1). Ce bruissement n'était pas accompagné, comme il l'est quelquefois, d'un frémissement sensible à la main.

(*Six sangsues à l'épigastre, vésicatoire à la nuque.*)

La malade éprouva un soulagement assez évident à la suite de l'emploi de ces moyens : cependant le

---

(1) Ce bruissement indiquait un état spasmodique et une trop grande réplétion des cavités du cœur, et ce fut ce qui me détermina à faire appliquer les sangsues. *Note de l'Auteur.*

penchant à l'assoupissement était toujours très marqué.

Les jours suivans, l'infiltration s'étendit aux cuisses, aux parois abdominales et aux extrémités supérieures, principalement du côté droit, sur lequel la malade paraissait se coucher de préférence.

(*Tisane d'orge nitrée, looch avec acétate de potasse.*)

Dans les premiers jours de mai, une diarrhée très forte se joignit aux symptômes précédens; les traits de la face s'affaissèrent; le pouls devint petit et très faible; on ne put presque plus explorer la poitrine, à raison de la surdité et de la morosité de la malade. Le 6 mai, elle mourut après une courte agonie.

Ouverture du corps faite vingt-quatre heures après la mort. — La pie-mère était infiltrée d'une assez grande quantité de sérosité diaphane; chacun des ventricules latéraux en contenait plus d'une demi-once. La substance cérébrale était molle et très humide; elle n'offrait d'ailleurs aucune altération.

Les conduits auriculaires externes étaient bouchés par un cérumen jaunâtre et molasse. Les diverses parties de l'oreille interne n'offraient aucune altération : il paraissait évident que l'obstruction des conduits auditifs par l'accumulation du cérumen avait été la seule cause de la surdité dont la malade était affectée.

Le poumon droit remplissait exactement la cavité de la plèvre, et ne s'affaissa nullement à l'ouverture de la poitrine. On distinguait sur son bord antérieur plusieurs cellules aériennes dilatées de la grosseur d'un grain de chenevis. Ce poumon adhérait de toutes parts à la plèvre costale par un tissu cellulaire bien organisé, et infiltré, par endroits, d'une sérosité jaunâtre. Le tissu de l'organe paraissait assez ferme ; en le comprimant à sa surface, il conservait l'impression du doigt ; en l'incisant transversalement, il en sortait une très grande quantité de sérosité diaphane et très peu spumeuse. A la partie supérieure du poumon, on voyait çà et là quelques points peu étendus qui étaient un peu rouges, compactes, et d'un tissu plein, qui présentait à l'incision une surface grenue (noyaux pneumoniques *lobulaires*). Dans le reste de son étendue, le tissu pulmonaire était luisant, assez crépitant encore, mais pesant, résistant à la pression, et infiltré d'une très grande quantité de sérosité presque incolore, qu'on en exprimait comme d'une éponge.

Le poumon gauche était refoulé contre les côtes, et adhérait intimement à la plèvre dans toute son étendue. Inférieurement cette adhérence était cellulaire ; mais vers le sommet du poumon elle avait lieu au moyen d'une membrane fibro-cartilagineuse, épaisse de deux ou trois ligues, d'un blanc brillant et un peu grisâtre, qui adhérait intimement à la plèvre costale par une de ses faces, et par l'autre au lobe supérieur du poumon, qu'elle recouvrait comme un bonnet. Le tissu de ce poumon offrait, à l'incision, un aspect analogue au précédent, excepté qu'on n'y trouvait pas de points péripneumoniques comme dans la partie supérieure du poumon droit. On y distinguait aussi çà et là, dans les parties les moins infiltrées, des vésicules aériennes dilatées de manière à pouvoir contenir un grain de chenevis (traces d'emphysème pulmonaire).

On voyait, en outre, à la partie supérieure de ce poumon, une cavité capable de loger une pomme de reinette de moyenne grosseur. Cette cavité occupait une grande partie du lobe supérieur, et ne contenait qu'une petite quantité de mucosité très liquide (1). Sa surface interne était tapissée par une membrane lisse, épaisse d'un quart de ligne, d'un blanc assez transparent pour laisser apercevoir la couleur livide du tissu pulmonaire environnant, d'une consistance ferme, et d'une texture qui semblait moyenne entre celle des membranes muqueuses et celle des cartilages.

Cette excavation était traversée en différens sens par de petites colonnes arrondies, très blanches, partant de son plancher inférieur, et se fixant sur ses parois supérieure ou latérales, où elles se divisaient en rameaux à la manière des vaisseaux sanguins. Ces ramifications se confondaient par continuité de substance avec la membrane interne de l'excavation, mais restaient cependant très distinctes à raison de leur blancheur éclatante et de leur opacité. En disséquant avec

____

(1) Cette fistule a servi de modèle à la fig. 8, pl. 1. C'est un nouvel exemple de la possibilité de la guérison des excavations tuberculeuses. Celle qui a donné naissance à la fistule dont il s'agit devait être énorme; car on sait que les fistules qui succèdent à un abcès sont toujours au moins deux fois moins amples que lui, de même que les cicatrices sont beaucoup plus étroites que les plaies auxquelles elles succèdent. Il paraîtrait, d'après l'historique exposé ci-dessus, que la fistule existait depuis l'âge de neuf ans. Elle offre encore une particularité remarquable, celle d'être traversée par des vaisseaux sanguins.

Note de l'Auteur.

précaution ces colonnes, on les reconnaissait facilement pour des vaisseaux sanguins oblitérés, et transformés en cordons fibro-cartilagineux. Les troncs dont ils partaient se terminaient en culs-de-sac dans leur intérieur, à deux ou trois lignes en dedans ou en dehors de l'excavation. Le reste de ces cordons et leurs rameaux étaient tout-à-fait pleins ; mais, en les coupant transversalement, on distinguait encore dans leur centre un faisceau plus transparent qui indiquait évidemment la place qu'avait occupée leur cavité.

Le fond de l'excavation présentait cinq ou six ouvertures arrondies, béantes, capables d'admettre une plume d'oie. Ces ouvertures étaient la terminaison de tuyaux bronchiques évidemment dilatés, et dont la membrane interne se confondait avec celle de l'excavation. Cette dernière présentait, près de l'ouverture d'un de ces tuyaux, une ulcération de la largeur de l'ongle, dont les bords, quoique très peu élevés, étaient taillés perpendiculairement, et dont le fond offrait une rougeur blafarde et un aspect un peu granulé.

Le tissu pulmonaire, à la partie inférieure de l'excavation, était crépitant, quoique infiltré de sérosité ; mais, dans tout le reste de ses parois, il formait une couche de deux à trois lignes d'épaisseur seulement, flasque, et d'un noir assez foncé, dû à l'accumulation de la matière noire pulmonaire. Ce tissu, imperméable à l'air, semblait comprimé entre la membrane interne de l'excavation et la calotte fibro-cartilagineuse qui embrassait le sommet du poumon (1).

____

(1) Je parlerai ailleurs de ces productions cartilagineuses,

Le poumon gauche ne contenait pas de tubercules, non plus que le droit ; dans les parties les plus infiltrées de l'un et de l'autre, c'est-à-dire dans presque toute leur étendue, il était impossible de reconnaître si les cellules aériennes étaient ou n'étaient pas dilatées.

Le cœur était d'un bon volume, et plutôt grand que petit, mais sans hypertrophie et sans dilatation. Ses cavités, bien proportionnées, étaient remplies de saug caillé. Il y avait environ une once de sérosité limpide dans le péricarde.

La cavité du péritoine contenait environ une pinte et demie de sérosité citrine et limpide.

L'estomac offrait intérieurement une rougeur assez marquée ; la même disposition se remarquait dans quelques points du gros intestin et de l'intestin grêle.

Tous les autres organes étaient sains.

Obs. XI. *OEdème du poumon survenu dans la convalescence d'une péripneumonie.* — Marie-Mélanie Basset, femme-de-chambre, âgée de quarante ans, d'un

---

qui semblent destinées à protéger les parois trop minces d'une excavation ulcéreuse ou d'une fistule pulmonaire. Celle dont il s'agit ici aurait certainement donné la pectoriloquie de la manière la plus évidente. Il n'y avait aucune raison de la chercher, puisque la malade ne présentait aucun symptôme d'affection tuberculeuse ; mais on l'eût trouvée en étudiant sous d'autres rapports l'état de la poitrine, si, comme je l'ai dit, la surdité et le caractère morose de la malade n'avaient empêché de la fatiguer par des explorations dont son état ne permettait pas d'espérer rien d'utile pour elle.　　*Note de l'Auteur.*

tempérament lymphatique, avait toujours été d'une
santé chancelante. Dès sa première jeunesse, elle était
sujette à une difficulté de respirer très grande, et à des
palpitations fréquentes. Les battemens du cœur se faisaient sentir au-dessous du sternum. La région épigastrique était habituellement gonflée, surtout après les
repas : cependant la malade n'avait jamais eu d'indi-
gestion ni de nausées. A dix-neuf ans, les règles avaient
paru pour la première fois : la malade ne s'en était pas
trouvée soulagée, quoique l'évacuation périodique eût
continué de se faire régulièrement.

Mariée à vingt-quatre ans, elle avait eu d'abord, sans
aucun changement sensible dans son état, deux enfans
à un an d'intervalle, et ses grossesses s'étaient passées
sans accidens notables.

Elle devint de nouveau enceinte à vingt-sept ans, et
cette nouvelle grossesse fut aussi heureuse que les précédentes; mais après l'accouchement les règles ne reparurent pas. Bientôt après, survint une anasarque
générale suivie d'ascite, d'une oppression extrême et
d'une insomnie opiniâtre. Un charlatan donna à la malade des médicamens qui produisirent un flux abondant des urines; l'enflure diminua peu à peu, et disparut
enfin totalement; la dyspnée et les palpitations devinrent plus supportables; les règles reprirent leur cours :
la malade atteignait alors vingt-neuf ans. Depuis cette
époque, le flux périodique avait toujours été régulier,
et cependant l'état de la malade avait toujours été en
empirant.

Le 1ᵉʳ janvier 1817, ayant été obligée de passer plusieurs nuits auprès d'un malade, elle tomba dans un

état de faiblesse extrême : elle éprouvait une suffocation imminente, pour peu qu'elle fît un mouvement un
peu rapide. Bientôt il lui fut impossible de monter un
escalier. Il y avait une toux légère avec expectoration
muqueuse, quelquefois noirâtre; appétit et sommeil
nuls. Forcée de garder le lit, la malade se décida à
entrer à l'hôpital Necker le 7 mars.

Le 8, à la première inspection, l'ensemble des symptômes et la constitution régnante faisait soupçonner
l'existence d'une péripneumonie. La poitrine rendait
un son moins bon à droite en arrière, et à gauche en
devant; le son manquait dans la région du cœur. La
respiration, explorée à l'aide du stéthoscope, ne s'entendait pas dans ces points. La malade présentait d'ailleurs les symptômes suivans : face et habitude du corps
très pâles, avec bouffissure légère; œdème bien prononcé aux jambes; lèvres d'un violet pâle; oppression
extrême; palpitations fréquentes; insomnie, ou sommeil
interrompu par des réveils en sursaut. La malade se
plaignait d'élancemens dans la tête. Il y avait diarrhée
depuis quatre jours. Les battemens du cœur, explorés
par le stéthoscope, ne donnaient presque pas d'impulsion, mais avaient un son clair. On porta, en conséquence, le diagnostic suivant : *Péripneumonie partielle
des deux poumons, chez un sujet attaqué de dilatation
du cœur sans hypertrophie.*

L'état de cachexie de la malade et la diathèse séreuse
qui existait chez elle empêchèrent de la saigner.

Le 10, le gonflement de la face augmenta, la malade
se plaignait du sentiment d'une barre à la région diaphragmatique, d'une douleur inter-scapulaire, avec un

prurit incommode au-dessous de l'épaule droite, et qui revenait, disait-elle, périodiquement à certaines heures de la journée.

Le 11, il y avait un peu d'œdème des paupières et des joues. Les jours suivans, l'œdème fit des progrès, le 21, il avait envahi toute la face, les avant-bras, les jambes et les cuisses.

Le 28, la dyspnée était plus forte qu'à l'ordinaire; le son était devenu plus obscur dans les parties jusques alors sonores de la poitrine.

Le 30, la face était excessivement tuméfiée par l'infiltration.

Dans les premiers jours d'avril, la malade commença à vomir le peu d'alimens qu'elle prenait. Pendant tout ce mois, il y eut peu de changement dans son état : l'œdème faisait toujours des progrès, et la faiblesse augmentait.

Le 2 mai, les douleurs que la malade éprouvait dans la région épigastrique déterminèrent à prescrire l'application d'un vésicatoire sur cette partie; mais elle n'y consentit que le 17. Les vomissemens semblèrent alors devenir moins fréquens : cependant la malade tomba dans une faiblesse extrême; le pouls devint presque insensible; les extrémités étaient froides. La malade succomba le 2 juin.

Ouverture du corps faite vingt-quatre heures après la mort. — Anasarque générale, peau d'une extrême blancheur, lèvres violettes.

Le cerveau et ses membranes étaient dans l'état naturel; il y avait à peu près deux gros de sérosité dans les ventricules latéraux.

Le poumon droit adhérait à la plèvre par quelques lames cellulaires extrêmement molles, mais très diaphanes, qui flottaient dans environ une demi-pinte de sérosité jaunâtre épanchée dans la cavité de la plèvre. La partie supérieure de ce poumon était saine, et seulement infiltrée d'une sérosité incolore. Les lobes moyen et inférieur étaient plus compactes, et laissaient ruisseler, à l'incision, une grande quantité de sérosité transparente et incolore, dans laquelle on distinguait un liquide jaunâtre, plus épais et puriforme. Le tissu de ces lobes était cependant crépitant, à l'exception de quelques points peu étendus çà et là, qui avaient une densité presque égale à celle du foie, une couleur d'un jaune rougeâtre très pâle, et dont l'incision offrait une surface grenue (1).

Le poumon gauche, également sain dans son parenchyme, était aussi infiltré d'une sérosité qui, dans certains points, ruisselait pure, et dans d'autres mêlée à un liquide plus opaque et puriforme.

La cavité de la plèvre gauche contenait à peu près la même quantité de sérosité que la droite.

Le tissu des deux poumons offrait partout un aspect d'un gris jaunâtre, analogue à celui des poumons infiltrés de pus à la suite de la péripneumonie, et seulement plus pâle. Il semblait, en un mot, évident que, chez ce sujet, une péripneumonie des parties inférieures des deux poumons s'était terminée par suppuration, que la résolution ou l'absorption du pus s'était faite en grande

______

(1) Ces points étaient des restes non complétement résolus de l'engorgement péripneumonique.   *Note de l'Auteur.*

partie, et que ce qui restait à faire à cet égard était peu de chose si les forces eussent suffi.

Le péricarde contenait environ deux onces de sérosité.

Le cœur avait un volume supérieur à celui du poing du sujet ; son tissu était mou et facile à déchirer, ses parois minces, ses cavités très vastes.

La membrane interne de l'estomac était striée de taches rougeâtres, principalement le long de sa grande courbure et dans le voisinage du pylore.

Les intestins offraient à l'extérieur quelques taches noirâtres ; intérieurement ils présentaient une couleur grise, et ils contenaient des matières muqueuses presque inodores.

Le foie, blanchâtre à sa surface, adhérait au diaphragme par quelques brides celluleuses ; son tissu était parfaitement sain. Les reins et la vessie étaient dans l'état naturel (1).

---

(1) Le chapitre qu'on vient de lire est entièrement anatomique. Il est probable que c'est à dessein que Laënnec a omis de parler des médications applicables à l'œdème du poumon. Cette altération est en effet trop souvent symptomatique pour que son traitement ne doivent pas presque toujours rentrer dans celui de l'affection qu'elle accompagne. Voici, du reste, quelques règles de conduite que j'extrais de ses notes pour le cours de médecine du collége France :

Lorsque l'œdème du poumon est actif, *sous-péripneumonique,* il faut lui appliquer le traitement de la péripneumonie, sauf la saignée, qui est ici contre indiquée par la diathèse séreuse (*a*).

(*a*) Cette contradiction n'existe pas dans tous les cas. L'observation a appris en effet qu'il est un certain nombre d'épanchemens séreux dont une

CHAPITRE V.

DE L'APOPLEXIE PULMONAIRE.

La maladie que je désigne sous ce nom est très commune, et cependant à peu près inconnue sous le rapport de ses caractères anatomiques. Elle est au contraire fort connue sous le rapport de son symptôme principal, qui est une hémoptysie ordinairement grave et abondante.

Nous avons vu que les hémoptysies légères dépendent d'un simple suintement sanguin de la membrane interne des bronches (pag. 246); mais les hémoptysies fortes et abondantes, celles que la saignée et les dérivatifs ont peine à réprimer et ne répriment pas toujours, dépendent d'une cause beaucoup plus grave, et dont le

---

Le tartre stibié à haute dose et ses succédanés, l'oxyde blanc d'antimoine et le kermès minéral (*Voy*. plus bas le chapitre de la péripneumonie) peuvent être éminemment utiles.

Lorsqu'au contraire il est passé à l'état chronique, ou lorsqu'il s'est montré *passif* dès l'origine, il faut recourir aux moyens employés dans toutes les hydropisies, c'est-à-dire aux

ou plusieurs émissions sanguines, pratiquées de bonne heure, favorisent évidemment le résorption. Tels sont plusieurs de ceux qui rentrent dans la classe des hypérémies essentiellement actives. Parmi les hydropisies même qui se produisent d'une manière toute mécanique, soit sous l'influence d'un engorgement du foie, soit par suite d'une hypertrophie du cœur, il en est quelques-unes que les saignées contribuent à faire disparaitre, parce qu'elles diminuent l'obstacle que le sang trouvait à traverser soit le foie, soit le cœur.

ANDRAL.

premier effet est de produire une altération profonde du tissu pulmonaire lui-même.

Caractères anatomiques de l'apoplexie pulmonaire. Cette altération consiste en un endurcissement égal à celui du poumon le plus fortement hépatisé, mais d'ailleurs tout-à-fait différent. Il est toujours partiel, et n'occupe que très rarement une grande partie du poumon : son étendue la plus ordinaire est d'un à quatre pouces cubes. Il est presque toujours très exactement circonscrit; et, au point où cesse l'induration, l'engorgement est aussi considérable que vers son centre. Le tissu pulmonaire environnant est le plus souvent tout-à-fait crépitant et sain, et n'offre rien d'analogue à cette densité progressivement moindre à mesure qu'on s'éloigne du lieu affecté, que l'on observe dans la péripneumonie. Ce tissu est souvent même très pâle au tour des

---

purgatifs et aux diurétiques, et, suivant le cas, aux toniques et aux ferrugineux. Les préparations de scille, le nitre, à forte dose, l'acétate de potasse, sont les diurétiques que l'on emploie le plus ordinairement. L'acétate de potasse surtout est un très bon remède, pourvu qu'on le donne à forte dose (une demi-once, une once et plus par pinte de tisane), parce qu'il agit alors comme purgatif, et comme diurétique.

Lorsque l'œdème du poumon est joint à une maladie du cœur, son traitement rentre absolument dans celui de cette dernière; seulement le danger qui résulte de cette complication rend les purgatifs plus applicables que jamais, autant toutefois que les forces du malade en peuvent permettre l'emploi.

Les vésicatoires sont rarement utiles dans l'œdème du poumon, et il convient surtout de s'en abstenir quand il y complication de maladie du cœur. M. L.

engorgemens hémoptoïques : quelquefois cependant il
est fortement rosé ou même rouge, et infiltré ou simplement teint d'une certaine quantité de sang vermeil ;
mais, dans ce cas même, la démarcation entre l'engorgement dense et l'infiltration sanguine dont il s'agit est
presque toujours très tranchée, et circonscrite par des
lignes droites. La partie engorgée présente une couleur
d'un rouge-noir très foncé, et tout-à-fait semblable à
celle d'un caillot de sang veineux. La surface des incisions est granulée, comme dans l'*hépatisation* inflammatoire ; mais, d'ailleurs, l'aspect de ces deux altérations est tout-à-fait différent. Dans l'hépatisation de la
péripneumonie au second degré, la couleur vermeille du
tissu pulmonaire enflammé laisse distinguer les taches
noires pulmonaires, les vaisseaux, et les légères intersections celluleuses qui séparent les lobules du poumon ;
et c'est même le mélange de ces couleurs qui donne,
comme nous l'avons dit, au poumon hépatisé l'aspect
de certains granits. Dans l'*engorgement hémoptoïque*,
au contraire, la partie endurcie présente un aspect tout-
à-fait homogène, et sa couleur, presque noire ou d'un
brun-rouge très foncé, ne permet de distinguer autre
chose de la texture naturelle du poumon que les bronches et les plus gros vaisseaux, dont les tuniques ont
même perdu leur couleur blanche, et sont teintes et imbibées de sang. Les veines sont quelquefois, dans la
partie engorgée et dans le voisinage, pleines d'un sang
fortement concrété et à demi-sec, sorte d'*infarctus* sur
lequel nous reviendrons en parlant des maladies des
vaisseaux pulmonaires. Si l'on râcle avec le scalpel la
surface de ces incisions, on en enlève un peu de sang

très noir et à demi coagulé, mais en beaucoup moindre quantité que la sérosité sanguinolente qui suinte d'un poumon hépatisé au second degré. Le tissu pulmonaire est plus endurci et moins humide. Les granulations que présente la surface des incisions quand on l'expose à contre jour m'ont toujours paru plus grosses que dans l'hépatisation. Quelquefois le centre de ces indurations est ramolli, et rempli par un caillot de sang pur.

Cette lésion est évidemment le résultat d'une exhalation sanguine dans le parenchyme pulmonaire lui-même, c'est-à-dire dans les cellules aériennes, dont la forme est représentée par l'aspect granulé de la surface des incisions, et c'est par cette raison que je crois devoir la désigner sous le nom d'*apoplexie pulmonaire* : elle ressemble, en effet, entièrement à l'exhalation sanguine cérébrale qui produit l'apoplexie (1).

----

(1) La complète analogie de l'apoplexie pulmonaire et de l'apoplexie cérébrale, contestée par quelques écrivains qui n'avaient peut-être vu ni l'une ni l'autre, a été mise hors de doute dans une thèse tout-à-fait remarquable de M. Casimir Rousset, ancien élève de l'hopital Necker et de la Clinique de la Charité (*Recherches sur les Hémorragies*, Thèses de la Fac. de Méd. de Paris, année 1827, n° 75), et dans le beau travail sur l'*apoplexie*, publié récemment par M. Cruveilhier (*Dict. de Méd. pratique*, t. III, p. 278 et suiv.). On peut observer, en effet, dans le poumon comme dans le cerveau, comme dans la plupart des organes, les trois formes de toute hémorragie, savoir : le *coup de sang*, ou congestion subite et universelle, sans extravation de sang hors de ses vaisseaux, congestion dont les poumons des asphyxiés offrent le type, et dans laquelle le tissu pulmonaire, sans avoir sensiblement perdu de sa crépita.

Le cerveau et le poumon ne sont pas, au reste, les seuls organes où de semblables épanchemens sanguins peuvent se faire. J'en ai vu se former spontanément et en un clin-d'œil dans le tissu cellulaire sous-cutané, et j'en ai trouvé, chez les cadavres, dans celui de presque toutes les parties du corps, entre les tuniques des intestins, entre les fibres musculaires du cœur, et sous les enveloppes celluleuses des reins et du pancréas. J'ai assisté, il y a quelques années, avec mon confrère M. Royer-Collard, à l'ouverture d'un homme mort d'une attaque

---

tion ordinaire, est fortement coloré en rouge noirâtre, et laisse écouler sous l'incision une foule de gouttelettes d'un sang noir et liquide; 2° l'*apoplexie* proprement dite, telle qu'elle est décrite ci-dessus, susceptible de présenter toutes les variétés comprises entre la simple infiltration et les foyers sanguins les plus considérables, avec déchirure de l'organe et épanchement au dehors; 3° l'*hémorragie lente* ou *splénisation*, dans laquelle le tissu de tout un poumon ou de tout un lobe, pénétré peu à peu par le sang, prend une couleur rouge noirâtre, devient lisse, pesant, homogène, friable comme celui de la rate, avec lequel il offre une ressemblance plus ou moins frappante. Cette dernière forme de l'apoplexie pulmonaire est commune chez les vieillards qu'une cause quelconque a retenus au lit dans la même position. On l'observe aussi à la suite d'affections aiguës ou chroniques qui ont été accompagnées de symptômes d'adynamie. Les portions *splénisées* sont quelquefois ramollies en totalité ou en partie, et converties en une sorte de bouillie noirâtre que l'on serait tenté de prendre pour un effet de putréfaction. Dans quelques cas, elles sont mélangées de noyaux d'hépatisation inflammatoire que l'on reconnaît à leur couleur rouge ou jaunâtre, et qui tranchent sur le fond noir de la masse.   M. L.

d'apoplexie foudroyante, chez lequel des épanchemens sanguins abondans existaient dans le tissu cellulaire de tous les membres, dans celui du tronc, et dans celui qui entoure la plupart des organes abdominaux (1).

On connaît quelques exemples de morts subites causées par des exhalations sanguines abondantes dans le tissu pulmonaire, et à la suite desquelles on a trouvé, à l'ouverture des cadavres, des caillots de sang plus ou moins considérables au milieu d'un poumon dilacéré à peu près comme l'est le tissu cérébral dans une violente apoplexie. Corvisart rapporte, dans sa traduction d'Avenbrugger (p. 227), un cas très remarquable de cette espèce, dans lequel l'épanchement avait été tellement abondant, qu'il avait déchiré le poumon et rempli la cavité de la plèvre (2).

L'engorgement *hémoptoïque* que nous avons décrit ci-dessus n'est qu'un degré moins intense de la même affection; et le sang exhalé, se concrétant dans les cel-

---

(1) Ces épanchemens sanguins peuvent aussi se faire dans le foie : j'ai eu occasion d'ouvrir le cadavre d'un homme âgé d'une cinquantaine d'années, qui, s'étant couché bien portant, fût trouvé le lendemain matin mort dans son lit. Des caillots de sang remplissaient le péritoine, surtout aux environs du foie. Cet organe présentait en un point de sa surface extérieure, une déchirure qui conduisait à un gros vaisseau dont les parois étaient rompues. Dans cette lésion était la source de l'hémorragie et la cause de la mort. ANDRAL.

(2) M. Bayle a rapporté un cas tout semblable observé par lui à la Maison d'aliénés de Charenton (*Revue médicale*, avril 1828); et dans la même année un chirurgien militaire, M. Pingrenon, en a fait connaître un troisième (*même journal*, no-

lules aériennes, se combine en quelque sorte avec le tissu pulmonaire sous l'influence vitale, et d'une manière qui diffère essentiellement de la concrétion du sang tiré de ses vaisseaux.

On rencontre quelquefois deux ou trois engorgemens semblables dans le même poumon, et assez souvent les deux poumons sont affectés à la fois de la même manière. Ces engorgemens se trouvent ordinairement vers le centre du lobe inférieur, ou vers la partie postérieure moyenne du poumon; et c'est par conséquent dans le dos et les parties inférieures de la poitrine qu'il faut les chercher avec le stéthoscope.

L'engorgement hémoptoïque est aussi facile à distinguer de l'engorgement sanguin cadavérique que de la péripneumonie. En effet, l'engorgement cadavérique est toujours très humide, et formé par un sang mêlé de sérosité souvent spumeuse, qui ruisselle abondamment sous le scalpel, et donne au tissu pulmonaire une couleur livide ou vineuse. Cet engorgement n'est jamais circonscrit. Soumis aux lois de la pesanteur, il est plus fort dans les parties les plus déclives du poumon, et il diminue graduellement de bas en haut. Les parties les plus fortement engorgées offrent encore un reste de crépitation, et la surface des incisions n'est nullement

---

vembre 1828). Entre ces *apoplexies foudroyantes* du poumon et le simple engorgement hémoptoïque, il y a des apoplexies *moyennes*, dans lesquelles la mort n'est point aussi prompte, quoiqu'il y ait également déchirure du poumon. On en trouve un exemple dans la *Clinique médicale* de M. Andral (t. III).

M. L.

granulée, lors même qu'on n'y peut plus distinguer la texture spongieuse du poumon. En pétrissant sous un filet d'eau les parties les plus fortement infiltrées, on exprime tout le sang qui y est contenu, et on réduit facilement le tissu pulmonaire à l'état de flaccidité qu'il présente dans un poumon comprimé par un épanchement pleurétique. L'engorgement hémoptoïque, au contraire, exactement circonscrit, très dense, d'un rouge noirâtre ou brun, présentant à l'incision une surface grenue et à peine humide, pâlit un peu par le lavage, mais ne perd rien de sa consistance (1).

Quelque grave que soit cette affection , la résolution de l'engorgement pulmonaire paraît se faire avec assez de facilité ; car on voit un assez grand nombre de personnes qui ont guéri après avoir éprouvé des hémoptysies abondantes et répétées. Je n'ai pas eu beaucoup d'occasions de suivre les progrès de la résolution par l'ouverture de sujets morts pendant qu'elle s'opérait. Dans le petit nombre de cas de ce genre que j'ai vus, il m'a paru que l'engorgement passait successivement du rouge-noir au brun, et au rougeâtre pâle ; qu'à mesure que la couleur pâlit, la partie engorgée perd de sa texture granulée et de sa densité. Je ne pense pas que cet engorgement soit suivi, au moins constamment, d'œdème, comme l'engorgement pneumonique. Lorsque

---

(1) L'hémorragie lente ou splénisation n'est pas *exactement circonscrite* ; mais elle se distingue suffisamment de l'engorgement cadavérique par les autres caractères, et surtout par la coloration noirâtre du tissu pulmonaire qui en est le siége.

M. L.

la résolution est terminée, elle ne laisse aucune trace de la maladie dans le tissu pulmonaire. Je n'en ai trouvé aucun vestige dans les poumons de sujets qui avaient éprouvé, plusieurs années ou quelques mois seulement avant leur maladie mortelle, des hémoptysies graves (1).

Symptômes de l'apoplexie pulmonaire. Les symptômes principaux de cette maladie sont une oppression forte, une toux accompagnée de beaucoup d'irritation au larynx, et quelquefois de douleurs assez vives ou même aiguës dans la poitrine ; l'expectoration d'un sang rutilant et spumeux ou noir et caillé, pur, ou

---

(1) L'apoplexie pulmonaire ne se termine pas toujours par résolution. Les foyers sanguins du poumon peuvent, ainsi que le dit M. Cruveilhier (*ouvrage cité*, propos. XXII), parcourir les mêmes périodes que les foyers sanguins cérébraux. Ainsi, il peut arriver que les lobules frappés d'apoplexie se transforment peu à peu, à mesure que l'absorption enlève la partie liquide du sang, en autant de noyaux très durs, dont la couleur est d'un noir de jais, et qui deviennent pour le poumon de véritables corps étrangers que la nature isole comme ceux du cerveau, en les enveloppant d'un kyste. Peut-être même est-ce à de pareilles transformations qu'il faut rapporter les *mélanoses* enkystées, dont il sera question par la suite.

Dans d'autres cas, assez rares aussi, les portions du poumon qui sont le siége de l'afflux sanguin se ramollissent, et se changent en autant de foyers de suppuration. On trouve alors dans cet organe de véritables excavations, dont les parois sont encore infiltrées de sang, ou offrent l'aspect naturel au tissu pulmonaire, suivant que le ramollissement a été plus ou moins complet, et qui sont remplies d'un liquide épais, de couleur lie de vin, formé par un mélange de pus, de sang et de détritus pulmonaire. Il est probable que ces excavations peuvent,

mêlé seulement de salive et d'un peu de mucosité bronchique et gutturale ; un pouls fréquent, assez large , et offrant une sorte de vibration particulière , lors même qu'il est mou et faible , ce qui arrive souvent au bout de quelques jours. Rarement il y a une véritable fièvre , et la chaleur de la peau est naturelle ou à peu près. Assez souvent le cœur et les principales artères donnent un *bruit de soufflet* très marqué , phénomène dont nous parlerons en traitant des maladies du cœur.

De tous ces symptômes , le crachement de sang est

---

comme celles qui résultent de la fonte d'un tubercule, se tapisser d'une fausse membrane , et se convertir peu à peu en une cicatrice cellulo-fibreuse ou fibro-cartilagineuse, pleine ou fistuleuse , semblable à celles qu'on observe quelquefois à la suite de la phthisie. Il ne paraît pas néanmoins que personne ait suivi dans toutes ses phases ce travail de cicatrisation dans le cas dont il s'agit. M. Rousset , qui le premier a rapporté à la fonte d'un engorgement hémoptoïque ce détritus *lie de vin* que d'autres avaient vu avant lui (V. Bayle, *Recherches sur la Phthisie,* obs. 3o et 3i), n'a jamais trouvé de fausses membranes dans les excavations qui le renfermaient. M. Cruveilhier, tout en affirmant que le travail d'absorption dans les foyers sanguins pulmonaires peut s'élever à un degré inflammatoire, et être suivi de suppuration , d'excavation et de cicatrisation , ne cite aucun fait à l'appui de son assertion. L'analogie est ici, au reste , tellement grande , qu'elle peut tenir lieu de preuve directe; et il est infiniment probable, ainsi que le dit M. Rousset, que les cicatrices du poumon (si fréquentes que sur vingt cadavres il en est au moins quatre qui en présentent), ont, dans bon nombre de cas, succédé à une apoplexie pulmonaire , et non à la phthisie, cette terrible maladie ne pouvant être aussi souvent locale. **M. L.**

le plus constant et le plus grave. Il est ordinairement très abondant, et revient par intervalles, avec toux quinteuse, oppression, anxiété, rougeur intense ou pâleur extrême de la face, et refroidissement des extrémités. Quand le crachement de sang est excessivement abondant, il survient ordinairement avec une toux très peu forte, et accompagnée d'un soulèvement du diaphragme analogue à celui qui a lieu dans le vomissement : aussi la plupart des malades qui ont éprouvé une hémoptysie abondante disent-ils *qu'ils ont vomi le sang.*

Cette apparence n'est pas toujours fausse, car il est difficile de croire que ces éruptions de sang en partie caillé, rapides et abondantes, qui se font à la fois par la bouche et à travers les narines, et qui remplissent en quelques instans une cuvette, puissent venir uniquement des bronches. Le volume même des caillots semble souvent rendre le fait impossible; et dans ces cas le mouvement de vomissement paraîtrait indiquer qu'il y a hématémèse en même temps qu'hémoptysie. J'ai trouvé cette conjecture vraie quelquefois, mais rarement, parce qu'il n'est pas très commun de voir succomber les malades dans le temps même d'une hémoptysie violente. Dans d'autres cas, au contraire, je n'ai trouvé dans l'estomac qu'une très petite quantité de sang, qui paraissait avoir été avalé, quoique l'hémoptysie eût été accompagnée d'un mouvement de vomissement très marquée.

La quantité de sang expectorée est quelquefois énorme. J'ai vu un jeune homme en rendre dix livres dans un espace de quarante-huit heures, et expirer au bout de ce temps. Dans des cas moins aigus, j'ai vu rendre en-

viron trente livres de sang en quinze jours de temps.
Rhodius (1) rapporte des exemples semblables. Une
hémorragie aussi grave indique presque toujours l'existence d'un engorgement hémoptoïque ; mais cet indice
n'est pas sûr, car, comme nous l'avons vu, l'hémorragie
bronchique donne quelquefois lieu à des hémoptysies
très abondantes, et, d'un autre côté, un engorgement
hémoptoïque peut être assez étendu, quoique le malade
ne crache qu'une petite quantité de sang, deux à six
onces, par exemple, dans les vingt-quatre heures.

Quand l'engorgement hémoptoïque n'occupe qu'une
étendue médiocre, comme d'un pouce à deux pouces
carrés, l'affection peut quelquefois être latente et sans
crachement de sang. Les premiers sujets chez lesquels
j'ai rencontré l'engorgement hémoptoïque étaient dans
ce cas, qui me frappa d'autant plus que je ne savais à
quelle maladie rapporter cette altération singulière,
dont je n'avais jamais lu de description. Haller seul, à
ma connaissance, rapporte (*Opusc. pathol.*, obs. xvi,
hist. 1), sous le nom de *péripneumonie produite par
la transsudation du sang*, l'histoire succincte d'une
maladie qui, d'après la description qu'il donne de l'état
des poumons, me paraît être une apoplexie pulmonaire
très étendue, et formée d'une manière un peu lente. Il
est probable qu'il n'y eut pas, dans ce cas, d'hémoptysie

---

(1) V. Rhodii *Observat. medicarum Centuriæ tres*. Patav.
1657, *centur*. 11, obs. 30. S'il faut en croire Ploucquet (*Litter.
medic. digest.*, t. 11, p. 236), Zacchiroli aurait vu plus encore;
car il parle de *cinq cents livres* de sang rejetées par l'expectoration.   M.L.

notable, puisque l'auteur n'en fait pas mention, et qu'il a regardé la maladie comme une péripneumonie (1).

Signes de l'apoplexie pulmonaire. — D'après ce qui précède, il est impossible de distinguer, par les seuls symptômes, l'hémoptysie bronchique de l'hémoptysie pulmonaire. Les signes physiques donnés par l'auscultation et la percussion atteignent souvent ce but.

L'engorgement hémoptoïque a ordinairement trop peu d'étendue pour que la percussion puisse le faire connaître. Il se trouve d'ailleurs très souvent dans des parties du poumon sur l'état desquelles la percussion n'indique presque jamais rien, et surtout vers la base : cependant, quand il est un peu étendu, la percussion donne évidemment un son mat dans les points correspondans. J'en ai recontré qui produisaient l'absence du son dans le tiers d'un côté de la poitrine.

L'auscultation donne deux signes principaux de l'engorgement hémoptoïque : le premier est l'absence de la respiration dans une partie peu étendue du poumon ; le second est un râle crépitant qui existe aux environs du point où la respiration ne s'entend pas, et qui indique la légère infiltration sanguine que nous avons décrite ci-dessus. Ce râle crépitant a toujours lieu au début de la maladie ; plus tard, il cesse souvent de se faire entendre (2). Quand une hémoptysie présente ces signes,

---

(1) J'ai vu aussi des cas d'apoplexie pulmonaire, même assez considérable, que n'avait accompagnés, pendant la vie, aucun crachement de sang : j'en ai rapporté un exemple dans ma *Clinique médicale.*　　　　　　　　　　　ANDRAL.

(2) Ce râle crépitant, pouvant s'entendre également et dans

on peut affirmer que le siége de l'hémorragie est dans
le tissu pulmonaire, et non pas simplement dans les
bronches. Cependant, de même que dans l'hémorragie
bronchique, on entend, vers la racine des poumons
surtout, un râle muqueux à grosses bulles, dont la
matière paraît plus liquide, et dont les bulles semblent
plus grosses que celles qui sont formées par de la mucosité ; leurs parois semblent plus minces, et elles *crèvent* plus souvent par excès de distension. Le bruit de
cette rupture se fait entendre d'une manière non équivoque (1).

---

la pneumonie, et dans les bronchites capillaires, et dans les
simples hémorragies bronchiques, n'a pas de valeur comme
signe, pour distinguer les cas où une hémoptysie dépend de
la lésion que décrit ici Laënnec. ANDRAL.

(1) M. Cruveilhier croit que ces signes ont été indiqués *à
priori*, et cela parce que l'auscultation et la percussion ne lui
ont été d'aucun secours dans un cas d'apoplexie pulmonaire,
dont il a donné l'histoire dans son *Anatomie pathologique du
corps humain* (3ᵉ liv., in-fol.; Paris, 1828). Il est à remarquer
d'abord que dans ce cas les noyaux d'engorgement hémoptoïque étaient nombreux, volumineux, et disséminés çà et là
dans les deux poumons; que cette circonstance a dû rendre le son
de la poitrine obscur partout, et qu'il n'est pas surprenant non
plus qu'un râle bronchique humide ait été le seul phénomène
appréciable chez une malade presque à l'agonie et morte le
lendemain du jour où M. Cruveilhier avait pu l'observer pour
la première fois. D'un autre côté, est-il permis en bonne
logique de tirer ainsi une conclusion générale d'un fait particulier? et avant de reprocher à notre maître d'avoir imaginé
plutôt qu'observé, M. Cruveilhier n'aurait-il pas dû réunir
plusieurs faits de même genre, et recueillis, pour n'être pas

L'engorgement hémoptoïque est, au reste, très fréquemment accompagné d'exsudation sanguine bronchique, et l'on trouve presque toujours la membrane muqueuse fortement rougie, gonflée et un peu ramollie, chez les sujets qui présentent des engorgemens hémoptoïques un peu étendus, et surtout au voisinage de ces engorgemens. Lorsque l'engorgement hémoptoïque est étendu, l'absence du son jointe aux signes précédens ne laisse plus aucun doute sur la nature de la maladie, et ne permettrait plus de la confondre avec aucune autre que la pneumonie, et cela seulement dans le cas où le crachement de sang serait très peu abondant.

---

suspects, par d'autres que par lui? C'est une question que je soumets à sa bonne foi.

M. Piorry paraît aussi n'avoir pas tiré grand parti de l'auscultation dans l'apoplexie pulmonaire; mais lui, du moins, n'accuse pas Laënnec de n'avoir indiqué que des phénomènes inventés *à priori*. Seulement il accorde, et c'est assez simple, plus de confiance aux signes que fournit la percussion médiate. Trois fois il a eu occasion, dans des cas de forte hémoptysie, de constater, à l'aide de son plessimètre, un son mat circonscrit, d'autant plus marqué que le sang expectoré était plus rouge, diminuant lorsque ce sang devenait noirâtre, et disparaissant enfin avec l'hémoptysie elle-même. Dans ces trois cas, dit-il, l'auscultation ne lui a fourni aucun résultat digne d'être noté (*De la percussion médiate*, p. 110 et suiv.). Je ne veux assurément mettre en doute ni la bonne foi ni l'exactitude d'observation de M. Piorry, mais j'avoue que j'ai peine à comprendre qu'un son mat bien tranché et circonscrit ne se lie pas, dans tous les cas possibles, à une diminution ou à une altération quelconque du bruit respiratoire. M. L.

Le râle crépitant, l'absence de la respiration et du son se rencontrent, en effet, dans l'une et l'autre maladie; mais les symptômes locaux et généraux étant tout-à-fait différens dans l'un et l'autre cas, bien rarement peut-il y avoir lieu à quelque hésitation. La complication des deux affections, cas assez rare, est plus difficile à distinguer (1). On voit quelquefois une pneumonie survenir pendant la résolution d'un engorgement hémoptoïque; et l'on reconnaît, en général, ce cas à l'apparition ou au retour du râle crépitant, sans nouveau crachement de sang, ou avec expectoration de crachats un peu sanglans, mais ayant la viscosité pneumonique que nous décrirons ailleurs. La fièvre qui survient ordinairement en même temps sert encore à éclairer le diagnostic. Nous donnerons, à la fin de ce chapitre, une observation qui prouvera que ce diagnostic n'est pas très difficile (2).

---

(1) Cette complication, suivant M. Rousset, est accompagnée d'un symptôme tellement constant, qu'on peut le considérer comme pathognomonique : la matière de l'expectoration du malade est beaucoup plus abondante, et très liquide; elle paraît noire lorsqu'elle est tranquille; mais si on l'agite, elle présente une couleur analogue à celle d'un liquide chargé d'extrait de réglisse (*Thèse citée*, p. 35).   M. L.

Dans certaines pneumonies arrivées à la suppuration, la matière expectorée par les malades présente cet ensemble de caractères, ils ne sauraient donc indiquer d'une manière sûre l'existence d'une apoplexie pulmonaire.   ANDRAL.

(2) Cette observation avait été, je ne sais pourquoi, omise dans la deuxième édition. J'ai cru devoir la rétablir dans celle ci.   M. L.

Il est à peine nécessaire de dire que quand l'engorgement hémoptoïque se forme tout-à-coup, et suffoque sur-le-champ le malade, comme dans le cas rapporté par Corvisart, la mort peut arriver avant que l'hémoptysie ait lieu (1).

Lorsque l'engorgement hémoptoïque est très peu étendu, l'absence de la respiration dans ce point ne pouvant être constatée, il est quelquefois difficile de déterminer si l'hémoptysie est simplement bronchique ou non. Au début de l'accident, le râle crépitant décide la question ; mais plus tard, le doute peut exister, ce qui n'a aucune conséquence pratique fâcheuse.

On n'entend pas aussi constamment le râle crépitant dans la résolution de l'engorgement hémoptoïque que dans celle de la pneumonie (2).

Causes occasionelles. Les causes occasionelles de

____

(1) C'est ce que prouvent et le fait rapporté par Corvisart et ceux observés par MM. Bayle et Pingrenon, cités plus haut. Il est bien évident que, dans pareilles circonstances, la percussion et l'auscultation ne sauraient être d'aucune utilité. M. L.

(2) Lorsque l'apoplexie pulmonaire vient à se terminer par le ramollissement de la portion de poumon indurée, et sa transformation en un foyer purulent, il peut arriver que ce foyer s'ouvre tout-à-coup dans les bronches, et donne lieu à une sorte de *vomique*. Dans ce cas, le malade, qui avait eu jusqu'alors des hémoptysies plus ou moins fréquentes, expectore une grande quantité d'un liquide rouge sale, au milieu duquel sont de petits corps semblables à ceux qui surnagent dans l'eau où l'on a lavé de la chair fraîche : immédiatement après cette expectoration, la pectoriloquie indique que l'excavation s'est vidée complétement. M. Rousset, que je me plais

l'apoplexie pulmonaire sont en général les mêmes que celles de l'hémorragie bronchique : on peut remarquer seulement que les tubercules du poumon sont plus souvent accompagnés, vers l'époque de leur apparition, par la seconde que par la première de ces hémorragies. Les crachemens de sang qui surviennent chez les sujets attaqués de maladies du cœur sont, au contraire, plus souvent dus à l'engorgement hémoptoïque (1). La suppression des hémorragies habituelles, telles que les règles, les hémorrhoïdes ou l'épistaxis, donne aussi souvent lieu à l'une qu'à l'autre espèce d'hémoptysie.

La pléthore, l'impression subite ou longtemps continuée d'une chaleur ou d'un froid excessifs, doivent encore sans contredit être rangées au nombre des causes occasionelles de l'engorgement hémoptoïque, comme

---

à citer, parce que ces observations sont toutes confirmatives de ce que j'ai pu voir moi-même, dit avoir, sur ce seul signe, annoncé deux fois un foyer d'apoplexie pulmonaire au troisième degré, et avoir vu son diagnostic confirmé par l'autopsie. « Dans d'autres circonstances, dit-il encore, une ramification « bronchique assez volumineuse étant probablement détruite « de bonne heure, le tissu du poumon peut être expulsé à « mesure qu'il se liquéfie. L'excavation se forme alors avec « lenteur; mais les matières expectorées sortent en trop petite « quantité, et mêlées à trop de mucus bronchique, pour qu'il « soit facile d'en tirer une induction certaine sur l'existence « de cette excavation. » (*Thèse citée*, p. 33).   M. L.

(1) J'ai rencontré plus souvent la lésion qui caractérise l'apoplexie pulmonaire chez les individus morts d'affection organique du cœur que chez d'autres malades.   ANDRAL.

de beaucoup d'autres maladies d'une nature fort différente ; mais ces causes ne sont évidemment, dans la plupart des cas, que de simples occasions qui n'auraient pas produit une hémorragie grave, sans des circonstances particulières, dans lesquelles se trouve la constitution du malade, et qu'il ne nous est pas toujours permis de pénétrer.

Il me semble qu'il est impossible d'être témoin des épouvantables éruptions de sang qui ont lieu quelquefois dans l'hémoptysie et dans la ménorrhagie, ou des congestions sanguines qui se font subitement et au même instant dans tous les organes internes et externes chez un épileptique, ou dans certaines attaques d'hystérie, sans être porté à croire que, dans ces cas, le sang éprouve une dilatation subite (1). On sait que, sur les montagnes assez élevées pour que la pression atmosphérique diminue notablement, la plupart des hommes crachent du sang ; et que, dans les hémorragies abondantes, le sang est plus liquide et moins coagulable que dans l'état naturel (2).

---

(1) On sent tout ce qu'il y a d'hypothétique dans cette opinion, qui n'est cependant pas indigne d'examen, et qui d'ailleurs a été émise et soutenue par plusieurs auteurs. Comme Laënnec, ils ont expliqué un certain nombre de phénomènes morbides par un mouvement d'expansion dont ils supposaient le sang susceptible. Barthès, Grimaud, Dumas, et d'autres médecins de l'école de Montpellier, ont particulièrement développé cet ordre d'idées : on les trouvera dans leurs ouvrages.   ANDRAL.

(2) Je suis loin de nier l'influence, bien constatée, des lieux élevés sur la production plus fréquente ou sur le retour plus

Traitement de l'apoplexie pulmonaire. Le traitement de cette maladie doit être le même que celui de l'hémorragie bronchique; mais l'extrême danger qui accompagne l'engorgement hémoptoïque, et la possibilité de la résolution, doivent engager à ne pas craindre de combattre le crachement de sang par des saignées copieuses faites dès le début de la maladie. Une saignée de vingt à vingt-quatre onces, faite le premier ou le second jour, arrêtera l'hémorragie plus efficacement que plusieurs livres de sang tirées en quinze jours. Il est même utile, en général, que la première saignée produise un commencement de lipothymie. La crainte

facile des hémoptysies; mais il s'en faut qu'il soit démontré que les crachemens de sang qui surviennent sous l'influence de l'habitation de pareils lieux, dépendent d'une diminution dans la pression atmosphérique. D'une part, en effet, cette diminution est bien peu considérable sur la plupart des lieux élevés qui par leur air ramènent ainsi chez les phthisiques une hémoptysie, ou la produisent chez eux pour la première fois; ajoutons qu'en pareil cas, il n'y a que les personnes dont les poumons sont déjà malades, ou du moins prédisposés à la maladie, qui viennent à cracher le sang. D'une autre part, dans la relation des voyages entrepris sur les grandes hauteurs du globe, il n'est question qu'une seule fois d'hémoptysie, c'est dans le compte rendu, fait par Bouguer, de son voyage sur les Cordilières; et encore dit-il que ces hémoptysies, peu abondantes, ne survenaient que parmi ceux de ses compagnons *qui avaient la poitrine délicate.* Rien de semblable ne fut observé par Saussure, ni sur lui, ni sur ceux qui le suivaient, pendant ses excursions sur la cime du Mont-Blanc. Dans les relations imprimées de MM. Boussingault, D'Orbigny, Roullin, sur les modifications qu'ils ont éprouvés à mesure qu'ils se sont élevés sur les som-

d'exténuer le malade serait mal fondée dans ce cas, car la saignée la plus abondante n'équivaut pas à la quantité de sang qu'un hémoptoïque jeune et robuste peut quelquefois expectorer en quelques minutes ; et cette dernière émission sanguine est bien autrement débilitante que celle qui se fait par la lancette.

Si l'hémorragie continue à être inquiétante, quoique le pouls soit devenu petit ou vide, et que les forces soient abattues par la perte du sang, il ne serait pas prudent d'insister sur la saignée, et il vaut mieux avoir recours aux dérivatifs, parmi lesquels les purgatifs sont sans contredit les plus efficaces. Un lavement drastique ou une potion purgative arrêtent souvent alors le cra-

---

mets des grandes montagnes de l'Amérique, il n'est pas non plus question de crachemens de sang. Enfin, M. Gay-Lussac n'en a pas parlé dans l'histoire qu'il a donnée de son ascension aérostatique, pendant laquelle il s'éleva jusqu'à 7,016 mètres au-dessus du niveau de la mer. Dans tous ces cas, d'ailleurs, on lit que la respiration devenait d'autant plus gênée qu'on s'élevait davantage, et en même temps la circulation s'accélérait. Il est donc évident qu'une grande raréfaction de l'air oblige les hommes qui le respirent à introduire plus souvent cet air dans leurs poumons, et on en comprend facilement la raison physiologique ; mais, en pareil cas, la production fréquente des hémoptysies a été plutôt imaginée que réellement observée : et si les phthisiques qui vont habiter des lieux élevés crachent plus facilement du sang, cela dépend sans doute beaucoup moins de la raréfaction de l'air, qui est presque nulle dans les lieux où ils vont ordinairement séjourner, que des autres qualités de ce même air, qui, dès qu'on s'élève, devient plus sec, plus vif, à courans plus rapides et plus violens. ANDRAL.

chement de sang et même le *molimen* hémorragique, surtout lorsque le commencement de leur action est accompagné d'une lipothymie. Cette pratique paraîtra peut-être hardie à beaucoup de médecins ; mais c'était celle de Sydenham : je l'ai employée avec succès dans les cas graves ; je n'en ai jamais vu résulter d'inconvéniens majeurs, et je la crois sans contredit préférable à la pratique vulgaire qui consiste à faire tous les jours des saignées de huit à seize onces pendant plusieurs jours, et quelquefois pendant un mois entier (1).

On doit, en général, rendre la saignée dérivative, dans le cas où la suppression d'une hémorragie habituelle paraît être la cause de la maladie ; mais on ne doit appliquer les sangsues à l'anus ou à la vulve, dans le cas d'hémorrhoïdes ou de règles supprimées, qu'après avoir désempli les vaisseaux à l'aide d'une large saignée du pied ou même du bras. Il arrive quelquefois que la

---

(1) Je puis joindre ici mon témoignage à celui de Laëunec : l'expérience m'a appris, comme à lui, combien est souvent utile, dans certaines hémoptysies, l'emploie des purgatifs. Je ne crains pas de les répéter un certain nombre de fois, même dans les cas où il existe un mouvement fébrile assez prononcé ; et en général je n'ai qu'à me louer de cette méthode. Hors les cas où l'on observe les signes d'une forte réaction générale, je ne pense pas qu'il soit avantageux de poursuivre jusqu'à extinction les crachemens de sang par des saignées abondantes et répétées : j'ai rencontré plus d'un cas où il m'a paru certain qu'en agissant de la sorte, on avait prolongé la durée de l'hémoptysie. On épuise ainsi les malades, on les jette dans un état fâcheux de débilité ; et si chez eux, comme c'est le cas le plus commun, il existe déjà un certain nombre de tubercules pul-

saignée et les sangsues, loin d'être dérivatives, semblent au contraire exciter l'hémorragie. J'ai vu les règles paraître ou une ménorrhagie redoubler pendant l'action des sangsues appliquées à l'épigastre ; et les saignées, médiocres surtout, paraissent quelquefois produire un effet analogue sur l'hémoptysie : c'est alors, sans contredit, le cas de tenter l'emploi des purgatifs.

Dans l'apoplexie pulmonaire, encore plus que dans l'hémorragie bronchique, il est important d'avoir recours aux mêmes moyens, suivant la méthode de Sydenham, pour empêcher la récidive.

Les ventouses sèches, appliquées en très grand nombre sur toute la surface du tronc et des extrémités, après les saignées générales et locales, sont un des meilleurs dérivatifs que l'on puisse employer.

Les vésicatoires et les sinapismes sont plus rarement

---

monaires, on favorise leur développement par les conditions d'asthénie dans lesquelles on place l'organisme. Je crois qu'en pareille circonstance il importe, au contraire, de soutenir doucement les forces; et par conséquent, je regarde comme pernicieuse la pratique de plusieurs médecins qui, tant que quelque peu de sang apparaît dans les crachats, maintiennent leurs malades à une diète absolue ou presque absolue. J'ai vu ainsi s'éterniser véritablement certaines hémoptysies, qui ne disparaissaient que lorsqu'on se décidait enfin à accorder aux malades exténués une nourriture un peu substantielle, et à échanger leurs boissons mucilagineuses contre des breuvages légèrement toniques. Dans ces cas, non plus, il ne faut pas avoir trop peur de faire sortir les malades de leur lit, de renouveler l'air qu'ils respirent, et de leur permettre un doux mouvement. ANDRAL.

efficaces, et l'irritation qu'ils produisent semble quelquefois retentir sympathiquement dans la poitrine.

Dans deux ou trois cas désespérés, j'ai tenté le tartre stibié à haute dose, d'après la méthode qui sera exposée en traitant de la péripneumonie; je n'en ai vu aucun mauvais effet. Ce moyen a même paru modérer beaucoup l'hémorragie; mais je ne l'ai pas trouvé héroïque comme dans les affections inflammatoires.

Lorsque l'hémorragie a perdu de sa première violence, les bains d'*ondée* (affusions faites à l'aide d'un arrosoir), d'abord tièdes, puis presque frais, et par la suite froids, sont souvent très utiles. Il est au moins nécessaire de faire lever le malade de temps en temps pour le rafraîchir. Dans ce cas, encore plus que dans l'hémorragie bronchique, il ne faut avoir recours aux astringens et aux amers que lorsque la maladie a pris un caractère chronique.

Le malade doit être tenu à une diète sévère, dans les premiers jours de l'accident surtout; mais lorsque l'hémoptysie se prolonge, on doit lui permettre quelques alimens liquides, et en augmenter peu à peu la quantité, à mesure que les forces tombent, et que le crachement de sang devient moins considérable.

Obs. XII (1). *Pleuro-pneumonie latente, apoplexie*

______

(1) Voici l'observation annoncée plus haut. Mon ami M. Lenormand, qui l'avait recueillie en même temps que moi, l'avait insérée dans sa dissertation inaugurale (*De la pneumonie latente*, par F. C. Lenormand; thèses de la Fac. de Médec. de Paris, ann. 1824, n° 49) : je n'ai donc eu qu'à la transcrire ici. S'il arrive que M. Cruveilhier la lise, et veuille prendre la peine

pulmonaire et œdème du poumon, chez un sujet atta-
qué d'hypertrophie avec dilatation du cœur. — Lemagnan, âgé de cinquante-huit ans, ancien militaire,
exerçant depuis sa retraite la profession de maçon,
d'une taille moyenne, d'un embonpoint médiocre, cheveux châtains, peau d'une blancheur œdémateuse, et
d'un teint cachectique, entra, le 12 janvier 1824, à
l'hospice de clinique interne.

Très délicat dans sa jeunesse, ce malade avait eu de
fréquentes, mais d'assez légères indispositions, qui
avaient principalement consisté dans de petites fièvres,
et des engorgemens avec suppuration des glandes cervicales. A dix-huit ans, il prit le parti des armes, qu'il
n'abandonna qu'à trente-cinq ans, époque à laquelle
il fut obligé de demander son congé, vu les fatigues
qu'il avait essuyées aux armées pendant ses dix-sept
ans de service. Lemagnan n'entra que trois fois aux hôpitaux, pour des fièvres d'accès avec frissons violens, et
qui n'exigèrent jamais plus de deux mois pour leur guérison. Il s'était déjà rétabli de ses fatigues, et travaillait
sans peine au métier de maçon, lorsqu'à cinquante-
sept ans il devint sujet à des palpitations du cœur
incommodes, avec une gêne de la respiration telle,
qu'il était souvent obligé de s'arrêter dans sa marche,

---

de la rapprocher de celles que mon cousin avait insérées dans
sa première édition, j'espère qu'il n'écrira plus, comme il l'a
fait dans son *Anatomie pathologique* (3ᵉ livraison), et dans le
nouveau Dictionnaire de Médecine pratique (art. *Apoplexie*):
« Laënnec a consacré la dénomination d'*apoplexie pulmonaire*
« dans un très bon chapitre, où l'on ne regrette qu'une chose,
« le défaut d'observations particulières. »   M. L.

ou après le plus léger exercice, pour ne pas être suffoqué. Voyant au bout de trois semaines que son état ne s'améliorait pas, il vint à l'hospice clinique dans le mois de juillet 1823 : il y resta deux mois, après lesquels il se sentit en état de sortir. On reconnut chez lui, à cette époque, une *hypertrophie du cœur*. Vers la fin de septembre, il s'y présenta de nouveau, toussant et expectorant abondamment. Quinze jours suffirent pour le rétablir, et on le renvoya.

Le 31 décembre 1823, Lemagnan eut, sans cause connue, une fièvre vive avec une toux très forte, qui fut suivie d'une hémoptysie abondante sans aucune douleur. La fièvre disparut dès le lendemain ; la toux diminua ; des boutons survinrent au nez et à la lèvre supérieure : en un mot, Lemagnan se serait cru guéri, s'il n'avait continué de cracher du sang. Inquiet sur ce point, il entra de nouveau à l'hospice le 12 janvier 1824, et présenta les symptômes suivans :

Crachats peu visqueux, composés d'un sang assez vermeil, uni à de la salive ; sentiment de picotement à la gorge, qui excite la toux ; nulle douleur autre part ; respiration facile ; point de palpitations ; pouls faible ; langue saburrale ; appétit bon ; soif ordinaire ; rien du côté du ventre ; urine naturelle. Son mat dans toute la partie postérieure droite de la poitrine ; égophonie à l'angle inférieur de l'omoplate de ce côté ; râle crépitant dans le tiers inférieur du côté droit en arrière, dans tout le côté et vers la base de la poitrine en avant ; murmure respiratoire sensible, mais peu énergique, vers la partie supérieure droite. Le côté gauche résonnait bien, et la respiration s'y entendait assez bien. Les bal-

temens du cœur, peu sensibles à la main, offraient, lorsqu'on les examinait à l'aide du stéthoscope, beaucoup
d'irrégularité de force et de fréquence.

M. le professeur *Laënnec* porta le diagnostic suivans : *Pleuro-pneumonie latente à droite; hémoptysie
et hypertrophie du cœur avec dilatation.* Il prescrivit
à ce malade douze sangsues à l'épigastre, tart. stib.
gr. vj, avec sirop de pavot ʒj, dans six demi-verres
d'infusion de feuilles d'oranger; tis. d'org. éd.; pot.
gommeuse.

Le 13 janvier, le malade dit avoir vomi la veille deux
fois; du reste, même expectoration, même état de
calme. (On maintint la prescription de la veille.)

Le 14, point de vomissement, deux selles non liquides; beaucoup moins de sang dans les crachats;
toux fréquente pendant la nuit, égophonie nulle (*indice
de la diminution de l'épanchement pleurétique*); même
état du reste. (Toujours tart. stib. gr. vj, etc...)

Le 15, toux moins fréquente pendant la nuit; crachats contenant fort peu de sang; deux selles liquides;
nulles douleurs; appétit; râle crépitant moins abondant à
la partie antérieure inférieure droite. (Même prescription.)

Le 16, toux encore moins fréquente; peu d'expectoration, sans aucune strie de sang; point de vomissemens; trois selles; râle crépitant plus humide (*la
péripneumonie se change en simple œdème du poumon*).
(Même prescription; deux soupes.)

La 17, la *tolérance*, ou faculté de supporter le tartre
stibié, cessa tout-à-coup. Le malade avait vomi toutes
les doses. On discontinua l'usage de ce médicament.
(Pot. pect.; deux soupes et du bouillon.)

Le 19, râle sous-crépitant en arrière, jusqu'au-dessous de l'épine de l'omoplate; son moins mat depuis quelques jours; très peu de toux et d'expectoration; sommeil bon. (Prescription comme la veille; de plus, oxyde blanc d'antimoine gr. xv, dans la potion.)

Le 20, râle crépitant beaucoup plus humide et plus gros (*preuve, avec le retour du son, de la résolution de l'engorgement pulmonaire*); l'irrégularité du pouls et du cœur était très marquée; parmi les pulsations rapides du cœur, il en était quelques-unes qui donnaient une assez forte impulsion et un bruit assez sonore pour faire reconnaître une *hypertrophie avec dilatation.* (Même prescription.)

Jusqu'au 27, le râle crépitant se rapprocha de plus en plus du râle muqueux; l'égophonie reparut dans le dos, avec une respiration bronchique dans le même point; le son était toujours plus obscur à la partie postérieure et moyenne du côté droit (*indices du retour de l'épanchement dans la plèvre, et même de l'augmentation de l'engorgement de la racine du poumon*); le cœur était dans le même état; mais un engorgement œdémateux s'était formé à la partie postérieure des membres inférieurs. (Ce jour on supprima l'oxyde blanc d'antimoine, auquel on substitua une tisane de racine de fraisier, avec nitre gr. xx et acétate de potasse ℥ j; pot. pect.; un quart d'alimens.)

Le 28, le malade, qui jusque là semblait marcher, quoique lentement, vers la convalescence, se trouva tout-à-coup plus mal : état d'anxiété et de suffocation; figure d'une pâleur remarquable; orthopnée; crachats visqueux, totalement teints de sang d'un rouge bru-

nâtre ; accroissement de l'œdématie des membres abdominaux, qui s'était propagée aux parties génitales ;
pulsations du cœur beaucoup plus distinctes, et donnant presque toutes une plus forte impulsion que les
jours précédens ; râle crépitant plus marqué. (Saignée
d'une palette et demie ; on supprima la tisane apéritive
nitrée, et on lui donna l'oxyde blanc d'antimoine; deux
soupes.)

Le 29, amélioration notable ; le sang tiré de la veille
était assez consistant, sans couenne inflammatoire ;
les crachats étaient teints de sang, et assez visqueux ;
le râle avait reprit le caractère sous-crépitant ; l'égophonie, qui avait disparu, reparaissait dans le dos, avec
la respiration *bronchique;* les pulsations du cœur
étaient les mêmes, seulement un *bruit de soufflet* se
faisait entendre pendant la contraction des ventricules ;
le malade ne ressentait aucune douleur. (Même prescription ; de plus, quatre ventouses scarifiées sur le
côté droit de la poitrine.) Le 30, les crachats semblaient
contenir une plus grande quantité de sang. (Même
prescription ; de plus une saignée de ℥ vj). Le 31,
râle sous-crépitant dans presque tout le côté droit,
surtout en arrière, où le son était un peu plus mat ;
bonne respiration du côté opposé, qui résonnait parfaitement bien ; toujours égophonie à droite. M. le professeur *Laënnec* ajouta au diagnostic : *L'hémoptysie
est due à des engorgemens hémoptoïques. L'épanchement pleurétique, très peu abondant, augmente et diminue tour à tour. Les traces de pneumonie se confondent avec les signes d'engorgement hémoptoïque à la
racine et à la base du poumon droit. L'œdème du*

même poumon s'étend. Malgré le peu d'apparence que le malade pût supporter le tartre stibié, à cause de l'anasarque dû à la maladie du cœur, et vu la gravité de son état, M. le professeur *Laënnec* se décida à tenter de solliciter l'absorption par ce moyen ; en conséquence il prescrivit tart. stib. gr. vj, avec sirop diacode ℥ j.

Le 1er février, le malade avait vomi deux fois, et avait eu deux selles abondantes; crachats beaucoup plus sanguinolens; dyspnée assez forte; œdème presque général. (Même prescription.)

Le 2, deux vomissemens et deux selles ; crachats presque entièrement sanguinolens, d'un rouge foncé, et pris en masse ; murmure respiratoire bon et net, en avant à droite, depuis la clavicule jusqu'à la région mammaire; dans tout le reste de ce côté, râle se rapprochant d'autant plus du crépitant qu'on l'écoutait plus près de la partie postérieure, qui donnait aussi un son plus mat que les jours précédens. (On supprima le tartre stibié, pour lui substituer la prescription antérieure.)

Le 3, même état général; seulement on entendait à gauche un râle sous-crépitant, mais peu abondant, quand le malade faisait de fortes inspirations (*indice de l'œdème gagnant le poumon gauche.*) L'attention fut portée spécialement sur le reflux manifeste du sang dans les jugulaires externes, qui étaient fort gonflées, reflux qui avait lieu de bas en haut, comme on s'en est assuré en comprimant la partie supérieure de ces veines.

Mort à neuf heures du soir, sans agonie.

Autopsie, faite deux jours après la mort. — Tête:

Rien de remarquable. — *Poitrine : Poumon droit* uni presque partout, au moyen de larges et nombreuses adhérences très fermes à la plèvre costale, qui latéralement était revêtue d'une production cartilagineuse de trois lignes d'épaisseur à peu près, et de quatre à cinq pouces carrés. Ces adhérences étaient disposées de manière à laisser entre elles des espaces que remplissait une sérosité claire. Le poumon était infiltré d'une scrosité abondante, et presque incolore ou légèrement jaunâtre dans toute son étendue, mais surtout dans sa moitié inférieure. Au milieu de l'infiltration pâle de la partie antérieure, on remarquait dans quelques endroits, près la base, des portions de parenchyme plus rouges, beaucoup plus denses, offrant une surface grenue quand on les incisait. Ces engorgemens, assez exactement circonscrits, tranchaient brusquement dans plusieurs points avec le tissu pulmonaire, crépitant et infiltré de sérosité ; leur tissu, quoique ferme, était un peu flasque. (*Engorgemens hémoptoïques en voie de résolution.* Réflexion de M. *Laënnec.*) — A la partie postérieure du poumon existait un autre engorgement de la largeur et de l'épaisseur de la paume de la main. Le tissu pulmonaire était là d'un rouge foncé, sans mélange de gris et de jaune, comme dans la péripneumonie au degré d'hépatisation, et si compacte, que percuté il résonnait, qu'incisé il criait sous le scalpel. (M. *Laënnec* regarda cet état comme la réunion de la péripneumonie chronique et de l'engorgement hémoptoïque.)— Le *poumon gauche* nageait dans de la sérosité ; la plèvre était saine, et ne présentait qu'une ancienne adhérence dans son milieu. Le parenchyme était

aussi un peu infiltré généralement ; il offrait à son bord
inférieur, vers le côté, deux engorgemens hémoptoïques
de la grosseur d'une noix chacun, et parfaitement circonscrits au milieu d'un tissu simplement infiltré ; l'un
était rouge, tirant sur la couleur du sang, comme ceux
du poumon droit ; l'autre, entouré d'une aréole de sang
caillé noir d'une ligne de largeur, offrait une couleur
d'un rouge jaunâtre (1). — Le *cœur* égalait en volume
trois fois le poing du sujet ; il distendait énormément le
péricarde. — Le *ventricule droit* était dilaté, sans que
ses parois eussent perdu de leur épaisseur ; ses orifices
étaient libres, et il contenait, ainsi que l'oreillette cor-

---

(1) On trouve ici indiquées presque toutes les nuances de
coloration que présentent les noyaux d'engorgement hémoptoïque à mesure que la résolution s'en opère. D'abord d'un
rouge noirâtre plus ou moins foncé, ils passent au rouge jaunâtre, et conservent, comme les ecchymoses de la peau, une
aérole noirâtre qui devient jaunâtre à son tour, pour pâlir ensuite et se confondre insensiblement avec la couleur propre au
tissu pulmonaire. Toutefois M. Lenormand n'a pas assez fait
saillir dans sa description la coloration en *rouge noirâtre* des
portions du poumon frappées d'apoplexie ; coloration qui était
plus marquée qu'il ne le dit, et qui est un caractère constant
des congestions hémorragiques, de même que la coloration en
rouge vif en est un des congestions inflammatoires. La pneumonie étant à peu près terminée, cette différence de coloration
n'est pas ici aussi tranchée qu'on le voit quelquefois ; mais il
est certain qu'on peut à ce seul caractère reconnaître un noyau
d'engorgement hémoptoïque au milieu d'un poumon hépatisé,
et réciproquement un lobule hépatisé au milieu d'un lobe ou
d'un poumon devenu le siége d'une congestion hémorragique
très étendue.   M. L.

respondante, beaucoup de caillots de sang noir. — Le *ventricule gauche*, également vaste, avait cependant des parois de près d'un pouce d'épaisseur. — La *valvule mitrale* était presque entièrement cartilagineuse, ce qui la rendait béante ; les *aortiques* ne l'étaient qu'à leur base. — *Abdomen* rempli de sérosité ; *péritoine* sain. — *Estomac* d'une couleur rosée en général à l'intérieur, offrant çà et là de petites plaques d'une rougeur piquetée, mais sans épaississement de la membrane muqueuse, dont on effaçait les rides avec facilité. — *L'intestin grêle* était sain.—Le *cæcum* offrait dans toute son étendue des ecchymoses d'un noir foncé, et des rougeurs impossibles à confondre avec elles ; la membrane muqueuse correspondante était boursoufflée. Cette altération se rencontrait encore dans le colon transverse ; mais le reste du canal n'en offrait aucune trace, et était parfaitement sain. Les autres viscères abdominaux parurent en fort bon état.—En général, tout le tissu cellulaire sous-cutané, surtout celui des membres, était infiltré.

Obs. XIII (1). *Fièvre continue terminée par une apoplexie pulmonaire.* — Gaulier (Jean), maçon, âgé

---

(1) Dans un court Mémoire inséré aux *Archives de Médecine* (novembre 1826), M. le docteur Bouillaud avance qu'on n'a pas d'exemple d'*apoplexie pulmonaire guérie* : l'observation qu'on vient de lire prouve du moins que cette guérison est possible. Il dit aussi que jusqu'à présent on a trouvé toujours l'apoplexie pulmonaire compliquée de maladie du cœur. L'observation que j'insère ici prouve que cette apoplexie peut,

de vingt-trois ans, fut admis dans les salles de clinique de la Faculté de Médecine à l'hôpital de la Charité, le 8 février 1824; il était malade depuis sept jours. On ne put savoir comment sa maladie avait débuté : il ne pouvait répondre à aucune question. Il avait une fièvre vive ; la face était rouge et un peu livide, les paupières demi-closes, les pupilles dilatées, l'ouïe très dure, les lèvres sèches et noirâtres, les dents et les gencives couvertes d'un mucus noirâtre, la langue assez nette et beaucoup plus humide que les lèvres, la respiration naturelle ; l'abdomen était douloureux à la pression, principalement vers la région épigastrique ; le malade avait de la diarrhée ; la peau était sèche et brûlante ; tout le corps était agité d'un tremblement spasmodique assez violent. — On regarda le malade comme affecté d'une *fièvre continue grave*, avec irritation gastro-intestinale et congestion vers le cerveau. (*Vingt sangsues à l'épigastre; eau de riz gomm. et édulc. bis.* — Diète.)

Le 9 février, le tremblement universel avait cessé ; la douleur épigastrique était moindre, mais tous les autres symptômes persistaient, et la stupeur paraissait même plus grande que la veille. (*Huit sangsues aux tempes; riz gomm. édulc.* — Diète.)

---

comme celle du cerveau, survenir indépendamment de toute lésion de l'organe central de la circulation. C'est en outre un exemple de *splénisation* du poumon. C'est aussi, si je ne m'abuse, un cas de crise mal placée. Elle offre donc de l'intérêt sous plusieurs points de vue. Je n'ai pas besoin de dire que je l'ai recueillie sous les yeux de mon cousin, alors que j'étais chef de clinique à l'hôpital de la Charité.   M. L.

Le 10 *id.*, le coma avait un peu diminué ; le malade entendait ou semblait entendre les questions qu'on lui adressait ; il avait déliré pendant toute la nuit ; les autres symptômes étaient toujours les mêmes ; la langue était même un peu plus rouge. On remarqua que le malade se couchait alternativement sur l'un et sur l'autre côté, chose qui, en général, n'a pas lieu en pareil cas. (*Riz gomm. édulc. bis.* — Diète.)

Le 11 *id.*, le coma était plus fort, les pupilles étaient cependant plus contractiles ; la face était d'une couleur rouge violacée, le pouls très fréquent, la diarrhée un peu moindre. (*Deux vésicatoires aux jambes ; riz gomm. édulc.* — Diète.)

Le 12 *id.*, le malade avait eu du délire pendant toute la nuit ; il toussait de temps à autre, et crachait un sang noirâtre et presque pur ; il avait par intervalles des attaques de dyspnée, pendant lesquelles sa respiration devenait stertoreuse ; il était couché sur le dos ; sa poitrine résonnait assez bien en avant ; la respiration s'entendait un peu dans cette partie et dans les côtés, mais elle était masquée en partie par le râle muqueux de la trachée et des bronches. On ne put l'examiner dans le dos, vu l'extrême faiblesse ou plutôt le coma profond du malade. Les battemens du cœur étaient précipités, et assez forts encore surtout à gauche. (*Quatre ventouses scarifiées sur la poitrine ; deux sinapismes aux cuisses ; riz gomm. édulc.* — Diète.)

Mort à quatre heures du soir.

Ouverture du cadavre faite dix neuf heures après la mort. — Cadavre d'un jeune homme de moyenne taille, bien conformé, ayant les cheveux bruns, les muscles très développés.

A l'ouverture du crâne, il s'écoula beaucoup de sang noir et très liquide. Les méninges n'offraient aucune altération ; seulement les vaisseaux qui rampent sous la pie-mère étaient gorgés de sang. Les circonvolutions cérébrales étaient un peu aplaties. Cependant les ventricules latéraux ne contenaient qu'une très petite quantité de sérosité limpide, dans laquelle on voyait quelques bulles d'air. La substance cérébrale était très ferme, et laissait suinter un très grand nombre de gouttelettes de sang.

Les feuillets de la plèvre droite étaient unis l'un à l'autre par plusieurs brides cellulaires très fermes. Le poumon droit, assez volumineux, offrait presque partout extérieurement une couleur noirâtre. Son tissu était élastique et crépitant dans tout son lobe supérieur, compacte et dur dans son lobe inférieur. L'incision fit voir que dans tout le lobe compacte il était gorgé d'un sang noir et liquide, et dans quelques endroits d'un sang mêlé d'un peu de pus, et qui avait pris une légère teinte jaunâtre. Lavées à grande eau, les portions gorgées de sang pur restaient plus ou moins noires ; les autres restaient d'un rose foncé, et celles-ci étaient légèrement grenues à l'incision (1). Dans le lobe moyen,

---

(1) Voici un exemple de lobules enflammés disséminés dans un lobe devenu tout entier le siége d'une congestion hémorragique. On voit que leur couleur rouge tranchait sur la couleur noire de la masse *splénisée*, et qu'à ce seul caractère on peut, ainsi que je l'ai dit ci-dessus, reconnaître sur-le-champ une pareille complication.   M. L.

le tissu pulmonaire était beaucoup plus élastique et crépitant, et n'offrait que de loin en loin, et dans une étendue peu considérable, l'endurcissement noirâtre dont nous venons de parler.

Le poumon gauche adhérait également à la plèvre costale par quelques brides cellulaires. Il était rose, élastique, et crépitant dans tout son lobe supérieur et le long de son lobe antérieur ; mais la moitié postérieure de son lobe inférieur était gorgée de sérosité sanguinolente, et on y distinguait çà et là de petites portions compactes, laissant ruisseler du sang pur, et restant flasques et noirâtres après le lavage, comme le lobe inférieur du poumon droit.

Le cœur n'offrait rien de remarquable.

La muqueuse gastrique offrait cinq ou six taches violacées, oblongues, se dirigeant toutes du cardia vers le pylore, dont la plus grande avait à peu près un pouce de longueur, et dans le centre desquelles on voyait une ulcération de la muqueuse oblongue aussi, et à laquelle venaient aboutir en convergeant de petites rides comme on en voit autour d'une cicatrice de la peau après une plaie avec perte de substance. Elle était d'ailleurs pâle et saine. — La muqueuse intestinale était saine dans les deux tiers supérieurs de l'intestin grêle ; mais vers la fin de l'iléon elle prenait par endroits une teinte violacée, et on y distinguait des bosselures formées par des follicules tuméfiés. Ces petites tumeurs devenait de plus en plus grosses à mesure qu'on approchait du cœcum, et offraient alors à leur sommet une petite ulcération à bords coupés à pic et à fond jaunâtre. — La valvule cœcale, boursouflée et violette, était toute recouverte

de petites ulcérations.— Les gros intestins étaient sains.
— Tout le tube intestinal était rempli d'une matière
demi-liquide, d'un noir foncé. La rate était très volumineuse, mais d'ailleurs saine. Les glandes mésentériques
étaient rouges et tuméfiées.

Les muscles étaient bien sensiblement poisseux, et d'un
rouge noirâtre. Le reste sain.

CHAPITRE VI.

DE LA PÉRIPNEUMONIE.

Les noms de *péripneumonie* (Hippocrate), *pneumo-*
nie (Arétée), comprenaient chez les anciens toutes les
maladies aiguës de poitrine existant sans douleur notable du côté. Nous en restreignons l'application, avec
la plupart des médecins modernes, à l'inflammation
du tissu pulmonaire (1).

---

(1) Quelques médecins semblent aujourd'hui vouloir restreindre le mot de *péripneumonie* à l'inflammation de la surface du poumon, et cela d'après le sens le plus commun de la
préposition περί. Cette distinction n'est nullement en rapport
avec le sens dans lequel Hippocrate, et tous les médecins jusqu'ici, ont pris ce mot. La particule περί, dans le mot περιπνευμονία,
ne signifie pas *autour*, mais indique seulement *importance*,
comme dans cette expression, οἱ περὶ τὸν Ἀγαμέμνονα, pour dire
Agamemnon. Je crois devoir insister sur quelques observations
grammaticales analogues ; car, comme l'a dit Condillac, l'art
de raisonner consiste surtout dans une langue bien faite; et rien
ne nuit plus aux progrès d'une science que de détourner sans
motifs suffisans les noms de leur acception reçue, ou d'en
créer de mauvais.   *Note de l'auteur.*

Cette maladie est du nombre des plus graves et des plus communes ; et, dans les climats froids et tempérés surtout, elle est de toutes les maladies aiguës celle qui emporte le plus d'hommes. Elle a par cette raison beaucoup occupé les médecins, qui l'on étudiée sous des points de vue très variés.

Nous examinerons successivement 1° la pneumonie aiguë, et ses terminaisons par résolution ou suppuration ; 2° les pneumonies partielles et les abcès du poumon ; 3° la gangrène du poumon ; 4° les pneumonies chroniques ; 5° les pneumonies latentes et symptomatiques.

Nous ne parlerons de la pleuro-pneumonie, ou de la complication de la pleurésie avec l'inflammation du poumon, qu'après avoir traité de la première de ces maladies ; et nous examinerons en même temps la question, si souvent agitée dans le dernier siècle, de la distinction de ces deux affections. Nous nous contenterons d'affirmer ici que rien n'est plus commun que la pneumonie simple, ou jointe à un degré si léger de pleurésie qu'il n'ajoute rien au danger de l'inflammation pulmonaire, et qu'il ne modifie nullement sa marche.

ARTICLE PREMIER.

Caractères anatomiques de la pneumonie aiguë.

Considérée sous le rapport anatomique, la pneumonie présente trois degrés très tranchés et facile à reconnaître, que nous désignerons sous les noms d'*engouement*, d'*hépatisation* et d'*infiltration purulente*.

Premier degré (engouement). — Dans le premier degré, le poumon, plus pesant qu'il ne l'est ordinairement, présente à l'extérieur une couleur livide ou violacée, et une fermeté beaucoup plus grande que dans l'état naturel. Il est cependant encore crépitant ; mais lorsqu'on le presse entre les doigts, on sent qu'il est compacte, pesant, engorgé par un liquide, et que la crépitation est beaucoup moindre que dans l'état sain. Il cède à la pression et en conserve la marque, à peu près comme un membre infiltré. Lorsqu'on le coupe, son tissu paraît d'un rouge de sang ou livide, et tout infiltré d'une sérosité plus ou moins sanguinolente, spumeuse et trouble, qui coule avec abondance de la surface des incisions. On distingue cependant encore très bien la texture alvéolaire et en quelque sorte spongieuse du poumon. Quelques points seulement, plus fermes et plus compactes, indiquent le passage du premier au second degré de la péripneumonie. C'est cet état du tissu pulmonaire que Bayle a désigné (*Recherches sur la Phthisie pulmonaire*, obs. 47, p. 379) sous le nom d'*engouement* du poumon.

Deuxième degré (hépatisation). — Dans le deuxième degré, le tissu du poumon ne crépite plus du tout sous le doigt qui le presse, et acquiert une pesanteur et une fermeté tout-à-fait analogues à celles du foie. Les anatomistes modernes ont, par cette raison, désigné sous le nom d'*hépatisation* ou de *carnification* l'inflammation du tissu pulmonaire. La première de ces expressions, qui paraît avoir été employée pour la première fois par *Lœlius a Fonte* (MORGAGNI, *Epist.* XXI, art. 28), est assez juste, la seconde est tout-à-fait impropre, et

conviendrait beaucoup mieux à un autre état pathologique du poumon, dont nous aurons occasion de parler
plus bas (au chapitre de la *pleurésie*).

Dans le second degré d'inflammation, le poumon
paraît souvent moins livide à l'extérieur que dans le
premier degré; mais il présente intérieurement une
couleur rouge plus foncée par endroits, depuis le gris-
violet jusqu'au rouge de sang. Sur ces couleurs, qui se
nuancent comme celles de certains marbres ou granits,
tranchent d'une manière très remarquable les rameaux
bronchiques, les vaisseaux sanguins, les taches formées
par la matière noire pulmonaire, et les cloisons celluleuses minces qui divisent le tissu du poumon en masses
ou lobules de grandeur inégale. Ces cloisons membraneuses, assez difficiles à apercevoir dans l'état naturel,
deviennent alors plus distinctes. Elles paraissent souvent ne point participer à l'inflammation, ou n'en être
attaquées qu'à un moindre degré, et leur blancheur les
rend quelquefois extrêmement sensibles.

Si l'on coupe en plusieurs morceaux un poumon ainsi
affecté, il ne suinte presque rien de la surface des incisions : seulement, en la râclant avec le scalpel, on en
exprime une médiocre quantité d'une sérosité sanguinolente plus trouble et plus épaisse que celle qui a été
décrite ci-dessus, et dans laquelle on distingue souvent
une matière plus épaisse, opaque, blanchâtre et puriforme.

Si l'on expose à contre-jour la surface de ces incisions, la substance du poumon ne présente plus rien
de cellulaire, mais bien une surface *grenue*, ou formée
de petits grains rouges, obronds et un peu aplatis. Cette

texture granuleuse me paraît être le caractère anatomique propre de l'inflammation pulmonaire, et celui qui peut le mieux la faire distinguer de l'engorgement tuberculeux ; elle n'existe que dans la pneumonie et dans l'*infarctus* hémoptoïque. Cet aspect granuleux devient plus sensible encore lorsque, après avoir incisé superficiellement une portion hépatisée du poumon, on achève de la diviser en déchirant. Le tissu pulmonaire paraît alors composé par la réunion d'une multitude de petits grains ronds ou ovoïdes très égaux entre eux, dont la couleur peut présenter toutes les nuances que nous avons exposées ci-dessus. Il est impossible de ne pas les reconnaître pour les vésicules elles-mêmes, transformées en grains solides par l'épaississement de leurs parois et l'état d'*infarctus* de leurs cavités (1).

---

(1) **M. Chomel** regarde comme une forme de la pneumonie au second degré la *splénisation* du poumon (*Dict. de Méd.*, t., xvii, art. *Pneumonie*). Cette manière de voir ne me paraît point admissible. La splénisation vraie, c'est-à-dire cet état dans lequel le poumon offre la couleur noirâtre et la friabilité de la rate, est évidemment le résultat d'une congestion hémorragique, et non d'une congestion inflammatoire. Elle diffère de l'hépatisation, non-seulement par ses caractères anatomiques, mais encore par l'ensemble de symptômes avec lequel elle coïncide, et surtout par l'aspect des crachats, qui ne sont jamais ni *visqueux*, ni *rouillés*. Que si quelquefois, comme dans le fait que j'ai rapporté ci-dessus (obs. xiii), des points de suppuration viennent à se développer dans une portion de poumon splénisée, c'est l'analogue de ce qui se passe quelquefois aussi dans les foyers sanguins cérébraux, dans les hémorragies scorbutiques ou autres du tissu cellulaire, du foie, des

Lorsqu'un poumon est hépatisé en entier, il semble, au premier coup d'œil, plus volumineux que dans l'état naturel ; mais cette apparence est trompeuse : elle vient de ce que le poumon, ne contenant point d'air, ne peut s'affaisser sur lui-même à l'ouverture de la poitrine, et continue à la remplir exactement. J'ai souvent examiné les dimensions de cette cavité chez les pneumoniques, tant sur le vivant que sur le cadavre, et je n'ai jamais pu apercevoir le moindre degré de dilatation dans le côté affecté ; ce qui, comme nous le verrons, établit déjà une grande différence entre les signes de la pneumonie et ceux de la pleurésie.

Il paraît même que l'engorgement inflammatoire du poumon, loin d'être capable de lutter contre la résis-

---

muscles, etc. Ce n'est point à dire que la suppuration soit une conséquence nécessaire de la splénisation, comme elle l'est certainement de l'hépatisation.   **M. L.**

Les remarques contenues dans cette note me paraissent pleines de justesse : nul doute qu'il ne faille distinguer de la véritable pneumonie ces engorgemens sanguins que l'on trouve souvent à l'ouverture de cadavres d'individus morts de maladies diverses, et chez lesquels, pendant la vie, aucun symptôme n'avait révélé l'existence d'une phlegmasie du parenchyme pulmonaire.

Parmi ces engorgemens, il en est qui me paraissent être effectivement, comme le pense M. Mériadec Laënnec, le résultat d'une infiltration sanguine du tissu du poumon, d'une véritable hémorragie interstitielle de ce tissu. On rencontre surtout cette infiltration à la suite des fièvres typhoïdes. A l'état chronique, elle a son analogue dans l'altération que présente le poumon chez un grand nombre de scorbutiques ; et elle est une preuve

tance que lui oppose la contexture solide des parois thoraciques, ne peut surmonter la plus faible cause de compression. J'ai vu, sur un poumon hépatisé en totalité, une dépression de plus d'une ligne de profondeur, exactement circonscrite, et tout-à-fait semblable à celle que produirait un coup de marteau fortement appliqué sur une masse de plomb. Cette dépression avait été produite par la présence d'une fausse membrane albumineuse de consistance de blanc d'œuf cuit, qui la remplissait exactement. Tout le reste de la surface du poumon adhérait à la plèvre par un tissu cellulaire abondant, bien organisé, et de formation beaucoup plus ancienne que la maladie à laquelle le sujet avait succombé. Ce tissu cellulaire était infiltré d'une sérosité d'un jaune citrin très foncé.

---

de plus de la disposition si remarquable aux hémorragies qui a lieu également dans ces affections diverses.

D'autres engorgemens pulmonaires, qu'on a aussi trop légérement qualifiés du nom de *pneumonie*, sont de simples hypérémies passives, qui résultent de la stase du sang dans les poumons pendant les derniers temps de la vie. C'est cet état d'engorgement tout passif du parenchyme pulmonaire, que M. Piorry a désigné sous le nom de *pneumonie hypogastrique;* expression qui me paraît peu convenable, parce que le mot de *pneumonie* ne doit être employé que pour désigner un état inflammatoire du poumon : or il n'y a rien de commun entre le phénomène de l'inflammation et celui de l'accumulation toute passive du sang, telle qu'elle a lieu dans le cas dont il est ici question. L'expression *hypérémie hypostatique* me paraît donner une idée plus juste de la cause et de la nature de cette altération que le poumon présente alors.   ANDRAL.

Un médecin qui a l'habitude de soutenir ses opinions avec beaucoup de chaleur, consultant un jour avec MM. Récamier, Marjolin et moi, pour un empyème que nous trouvions évident, et dans lequel il n'avait vu jusque là qu'une *gastro-entérite chronique* que nous ne pouvions apercevoir, avança que la dilatation d'un côté ne pouvait être prise pour un signe d'empyème, et nous dit avoir trouvé quelquefois des poumons hépatisés tellement gonflés que l'impression des côtes y était marquée. Je crois que sa mémoire le trompait, ou que son premier coup d'œil l'avait trompé, et qu'il s'en était tenu à son premier coup d'œil. Je n'ai jamais vu pareille chose, et je crois même qu'elle est impossible; car les côtes, à la paroi interne de la poitrine, sont absolument sur le même plan que les muscles inter-costaux; et ces derniers, à raison de leur tension, offrent une résistance à peu près égale à celle des côtes elles-mêmes, qui ne peuvent par conséquent, en aucun cas, faire saillie à l'intérieur. Si pareille chose pouvait arriver quelquefois, ce serait chez des sujets qui, par suite du rachitis, d'une fracture ou d'un rétrécissement de la poitrine, auraient quelques côtes proéminentes en dedans (1).

---

(1) M. Broussais n'a pas cru devoir se rendre aux raisons que je viens d'exposer, et a voulu avouer publiquement l'opinion dont il s'agit. Il a même cherché à la défendre par des faits qui prouvent de plus en plus qu'il s'est trompé (Voyez *Examen des Doctrines médicales*, t. II, p. 718); car les cas qu'il a présentés ou fait présenter, dans divers journaux de médecine, comme des preuves de la possibilité de l'impression

Troisième degré (*infiltration purulente*). — Dans le troisième degré de l'inflammation, le tissu pulmonaire, en conservant la même dureté et l'aspect granuleux que nous venons de décrire, prend une couleur jaunâtre pâle et analogue à celle de la paille. D'abord de petits points jaunes séparés, dus au pus qui commence à se former, augmentent la bigarrure des nuances décrites ci-dessus ; puis ces points se réunissent, et enfin le poumon tout entier prend uniformément la couleur jaune-paille ou jaune-citrine, et laisse suinter plus ou moins abondamment, de la surface des incisions que l'on y fait, une matière jaune, opaque, visqueuse et évidemment purulente, mais d'une odeur fade, et

---

des côtes sur un poumon enflammé, sont des exemples d'adhérence intime de la plèvre costale au poumon, par suite de pleurésies anciennes et guéries depuis longtemps. Il est même à remarquer que dans ces cas il n'y avait ni *pneumonie* ni *dilatation de la poitrine*; mais la plèvre costale ayant été arrachée en enlevant le poumon, on a aperçu la face externe de cette membrane qui présente toujours *l'impression des côtes.* **On** peut s'en convaincre en détachant une plèvre costale saine et sans adhérence au poumon : on y distinguera les places des côtes à leur blancheur et à leur surface lisse, qui contrastent avec les espaces intercostaux garnis d'un tissu cellulaire lâche, chargé de graisse, rougi ou infiltré. Plusieurs élèves, qui avaient suivi la clinique de M. Broussais avant de suivre la mienne, m'ont dit qu'il leur a présenté, en 1822, quelques cas de l'espèce de ceux que je viens d'indiquer, comme des preuves à l'appui de l'opinion qu'il a voulu défendre, sans faire mention de la *dilatation de la poitrine par la pneumonie*, seul point important et pratique de toute cette discussion.

Note de l'auteur.

qui n'est pas à beaucoup près aussi désagréable que celle du pus d'une plaie extérieure. Dans cet état, la substance du poumon est beaucoup plus humide et plus molle que dans l'hépatisation rouge. La texture granuleuse s'efface à mesure que le ramollissement du pus se fait ; et, avant qu'il soit complet, la substance pulmonaire se résout en grumeaux humides sous les doigts qui la pressent.

Lorsque le poumon contient une grande quantité de matière noire pulmonaire (ce qui est fort commun chez l'adulte et les vieillards), le pus et le poumon qu'il infiltre prennent une couleur grise cendrée, que je vois désignée dans quelques observations récentes sous le nom d'*hépatisation grise* (1). D'autres fois, au contraire, et particulièrement chez les jeunes gens et les enfans, le pus infiltré dans le tissu pulmonaire est d'un beau jaune blanchâtre. Ce pus, exhalé d'abord à l'état

---

(1) Cette expression me paraît devoir être bannie du langage de l'anatomie pathologique, parce que, quoique toute récente, elle a déjà servi à exprimer des choses très différentes. Je trouve désignées sous ce nom, dans des observations publiées depuis cinq ou six ans, outre le cas que je viens de décrire, 1° des péripneumonies marchant vers la résolution, et dans lesquelles l'hépatisation rouge avait passé du gris-violet au gris-de lin ; 2° l'infiltration tuberculeuse grise que nous décrirons en son lieu. Il est à remarquer, au reste, que cette expression, appliquée à la suppuration colorée par la matière noire pulmonaire, est fausse, en ce sens qu'elle est incomplète : il faudrait dire *jaune grisâtre* ou *cendré*, car le jaune prédomine sensiblement sur le noir ou le gris dans la plupart des cas.

Note de l'Auteur.

concret ou plastique comme les fausses membranes, passe rapidement par divers degrés de ramollissement avant d'acquérir la liquidité comme mucilagineuse qui lui est propre. Lorsqu'il commence à se ramollir, il suinte par la pression, ou lorsqu'on râcle avec le scalpel, sous la forme d'une matière onctueuse, qu'une observation superficielle pourrait faire prendre pour grasse (1), mais qui est réellement albumineuse.

Telle est, à proprement parler, la suppuration du tissu pulmonaire. Nous parlerons tout-à-l'heure des cas rares dans lesquels le pus se réunit de manière à former un abcès du poumon.

Ces trois degrés d'inflammation se trouvent assez ordinairement réunis de diverses manières. Quelquefois l'un des poumons est enflammé au troisième degré dans

---

(1) M. Broussais est tombé manifestement dans cette erreur. (Voy. *Nouvel Examen des Doctrines médicales*, t. II, pag. 735.) Il me reproche de n'avoir point décrit des poumons transformés en graisse, et il décrit lui-même ce cas très succinctement, mais de manière cependant que l'on puisse y reconnaître la péripneumonie au troisième degré. Le fait devient tout-à-fait certain par le résultat de l'analyse faite de ces poumons en apparence gras par M. Bertrand, pharmacien à l'hôpital militaire de Strasbourg, qui, dit M. Broussais, n'y trouva que de l'albumine. Le passage où M. Broussais me fait ce reproche, d'une espèce nouvelle, offre un rare exemple de la légèreté avec laquelle quelques hommes communiquent au public leur première pensée sur un fait qu'ils aperçoivent pour la première fois, sans rechercher si la chose n'est pas déjà très connue. Le voici textuellement : « Je n'ai pas encore rencontré *dans* M. Laënnec les poumons entiers dégénérés.....

toute son étendue, et l'autre présente seulement quelques portions enflammées au premier ou au second degré. Souvent les trois degrés s'observent dans le même poumon, et le divisent en autant de zones très tranchées, ou se confondent par des nuances insensibles.

Le passage d'un degré à l'autre est marqué par le développement de quelques points d'un engorgement plus avancé au milieu d'un tissu engorgé au degré inférieur : ainsi le passage du premier au second degré est caractérisé par un tissu rouge laissant suinter une grande quantité de liquide spumeux et sanguinolent, mais encore un peu crépitant à la pression, au milieu duquel on distingue des parties plus rouges, beaucoup plus fermes, non crépitantes, laissant suinter une moindre quantité de sérosité sanguinolente, et offrant à l'incision des surfaces grenues.

« en un tissu jaunâtre, graisseux ou albumineux, pareil à « celui des foies jaunes. *On sait* que ces derniers, tantôt graissent le papier, et d'autres fois n'y laissent aucune trace de « matière adipeuse. *J'ai fait la même observation sur les poumons transformés en matière jaune.* M. Bertrand.... a bien « voulu analyser, à ma prière, un de ces poumons. Il y a « trouvé de l'albumine prédominante, et point de graisse. » Il est d'autant plus singulier que M. Broussais, qui voit partout l'inflammation, n'ait pas reconnu celle du poumon sous sa forme la plus évidente, que vingt ans avant l'époque où il écrivait il n'y avait pas un élève de Corvisart et des hôpitaux de Paris qui ne connût l'hépatisation jaune. M. Broussais eut pu trouver dans mon ouvrage (t. 1, p. 164, 1re édit.) la description de la suppuration pulmonaire, et éviter à ses lecteurs la page qu'occupe cette discussion.   *Note de l'auteur.*

Quelquefois ces points endurcis sont exactement circonscrits dans un lobule pulmonaire; quelquefois même, chez les enfans surtout, on trouve çà et là, dans l'intérieur du poumon, un certain nombre de lobules arrivés au degré d'hépatisation, les lobules environnans étant parfaitement crépitans, et sans aucune infiltration séreuse ou sanguine. Cette variété de l'engorgement pneumonique a été désignée, dans quelques ouvrages récens, sous le nom de *pneumonie lobulaire*. On peut considérer ce cas comme une inflammation qui a commencé dans plusieurs points à la fois, et qui, entravée dans sa marche par une cause quelconque, et surtout par le traitement, n'a pu gagner le reste du poumon, ou ne l'a gagné que très légèrement, et de telle sorte que, quand la mort est survenue, la résolution était déjà terminée ou fort avancée dans les parties intermédiaires au centre de l'inflammation. On peut se convaincre de l'exactitude de cette opinion en examinant un certain nombre de poumons enflammés, et dans un état de résolution plus ou moins avancée (1).

———

(1) M. Andral a signalé encore une autre forme de la pneumonie, dans laquelle ce n'est plus un lobule entier, mais quelques fractions de ce lobule, ou, en d'autres termes, quelques-unes des vésicules qui le composent, qui sont frappées d'inflammation. On reconnaît cette *pneumonie vésiculaire* à des granulations rouges disséminées en plus ou moins grand nombre dans un tissu pulmonaire sain (V. *Précis d'Anat. patholog.*, t. II, p. 509). Je ne sais trop si l'on doit admettre cette espèce de pneumonie. Je n'ai jamais observé, pour ma part, de granulations rouges *isolées*; mais j'ai rencontré souvent des poumons très sains d'ailleurs, et qui paraissaient à l'incision

Le passage du second au troisième degré de la pneumonie se reconnaît à des taches jaunâtres, informes, non circonscrites, et qui se confondent par une dégradation de ton insensible avec la couleur rouge du tissu pulmonaire enflammé au second degré.

C'est surtout dans cet état que le poumon, à raison du mélange de ces deux couleurs, et des stries noires ou grises formées par la matière noire pulmonaire, offre tout-à-fait l'aspect d'un granit qui serait composé de feldspath rouge et jaunâtre, de quartz gris et de mica noir.

Les parties inférieures du poumon sont le lieu qu'occupe le plus ordinairement la péripneumonie; et lorsqu'elle envahit successivement tout le poumon, c'est encore dans ce point qu'elle commence presque toujours.

Quand un poumon présente les trois degrés d'inflammation dans des parties différentes, ce sont encore les parties inférieures qu'occupe ordinairement l'engorgement le plus avancé. Il est beaucoup plus rare de

---

parsemés de très petites ecchymoses comparables pour l'aspect à celles que déterminent les piqûres de puces sur la peau. Était-ce là le premier degré d'une pneumonie vésiculaire?   **M. L.**

Depuis que mes recherches sur ce sujet ont été publiées, j'ai eu maintes fois occasion de retrouver et d'examiner ces granulations rouges, dont **M. Mériadec Laënnec** révoque l'existence en doute; et je me suis assuré qu'elles ne sont autre chose que des inflammations partielles, qui sont aux lobules pulmonaires dont elles ne frappent que quelques points, ce que la pneumonie lobulaire elle-même est à l'inflammation de tout un lobe. Je crois que, dans les bronchites aigues avec fièvre, ces petites pneumonies vésiculaires sont loin d'être rares.   A NDRAL.

rencontrer une inflammation bornée au lobe supérieur du poumon (1); il l'est moins de trouver une portion enflammée vers le centre du poumon, sa surface étant crépitante dans tous les points, excepté cependant le

---

(1) Ce fait incontestable est propre à montrer combien est peu exacte l'opinion soutenue (*Traité des Phlegmasies chroniques*, etc.) par M. Broussais. Si, comme le veut l'auteur de cet ouvrage, les tubercules étaient le produit d'une inflammation du poumon, les lobes supérieurs de cet organe ne devraient pas être le siége principal et le plus ordinaire de ces productions; et la partie inférieure du poumon, qui en présente plus rarement et toujours beaucoup moins, devrait au contraire en être remplie, puisqu'elle est le siége le plus ordinaire de l'inflammation.   *Note de l'auteur.*

La discussion de ce point d'étiologie sera reprise plus tard (au chapitre *de la Phthisie*); disons seulement ici que la plus grande fréquence de la pneumonie dans les parties inférieures du poumon est confirmée par les recherches de M. Andral; qui, sur quatre-vingt-huit cas de pneumonies, a trouvé quarante-sept fois l'inflammation bornée aux lobes inférieurs, trente fois aux lobes supérieurs, et onze fois occupant la totalité du poumon (Voyez *Clinique médicale*, tom. 11,); tandis qu'elle est infirmée, au contraire, par celles de M. Chomel, qui, sur cinquante-neuf cas de pneumonies, a vu l'inflammation occuper le sommet du poumon treize fois, la base onze fois, le poumon entier trente et une fois, le bord postérieur des deux lobes trois fois, la partie moyenne une fois (V. *Dict. de Méd.*, t. xvii, p. 209). Mais ce dernier relevé ne comprend que des cas de pneumonies terminées par la mort; et, comme le dit l'honorable professeur, on ne peut juger de la fréquence relative de la pneumonie dans ces deux points seulement d'après les ouvertures de cadavres.   M. L.

milieu de la face inférieure, qui alors même participe presque toujours à l'engorgement.

On ne trouve jamais la totalité des deux poumons enflammée au troisième ou même au second degré; et l'on conçoit facilement que cela ne peut être, puisqu'un pareil engorgement ne peut pas se faire en un instant, et qu'il rendrait la respiration tout-à-fait impossible. Mais il n'est pas rare de rencontrer des sujets chez lesquels un poumon entier et plus de la moitié du second sont tout-à-fait imperméables à l'air.

Chez d'autres sujets, au contraire, la péripneumonie détermine la mort avant que l'engorgement ait envahi le quart de l'organe pulmonaire. Ce fait est propre, ainsi que beaucoup d'autres, à prouver que, dans les altérations de nos organes, la mort est souvent due à l'affaiblissement du principe de la vie, ou, pour parler le langage d'Hippocrate, de *ce qui imprime le mouvement*, τα όρμωντα, beaucoup plus qu'à l'intensité ou à l'étendue de l'affection locale.

Le poumon droit est plus fréquemment affecté que le gauche, non seulement de la pneumonie, mais encore de presque tous les autres modes de lésions dont ces organes sont susceptibles. Ce fait a depuis long-temps été constaté par les praticiens et les observateurs, et entre autres par Morgagni (*De Sedib. et Caus. Morbor., lib.* ii, *epist.* 20 et 21) (1).

Des Abcès du poumon, et des Péripneumonies partielles. — Nous avons décrits ci-dessus la seule forme

---

(1) La plus grande fréquence de la pneumonie à droite est confirmée de nouveau par les recherches de MM. Andral et

de suppuration qui se rencontre communément dans le tissu pulmonaire, car, nonobstant l'opinion des anciens, et les idées communément répandues parmi les médecins praticiens sur les abcès du poumon, que l'on désigne aussi sous le nom de *vomiques*, il n'y a pas de lésion organique plus rare qu'une véritable collection de pus dans le tissu pulmonaire. La vomique d'Hippocrate, ou celle des praticiens, est, comme nous le verrons, l'effet du ramollissement d'une masse considérable de matière tuberculeuse.

Sur plusieurs centaines d'ouvertures de péripneumoniques faites dans un espace de plus de vingt ans, il ne m'est pas arrivé plus de cinq ou six fois de rencontrer des collections de pus dans un poumon enflammé. Elles étaient peu considérables, peu nombreuses, et dispersées çà et là dans des poumons qui présentaient le troisième degré d'inflammation décrit ci-dessus. Leurs parois étaient formées par la substance pulmonaire infiltrée de pus, et dans un état de ramollissement putrilagineux qui allait en diminuant à mesure qu'on s'éloignait du centre du foyer.

Chomel. Sur cent-cinquante et une pneumonies observées par le premier, quatre-vingt-dix avaient leur siége dans le poumon droit, trente-huit dans le poumon gauche; dix-sept existaient à la fois des deux côtés; le siége des six autres ne fut pas noté (*ouvr. cité*, t. ii, p. 3i7). Sur cinquante-neuf pneumonies observées par le second, vingt-huit occupaient le poumon droit, quinze le gauche, seize les deux, avec cette particularité que dans cinq de ces dernières le poumon droit était plus malade que le gauche (*ouvr. cité*, p. 2o8).   M. L.

Lorsqu'on arrache avec effort, de la poitrine, un poumon enflammé adhérent aux côtes par un tissu cellulaire d'ancienne date, il arrive souvent que la pression qu'il éprouve contond assez fortement les points les plus infiltrés de pus déjà liquide pour que les doigts y pénètrent, ou que, sans produire aucune lésion de continuité extérieure, elle réduise les points comprimés en un putrilage puriforme, qu'un observateur inattentif pourrait prendre pour un petit foyer purulent; et si l'on voulait faire rentrer ce cas dans la catégorie des abcès, rien ne serait plus commun (1).

Une seule fois, dans l'espace de temps indiqué ci-dessus, j'ai rencontré un foyer purulent un peu considérable. Le sujet avait succombé vers le vingtième jour

---

(1) C'est sans doute cette circonstance qui a porté M. Andral à proposer (*Clinique médicale*, t. II) de remplacer les termes d'*hépatisation* et de *suppuration* par ceux de *ramollissement rouge* et de *ramollissement gris*. Dans l'hépatisation rouge, il y a réellement endurcissement, quoique le tissu du poumon soit plus humide que dans l'état naturel. Il en est de même dans l'infiltration purulente, au moins jusqu'au moment où elle se résout en abcès. La pierre la plus tendre est plus dure qu'un oreiller, quoiqu'il soit plus facile de la briser et de l'écraser. Je crois que, pour rendre complétement l'idée qu'a voulu exprimer M. Andral, il faudrait dire, au lieu de ramollissement, *augmentation de l'humidité*.

Note de l'auteur.

M. Andral ne s'est point rendu à cette observation; et, dans la seconde édition de sa *Clinique médicale*, il persiste à proposer les dénominations que l'on critique ici. Le raisonnement de mon cousin me semble pourtant sans réplique.   M. L.

d'une péripneumonie. Le foyer, situé à la partie antérieure moyenne du poumon, était de forme aplatie et
allongée; on aurait pu y placer trois doigts. Ses parois
ne présentaient point, à proprement parler, de surface.
A mesure qu'on s'éloignait du centre, le pus se changeait en détritus purulent, puis l'on trouvait un tissu
plus ferme, mais très fortement infiltré de pus; et enfin, à un demi-pouce du foyer, l'infiltration purulente
n'était plus que ce qu'elle est dans un poumon enflammé au troisième degré. Dans ce cas, comme dans tous
ceux où j'ai rencontré des foyers plus petits, la péripneumonie n'occupait qu'une partie d'un seul poumon.
Cette circonstance peut servir à expliquer la rareté des
collections purulentes dans le poumon ; car une péripneumonie partielle cède ordinairement aux efforts de
la nature et de l'art, et une péripneumonie très étendue
emporte le malade avant que l'infiltration purulente
soit assez avancée pour que le pus ait détruit le tissu qui
le renferme, et formé des foyers.

Un médecin anglais, le docteur A. Crichton, médecin
de l'empereur de Russie, m'a reproché d'avoir représenté les abcès du poumon comme une chose rare : il
pense qu'ils ont lieu dans plus de la moitié des péripneumonies dont on a négligé le traitement (1). Le
professeur Himly de Gœttingue, m'a fait communiquer
une remarque semblable. Si l'opinion de ces médecins
distingués se fonde seulement sur des cas de pratique,
sur des symptômes observés seulement sur le vivant,

---

(1) *Practical Observations on the treatment of the several
varieties of pulmonary consumption;* London, 1825, p. 154.

comme cela me paraît constant pour le docteur Crichton, il est évident que de semblables observations ne
peuvent servir à éclairer la question toute anatomique
dont il s'agit ici. Si, au contraire, l'ouverture des cadavres leur a montré réellement une fréquence des abcès
du poumon beaucoup plus grande que celle que j'ai
indiquée, il en faut conclure ou que les péripneumonies
partielles sont plus communes dans le nord de l'Europe,
ou que les observations dont il s'agit ont été faites pendant une constitution médicale où il y en avait beaucoup. J'en ai observé moi-même récemment une de ce
genre. Dans le cours de l'année 1823, j'ai rencontré
plus de vingt péripneumonies partielles qui se sont terminées par des abcès du poumon. Tous ces malades ont
présenté la pectoriloquie manifeste, et un râle caverneux évident dans le lieu de l'excavation. Chez un seulement les phénomènes étaient plus manifestes à deux
pouces au-dessous de l'excavation que sur le point des
parois thoraciques qui lui correspondait directement;
et l'ouverture du corps montra clairement la raison de
ce phénomène : le point où la pectoriloquie était parfaite correspondait à une portion hépatisée du poumon,
qui aboutissait au plancher inférieur de l'excavation;
sa paroi antérieure, au contraire, quoique plus voisine
de la surface extérieure de la poitrine, donnait moins
clairement ce phénomène, parce qu'elle était formée
par une portion de tissu pulmonaire encore crépitante,
et seulement au premier degré d'inflammation, que sa
densité trop faible rendait par conséquent moins propre
à conduire le son.

Dans le nombre des cas dont je viens de parler, je

n'ai vérifié que deux fois le diagnostic par l'autopsie,
les autres malades ayant tous guéri; mais je puis affirmer que l'abcès du poumon n'était pas moins certain
chez ces derniers, d'après la réunion des signes dont
nous parlerons plus bas. Quelques-uns de ces abcès
avaient évidemment une étendue considérable, et cependant la cicatrisation s'est faite parfaitement et sans
aucun orage, dans un espace de temps qui a varié en
général de quinze à quarante jours. Chez un malade
qui présentait la pectoriloquie et le râle caverneux
dans une étendue de trois pouces carrés, à la partie
inférieure postérieure droite de la poitrine, ces phénomènes n'ont disparu complétement qu'au bout de trois
mois; et chez une dame âgée de cinquante ans, qui
avait un abcès beaucoup plus petit au sommet du poumon gauche, ils n'ont cessé entièrement qu'au bout
d'environ six mois; mais longtemps auparavant ces
malades avaient repris de l'embonpoint et des forces, et
se croyaient complétement guéris (1).

---

(1) Il est assez singulier qu'après avoir si justement fait remarquer combien serait peu admissible l'opinion de MM. Himly
et Crichton, *si elle ne se fondait que sur des symptômes observés pendant la vie*, Laënnec ne se soit pas aperçu qu'il
recourait à son tour à une argumentation toute semblable.
C'est un exemple de ces préoccupations dont les meilleures
têtes ne peuvent se défendre. Les signes stéthoscopiques méritent sans doute plus de confiance que les symptômes variables
qui résultent du trouble des fonctions; mais il n'en est pas
moins évident qu'ils ne sauraient en aucun cas décider *d'une
question toute anatomique*. D'ailleurs, dans le plus grand
nombre des faits dont il argue ici, la *pectoriloquie manifeste*

Une des meilleures preuves que je puisse donner de la rareté des abcès du poumon est que, malgré le zèle avec lequel on cultive l'anatomie pathologique en France depuis une vingtaine d'années, je ne connais, outre les faits, dont je viens de parler, que deux cas bien constatés d'abcès du poumon observés dans ces derniers temps. Dans une pièce présentée à l'Académie royale de Médecine par M. le docteur Honoré en 1823, au centre d'un lobe pulmonaire hépatisé, existait une cavité pleine de pus, capable de contenir une pomme de moyenne grosseur. Le sujet avait succombé à une pneumonie aiguë. Le second cas, publié par M. Andral, est celui d'un homme qui mourut au dix-neuvième jour d'une pneumonie. Les lobes moyen et inférieur du poumon droit étaient à l'état d'infiltration purulente : « vers la partie moyenne du lobe inférieur, on n'obser- « vait plus qu'une sorte de bouillie, au centre de la- « quelle existait un véritable pus. Aux environs, le « tissu pulmonaire, d'abord en détritus, reprenait peu « à peu une consistance plus grande. » (*Clinique mé- dicale*, t. 11, p. 313.) (1)

---

et *le râle caverneux évident* étaient contestables et furent contestés. M. Andral a donc eu raison de dire (*Précis d'Anat. pathol.*, t. 11, p. 535) que Laënnec avait été dans ce cas trompé par l'auscultation. Mais c'est heureusement un reproche qu'il a rarement encouru.   M. L.

(1) La rareté des abcès du poumon est confirmée encore par le témoignage de M. Chomel. Pendant un laps de dix-sept années, ce professeur n'a rencontré, dit-il, que deux fois, dans le parenchyme pulmonaire, des collections purulentes qui ne

D'après la description que nous venons de donner de ces collections purulentes, il est facile de voir combien elles diffèrent des excavations formées par le ramollissement de la matière tuberculeuse. En effet, quoique la couleur et l'aspect de cette matière soient assez semblables, dans quelques cas, à ceux du pus, ils en diffèrent cependant le plus ordinairement par le mélange de fragmens de tubercules ramollis à consistance friable. L'exacte circonscription, d'ailleurs, des excavations formées par le ramollissement de la matière tuberculeuse ; la fermeté de leurs parois, la fausse membrane molle qui les revêt dans tous les cas, et la membrane demi-cartilagineuse qui lui succède quelquefois, suffisent pour caractériser une lésion bien différente des foyers purulens décrits ci-dessus : et nous verrons qu'on

---

paraissaient pas dues au déchirement que détermine si souvent, dans un poumon frappé d'infiltration purulente, la pression des doigts au moment où l'on arrache ce viscère de la cavité qui le renferme. « Encore, ajoute-t-il, n'oserais-je affirmer « que cette cause fût tout-à-fait étrangère à leur production. » (*Dict. de Méd.*, t. 17, p. 239.)

Depuis la publication de la première édition de la *Clinique médicale*, M. Andral a rencontré deux fois, dans les poumons d'enfans nouveau-nés, des abcès qui ne ressemblaient en rien à une fonte de tubercules. Dans un de ces cas, les abcès étaient vastes et nombreux. (V. *Cliniq. med.*, 2e édit., t. 1, p. 507, et *Précis d'Anat. pathol.*, t. 11, p. 535.) Peut-être chez les enfans en bas âge, dont les poumons sont compactes et semblent naturellement hépatisés, les collections de pus dans ces organes sont-elles moins rares que chez l'adulte.

M. L.

peut même les distinguer sur le vivant à l'aide des signes stéthoscopiques (1).

Malgré ce que je viens de dire de la rareté et de la presque impossibilité de la formation d'un vaste abcès dans le poumon, je crois cependant que cela peut avoir lieu dans quelques cas d'exception. J'ai trouvé deux ou trois fois d'énormes excavations occupant la presque totalité d'un poumon, et qui ne paraissaient pas devoir leur origine à des tubercules ramollis. J'ai vu entre autres, en 1822, à l'hôpital Necker, un jeune homme qui avait, dans les parties inférieure et moyenne du poumon droit, une cavité capable de con-

---

(1) Il y a une circonstance toute particulière dans laquelle il n'est pas rare de trouver des collections purulentes disséminées en grand nombre au sein du parenchyme pulmonaire : c'est lorsqu'une phlébite a pris naissance, et que le pus, formé à l'intérieur des veines, va avec le sang parcourir tous les organes, et se rassemble dans plusieurs d'entre eux sous forme d'abcès qui sont ordinairement peu considérables, mais nombreux. Le poumon est une des parties où l'on rencontre le plus souvent de ces sortes d'abcès, qui sont le plus souvent séparés les uns des autres par un tissu resté sain.

Il ne faut pas s'attendre toutefois à rencontrer constamment des phlébites, lorsqu'on aura trouvé dans le poumon les collections purulentes dont je viens de parler : il y a en effet des cas de ce genre dans lesquels on ne peut découvrir aucune trace d'inflammation veineuse; et où, si l'on voulait absolument l'admettre, l'on serait réduit à la supposer. C'est ainsi que j'ai cité dans ma *Clinique médicale* (3ᵉ édition, tom. 1), l'observation d'une variole confluente qui se termina par la mort, et dans laquelle le poumon droit fut trouvé comme criblé d'un nombre

tenir une pinte et demie de liquide. La paroi externe de cette cavité, entièrement détruite dans un espace de plus de six pouces carrés, était remplacée par la plèvre costale, qui était intimement adhérente au contour de l'ouverture. Sept à huit rameaux bronchiques s'ouvraient dans cette cavité, qui était tapissée par une fausse membrane couenneuse fort consistante, et qui ne contenait plus qu'une sérosité sanguinolente : ce poumon ne contenait point de tubercules. Le tintement métallique et la fluctuation hippocratique avaient lieu dans cette excavation (1).

Caractères anatomiques de la résolution de la péri-

---

infini de petits abcès, dont le volume variait depuis celui d'une noisette jusqu'à celui d'une lentille. Les uns étaient entourés d'un parenchyme parfaitement sain ; autour de plusieurs autres, le tissu pulmonaire était hépatisé. Dans un certain nombre de points, on trouvait, au lieu d'abcès, de petites masses grisâtres, encore dures, et qui étaient évidemment des portions de tissu pulmonaire infiltrées de pus. Toutes les veines superficielles et profondes du tronc, des membres, et du cou, examinées avec soin, n'offrirent rien de remarquable, on ne trouva non plus rien d'anormal ni dans les artères, ni dans les vaisseaux lymphatiques, ni dans les ganglions du même nom. Du pus infiltrait les muscles du cou, et il y en avait aussi entre l'œsophage et la colonne vertébrale. Nulle part ailleurs il n'y avait de collection purulente.

ANDRAL.

(1) Cette excavation n'était-elle pas le résultat du ramollissement d'un foyer apoplectique, plutôt que d'un véritable abcès du poumon ? La sérosité sanguinolente qu'elle contenait me porte à le croire.   M. L.

pneumonie. — Quand la résolution commence avant que la péripneumonie ait dépassé la période d'engouement, le sang infiltré est absorbé, et le tissu pulmonaire, aussi sec que dans l'état naturel, paraît seulement rougi comme par une teinture ; quelquefois une infiltration séreuse remplace pendant quelque temps l'infiltration sanguine.

Quand l'inflammation est parvenue jusqu'au degré d'hépatisation, la résolution présente les caractères suivans : les parties endurcies pâlissent, passent du rouge ou du violet au gris-violet, puis au gris-de-lin rougeâtre, puis enfin à la couleur rougeâtre pâle naturelle au poumon ; mais souvent encore elles conservent une nuance rouge quelque temps après l'époque où elles sont devenues perméables à l'air. En même temps que ces changemens de couleur se succèdent, le tissu pulmonaire perd de sa dureté ; il devient plus humide ; il en suinte plus de sérosité que de sang. Cette sérosité, mêlée d'abord de quelques très petites bulles d'air, devient peu à peu plus spumeuse.

L'aspect granulé du tissu pulmonaire s'efface, et fait place à l'aspect cellulaire des vésicules. Enfin le tissu pulmonaire redevient sec, il a repris sa couleur ordinaire ; mais il reste pendant quelque temps plus ferme, plus élastique, plus pesant que dans l'état naturel ; ce qui paraît évidemment dû à un reste d'épaississement des parois des vésicules aériennes.

Il est rare que la résolution marche également dans tous les points enflammés, d'autant qu'ils n'ont été affectés ordinairement que successivement. Quelques noyaux plus denses se remarquent çà et là, qui présentent encore les caractères de l'hépatisation vers leur centre, tandis que leur circonférence se confond, par une dégradation insensible de l'engorgement inflammatoire, avec les parties du tissu pulmonaire où déjà la résolution est parfaite. Souvent une légère coloration violette, grise-violette ou rougeâtre, semblable à un coup de pinceau qui aurait été appliqué sur la surface des incisions faites au poumon, indique encore le lieu affecté, après que les vésicules aériennes sont redevenues entièrement perméables à l'air.

La péripneumonie, même parvenue au troisième degré ou à celui d'infiltration purulente, peut encore se terminer par résolution ou par l'absorption du pus, et sans désorganisation du tissu pulmonaire. Au commencement de cette résolution, la couleur jaune ou jaune-cendrée du tissu pulmonaire devient plus pâle, plus blanchâtre. Le pus qui en suinte est mêlé de sérosité. Bientôt à cette sérosité se joignent de petites bulles d'air ; elle contient moins de pus, qui, quelque temps après, n'y paraît plus que comme de petits grumeaux insolubles. L'aspect cellulaire des vésicules commence à reparaître ; le tissu pulmonaire ne présente plus la dureté hépatique ; il n'a plus que le degré de densité que produisent la péripneumonie au premier degré ou l'œdème du poumon ; il crépite légèrement sous le doigt ; il ne va pas toujours au fond de l'eau ; la surface des incisions que l'on y fait présente une teinte jaunâtre sale ou verdâtre, très pâle, qui contraste sensiblement avec les portions du poumon restées saines. Si la résolution est très avancée, cette teinte seule subsiste encore, et le tissu pulmonaire est seulement infiltré d'une petite quantité de sérosité, qui plus tard est absorbée.

Je n'avais eu qu'un très petit nombre d'occasions d'observer la résolution de l'inflammation du tissu pulmonaire avant l'époque où j'ai commencé à employer le tartre stibié à haute dose dans le traitement de la péripneumonie. Depuis ce moment, je n'ai guère vu succomber d'autres péripneumoniques que ceux qui ont été atteints de cette maladie dans le cours d'une autre maladie aiguë ou chronique plus grave, et presque tous n'ont succombé qu'à l'époque où la résolution de la péripneumonie était déjà plus ou moins avancée. Les observations les plus intéressantes de ce genre que j'aie faites m'ont été fournies par des sujets attaqués de maladies du cœur, ou par des vieillards qui luttaient depuis long temps contre des maladies chroniques diverses. Lorsque je n'employais contre la péripneumonie d'autres moyens que la saignée et les dérivatifs, je voyais ordinairement succomber ces sujets dès les premiers jours de la maladie, et leurs poumons présentaient toujours l'engouement inflammatoire ou l'induration hépatique rouge ou jaune. Aujourd'hui le très petit nombre de ceux qui périssent malgré l'usage du tartre stibié succombent évidemment par l'effet de la maladie concomitante, et non par celui de la péripneumonie, puisque je trouve presque toujours celle-ci en voie de résolution.

Durée de la Péripneumonie et de chacun de ses différens degrés. — La péripneumonie aiguë est une des maladies qui, par la rapidité de leur marche, la brièveté de leur cours, et la promptitude avec laquelle suit le moment utile pour agir, demandent de la part du médecin le plus d'attention et de vigilance. Sa durée, ainsi que celle de chacun de ses degrés, est cependant assez variable. J'ai vu plusieurs fois l'engorgement persister pendant sept à huit jours, envahir la totalité d'un poumon et une partie de l'autre, et amener la mort avant qu'aucun noyau hépatisé considérable ne se fût encore formé. Ce cas était très commun dans l'épidémie de 1803 à 1804, connue sous le nom de *grippe ;* et il se rencontrait également chez des sujets qui avaient été beaucoup saignés, et chez d'autres qui ne l'avaient point été du tout. On trouve deux exemples semblables dans le recueil de M. Andral (*Clinique méd.*, t. ii, obs. 8 et 9, p. 112 et 115.)

Dans d'autres cas, au contraire, et particulièrement dans des péripneumonies survenues chez des sujets débilités, très âgés, ou dans le cours d'une maladie grave, l'inflammation arrive au bout de trente-six heures, et même de vingt-quatre heures, au degré d'infiltration purulente.

Hors ces cas d'exception, je pense qu'on peut fixer de la manière suivante la durée de chacun des degrés de la péripneumonie : l'engorgement dure ordinairement de douze heures à trois jours, avant de passer à l'état d'hépatisation complète ; l'hépatisation dure d'un à trois jours, avant que des points d'infiltration purulente y soient bien manifestes ; enfin la période de suppuration, depuis le moment où l'infiltration purulente concrète est bien reconnaissable, jusqu'à celui où le ramollissement du pus est porté au degré de liquidité visqueuse, varie de deux à six jours.

La saignée , les dérivatifs , et les résolutifs ou stimulans du système absorbant , retardent évidemment la
marche de la maladie , et prolongent par conséquent la
durée des deux premiers degrés.

La convalescence est d'autant plus rapide que l'inflammation a été entravée plus tôt , et a occupé moins
d'étendue.

État des bronches chez les pneumoniques. — La
membrane interne des bronches est ordinairement très
rouge dans les points du poumon envahis par l'inflammation. Il est rare que cette rougeur soit accompagnée
d'un gonflement notable. Quelquefois la rougeur s'é-
tend à la totalité de la membrane , mais cela est rare.
Lorsque l'infiltration puriforme arrive , tantôt la muqueuse bronchique pâlit , tantôt elle prend une rougeur
plus intense et violette ; dans l'un et l'autre cas , elle
semble se ramollir.

ARTICLE II.

Des Signes et des Symptômes de la Péripneumonie.

La péripneumonie est une des maladies les plus an-
ciennement connues ; et avant les recherches d'anatomie pathologique auxquelles on s'est livré avec zèle
dans toute l'Europe depuis Morgagni jusqu'à nous, on
la regardait en général comme une des maladies internes
les plus faciles à reconnaître : il n'en est cependant
point ainsi. La pneumonie n'est facile à reconnaître que
lorsqu'elle est simple, et qu'elle est déjà parvenue à un
assez haut degré d'intensité ; mais lorsqu'elle est com-

pliquée d'une autre maladie, et dans les premiers momens, elle demeure latente, parce que ses symptômes
les plus habituels ou manquent très souvent, ou sont
communs à beaucoup d'autres maladies.

Nous exposerons d'abord les signes physiques qui
peuvent faire reconnaître la maladie dans tous les cas,
et dès les premiers momens de son invasion ; nous parlerons ensuite des symptômes tirés du trouble des
fonctions du poumon, et nous examinerons les cas
dans lesquels ils peuvent aussi servir de signes ; enfin
nous décrirons les symptômes généraux et la marche de
la maladie.

Signes physiques de la Péripneumonie. — Le râle
crépitant est le signe pathognomonique de l'engouement inflammatoire du poumon. Ce signe se manifeste
dès les premiers momens de l'inflammation : il présente
alors l'image de bulles très petites, très égales entre
elles, et il paraît très peu humide. Ces caractères
sont d'autant plus saillans que le point enflammé est
plus voisin de la surface du poumon. Le bruit respiratoire s'entend encore distinctement, quoique en
même temps que le râle crépitant. La poitrine résonne
encore bien.

L'étendue dans laquelle le stéthoscope fait entendre
le râle crépitant indique celle de la partie enflammée du
poumon ; souvent elle est à peine plus grande que le
diamètre du stéthoscope. A mesure qu'on s'éloigne
de ce point, le râle crépitant devient plus obscur,
puis on ne l'entend plus que dans le lointain ; et à
deux ou trois pouces de distance on ne l'entend plus
du tout. A mesure que l'engorgement augmente et se

rapproche du degré d'hépatisation, le râle crépitant devient plus humide, ses bulles sont moins égales, plus rares, le bruit respiratoire qui l'accompagnait primitivement disparaît peu à peu; enfin le râle crépitant lui-même cesse d'être entendu, et l'hépatisation commence.

A cette époque le son de la poitrine ne diffère pas sensiblement de l'état naturel, à moins que l'engouement ne soit fort étendu, et déjà voisin de l'hépatisation. Dans ce dernier cas, il devient un peu plus obscur. Mais quand l'engouement est borné à une petite portion du poumon, ou quand il forme çà et là des noyaux inflammatoires séparés, la percussion n'indique rien. Il en est souvent de même dans un engouement étendu de la partie inférieure du poumon droit, parce que l'obscurité du son se confond avec celle qui naît de la présence du foie.

Tels sont les signes physiques de la pneumonie au premier degré. De ces signes, le plus important sans contredit est le râle crépitant, car il existe toujours, et dès les premiers instans de la maladie; et il n'a lieu dans aucun autre cas, si ce n'est l'œdème du poumon et l'engorgement hémoptoïque, affections très faciles à distinguer d'ailleurs de la pneumonie par l'ensemble des signes et des symptômes de ces diverses maladies, si ce n'est dans les cas où l'une touche à l'autre, ou se trouve réunie à l'autre. M. Andral a dit à tort qu'on le trouve quelquefois dans une simple bronchite aiguë (*Clinique médic.*, etc., t. II). Cette opinion, qu'il n'appuie d'aucune observation, me paraît, d'après la contexture même de la phrase, être fondée sur ses premières observations, faites à une époque où il trouvait encore de la difficulté à distinguer le râle crépitant du râle muqueux. Au reste, il a promptement dû vaincre cette difficulté, car il note le râle crépitant dans toutes ses observations, excepté dans sept, sur lesquelles nous reviendrons plus bas. Ainsi, d'après ses observations mêmes, le râle crépitant serait, et de beaucoup, le signe le plus constant de la péripneumonie. Sous ce rapport, je le regarde comme celui de tous les signes stéthoscopiques dont l'utilité pratique est la plus grande, parce qu'indiquant dès son origine l'une des maladies les plus graves et les plus fréquentes, il permet au médecin de la combattre avec beaucoup plus de succès qu'il n'eût fait quelques heures plus tard (1).

---

(1) M. Cruveilhier, ainsi que nous l'avons dit précédemment (p. 120), regarde le râle crépitant comme un signe de nulle valeur dans la pneumonie. La voix et la respiration tubaires lui paraissent des signes bien autrement importans; ce qui veut dire qu'il n'accorde quelque confiance aux résultats de l'auscultation que lorsque la pneumonie est arrivée à un degré tel, que l'ensemble des symptômes ne permet plus de la méconnaître. Cet honorable professeur me semble encore ici encourir le reproche que je lui ai adressé à l'occasion de l'apoplexie pulmonaire. Il se contente d'opposer son expérience personnelle à celle de Laënnec, manière d'argumenter tout-à-fait vicieuse, et qui ne saurait ici prouver autre chose qu'une différence dans la délicatesse d'ouïe des deux observateurs.

M. Chomel dit aussi que le râle crépitant peut manquer dans la pneumonie, et se montrer quelquefois dans des cas où il est très douteux que le parenchyme pulmonaire soit enflammé (*Dict. de Méd.*, t. XVII, p. 232); mais il ne l'en regarde pas

Lorsque l'inflammation est arrivée au degré d'hépatisation, on n'entend plus dans la partie affectée ni râle crépitant ni bruit respiratoire, et l'absence de ces phénomènes est souvent le seul signe de l'hépatisation. La bronchophonie s'y joint dans certains cas, et particulièrement quand l'inflammation a lieu à la racine ou au sommet du poumon, lieux où les rameaux bronchiques sont plus larges qu'ailleurs. Ce phénomène n'a point

---

moins comme un signe *de grande valeur*, et cet aveu est d'autant plus précieux pour nous, que M. Chomel est peu disposé à accorder sa confiance aux signes fournis par l'auscultation.

Toutefois une critique soutenue par des observateurs aussi distingués que MM. Andral, Chomel et Cruveilhier est d'un grand poids, et demande que nous recherchions s'il n'y aurait pas quelques circonstances propres à induire en erreur sur la valeur du râle crépitant.

1° Il peut arriver que l'on prenne pour du râle crépitant le râle *muqueux obscur* dont il a été question précédemment (p. 125 et 170). Ces deux râles, en effet, de même que les altérations avec lesquelles ils coïncident, se rapprochent beaucoup, et une longue habitude de l'auscultation suffit à peine pour les distinguer en quelques cas.

2° Il peut arriver que l'on ait réellement entendu le râle crépitant pendant la vie, et qu'après la mort on ne trouve aucune trace de pneumonie, parce que le sujet a succombé pendant la résolution de cette dernière affection.

3° Il peut arriver que l'on n'entende point le râle crépitant quoiqu'il y ait réellement pneumonie, parce que le sujet est affaibli par l'âge ou par quelque maladie antécédente, et n'a plus une puissance de respiration assez grande pour que l'air pénètre dans les vésicules aériennes engouées. Cette explication, empruntée au journal dans lequel M. Cruveilhier a

lieu, ou est très obscur, quand la péripneumonie est centrale ; il devient de plus en plus manifeste à mesure que l'hépatisation gagne la surface du poumon. Il m'est souvent arrivé d'indiquer du doigt, à l'aide de ce signe, avant l'ouverture d'un cadavre, le point unique où une péripneumonie centrale avait gagné la surface du poumon. Cela se conçoit aisément : la bronchophonie n'est que la résonnance de la voix dans les bronches transmise par la partie hépatisée, qui, plus dense que le

---

consigné ses doutes (*Revue médicale*, février 1830), est d'autant plus probable qu'une des conditions nécessaires à la production du râle crépitant paraît être la viscosité du liquide que l'air a à traverser. Il ne faudrait donc pas s'étonner de ne pas toujours entendre le râle crépitant dans la pneumonie des vieillards, chez lesquels le bruit respiratoire est naturellement si faible. Par la raison contraire, il serait possible qu'on l'entendit quelquefois, même sans qu'il y eût pneumonie, chez les enfans, dont l'énergie de respiration est très grande, et chez lesquels, en raison de la ténuité des ramifications bronchiques, les bulles du râle muqueux peuvent être aussi petites que celles du râle crépitant. M. L.

Je persiste à penser que le râle crépitant, bien qu'il se rencontre à peu près constamment dans le premier degré de la pneumonie, n'est pas un signe pathognomonique de cette affection. On le retrouve dans une foule de cas où il n'y a certainement autre chose qu'une simple bronchite, soit aiguë, soit même chronique, lorsque l'inflammation a son siége dans les petites ramifications des conduits aérifères, et qu'un liquide visqueux, difficilement perméable à l'air, remplit ces conduits. Le râle crépitant ne diffère d'ailleurs du râle muqueux que par de simples nuances, et sans cesse ils tendent à se confondre l'un avec l'autre. ANDRAL.

reste du poumon, devient un excellent conducteur du son.

Un épanchement pleurétique, quand il est postérieur à l'hépatisation, rend la bronchophonie plus forte, en comprimant et condensant les parties superficielles du poumon non encore envahies par l'inflammation ; mais lorsque l'épanchement est antérieur à la péripneumonie, il diminue plus qu'il n'augmente la bronchophonie, comme nous le dirons en parlant de la pleuro-pneumonie.

C'est surtout lorsque la bronchophonie existe vers la racine du poumon, que l'interposition d'une couche mince de liquide la rend beaucoup plus forte, et, en y ajoutant l'égophonie, donne lieu aux phénomènes mixtes dont nous avons déjà parlé (p. 84), et sur lesquels nous reviendrons en traitant de la pleurésie et de la pleuro-pneumonie.

La bronchophonie est toujours moins forte et plus diffuse dans les parties inférieures du poumon, à raison du diamètre moindre des bronches dans le lobe inférieur. Elle y devient tout-à-fait nulle, pour peu qu'il y ait une certaine quantité de liquide accumulée dans la partie correspondante de la plèvre.

La respiration bronchique et la toux bronchique accompagnent toujours la bronchophonie ; quelquefois même les deux premiers phénomènes sont très distincts, quoique le dernier ne le soit pas. Dans ce cas, en écoutant attentivement, on reconnaît souvent que la respiration et la toux bronchiques ont lieu profondément, et que la surface du poumon est encore perméable à l'air, ou simplement engouée.

S'il existe du râle dans les bronches en même temps que les phénomènes ci-dessus indiqués, l'hépatisation le rend beaucoup plus fort et beaucoup plus sensible.

Quand l'hépatisation entoure des rameaux bronchiques un peu volumineux et très voisins des parois thoraciques, comme il arrive à la racine ou au sommet des poumons, la bronchophonie devient presque semblable à la pectoriloquie : elle est souvent alors accompagnée de la sensation de *souffle dans l'oreille* (p. 75); et s'il se trouve une portion de substance pulmonaire peu épaisse, et non encore hépatisée, entre les parois thoraciques et la bronche qui résonne, on a la sensation du *souffle voilé* (p. 76).

Tant que l'inflammation augmente, le râle crépitant s'étend chaque jour aux environs de la partie hépatisée, ou paraît dans de nouveaux points; il marche en quelque sorte devant les signes de l'hépatisation, qui ordinairement sont très manifestes le lendemain dans les points où il existait la veille.

Tels sont les signes physiques de l'hépatisation, qui est toujours accompagnée d'un son mat dans les points correspondans des parois thoraciques, à moins que la pneumonie n'affecte que les parties centrales du poumon. Dans ce cas, si surtout l'hépatisation occupe le centre du lobe inférieur gauche, et que la partie inférieure droite de la poitrine soit naturellement moins sonore, comme il arrive chez la plupart des hommes (*Voy.* p. 38), la percussion ne donnera souvent aucun résultat, ou l'égale médiocrité du son pourra seule faire soupçonner l'engorgement du côté gauche. Par la même raison, si l'hépatisation existe à la base du poumon droit, la percussion ne pourra la faire reconnaître que dans le cas où l'on aura percuté la poitrine du sujet antérieurement à la maladie : encore est-il beaucoup d'hommes dont toute la partie inférieure droite de la poitrine, jusqu'à la hauteur de la quatrième ou cinquième côte, résonne aussi peu que la cuisse même. Dans presque tous les cas où les points hépatisés sont peu étendus, la percussion ne donne aucun résultat.

Signes de la Suppuration pulmonaire. L'infiltration du pus dans le tissu pulmonaire n'amène aucun nouveau signe tant que ce pus est concret. Lorsqu'il commence à se ramollir, on entend dans les bronches un râle muqueux plus ou moins marqué, dû soit au pus qui y est versé, soit à la sécrétion catarrhale plus abondante qui se fait en ce moment, à raison de l'espèce de détente qui coïncide avec la suppuration.

Signes des Abcès du poumon. Lorsque le pus infiltré dans la substance pulmonaire n'est pas absorbé ou évacué à mesure qu'il se ramollit, et vient à former collection, un râle muqueux très fort, à grosses bulles, et évidemment caverneux, se fait entendre dans le lieu de l'abcès. La bronchophonie qui existait précédemment se change en une pectoriloquie évidente ; la respiration et la toux, de bronchiques, deviennent caverneuses. Si l'abcès est voisin de la surface du poumon, la respiration et la toux donnent dans le même point le *souffle dans l'oreille* ; et si quelque partie des parois de l'abcès est mince et molle, le souffle devient *voilé*. Ces signes sont presque toujours faciles à distinguer des phénomènes analogues qui ont lieu dans l'hépatisation, et particulièrement de la bronchophonie, de la respiration et de la toux bronchiques, et d'un râle muqueux qui aurait lieu dans les bronches seulement. Il suffit d'être un peu exercé à distinguer les résonnances purement *bronchiques* des résonnances *caverneuses*. Les dernières se font dans un espace évidemment circonscrit, et qui paraît plus vaste que ne le sont les plus gros troncs bronchiques. L'intensité du râle qui se joint à tous les autres signes quand l'abcès est encore à demi-plein, le bredouillement qui accompagne dans le même cas la pectoriloquie, et le peu d'étendue de la péripneumonie, qui a toujours été partielle, ou qui l'est devenue par suite de la résolution qui s'est opérée dans le reste du poumon, sont encore autant de signes qui, dans la plupart des cas, ne permettent aucun doute. Les phénomènes bronchiques, au contraire, sont remarquables en ce qu'ils s'étendent au loin d'une manière diffuse : la bronchophonie la plus analogue à la pectoriloquie en diffère toujours par ce caractère; la voix d'ailleurs pénètre rarement dans toute l'étendue du stéthoscope, et cela n'arrive guère qu'à la racine du poumon; elle est *pure*; et lors même que les phénomènes bronchiques sont accompagnés d'un râle muqueux un peu fort (ce qui est rare), ce râle n'a jamais l'exacte circonscription du râle caverneux, et rarement même il en a l'intensité (1).

---

(1) Cette distinction des phénomènes *bronchiques* et des phénomènes *caverneux* est d'une grande importance pratique. Mais la question est de savoir si les phénomènes caverneux se montrent réellement quelquefois dans la pneumonie, indépendamment de toute complication. Pour que cette question

Signes de la Résolution de la péripneumonie. Lorsque la résolution commence avant que la pneumonie ait passé à l'état d'hépatisation, le râle crépitant devient chaque jour moins sensible, et le bruit respiratoire naturel ou pulmonaire devient d'autant plus marqué, et finit enfin par s'entendre seul.

La résolution de la pneumonie arrivée au degré d'hépatisation s'annonce par le retour du râle crépitant : ce signe est de toute certitude. Je ne l'ai jamais vu manquer chez aucun pneumonique que j'aie suivi jour par jour. Je le désigne communément sous le nom de *râle crépitant de retour* (*rhonchus crepitans redux*). M. Andral l'a noté dans la plupart de ses observations de pneumonies guéries. (*Clinique méd.*, t. ii, obs. 11, 12, 13, 15, 16, 38, 39.)

---

fût résolue, il serait nécessaire, d'une part, que l'on eût rencontré des foyers purulens du poumon communiquant avec les bronches, et à moitié vides; de l'autre, que l'on eût observé chez quelques pneumoniques, en même temps que les phénomènes caverneux, une expectoration purulente plus ou moins abondante, plus ou moins instantanée. Car il est évident que, tant qu'un abcès du poumon consistera en un amas de pus emprisonné, pour ainsi dire, au milieu d'un tissu hépatisé (et c'est sous cette forme que ce sont montrés jusqu'ici tous les abcès pulmonaires observés de loin en loin), il ne saurait y avoir ni pectoriloquie ni râle caverneux. Or, je dois le dire, dans la plupart des faits que Laënnec a cités précédemment (pag. 507) comme des exemples d'abcès du poumon guéris, on n'a point observé cette coïncidence nécessaire d'une expectoration purulente avec les phénomènes caverneux; on n'a point observé non plus l'*exacte circonscription* que doivent

A ce râle crépitant se joint peu à peu le bruit de l'expansion pulmonaire, qui tous les jours devient plus marqué, et finit par exister seul.

Le râle crépitant annonce également la résolution de la pneumonie parvenue au degré d'infiltration purulente ; mais il est ordinairement précédé par un râle muqueux ou sous-muqueux, indice du ramollissement d'une partie du pus. Le bruit de l'expansion pulmonaire se joint beaucoup plus tard au râle crépitant dans ce cas que dans les précédens. Au bout de peu de jours, et quelquefois de peu d'heures, le râle crépitant devient sous-crépitant, et indique l'apparition de l'œdème, qui accompagne ordinairement la résolution de la

---

présenter ces divers phénomènes. La pectoriloquie et le râle caverneux ont presque toujours été entendus, comme mon cousin en convient lui-même (*ibid.*), dans une *étendue considérable*, et cette seule circonstance aurait dû suffire pour les faire ranger par lui dans la classe des phénomènes bronchiques. J'avoue du reste qu'il est quelquefois très difficile de résister à l'illusion. J'ai une fois déclaré phthisique affectée de pneumonie intercurrente une dame qui présentait sous l'une des clavicules une résonnance de voix tellement forte que je crus tout-à-fait à la pectoriloquie. C'était au mois de janvier 1823 : mon cousin vit la malade, et partagea mon opinion. Plus tard, et lorsque la disparition du phénomène et la guérison de la maladie nous eurent prouvé que nous nous étions trompés, il pensa que nous avions eu à faire à un abcès du poumon, opinion qui n'était, pas plus que la mienne, justifiée par l'expectoration. Il est évident aujourd'hui pour moi que nous avions pris, dans ce cas, la bronchophonie pour la pectoriloquie.   **M. L.**

pneumonie à ce degré. La même chose a lieu quand l'œdème survient pendant la résolution des deux autres degrés de la pneumonie (1).

Lorsque la pneumonie a envahi une grande partie du poumon, les points extrêmes et les derniers affectés sont ordinairement ceux où la résolution se fait d'abord : quelquefois cependant le contraire a lieu.

Il est quelques cas dans lesquels les signes physiques de la pneumonie sont plus difficiles à saisir; il en est même où il faut une grande habitude pour les reconnaître au début de la maladie. Ces cas rentrent tous dans deux catégories : 1° la situation de l'engorgement pneumonique dans les parties centrales du poumon; 2° la complication de la pneumonie avec quelques autres affections du poumon ou de la plèvre.

M. Andral a rencontré ces difficultés, et il paraît même se les être exagérées; car on pourrait conclure de ce qu'il dit à cet égard, que non seulement les pneumonies centrales, mais même celles de la base et de la racine du poumon, ne peuvent être reconnues par l'auscultation. Il rapporte, à ce sujet, neuf observations.

---

(1) Les différens signes donnés par Laënnec dans ce paragraphe, comme pouvant annoncer la résolution d'une pneumonie au troisième degré, me paraissent avoir été plutôt imaginés qu'observés. Comment a-t-il su que, lorsque le râle crépitant de retour était précédé de râle muqueux ou sous-muqueux, c'est qu'il y avait infiltration purulente du poumon ? N'a-t-il pas avoué lui-même qu'on ne possédait aucun signe assez infaillible pour faire distinguer à coup sûr l'un de l'autre, le second et le troisième degré de la pneumonie ?   ANDRAL.

Je pourrais remarquer d'abord que, pour établir un fait de cette nature, le résultat négatif obtenu vingt fois par un observateur n'équivaudrait pas au résultat positif obtenu trois ou quatre fois seulement par un autre, parce que cette différence pourrait tenir au plus ou moins d'habitude de chacun d'eux. Pour moi, je puis affirmer qu'il ne m'est arrivé qu'une seule fois de ne pouvoir trouver aucun signe stéthoscopique de pneumonie chez un jeune homme qui, au milieu d'un catarrhe aigu médiocrement intense, et sans fièvre, rendit pendant une journée ou deux des crachats pneumoniques tels que ceux que nous décrirons dans l'article suivant. Comme ces crachats m'ont paru toujours coïncider avec l'engouement et le commencement de l'hépatisation, j'en cherchai les signes pendant deux visites consécutives. Je mis plus de deux ou trois minutes à chaque exploration, et ne trouvai ni râle crépitant ni bronchophonie manifeste. Je pense que si j'eusse exploré le malade quelques heures plus tôt, ou si j'eusse prolongé beaucoup plus l'exploration, j'aurais trouvé le premier de ces signes, si toutefois les crachats visqueux sanglans ne peuvent exister sans pneumonie. Les six permières observations de M. Andral sont absolument du même genre : ce sont des cas de pneumonies légères indiquées seulement par les crachats visqueux, et qui se sont terminées par une prompte résolution (*Cliniq. méd.*, obs. 30, 31, 32, 33, 34, 35). On peut remarquer en outre qu'elles sont toutes du temps où il a commencé à s'occuper de l'auscultation, et que les plus récentes sont de 1822. Cette dernière remarque s'applique à plus forte raison à la septième observation de

M. Andral (*Cliniq. méd.*, obs. 37), qui est du mois de mars 1820, époque à laquelle, d'après ce qu'il dit lui-même, il commençait à peine à essayer l'auscultation (1).

Je pourrais mettre en parallèle avec ces observations un grand nombre de cas dans lesquels moi, et souvent même des élèves qui n'avaient pas six mois d'exercice, avons reconnu par le râle crépitant des pneumonies centrales qui ne cubaient pas plus qu'une amande ou une aveline (V. ci-dessus, obs. IV, p. 217). Les deux derniers cas d'exception rapportés par M. Andral sont relatifs à la complication de la pneumonie avec d'autres maladies, et nous en parlerons tout-à-l'heure.

En somme, je puis affirmer que, lorsqu'on examine un malade dès l'origine de la pneumonie, les pneumo-

---

(1) Aujourd'hui encore, comme à l'époque où j'ai publié pour la première fois le résultat de mes recherches sur l'auscultation, je suis convaincu qu'il y a un certain nombre de pneumonies qui ne se révèlent en aucune façon, ni par la percussion, ni par l'auscultation, ces pneumonies sont surtout celles qui occupent, dans le poumon, quelque point profond ou circonscrit; ce sont encore celles qui sont dites lobulaires. Les hommes les plus habitués à la pratique de l'auscultation me semblent être d'accord sur ce point, et la phrase du professeur Chomel relative à ce sujet, citée par M. Mériadec Laënnec dans la note de la page 533 ci après, me paraît être l'expression de l'opinion de tous les bons observateurs. On ne niera donc pas l'existence d'une pneumonie, parce que l'oreille appliquée sur les divers points des parois thoraciques n'aura reconnu aucun bruit anormal, pas plus qu'on ne l'admettra par cela seul qu'on aura constaté, dans une étendue plus ou moins grande, l'existence du râle crépitant.   ANDRAL.

nies centrales, celles qui commencent par plusieurs points peu étendus à la fois, et qu'on a appelées *lobu-laires*, sont très faciles à reconnaître dans la plupart des cas, et que leur diagnostic ne demande une certaine attention que lorsque les points enflammés sont très petits. Mais alors aussi la maladie est peu grave : elle ne présente de danger qu'autant qu'elle s'étend, et dans ce cas les signes deviennent tout-à-fait manifestes en temps utile encore pour agir.

J'ai reconnu fréquemment de légers points pneumoniques à la base et à la racine du poumon. Dans ce dernier point surtout, on entend souvent très bien le râle crépitant à une grande profondeur, et on l'entend aussi aisément que partout ailleurs lorsqu'il est à la surface. L'engorgement pneumonique peu étendu, situé au centre de la base du poumon, est sans contredit le plus difficile de tous à reconnaître; mais le râle crépitant s'entend encore très bien dans ce point, dont l'inflammation ne peut être méconnue que lorsqu'elle est déjà arrivée au degré d'hépatisation quand on observe pour la première fois : encore faudrait-il pour cela qu'elle fût très peu étendue; et si aucune autre partie du poumon n'est affectée, ce cas ne constituerait ni une maladie sérieuse, ni une complication dangereuse de quelque autre affection plus grave.

Non seulement on peut reconnaître une pneumonie centrale médiocrement étendue, mais on reconnaît même qu'elle est telle. Au début, le râle crépitant s'entend profondément dans un point circonscrit, et superficiellement on entend le bruit de l'expansion et de la contraction pulmonaires, pur et quelquefois presque puéril. Cette dernière circonstance a surtout lieu quand il y a plusieurs points enflammés à la fois. Quand la pneumonie passe au degré d'hépatisation, la respiration bronchique s'entend profondément, tandis que la respiration pulmonaire existe à la surface. Quelquefois même on entend en outre une bronchophonie et une toux bronchique profondes. Une oreille même médiocrement exercée saisit parfaitement ces phénomènes profonds et les distingue aisément des phénomènes superficiels. J'ai vu des élèves de trois mois faire cette distinction sans hésiter ; et il est d'autant plus important de s'y exercer, que c'est dans le diagnostic, et par suite dans le traitement de la pneumonie, que se trouvera toujours, comme nous l'avons déjà dit, la plus grande utilité pratique de l'auscultation ; car il n'est aucun médecin qui ne convienne que plus on reconnaît promptement cette maladie, et plus elle est facile à guérir.

Lorsqu'une pneumonie centrale s'approche de la surface, on s'en aperçoit, ainsi que je l'ai déjà dit plus haut, en ce que le bruit d'expansion pulmonaire qui se faisait à la surface occupe à chaque exploration une moindre épaisseur. La respiration bronchique et la bronchophonie s'approchent, au contraire, des parois thoraciques, et viennent enfin y aboutir par un point qui, dans les premières heures, pourrait être couvert avec le doigt (1).

____

(1) Cette proposition a été regardée comme une exagération par l'auteur de l'article PNEUMONIE du *Dictionnaire de médecine* (t. XVII. p. 227), et je ne saurais disconvenir que pour

De toutes les affections des organes respiratoires qui peuvent compliquer la pneumonie, le catarrhe suffocant est sans contredit celle qui rend l'inflammation pulmonaire le plus difficile à reconnaître. Si cette inflammation est très peu étendue, si elle est postérieure au catarrhe suffocant, il est possible que l'on méconnaisse quelquefois la pneumonie à raison du

---

arriver à une semblable perfection de diagnostic, il faut avoir une grande délicatesse d'ouïe et une longue habitude de l'auscultation. Mais n'y a-t-il pas aussi exagération manifeste à dire, comme l'auteur de l'article cité : « Il m'est arrivé plusieurs fois « de voir des malades qui rendaient des crachats visqueux et « sanguinolens, et offraient tous les autres signes de la pneu- « monie, chez lesquels l'auscultation médiate et immédiate de « la poitrine, répétée dans tous ses points par plusieurs per- « sonnes, chaque jour, pendant tout le cours de la maladie, « n'a fourni à aucune époque aucun de ses signes ordinaires. » Ces personnes-là, quoi qu'en dise M. Chomel, ou ne savaient pas bien ausculter, ou avaient l'oreille un peu paresseuse.

M. L.

Ma réponse à ces critiques se trouve dans les notes précédentes : je ne pense pas, quoi qu'en dise Laënnec, que, dans des cas semblables à ceux dont il est question dans cet alinéa, l'inflammation du poumon puisse être reconnue par l'auscultation ; des observations bien des fois répétées ont prouvé son insuffisance en pareilles circonstances. Cette admirable découverte, l'une des plus belles conquêtes de la médecine moderne, a rendu à l'art du diagnostic assez de services pour que nous lui devions, en quelque sorte, de ne pas la compromettre, en lui demandant plus qu'elle ne peut réellement donner. On comprend d'ailleurs très bien, à cet égard, les préoccupations de Laënnec : ce sont celles de tout inventeur. ANDRAL.

râle muqueux très bruyant qui se fait entendre dans toute l'étendue des bronches. C'est là ce qui rend la pneumonie des agonisans difficile à reconnaître. Cependant j'ai presque toujours distingué le râle crépitant au milieu du râle muqueux, toutes les fois que j'ai voulu reconnaître la pneumonie des agonisans pour exercer les élèves. Hors l'agonie, le catarrhe suffocant étant très rare, la difficulté dont je viens de parler ne peut avoir aucune conséquence pratique; car, quand la pneumonie vient se joindre au catarrhe suffocant, le malade succombe avant qu'elle soit grave par elle-même; et si elle a le temps de faire des progrès, non-seulement on entendra le râle crépitant, mais la toux et le râle lui-même prendront le caractère bronchique dans quelques cas. La huitième des observations de M. Andral, dont j'ai parlé plus haut, est un exemple de cette réunion du catarrhe suffocant à quelques points pneumoniques peu étendus (*Clin. méd.*, t. II, observ. 46). Enfin le dernier exemple donné par le même observateur de pneumonie sans signes stéthosco-piques, est un cas de pleurésie double avec quelques points pneumoniques dispersés çà et là au centre et à la racine des poumons (*même ouvr.*, obs. 36). Cette observation est encore de 1820, mois de juin, et j'ai peine à croire qu'un observateur exercé eût trouvé quelque difficulté à reconnaître ce cas; car, comme nous le verrons en parlant de la pleuro-pneumonie, la réunion des deux affections n'est difficile à constater que quand l'une d'elles est si légère qu'elle ne contribue en rien à la gravité de la maladie. Je pense, au reste, que la difficulté que M. Andral a trouvée à constater la pneumonie, dans les cas dont il s'agit, peut tenir en partie à ce qu'il a souvent employé l'application immédiate de l'oreille, au lieu de se servir du stéthoscope (*même ouvr.*, pag. 331). Les bruits qui ne se passent que dans un point peu étendu peuvent difficilement être entendus de cette manière (1).

Le catarrhe sec semblerait devoir être une cause très propre à empêcher le râle crépitant de se faire entendre, et la fréquence de cette affection rendrait alors la pneumonie fort difficile à reconnaître, au moins dans son début. Cependant je ne me suis pas aperçu que le râle crépitant fut plus difficile à entendre chez les sujets attaqués de catarrhes secs que chez les autres. On remarque seulement que la respiration ne devient pas aussi *puérile* dans les parties restées saines. Il est probable que l'inflammation du tissu pulmonaire produit, au moins dans les premiers instans, une dérivation qui dégorge momentanément les petits rameaux bronchiques.

Une tumeur qui comprimerait totalement le gros tronc bronchique ferait sans doute disparaître tous les phénomènes stéthoscopiques; mais je ne sache pas que ce cas ait jamais été rencontré, et nous avons vu qu'une concrétion polypiforme remplissant les dix-neuf vingtièmes du calibre de la première bronche n'a pas empêché d'entendre la pectoriloquie et le râle caverneux (V. pag. 313). Le râle crépitant n'eût pas été plus dif-

---

1) Cette réflexion s'applique à plus forte raison à M. Chomel et à son école qui emploie exclusivement l'auscultation *immédiate.*   M. L.

ficile à entendre si ce sujet eût été attaqué d'une pneumonie.

Symptômes dépendant du trouble des fonctions pulmonaires. — Ces symptômes sont le plus communément une douleur obtuse et profonde, la dyspnée, une respiration fréquente, la toux, et des crachats d'une nature particulière. Les praticiens y ajoutent communément le décubitus sur le côté affecté; mais rien n'est plus variable. Les autres symptômes sont plus constans, quoique chacun d'eux puisse manquer, et que, dans quelques cas, ils manquent tous à la fois. Leur réunion est commune, d'ailleurs, à la pneumonie et à beaucoup d'autres maladies, et chacun d'eux présente de nombreuses variétés. Ainsi la douleur, ordinairement peu forte et largement étendue, est quelquefois fixée dans un seul point, sans qu'il y ait une complication pleurétique. Cependant, quand elle devient très aiguë, c'est ordinairement à raison de ce que l'inflammation envahit la plèvre pulmonaire dans quelque point.

La dyspnée est souvent fort peu sensible pour le malade, quoique la fréquence de la respiration l'indique au médecin. Cette fréquence manque même quelquefois; et, dans le cas où elle existe, l'inspection de la poitrine nue ne peut indiquer si elle dépend ou non d'une affection organique du poumon, car la dilatation de la poitrine et le soulèvement des côtes sont souvent tout-à-fait égaux dans le côté sain et dans le côté affecté (1). La toux est ordinairement fréquente et assez

---

(1) M. Andral a fait les mêmes observations (*ouvrag. cité,* t. 11).　　　　　　　　　　*Note de l'Auteur.*

forte; mais quelquefois elle est si rare et si peu marquée, que le malade et les personnes qui l'entoure nient son existence.

L'expectoration prend dans beaucoup de cas, chez les pneumoniques, un aspect tout-à-fait caractéristique, et qui, à lui seul, peut alors, à mon avis, faire reconnaître la maladie; car je ne l'ai jamais vu dans aucun autre. Ces crachats, que j'appellerai *glutineux* ou *pneumoniques*, recueillis dans un crachoir plat et découvert, se prennent en une masse tellement tenace et visqueuse, que l'on peut renverser le vase plein sans qu'ils s'en détachent. Ils cèdent seulement à la pesanteur, en formant une sorte de nappe. Si l'on agite le vase, ils tremblent à peu près comme de la gelée, mais moins fortement. Leur couleur présente souvent les diverses nuances du rouge, et particulièrement celle de de la rouille, ou bien une teinte vert-de-mer, fauve, orangée, safranée, jaunâtre ou vert sombre. Ces diverses couleurs se trouvent fréquemment mêlées par stries dans le même crachoir; elles sont évidemment dues au sang, qui existe en quantité variable, et dans un état de combinaison plus ou moins intime, dans la matière expectorée. Les nuances du vert même me paraissent dues à cette cause, quoiqu'elles caractérisassent les crachats bilieux de Stoll et de ses disciples : je les ai souvent rencontrées dans des pneumonies sans complication bilieuse. Cependant, dans d'autres cas, j'ai vu disparaître la couleur verte ou jaune verdâtre après des évacuations de cette nature.

La masse entière des crachats présente une demi-

transparence analogue à celle de la corne, et quelques
uns sont presque aussi transparens que du blanc d'œuf
très légèrement coloré. Des bulles d'air d'un volume
inégal et souvent très grosses sont contenues en grande
abondance dans la masse expectorée, et ne peuvent s'en
échapper à raison de sa viscosité glutineuse. Si ces crachats existaient constamment dans la pneumonie, il ne
serait besoin d'aucun autre signe pour constater son existence. Ils paraissent ordinairement dans la période d'engouement, et conservent leur caractère jusqu'à ce que l'hépatisation soit bien formée ; mais ensuite ils en prennent
de très variables, comme nous le dirons tout-à-l'heure.

Ils ne présentent pas, d'ailleurs, toujours un aspect
aussi tranché que celui que nous venons de décrire. Ils
sont souvent moins visqueux, peu colorés, et contiennent peu de bulles d'air ; d'autres fois, quelques crachats *glutineux* légèrement fauves se distinguent à peine
au milieu d'une grande quantité de crachats muqueux
ou de pituite diffluente. Assez souvent ils n'ont lieu
qu'au début de la maladie, et pendant un petit nombre
d'heures ; quelquefois, enfin, ils ne paraissent pas même
à cette époque, ou bien ils sont si peu nombreux qu'on
ne peut les recueillir, le malade crachant par inadvertance à terre ou dans un mouchoir. Cela me paraît
surtout avoir lieu chez les vieillards et dans les pneumonies très rapides dans leur marche, et qui sont ordinairement sans expectoration : il en est de même de la
pneumonie des agonisans.

Les caractères des crachats sont beaucoup plus tranchés dans certaines constitutions épidémiques que dans

d'autres. Ils l'étaient beaucoup dans l'épidémie catarrhale de 1803, connue sous le nom de *grippe*. Les pneumonies nombreuses qui régnèrent pendant l'hiver étaient toutes remarquables par ces crachats, tellement différens de ceux des catarrhes qui existaient en même temps, que mon ami Bayle et moi, qui les remarquions pour la première fois dans cette épidémie, fûmes surpris de n'en trouver dans aucun auteur une description exacte. J'ai vu depuis, au contraire, des constitutions dans lesquelles les crachats *glutineux* étaient rares et beaucoup moins caractérisés.

Pendant la période d'hépatisation, les crachats sont rares et d'un aspect variable : un peu de pituite plus ou moins visqueuse et vitriforme, ou de mucosité blanchâtre ou jaunâtre à demi-opaque, les compose ordinairement. Lorsque l'infiltration purulente a eu lieu, ils prennent un aspect plus franchement muqueux, et semblable à celui des crachats cuits d'un catarrhe. Quelquefois on y distingue des stries d'un blanc jaunâtre un peu différent ou semblable à du lait, qui semblent indiquer un mélange de pus : rarement ils deviennent tout-à-fait puriformes.

MM. Lerminier et Andral regardent comme un signe propre à annoncer la période de suppuration dans la pneumonie, des crachats qui semblent formés par un mélange de sang noirâtre et de pituite diffluente. J'ai rencontré souvent ces crachats, qui, comme le dit M. Andral, ressemblent beaucoup à du jus de pruneaux (*Clinique médicale*, t. 11); mais ils m'avaient toujours paru avoir lieu chez des sujets cachectiques dont les gencives étaient habituellement ou actuellement au moins

ramollies, et laissaient de temps en temps suinter du
sang ; et comme je les avais rencontrés chez beaucoup
de sujets atteints de diverses maladies aiguës ou chroniques ou même bien portans, je n'avais jamais porté
mon attention sur leur plus ou moins de fréquence chez
les pneumoniques. Au reste, la question peut être à peu
près résolue par les observations mêmes contenues dans
le recueil cité. M. Andral rapporte six cas dans lesquels
des crachats semblables ont coïncidé avec la période de
suppuration de la pneumonie (*ouvr. cité*, t. 11, obs. 23,
24, 25, 26, 27, et 28). Il ne dit rien de l'état des gencives : mais trois de ces sujets étaient sexagénaires; le plus
jeune avait trente-neuf ans, et l'on sait qu'après quarante ans rien n'est plus commun que le ramollissement
des gencives. D'un autre côté, M. Andral rapporte cinq
cas de pneumonie arrivée au degré de suppuration sans
que ces crachats aient eu lieu (*même ouvr.*, obs. 29,
42, 55, 56, 57), et trois autres dans lesquels ils coïn-
cidaient avec l'hépatisation rouge (*même ouvr.*, obs. 39,
40 et 41). Il est par conséquent évident qu'en supposant
que de nouvelles et nombreuses observations confir-
massent la conjecture de MM. Lerminier et Andral, on
ne pourrait tout au plus tirer qu'une induction douteuse
de l'apparition de ces crachats *cachectiques* (1).

---

(1) L'induction la plus sûre que l'on puisse tirer de l'apparition des crachats *jus de pruneaux* ou *jus de réglisse* dans
une pneumonie, lorsque l'état des gencives n'annonce d'ailleurs aucune cachexie, est encore, à mon avis, celle qu'en a
tirée M. Rousset (*Voy.* plus haut, pag. 466), la complication
de la pneumonie avec une apoplexie pulmonaire. Il est au

Symptômes généraux et marche de la pneumonie.
—La pneumonie, dès son début, est accompagnée d'une
fièvre aiguë ; il est très rare qu'elle manque ou même
qu'elle soit peu intense , et cela n'arrive guère que dans
les pneumonies partielles très peu étendues : de là la
coloration de la face et les congestions sanguines et séreuses diverses que la fièvre produit ordinairement sur
le cerveau , les méninges et le canal intestinal. Lorsque
la congestion sanguine vers la tête est très forte, et

---

moins beaucoup plus probable que les crachats dont il s'agit
doivent leur coloration noirâtre et leur grande liquidité à du
sang veineux plutôt qu'à du pus. J'ai recherché, du reste, si les
observations de M. Andral , citées ci-dessus, ne tendraient pas
elles-mêmes à confirmer l'opinion de M. Rousset, et je dois
convenir que non. Mais il faut dire aussi que ces observations
sont bien peu détaillées , témoin la vingt-cinquième rapportée
comme un exemple de pneumonie chez un homme affecté de
maladie du cœur, c'est à dire essentiellement disposé aux congestions hémorragiques, et dans laquelle on ne trouve d'autres
détails nécroscopiques que cette seule phrase : « Le lobe infé-
« rieur du poumon droit était en hépatisation grise. »

M. L.

Je n'ai dit nulle part que les crachats que j'ai comparés
à du jus de pruneaux fussent un signe pathognomonique de
l'infiltration purulente du poumon : j'ai dit seulement, et je
maintiens encore mon assertion, parce que j'ai eu occasion de
la vérifier souvent depuis, que l'existence de ces crachats coïncide plus souvent avec le troisième degré de la pneumonie
qu'avec les deux autres. Je me suis assuré qu'on ne pouvait
les attribuer , dans plusieurs cas que j'ai observés, ni à une
apoplexie pulmonaire , ni à un état scorbutique des gencives.

ANDRAL.

caractérisée par le coma vers le début de la maladie
(ce qui arrive souvent chez les vieillards pléthoriques),
ce signe est d'un très mauvais augure, et les malades
périssent ordinairement avant que l'hépatisation soit
tout-à-fait formée ; ou bien l'inflammation arrive en peu
d'heures au degré d'infiltration purulente : un délire
furieux est beaucoup moins à craindre. La congestion
sanguine vers l'estomac s'annonce par la rougeur très
intense de la langue, et quelquefois par son ramollissement. Il est rare que l'épigastre soit très douloureux ;
ou plutôt, lorsqu'on le presse, il est difficile de juger si
les malades souffrent à raison d'une douleur dans cet
organe ou de la gêne de la respiration. La diarrhée a
lieu quelquefois chez les pneumoniques, surtout quand
la fièvre a une certaine durée. On doit remarquer, avec
la plupart des praticiens, qu'elle n'est pas d'un mauvais
augure, surtout lorsqu'elle arrive vers la fin de la maladie, et qu'elle est modérée.

La fièvre péripneumonique peut être accompagnée
d'affection bilieuse : ce cas, fort commun vers la fin du
dernier siècle, est aujourd'hui fort rare. Presque toutes
les péripneumonies observées par Stoll étaient bilieuses ;
j'en ai vu moi-même beaucoup de semblables lorsque je
suivais les leçons de Corvisart. Depuis 1804, je n'en ai
pas vu de bien caractérisées. Nous avons dit plus haut
qu'il ne fallait pas croire trop aisément à la présence de
la bile dans les crachats, même lorsqu'ils sont d'un
jaune verdâtre.

La fièvre, dans la péripneumonie, est réellement
symptomatique, c'est-à-dire qu'elle est l'effet de l'inflammation. Elle croît avec elle, et tombe avec l'or-

gasme inflammatoire. Souvent même, dès que ce dernier est enrayé par la saignée ou autrement, la fièvre cesse tout-à-fait, quoique la résolution complète de l'engorgement pulmonaire doive se faire encore attendre quinze jours, trois semaines ou même un mois. Quelquefois, lors même que le malade a été sans fièvre pendant plusieurs jours de suite, si la résolution se fait lentement, le pouls reprend de la fréquence sans beaucoup de développement, la peau est un peu chaude; mais cette fébricule n'amène ordinairement aucun accident, et souvent même elle n'empêche pas le retour d'un appétit très vif.

Il est cependant des cas où la fièvre ne cesse point et ne perd rien de son intensité, quoique la péripneumonie soit en voie de résolution. Ce sont ceux où il y a complication d'une péripneumonie et d'une fièvre *essentielle* (1), ou due à une autre cause que l'inflammation du poumon.

---

(1) Je me sers de ce terme, faute d'un meilleur, pour désigner les maladies générales que les anciens nommaient simplement *fièvres continues* et *intermittentes*. Sans doute les praticiens ont pu, lorsque l'anatomie pathologique était peu cultivée, confondre avec elle beaucoup de cas où la fièvre n'est réellement que le symptôme d'une inflammation interne; mais il n'en est pas moins vrai que les faits et le raisonnement s'accordent, dans l'état actuel de la science, pour prouver que les lésions du canal intestinal, auxquelles M. Broussais attribue la cause des fièvres continues, n'en sont que l'effet. L'examen des faits prouve que la tuméfaction des cryptes muqueuses ou glandes de Peyer, l'inflammation et l'ulcération de la membrane muqueuse, sont, dans la plupart des cas, évidemment

Pendant la période aiguë de la pneumonie, les urines
sont d'un rouge aussi foncé que si elles tenaient du sang
en solution. Ce caractère des urines, qui se rencontre
aussi dans la plupart des autres maladies inflammatoires,
n'est jamais plus marqué que dans la pneumonie. Le
sang tiré de la veine se prend promptement en masse et
se recouvre d'une couenne fibrineuse épaisse, surtout
dans les premières saignées.

---

postérieures, d'après les symptômes qui les indiquent, à la
fièvre, et n'en sont par conséquent pas plus la cause que l'inflammation de la peau n'est celle de la petite vérole. On trouve
d'ailleurs assez souvent ces ulcères cicatrisés ou en voie de cicatrisation chez des sujets qui succombent cependant à une
fièvre continue. On retrouve exactement les mêmes lésions chez
des sujets attaqués d'une simple diarrhée sans fièvre, et on les
trouve même quelquefois assez étendues chez des sujets qui se
croyaient bien portans, et qui sont morts par suite d'accidens.
Il n'est pas très rare, en outre, de ne pas trouver d'ulcères
dans les intestins des fièvreux, et de n'y trouver que des altérations, ou évidemment cadavériques, ou si infiniment petites
qu'il faut avoir renoncé à l'usage de la raison pour leur attribuer une maladie grave.

Que si l'on examine la question *à priori*, et par la voie du
raisonnement, il est certain que le trouble fébrile est capable
par lui-même d'occasioner des congestions, ou plutôt qu'il en
occasione nécessairement; et rien ne prouve que la membrane muqueuse intestinale doive être, plus que la peau qui
recouvre la face, à l'abri de ces congestions. Il serait en quelque sorte plus rationnel d'attribuer la fièvre à la rougeur des
pommettes, car nous avons la certitude qu'elle existe toujours,
et à un degré contre nature, dans la fièvre; et nous n'avons
pas la même certitude pour la membrane interne de l'estomac.

Note de l'auteur.

La pneumonie se termine souvent par des crises manifestes et heureuses, et non-seulement lorsque le peu de gravité de la maladie ou l'ignorance de son caractère l'ont fait abandonner aux seuls efforts de la nature, mais même dans des cas où des saignées répétées avaient été faites sans aucun succès. Un dépôt briqueté ou blanc dans les urines est la plus commune des évacuations critiques; et en général il faut même ne faire de fond sur les autres qu'autant que ce dépôt existe en même temps. La sueur ou une diarrhée modérée sont, après ce dépôt, les évacuations critiques les plus communes dans la pneumonie. Des crachats muqueux abondans sont aussi quelquefois critiques, mais beaucoup plus rarement que ne le pensaient les praticiens du dernier siècle, si ce n'est dans les pneumonies qui ont lieu pendant le cours d'une épidémie catarrhale.

Les médecins les plus hippocratiques font, en général, peu d'attention aux crises et aux jours critiques dans la pneumonie : la rareté des cas où les efforts de la nature sont suffisans pour guérir la maladie leur fait porter toute leur attention vers les indications thérapeutiques. On doit en savoir d'autant plus de gré à M. Andral de n'avoir par omis de vérifier ce point de doctrine dans ses observations (*Clinique médicale*, t. ii,). Sur cent douze pneumonies, il a trouvé que quarantre-trois ont été jugées les 7ᵉ, 11ᵉ, 14ᵉ, ou 20ᵉ jours, c'est-à-dire dans les jours les plus habituellement critiques suivant Hippocrate. Chez vingt-six autres malades, on n'a pu compter les jours. En général, lorsque l'on observe avec attention, on remarque presque toujours que la résolution, même lorsqu'elle est due à des saignées répétées,

est accompagnée d'un dépôt critique dans les urines, ou
d'une moiteur de même nature.

Causes occasionelles de la péripneumonie. L'impression du froid, longtemps prolongée ou reçue dans
un moment où le corps est médiocrement échauffé et
couvert d'une sueur moite, est la cause occasionelle la
plus commune de la pneumonie. Elle est beaucoup moins
à craindre quand l'impression du froid succède immédiatement à une chaleur excessive et ne se prolonge pas
trop. Le Russe, qui sort d'une étuve pour se rouler
dans la neige; les boulangers qui quittent à peu près nus
l'atmosphère brûlante de leurs fournils pour s'exposer à
un froid de plusieurs degrés au-dessous de zéro, ne sont
point pris de pneumonie; mais les porte-faix qui font de
longues stations au coin des rues en sont fréquemment
attaqués. En général, la pneumonie est une maladie de
l'hiver et des climats froids; elle est rare dans les régions
équatoriales (1).

Les poisons des serpens, et particulièrement celui du
serpent à sonnettes (*crotalus horridus*), détermine fréquemment des pneumonies. Diverses substances médicamenteuses injectées dans les veines, dans des expériences physiologiques, produisent le même effet. Il
est probable que souvent les pneumonies qui règnent

______

(1) La pneumonie est plus encore une maladie du printemps
que de l'hiver. Sur quatre-vingt-dix-sept pneumonies observées à l'hôpital de la Charité dans un espace de cinq ans, par
MM. Chomel et Louis, il s'en est montré quatre-vingt-une de
février en août, et seize seulement dans les autres mois de
l'année (*Dict. de méd.*, t. XVII. p. 210).   M. L.

épidémiquement sont dues à une cause analogue, c'est-à-dire à des miasmes délétères qui ont pénétré dans l'économie à l'aide de l'absorption cutanée ou pulmonaire ; car rien n'est plus commun que de rencontrer des pneumonies auxquelles on ne saurait assigner aucune cause occasionelle. Combien d'hommes en sont attaqués au coin de leur feu, et malgré tous les soins qu'ils prennent de leur santé !

La plupart des pathologistes rangent la pléthore sanguine, la jeunesse, l'âge viril, et une constitution forte, parmi les causes prédisposantes de la pneumonie. Il est certain que, chez les sujets qui réunissent ces conditions, l'inflammation est plus aiguë, la fièvre plus intense, et la maladie plus facile à reconnaître et à guérir. Mais il est également vrai que la pneumonie est beaucoup plus commune et plus grave chez les vieillards : c'est chez eux surtout qu'elle arrive très rapidement à la période de suppuration (1).

Les enfans y sont aussi très sujets, et d'autant plus qu'ils sont en plus bas âge. La maladie est souvent méconnue chez eux, parce qu'ils avalent la mucosité expec-

---

(1) M. Chomel a trouvé que sur cinquante-six sujets affectés de pneumonie, et faisant probablement partie des quatre-vingt-dix-sept cités dans la note précédente, vingt-huit étaient âgés de vingt à trente ans, neuf de trente à quarante, onze de quarante à cinquante, huit de cinquante à soixante. Dans un autre relevé fait à une époque où l'auscultation n'était pas connue (1813), il a vu que, sur cent trente-quatre pneumoniques, trente-huit étaient âgés de quinze à trente ans, trente-quatre de trente à quarante-cinq, trente-quatre également de quarante-cinq à soixante ans, vingt-huit de plus de soixante ans

torée, au lieu de la cracher. Ils meurent le plus souvent
dans la période d'engouement, ou tout au plus avec
une hépatisation lobulaire, c'est-à-dire qui n'occupe
que quelques points épars et qui ne sont pas encore
réunis. La promptitude avec laquelle ils succombent à
cette maladie commençante s'explique par le besoin plus
grand de respirer qui existe chez eux (1).

ARTICLE II.

De la Gangrène du Poumon.

La gangrène de poumon est un cas assez rare ; on
peut à peine la ranger au nombre des terminaisons de
l'inflammation de cet organe, et encore moins la regarder comme un effet de son intensité ; car le caractère
inflammatoire est très peu marqué dans cette affection,
soit sous le rapport des symptômes, soit sous celui de
l'engorgement du tissu pulmonaire. La gangrène du
poumon semble même, le plus souvent, se rapprocher
de la nature des affections essentiellement gangréneuses,
telles que l'anthrax, la pustule maligne, le charbon

(*ouvrag. cité.* p. 211). Ces recherches semblent prouver, que
sur un nombre donné de pneumonies, on en trouve plus dans
la jeunesse ; mais elles ne prouvent pas que, sur un nombre
donné de vieillards, le plus grand nombre n'ait pas succombé à
une pneumonie latente ou manifeste.   M. L.

(1) M. Guersent prétend que les trois cinquièmes au moins
des enfans qui meurent dans les hôpitaux, depuis la naissance
jusqu'à la première dentition, sont victimes de pneumonies
latentes. (*Dict. de méd.* t. S. p. 66.)   M. L.

pestilentiel, etc. ; et, comme dans ces affections, l'inflammation développée autour de la partie gangrénée paraît être l'effet plutôt que la cause de la mortification.

La gangrène du poumon peut être *non circonscrite* ou *circonscrite* : ces deux variétés sont très tranchées sous le rapport de leurs effets, comme sous celui de leurs caractères anatomiques.

Gangrène non circonscrite du poumon. — Cette forme de la gangrène du poumon peut être mise au nombre des maladies organiques les plus rares : je ne l'ai vue que deux fois en vingt-quatre ans, et je n'ai guère connaissance, dans le même espace de temps, que de cinq ou six observations semblables faites dans les hôpitaux de Paris.

Cette altération présente les caractères suivans : le tissu pulmonaire, plus humide et beaucoup plus facile à déchirer que dans l'état naturel, offre le même degré de densité que dans la péripneumonie au premier degré, l'œdème du poumon, ou l'engorgement séreux cadavérique : sa couleur présente des nuances variées depuis le blanc sale et légèrement verdâtre jusqu'au vert foncé et presque noir, quelquefois avec un mélange de brun ou de jaune-brunâtre terreux. Ces diverses teintes sont mêlées irrégulièrement dans les diverses parties du poumon ; et on y distingue, en outre, des portions d'un rouge livide plus humides que le reste, et qui paraissent simplement infiltrées d'un sang très liquide, absolument comme dans la péripneumonie au premier degré. Quelques points çà et là sont évidemment ramollis, et tombent en *deliquium* putride. Un liquide sanieux, trouble, d'un gris verdâtre et d'une fétidité gangréneuse insup-

portable, s'écoule des parties altérées, à mesure qu'on
les incise.

Cette altération occupe au moins une grande partie
d'un lobe, et quelquefois la plus grande partie d'un
poumon ; elle n'est nullement circonscrite. Dans quelques points, le tissu pulmonaire sain, ou presque sain,
se confond insensiblement avec les parties gangrénées ;
dans d'autres, il en est séparé par un engorgement inflammatoire au premier degré ; rarement, et dans quelques points seulement, par un engorgement porté au
degré d'hépatisation.

Pour peu que l'altération soit étendue, la marche de
la maladie est extrêmement rapide : les forces sont
anéanties dès le premier instant ; le malade tombe dans
un état de prostration complète ; l'oppression devient
sur-le-champ extrême ; le pouls est petit, déprimé et
très fréquent ; la toux est plutôt fréquente que forte ; les
crachats sont diffluens, et d'une couleur verte très remarquable ; leur odeur est extrêmement fétide, et tout-
à-fait semblable à celle qu'exhale un membre sphacélé.
Ces crachats et le *râle crépitant* sont les signes pathognomoniques de cette maladie. L'expectoration, assez
abondante pendant quelque temps, se supprime bientôt
par défaut de forces, et le malade meurt suffoqué par
le râle.

Gangrène circonscrite ou *partielle du poumon*. La
gangrène circonscrite du poumon diffère de la précédente en ce qu'elle n'occupe qu'une petite partie de
l'organe, et qu'elle ne paraît avoir que peu de tendance
à envahir les parties environnantes. Par cela même, sa
marche est beaucoup plus lente : elle l'est quelquefois

assez pour se rapprocher de celle de la phthisie, parmi les espèces de laquelle Bayle l'a rangée (1).

Caractères anatomiques de la gangrène circon- scrite du poumon. — La gangrène partielle peut se dé- velopper dans toutes les parties du poumon. Elle doit être considérée dans trois états différens, celui de mor- tification récente ou d'escharre gangréneuse, celui de sphacèle déliquescent, et celui d'excavation formée par le ramollissement complet et l'évacuation de la partie gangrénée.

Les escharres gangréneuses du poumon forment des masses irrégulières, et dont la grosseur est très variable. La couleur de la partie mortifiée est d'un noir tirant sur le vert ; sa texture est plus humide, plus compacte et plus dure que celle du poumon ; son aspect est tout-à-fait analogue à celui de l'escharre produite sur la peau par l'action de la pierre à cautère ; elle exhale d'une manière très marquée l'odeur de la gangrène. La partie du pou- mon qui l'environne immédiatement présente, jusqu'à une certaine distance, l'engorgement inflammatoire au premier ou au second degré.

Quelquefois cette escharre, en se décomposant, se détache des parties environnantes comme l'escharre for- mée par le feu ou par la potasse caustique, et forme alors une espèce de *bourbillon* noirâtre, verdâtre, bru- nâtre ou jaunâtre, d'un tissu comme filamenteux, plus flasque et plus sec que l'escharre récemment formée. Ce bourbillon reste isolé au milieu de l'excavation formée par la destruction de la partie mortifiée.

---

(1) *Recherches sur la phthisie pulmonaire*, p. 3o.

Plus ordinairement l'escharre se ramollit en entier sans former de bourbillon distinct, et se convertit en une espèce de bouillie putride, d'un gris verdâtre sale, quelquefois sanguinolente, et d'une horrible fétidité. Cette matière ne tarde pas à se faire jour dans quelqu'une des bronches voisines, est ainsi évacuée peu à peu, et laisse à sa place une excavation véritablement ulcéreuse.

Le tissu pulmonaire, aux environs de l'excavation, est dans un état d'inflammation qui existe longtemps au degré d'engouement. Après plusieurs jours de maladie, les points les plus compactes ne présentent souvent pas encore la texture grenue d'une manière manifeste. Sa couleur est d'un rouge noirâtre ; il est très humide, et contient très peu d'air.

Lorsque la séparation de l'escharre est achevée, les parois des excavations deviennent le siége d'une inflammation secondaire, qui paraît conserver encore longtemps quelque chose du caractère de la gangrène : elles se revêtent d'une fausse membrane grisâtre ou jaune sale, opaque, molle, qui sécrète un pus trouble de même couleur, ou une sanie noire, et elles exhalent encore l'odeur gangréneuse. Si l'escharre a peu d'épaisseur, la fausse membrane peut remplir l'espace laissé après le ramollissement, et se transformer ensuite en une cicatrice pleine. Quelquefois la fausse membrane se développe avant que l'escharre ne se détache, et sert réellement à séparer le mort du vif.

Assez souvent cette fausse membrane n'existe point, et le pus sanieux, trouble, noirâtre, verdâtre, grisâtre ou rougeâtre, et toujours plus ou moins fétide, est sécrété immédiatement par les parois de l'ulcère. Ces

parois sont ordinairement denses, plus fermes et d'un
tissu plus sec que dans la pneumonie aiguë. Il crie sous
le scalpel. Sa couleur est d'un rouge brun tirant sur le
gris, ou mêlée de nuances de cette dernière couleur et
de jaune sale, et les incisions que l'on y fait présentent
une surface grenue. Cet état d'engorgement, qui constitue évidemment une pneumonie chronique et avec
peu de tendance à la suppuration, ne s'étend pas ordinairement à plus d'un demi-pouce ou un pouce de l'excavation : quelquefois cependant il occupe tout le lobe
dans lequel elle est située. Dans d'autres cas, les parois
de l'ulcère sont mollasses, comme fongueuses ou putrilagineuses, et faciles à détruire en grattant avec le
scalpel. Des vaisseaux sanguins assez volumineux, dénudés et isolés, mais tout-à-fait intacts, traversent
quelquefois l'excavation. D'autres fois, au contraire,
ces vaisseaux sont détruits, et leurs bouches béantes
donnent lieu à une hémorrhagie qui remplit l'excavation
de caillots de sang. (1).

Ces excavations gangréneuses constituent la phthisie
ulcéreuse de Bayle. Quoiqu'il n'indique pas précisément
leur origine, la description qu'il en donne et les observations qu'il rapporte laissent voir qu'il l'a soupçonnée
(*Rech. sur la Phthis.*, p. 30 et p. 244 et suiv., obs. 25,

(1) M. Cruveilhier a rapporté dans son *Anatomie pathologique du corps humain* (3ᵉ livraison) une très belle observation de gangrène circonscrite du poumon, dans laquelle il y
avait hémorragie, communication d'un des foyers gangréneux
avec la plèvre, et épanchement dans la cavité de cette membrane de près de deux litres d'un sang en partie caillé. M. L.

26, 27, 28, 29 et 30). Peut-être a-t-il été écarté à cet égard de la route qui aurait pu le conduire à reconnaitre pleinement cette origine, par les considérations, trop légères à mon avis, qui l'ont porté à faire de cette maladie une espèce de phthisie.

Quelquefois l'escharre gangréneuse décomposée se fait jour dans la plèvre, et devient la cause d'une pleurésie, ordinairement accompagnée d'un pneumo-thorax qui paraît être l'effet du gaz exhalé par le putrilage gangréneux. D'autres fois, l'excavation gangréneuse s'ouvrant à la fois dans la plèvre et dans les bronches, l'air extérieur contribue évidemment au développement du pneumo-thorax.

Signes physiques de la gangrène circonscrite du poumon. — Ces signes sont à peu près les mêmes que ceux des abcès du poumon ; mais le râle crépitant s'entend plus rarement que dans la péripneumonie ordinaire, et cela sans doute parce que, le début de la maladie étant ordinairement très insidieux, on ne songe pas toujours à examiner la poitrine dans les premiers jours. Il m'a paru plusieurs fois évident qu'il ne se manifestait qu'après la mortification de l'escharre, et qu'il indiquait par conséquent la formation du cercle inflammatoire qui doit la détacher. Plus tard, on entend le râle caverneux. Lorsque l'excavation commence à se vider, la pectoriloquie se manifeste. Quand l'excavation s'ouvre dans la plèvre, on obtient en outre les signes du pneumo-thorax avec épanchement liquide ; et si l'excavation s'ouvre en même temps dans les bronches, le *tintement métallique* ou la *résonnance amphorique* se font entendre (*v*. p. 138).

La résonnance de la voix dans les excavations gangréneuses est beaucoup plus nette et plus forte que dans
les abcès du poumon. Elle n'a rien d'une espèce de *flottement* qui semble avoir lieu dans les parois de ces derniers, et qui indique leur état de *détritus;* et il est aussi
rare qu'elle soit accompagnée du *souffle voilé,* que cela
est commun dans les abcès pulmonaires.

Le râle crépitant est encore plus difficile à retrouver
dans la résolution de la pneumonie chronique qui succède à la gangrène qu'au début de la maladie, et c'est
au reste ce qui a lieu dans toutes les péripneumonies
chroniques (1).

Les crachats sont tellement caractéristiques dans cette
affection, que sans eux ces signes seraient tout-à-fait
incomplets. Il sont quelquefois d'une couleur verte,
verdâtre ou brunâtre, ou d'un gris-jaune-cendré tirant

---

(1) Dans les *Considérations générales sur la gangène du
poumon*, dont il a fait suivre l'observation citée plus haut,
M. Cruveilhier réduit les signes stéthoscopiques de la gangrène
pulmonaire à *une voix et une respiration tubaires, précédées
par un gargouillement considérable dans toute l'étendue du
foyer.* La voix et la respiration tubaires peuvent se montrer, en
effet, dans le cas de gangrène du poumon : de même que le
râle crépitant, elles caractérisent l'engorgement du tissu pulmonaire qui précède la formation de l'escharre gangréneuse et
son ramollissement. Mais dès que ce ramollissement est opéré,
dès qu'il y a excavation, dès que le *gargouillement* se fait entendre, la voix et la respiration tubaires sont remplacées par
une pectoriloquie plus ou moins parfaite, et une respiration
caverneuse non équivoque. Je pourrais rapporter à l'appui de

sur le verdâtre, et toujours plus ou moins puriforme ;
ils exhalent l'odeur de la gangrène.

Au début de la maladie, leurs caractères sont souvent
assez différens. Leur odeur n'est pas encore celle de la
gangrène, mais elle exhale une fétidité fade presque aussi
insupportable. Leur couleur est alors d'un blanc lai-
teux presque opaque, leur consistance muqueuse. Peu
à peu ils deviennent d'un jaune verdâtre, brunâtre ou
cendré, et prennent le caractère puriforme ou sanieux.
Lorsque la maladie devient chronique, et surtout lorsqu'elle tend à la guérison, les crachats deviennent jaunes,
et prennent la consistance et l'odeur du pus. De temps
en temps cependant l'odeur gangréneuse y reparaît encore. Je serais même tenté de croire, d'après plusieurs
cas dans lesquels les malades ont survécu, que l'odeur
et l'aspect des crachats tels que je viens de les décrire

---

cette assertion dix observations recueillies dans des lieux et par
des individus différens. La rectification que M. Cruveilhier
veut apporter aux signes indiqués par Laënnec ne me semble
donc pas très heureuse. Elle ne s'appuie d'ailleurs encore que
sur une seule observation, et cette observation prouve que
l'honorable professeur ne sait pas distinguer les phénomènes
bronchiques (ou s'il le veut *tubaires*) des phénomènes *caverneux*.
En effet, la description des altérations observées après la mort,
et la belle planche coloriée qui les représente, montrent que
dans la partie du poumon correspondant à la fosse sous-épineuse droite, point dans lequel M. Cruveilhier avait entendu
pendant la vie une voix et une respiration tubaires, il existait
*une vaste caverne, anfractueuse, cloisonnée, communiquant
avec un grand nombre de tuyaux bronchiques, etc.* **M. L.**

ne prouvent pas toujours l'existence d'une excavation gangréneuse dans le poumon, et que ces caractères peuvent quelquefois dépendre d'une disposition générale à la gangrène, qui n'a son effet que sur la sécrétion muqueuse des bronches. Il est vrai qu'on pourrait également supposer, dans ces cas, l'existence de petites escharres gangréneuses du poumon, telles que celles dont l'observation IV, p. 273, offre un exemple. Mais deux ou trois fois je n'ai absolument rien trouvé, à l'ouverture des corps, qui justifiât l'odeur gangréneuse, si ce n'est la promptitude de la putréfaction, particulièrement dans la muqueuse bronchique.

Symptômes et marche de la Gangrène circonscrite du poumon. — Les symptômes de la gangrène partielle du poumon sont extrêmement variables, et diffèrent beaucoup aux diverses époques de la maladie. Le début est ordinairement caractérisé par des symptômes de péripneumonie légère accompagnés d'une prostration de forces ou d'une anxiété qui ne sont nullement en rapport avec le peu de gravité des symptômes locaux, et la petite étendue dans laquelle la respiration et le son manquent. Bientôt le malade commence à expectorer des crachats d'odeur d'abord fade et puis gangréneuse. Dans ces deux époques de la maladie, il éprouve quelquefois des douleurs très vives dans la poitrine, et des hémoptysies plus ou moins graves et abondantes. Son teint devient pâle, ou plutôt blême et plombé.

Fort souvent le début de la maladie est tout-à-fait insidieux. L'adynamie seule frappe les yeux du médecin, et rien n'annonce une affection grave de la poitrine.

Quand la maladie passe à l'état chronique, le malade éprouve une fièvre hectique constante, quelquefois vive, mais cependant ordinairement moins intense que celle de la plupart des phthisiques; sa peau est chaude, et quelquefois même d'une chaleur mordicante; ses crachats et son haleine exhalent une odeur excessivement fétide, qui conserve encore quelque chose de celle de la gangrène, et se fait sentir d'assez loin. Dans cet état, il maigrit avec une grande rapidité, et peut alors facilement être pris pour phthisique; mais le plus souvent la mort arrive avant que l'amaigrissement soit porté loin, et la maladie semble même avoir plus de tendance à produire la cachexie que le marasme.

Quelque grave que soit la gangrène partielle du poumon, on ne doit pas la regarder comme une cause inévitable de mort. J'ai vu guérir plusieurs malades qui en avaient présenté tous les symptômes, et dont quelques-uns, à en juger par l'étendue de la pectoriloquie, avaient eu des excavations gangréneuses très vastes. Chez l'un d'eux, l'escharre, très superficielle sans doute, s'était fait jour dans la plèvre, et avait déterminé une pleurésie dont la résolution avait duré quinze mois.

Je joins ici quatre observations de gangrène du poumon. Dans la première, l'escharre gangréneuse est encore entière; la seconde la montre à l'état de bourbillon; la troisième, à celui de ramollissement déliquescent; et la quatrième offre un exemple de la rupture de l'excavation gangréneuse dans la plèvre et les bronches à la fois, et des accidens consécutifs décrits ci-dessus. La seconde m'a été communiquée par M. Cayol; une autre faisait partie des manuscrits inédits de Bayle : elle a été recueillie postérieurement à la publication de son ouvrage, et l'on y pourra voir, par les expressions dont il se sert, que ses idées sur la maladie dont il s'agit s'étaient beaucoup rapprochées de celles que renferme la description que l'on vient de lire. L'observation de M. Cayol était accompagnée de réflexions et de corollaires tirés de sa comparaison avec plusieurs faits analogues. Je ne les ai point transcrits, parce qu'ils n'offriraient que la répétition d'une partie de ce qui a été dit ci-dessus, sur l'origine, la nature et les symptômes de la maladie dont il s'agit. Il suffit que j'indique ici cette conformité de manière de voir, qui prouve, ce me semble, en faveur d'elle-même.

Obs. XIV. *Escharre gangréneuse superficielle du poumon ayant déterminé une pleurésie.* — Un boucher âgé de quarante ans, d'un tempérament sanguin, d'une forte constitution, adonné aux boissons spiritueuses, fut affecté, à la suite d'un excès de vin, d'une céphalalgie très intense, et de douleurs dans les articulations. Le lendemain, il fut pris de fièvre avec délire. On le transporta alors à l'hôpital Necker.

Le 28 novembre 1818, jour de son entrée à l'hôpital, il n'éprouvait, disait-il, d'autre incommodité qu'une douleur assez vive aux talons et dans les articulations tibio-astragaliennes. La face était très rouge, les conjonctives un peu injectées, la peau chaude et souple, le pouls très fréquent sans être fort. Les mains étaient tremblantes, ce que le malade attribuait à l'usage immodéré des boissons spiritueuses. La langue était humide et blanche; il y avait soif et constipation sans

douleurs de ventre. Les facultés intellectuelles paraissaient intègres.

Pendant la nuit le malade est pris de délire, il se
lève, et se promène dans la salle. On le replace dans
son lit, et on l'y maintient au moyen de la *camisole*.
Bientôt il est agité d'un délire violent, et se livre aux
vociférations les plus effrayantes. Il ne parle que de
sang, d'assassins, d'animaux prêts à le dévorer, etc.
L'agitation était extrême, la face très rouge, les conjonctives un peu injectées, la peau chaude et humide, le
pouls fréquent, régulier et assez fort ; le ventre un peu
dur, non douloureux à la pression. (*Douze sangsues
au cou ; glace sur la tête ; sinapismes aux pieds et aux
cuisses.*)

Vers les huit heures du matin le délire était beaucoup
moins violent, mais continuel ; du reste, même état.
(*Dix sangsues à chaque tempe ; lavement purgatif ;
glace sur la tête.*)

Le délire continua toute la journée.

Le 3o, nuit assez calme, délire tranquille, face
rouge, conjonctives injectées, yeux brillans, pupilles
médiocrement dilatées, pouls fréquent, régulier, assez
développé. Le lavement n'a point été rendu. (*Seize
sangsues autour de la tête ; glace ; sinapismes aux genoux ; diète.*)

Le 31, la face reste rouge et couverte de sueur ; la
langue est blanche et assez humide, la chaleur de la
peau modérée, la respiration libre, le délire tranquille.
(*Epithème froid ; vésicatoire à la nuque.*)

1ᵉʳ décembre. Nuit calme, face rouge, sueur visqueuse sur tout le corps, réponses promptes et justes,

cessation du délire, tremblement des mains, mouvemens convulsifs des yeux et des muscles de la face, mouvemens continuels de mastication, langue humide et blanchâtre, point de selles, urines assez abondantes et un peu rouges. (*Epithème froid; looch avec seize gouttes de laudanum.*)

2 décembre. Nuit très calme, face dans le même état que la veille, point de délire. Le malade se plaint de douleurs dans les articulations. La langue est blanche, un peu sèche au centre; la soif vive, le ventre un peu balloné. (*Looch avec vingt-quatre gouttes de laudanum.*)

3 décembre. Même état. (*Même prescription ; on fait en outre appliquer deux sangsues à chaque tempe.*)

Le 4 décembre, un peu de délire pendant la journée : cependant le malade répond juste aux questions qu'on lui fait. Face rouge, pupilles contractées, peau chaude, souple et humide ; pouls fréquent, régulier, peu développé et assez mou ; langue blanche et humide, ventre balloné, un peu sensible à la pression vers la région hypocondriaque droite ; plusieurs selles dans la journée, douleurs vives dans les articulations scapulo-humérales. (*Vingt-quatre grains de musc.*)

Les 5 et 6 décembre, même état. (*On substitue au musc six grains de jusquiame.*)

Le 7, point d'effet marqué de la jusquiame ; météorisme, langue sèche et un peu brunâtre, délire par instant, deux selles, pouls très fréquent.

Les 8 et 9, même état. La respiration est un peu embarrassée ; elle s'entend moins à droite au moyen du stéthoscope. On ne peut explorer que les parties anté-

rieures de la poitrine, à raison de l'agitation du malade
et de la difficulté de le mouvoir. Le thorax résonne
médiocrement, mais également de chaque côté. (*Vingt-
quatre grains de jusquiame.*)

Le 10, langue fuligineuse, affaissement des traits de
la face, pouls faible, petit et irrégulier; météorisme,
diarrhée, respiration stertoreuse.

Le 11 décembre, mort à quatre heures du matin.

*Ouverture du cadavre faite vingt-quatre heures
après la mort.* — Cadavre d'un homme de cinq pieds
quatre pouces. Embonpoint médiocre, muscles saillans,
poitrine large et bien conformée; deux petits ulcères au
sacrum.

Peu de sang s'écoula à l'ouverture du crâne; l'hémisphère gauche du cerveau était un peu plus volumineux
que le droit, par une disposition naturelle; dans l'un et
l'autre, les circonvolutions étaient très marquées. La
pie-mère, comme boursoufflée, était infiltrée d'un peu
de sérosité; les ventricules latéraux contenaient environ
une demi-once de sérosité transparente; à la base du
crâne, il y en avait environ une once. La substance
cérébrale était ferme; celle du cervelet et de la protubérance annulaire paraissait l'être moins que dans l'état
naturel.

Le poumon droit adhérait antérieurement à la plèvre
costale par une fausse membrane grisâtre, molle, facile
à déchirer; sa base était unie au diaphragme par une
membrane de même nature. Sa partie moyenne, refoulée vers le médiastin, faisait place à environ une
pinte et demie d'un liquide séro-purulent contenu dans
la plèvre. Le poumon en était réduit à peu près à moitié

de son volume naturel, et ne contenait qu'une très petite quantité d'air ; son tissu, sain dans presque toute son étendue, offrait vers sa base et en arrière une tache d'un noir verdâtre, de la grandeur des plus grandes fèves de marais, répandant une odeur gangréneuse, infecte et nauséabonde ; sa consistance était humide, et son aspect était analogue à celui de l'escharre produite par l'application de la potasse caustique ; on la réduisait en putrilage en la grattant avec le scalpel.

Cette tache ou escharre pénétrait d'environ six lignes dans le tissu du poumon, auquel elle adhérait intimement, et qui offrait autour d'elle, et à la distance d'environ un pouce, la densité hépatique, et un tissu rouge et grenu à l'incision.

Le poumon gauche offrait une couleur marbrée ; son tissu était sain et crépitant. — Le cœur, d'un volume naturel, était très bien proportionné ; ses ventricules contenaient quelques concrétions polypiformes.

La membrane muqueuse de l'estomac était pâle ; il y avait seulement un peu de rougeur vers l'orifice cardiaque. L'intestin grêle présentait, dans toute son étendue, une couleur jaune foncée qui ne disparaissait pas par le lavage. Il n'y avait pas d'ulcérations dans le cœcum, non plus que dans le reste du gros intestin.

Tous les autres organes étaient sains.

Obs. XV. *Gangrène du poumon, escharres gangréneuses détachées et formant bourbillon* (1). — Un

----

(1) Par M. Cayol, professeur à la Faculté de médecine de Paris.

agent de police, âgé de cinquante - trois ans, grand, bien constitué, d'un tempérament bilieux et lymphatique, était malade depuis six semaines lorsqu'il entra à l'hôpital de la Charité le 16 juin 1811 ; il avait la respiration gênée, une toux fréquente, assez facile, avec expectoration de crachats jaunes, opaques, assez épais, et remarquables par une odeur très infecte, analogue à celle de la gangrène ; l'haleine avait cette odeur plus encore que les crachats : la poitrine résonnait bien partout. Depuis le début de la maladie, il était dans un état de faiblesse qui augmentait chaque jour. Les chairs étaient molles, le teint fort blême, et l'amaigrissement peu marqué.

Depuis le jour de son entrée jusqu'à sa mort, on remarqua peu de changemens dans les symptômes ci-dessus ; la maigreur fit peu de progrès ; les chairs devinrent de plus en plus molles et flasques, et, les derniers jours, les mains s'infiltrèrent ; l'odeur gangréneuse de l'haleine devint de plus en plus prononcée. Les quinze ou vingt derniers jours, le malade restait toujours couché sur le côté droit. Il n'y eut ni hémoptysie, ni altération dans les facultés intellectuelles. Le 20 juillet, au matin, il se trouvait un peu mieux : cependant, à l'approche de la nuit, il prévit qu'il ne la passerait pas. Il mourut effectivement vers huit heures du soir.

Ouverture du cadavre faite dix heures après la mort. — La peau était pâle et jaunâtre, les chairs molles, et dans un état voisin de l'infiltration ; mais il n'y avait d'œdème bien marqué qu'aux mains et aux avant-bras ; les yeux étaient ouverts et encore assez brillans ; les traits de la face n'étaient pas altérés ; la raideur cadavérique, assez prononcée aux membres inférieurs, l'était peu aux membres supérieurs, et n'existait pas encore au cou et à la tête.

Le thorax, large et bien conformé, résonnait bien à droite, et presque comme un tambour à gauche ; ce qui fit penser à Bayle qu'il y avait pneumo-thorax de ce côté. Cette opinion fut bientôt confirmée par l'issue avec sifflement d'une assez grande quantité de gaz extrêmement fétide, à travers une petite ouverture pratiquée au milieu d'un espace intercostal. Ce côté de la poitrine renfermait, en outre, deux ou trois pintes d'une sérosité noirâtre, bourbeuse, d'une fétidité repoussante.

Le poumon, noirâtre et refoulé à la partie supérieure de la poitrine et vers le médiastin, semblait au premier coup d'œil presque entièrement détruit : il avait à peine le cinquième de son volume, et présentait à son sommet une cavité anfractueuse capable de loger un œuf de cane. La substance pulmonaire qui formait en dehors les parois de cette cavité était si mince et si facile à déchirer, que, quoique nous ayons trouvé la cavité ouverte après l'écoulement du liquide renfermé dans la poitrine, nous n'oserions assurer que cette ouverture n'avait pas été produite en cherchant à détruire les adhérences de cette partie du poumon : cependant Bayle penchait à croire qu'elle s'était formée longtemps avant la mort. Quoi qu'il en soit, la cavité était pleine du même liquide que ce côté de la poitrine. Sa surface interne n'offrait aucune trace de cet enduit purulent, membraniforme, qu'on trouve ordinairement dans les cavités ulcéreuses du poumon ; et l'on y voyait à nu le tissu pulmonaire devenu noirâtre, mou, très facile à

déchirer ; elle était anfractueuse, et les anfractuosités
formaient comme autant de cavités secondaires, inégales. Chacune de ces cavités secondaires, ainsi que la
cavité principale, contenait, indépendamment du pus
dont nous avons parlé plus haut, des masses putrilagineuses entièrement isolées, d'un jaune-brun, se déchirant très facilement, et se résolvant en une sorte de
putrilage assez semblable à un paquet de filasse putréfiée.
Celle de la grande cavité avait à peu près le volume
d'une noix ; le volume des autres était proportionné à
la grandeur des cavités qui les renfermaient. On voyait
encore dans le centre de ces masses putrilagineuses beaucoup de filamens noirâtres analogues au tissu pulmonaire, qui indiquaient qu'elles n'étaient que des escharres détachées du poumon ; et en effet, elles avaient
une grande analogie avec les lambeaux de tissu cellulaire
gangrénés et putréfiés qu'on retire de certains abcès très
considérables et compliqués de gangrène.

Tout le lobe supérieur du poumon était si intimement adhérent à la plèvre costale, qu'il était tout-à-fait
impossible de l'en séparer. Le tissu pulmonaire, dans
l'endroit de cette adhérence, était plus dur que dans
l'état ordinaire ; mais partout ailleurs, dans les parois
de la cavité ulcéreuse comme dans tout le lobe inférieur,
il était noirâtre, mou, sans élasticité, sans trace d'inflammation ni de tubercules. La plèvre qui le recouvrait,
dépouillée de l'enduit pultacé noirâtre qu'y avait laissé
le pus épanché, paraissait à peine un peu plus épaisse
et un peu plus opaque que dans l'état ordinaire, mais
sans rougeur ni injection.

La plèvre costale, dans l'endroit de son adhérence

avec le poumon , était très épaissie , dure , comme fibreuse , noirâtre , et tout-à-fait identifiée avec le tissu pulmonaire. Dans le reste de son étendue , elle était recouverte par une fausse membrane d'une demi ligne au moins d'épaisseur , et qui s'en détachait avec la plus grande facilité. Cette fausse membrane , brune à sa surface interne , probablement à cause de son contact avec la sérosité brune et bourbeuse dont j'ai parlé , était jaune dans toute son épaisseur , homogène, de la consistance du blanc d'œuf cuit ; en un mot, elle avait tous les caractères des fausses membranes albumineuses récentes. Quant à la plèvre elle-même , elle était à peu près dans son état naturel , et l'on distinguait à travers elle les côtes et les muscles intercostaux ayant une légère teinte brune , différente de celle que détermine un commencement de putréfaction (d'ailleurs le sujet était encore chaud).

Le côté droit de la poitrine renfermait environ une pinte de sérosité roussâtre et limpide. La plèvre n'offrait aucune altération , et le poumon , libre de toutes parts , crépitant quoique peu élastique , était d'ailleurs parfaitement sain. La matière noire pulmonaire y était très abondante , et l'on y voyait en outre quelques petites masses noires d'une grosseur appréciable , ou même égale à celle d'un grain de blé, et d'une consistance plus forte que celle du blanc d'œuf durci.

La membrane muqueuse de la trachée artère était d'un rouge livide très intense, surtout à l'endroit de la division des bronches. Cette teinte , qui s'étendait très peu dans la bronche du côté droit , se prolongeait jusque dans les deuxième et troisième divisions de la

bronche gauche ; mais ensuite la membrane muqueuse
des ramuscules bronchiques, et de ceux même qui s'ouvraient dans la cavité ulcéreuse, reprenait sa couleur
naturelle.

Dans le larynx, la membrane muqueuse était à peine
un peu plus rouge que dans l'état naturel.

Le cœur et les gros vaisseaux, ainsi que les viscères
abdominaux, n'offrirent rien de remarquable.

Obs. XVI. *Gangrène partielle du poumon ; escharre
tombée en deliquium putride* (1). — Un homme âgé
de quarante-cinq ans, d'une forte constitution, d'un
tempérament bilieux, était affecté depuis trois mois
d'un coryza continuel, ou plutôt d'enchifrènement.
Depuis la même époque, il avait de temps en temps de
la fièvre ; il avait maigri considérablement, et n'était
plus en état de travailler lorsqu'il entra à l'hôpital de la
Charité le 15 octobre 1811.

Voici ce qu'il présentait alors de remarquable. La
partie supérieure du nez paraissait plus large que dans
l'état naturel ; de sorte qu'à l'aspect du malade, on
soupçonnait un polype dans les fosses nasales. Cependant on n'en voyait aucune trace en regardant dans le
fond de la gorge. Le malade ne se plaignait d'autre chose
que d'un enchifrènement continuel, de n'avoir pas
d'appétit, et de perdre ses forces de jour en jour. Il
avait une petite toux assez fréquente ; mais il n'expectorait autre chose que de la salive. Il n'avait jamais
craché de sang, n'avait aucune douleur de poitrine, se

____

(1) Par Bayle, et tirée de ses manuscrits inédits.

couchait indifféremment sur les deux côtés , et n'avait d'autre gêne de la respiration que celle qui paraissait résulter de l'embarras des fosses nasales.

La toux paraissant dépendre uniquement de l'écoulement du liquide, qui , des fosses nasales, tombait dans l'arrière-bouche , on pensa que le malade n'avait autre chose qu'un polype , et on le fit transférer dans les salles de chirurgie, où il mourut au bout d'environ deux mois, le 20 décembre 1811.

Dans cet espace de temps, il toussa de plus en plus ; il eût, dans les derniers temps, la respiration très gênée et une douleur vive dans la région du larynx , ce qui fit penser à M. Boyer, qu'il était atteint de phthisie laryngée.

Ouverture. — Le sujet était très amaigri, mais cependant encore assez charnu.

On ne trouva aucune lésion dans l'abdomen ni dans le crâne.

Le larynx était sain et pâle, et n'offrait absolument aucune lésion. — La trachée-artère , examinée jusque dans ses troisièmes ramifications , ne présentait aucune trace d'inflammation ; elle était partout pâle , et renfermait seulement une assez grande quantité d'un mucus très liquide.

Le poumon droit offrait un grand nombre d'adhérences celluleuses fort serrées et d'ancienne date ; il était d'ailleurs sain dans son tissu.

Le poumon gauche était dense , d'un rouge livide dans sa moitié inférieure, qui avait un volume considérable. Elle était dans un état d'engouement très prononcé , et très voisin de l'hépatisation ; mais ce dernier état n'était nulle part bien marqué. On trouvait, vers la partie inférieure du lobe inférieur de ce poumon, une portion de la substance pulmonaire réduite en une sorte de putrilage grisâtre et d'une odeur gangréneuse, semblable à celle des ulcères gangréneux qui constituent souvent *la phthisie pulmonaire ulcéreuse.* Cette substance putrilagineuse était parfaitement continue avec la substance pulmonaire environnante, qui n'était que rouge et engorgée, et sur laquelle elle tranchait par sa couleur et sa consistance. Il n'y avait point de cavité avant qu'on eût enlevé cette substance putrilagineuse, qui n'avait pas de forme régulière ni bien circonscrite, et dont le volume pouvait être évalué à celui d'une grosse noix. Le poumon n'offrait d'ailleurs aucune autre lésion ; il ne contenait point de tubercules, et adhérait comme le droit à la plèvre costale par un tissu cellulaire assez abondant.

Le cœur était parfaitement sain.

Obs. XVII. *Pleurésie et pneumo-thorax par suite de la rupture dans la plèvre d'un abcès gangréneux du poumon.* — Michel Hardy, journalier, âgé de quarante-deux ans, d'un tempérament bilieux, d'une bonne constitution, marié, travaillant au flottage des bois, s'était bien porté jusqu'à l'âge de vingt ans. A cette époque il eut une fièvre tierce qui dura un an ; après quoi elle devint quarte, et dura encore six mois. Deux ans après, il éprouva pendant un mois une céphalalgie violente, qui céda à l'usage des bains de pieds froids. Cette céphalalgie reparut trois fois à des intervalles de six mois ou un an.

Il se porta bien ensuite jusqu'à l'âge de trente-six ans, qu'il fut pris, en travaillant, de douleurs très vives entre les deux épaules. Il entra à l'hôpital de clinique de la Faculté. On lui appliqua deux moxas, l'un sur la quatrième vertèbre dorsale, l'autre sur la huitième ou neuvième. Les douleurs cessèrent aussitôt après l'application des moxas. Le malade resta quinze jours à l'hôpital ; après quoi il reprit son travail habituel, quoique les plaies des deux moxas continuassent à suppurer. Au bout de six mois, la suppuration s'arrêta, et les douleurs reparurent. Le malade rentra à l'hôpital de clinique. On lui fit des frictions avec le liniment volatif ; les douleurs diminuèrent, mais ne cessèrent pas entièrement. Il sortit de l'hôpital après deux mois de séjour, et y rentra ensuite deux autres fois à cinq ou six mois d'intervalle.

Vers les premiers jours d'avril 1818, il prit, par le conseil d'un empirique, deux bouteilles de jus d'herbes, ce qui lui procura plusieurs selles, à la suite desquelles les douleurs cessèrent ; mais l'appétit se perdit, et il survint de la toux avec une expectoration abondante, tellement fétide qu'elle lui causait un dégoût extrême, et souvent même des nausées. Cet état continuant, le malade entra à l'hôpital Necker le 30 mai 1818, et présenta l'état suivant :

Embonpoint médiocre, peau brune, décubitus pouvant avoir lieu sur tous les côtés, plus facile sur le côté gauche ; toux fréquente, et le plus souvent par quintes ; expectoration assez abondante, jaune et opaque ; la respiration s'entendait très bien à droite, beaucoup moins à gauche et avec un râle muqueux ; la poitrine résonnait un peu moins à gauche, tant antérieurement que postérieurement. D'après ces signes, on porta le diagnostic suivant : *péripneumonie chronique légère, occupant le centre du poumon gauche*. Le cœur était dans l'état naturel.

Du 3o mai au 7 juin, même état.

Le 7 juin, après les quintes de toux, le cœur donnait une impulsion assez forte. La respiration s'entendait bien dans le côté droit : mais à gauche on ne l'entendait plus du tout, si ce n'est vers le sommet du poumon, où elle était beaucoup plus faible que les premiers jours; et à sa racine, où, au contraire, elle s'entendait beaucoup mieux. Le côté gauche de la poitrine résonnait encore plus mal que le jour de l'entrée du malade. D'après ces signes, je fis ajouter à la feuille du diagnostic : *la péripneumonie a commencé à se résoudre vers la racine du poumon; mais il est survenu une pleurésie avec épanchement séro-purulent dans la plèvre gauche*.

Le 12 juin, la respiration s'entendait, mais très peu sous la clavicule gauche.

Le 16, on pouvait soupçonner plutôt que l'on n'entendait le bruit de la respiration dans la moitié antérieure-supérieure gauche de la poitrine et dans le côté. Le son était redevenu très clair dans cette étendue. D'après ce signe, je fis ajouter au diagnostic du 7 juin : *pneumo-thorax*. Le malade toussait beaucoup, les crachats étaient assez abondans, opaques et filans. La céphalalgie était intense, surtout dans les quintes de toux, au milieu desquelles le malade était souvent pris de vomissemens.

Le 17 juin, la respiration s'entendait peut-être un

peu mieux dans la partie du côté gauche désignée ci-dessus. La douleur du dos, qui avait disparu depuis le mois d'avril, se manifesta derechef entre les cinquième et sixième côtes gauches. Cette douleur était très vive, et il semblait au malade qu'elle était mobile, mais sans sortir de l'intervalle indiqué.

Du 17 au 24, même état. La douleur était toujours aussi forte. Le malade se couchait alternativement sur les deux côtés, mais restait beaucoup plus longtemps sur le gauche.

Le 24, la respiration s'entendait moins, et avec un léger râle au sommet de l'épaule gauche, entre la clavicule et le muscle trapèze. Le cœur avait assez d'impulsion. On n'entendait pas la respiration sous la clavicule gauche. Le côté gauche de la poitrine paraissait plus étroit postérieurement que le droit.

Du 24 juin au 1ᵉʳ juillet, même état.

Le 1ᵉʳ juillet, la respiration ne s'entendait pas à gauche.

Le 3, la poitrine résonnait également bien dans les deux parties antérieures et latérales. La respiration s'entendait bien à droite, nullement à gauche, tant antérieurement que postérieurement, excepté à la racine du poumon, et peut-être un peu sous la clavicule. Le malade avait éprouvé des douleurs plus vives dans le dos; depuis la veille, la toux était plus violente; vers midi il eut une quinte très forte, pendant laquelle il ressentit une douleur vive et déchirante dans le côté gauche. Il expectora, dans l'espace de quelques minutes, environ une demi-pinte de crachats jaunes, opaques, un peu filans, et paraissant contenir du pus en grande quantité. Cette expectoration sembla soulager et affaiblir à la fois le malade.

Du 3 au 7, même état. Expectoration abondante pendant les quintes de toux. Le 7, la respiration ne s'entendait nullement sous la clavicule gauche, quoique la poitrine sonnât bien dans cet endroit. La poitrine résonnait moins bien en arrière du même côté. On entendait un peu la respiration dans la fosse sus-épineuse, et au-dessus de la clavicule gauche.

Dans la nuit du 7 au 8, douleur plus vive dans le dos, difficulté plus grande de respirer, expectoration la même. Le 8, la respiration s'entendait un peu sous la clavicule gauche et sans aucun râle jusqu'à la troisième ou quatrième côte, mais beaucoup moins qu'à droite. L'impulsion du cœur était plus forte sous la clavicule gauche qu'à la région du cœur. Cette impulsion se faisait un peu sentir en arrière, du côté gauche, où l'on entendait aussi un peu la respiration vers la racine du poumon, mais beaucoup moins qu'à droite.

Du 8 au 17 juillet, même état. La céphalalgie et la toux privaient le malade de sommeil; l'anxiété était très marquée, l'appétit encore bon; l'expectoration, par instans très difficile, nécessitait des efforts qui provoquaient le vomissement.

Le 17, la poitrine résonnait un peu mieux dans le côté droit du dos que dans le gauche ; mais cependant la différence n'était pas très tranchée. La pectoriloquie, cherchée dans plusieurs points, ne fut point trouvée : la voix frémissait seulement avec plus de force entre le bord interne de l'omoplate et l'épine, vers la racine du poumon (1). La respiration était dans le même état.

Le 18, le malade éprouvait des douleurs assez vives qu'il rapportait aux régions épigastrique et hypocondriaques. Le ventre était un peu tendu, et les urines ne coulaient pas. Même état du reste.

Du 18 au 24, même état. Le 24, face plus altérée, anxiété plus grande, douleurs extrêmes en toussant, expectoration peu abondante.

Du 24 juillet au 1ᵉʳ août, exacerbation des symptômes, anxiété extrême, écume à la bouche, suffocation imminente, face violette.

Mort dans la nuit du 31 juillet au 1ᵉʳ août.

---

(1) On ne devait rien conclure de ce frémissement plus fort, qui, à raison du lieu, devait être attribué aux gros troncs bronchiques. Si l'on eût exploré un peu plus bas, on eût reconnu infailliblement l'ulcère par une pectoriloquie plus évidente. On n'a point entendu non plus chez ce malade le *tintement métallique*. Il est probable que ce phénomène n'avait pas lieu; ou au moins il ne pouvait exister que très rarement, et pendant des intervalles très courts, à raison de la position déclive de l'ouverture de l'ulcère. Au reste, ce phénomène n'aurait été utile au diagnostic qu'en avertissant de chercher avec plus de soin l'ulcère dont il suppose toujours l'existence préalable; car le pneumo-thorax et l'épanchement liquide étaient déjà, comme on l'a vu, suffisamment constatés. La contre-épreuve par la *commotion*, qui nécessairement aurait eu ici un résultat positif, comme le prouveront les faits exposés dans la troisième partie, a été négligée; ou au moins il n'en est pas fait mention dans les notes recueillies au lit du malade, d'après lesquelles cette observation a été rédigée.

Note de l'auteur.

Ouverture cadavérique faite vingt - quatre heures après la mort. — Cadavre de cinq pieds un pouce, maigreur peu marquée, front sillonné de rides longitudinales, surtout au-dessus du nez; peau d'une couleur jaune terreuse; lèvres violettes, couvertes de salive écumeuse.

Le crâne ne fut pas ouvert.

Le côté gauche de la poitrine était visiblement plus petit que le droit (1). La poitrine, percutée, rendait un son assez bon partout antérieurement, moins bon ou mauvais postérieurement à gauche.

Lorsque le scalpel pénétra dans la cavité gauche de la poitrine, il en sortit avec sifflement une quantité assez considérable (à en juger par le temps que dura ce sifflement) d'un gaz fétide, répandant une odeur d'hydrogène sulfuré insupportable, et analogue à celle de la gangrène.

Le poumon gauche, refoulé vers la colonne vertébrale et le médiastin, adhérait aux cartilages des côtes par son bord antérieur, au moyen d'une exsudation pseudo – membraneuse d'un blanc très légèrement jaune, et dont la consistance était analogue à celle du blanc d'œuf cuit, avec beaucoup plus de fermeté. Il adhérait au médiastin et à la portion postérieure des

---

(1) Ce fait, assez commun, est propre à prouver que le rétrécissement de la poitrine à la suite des épanchemens thoraciques dont il sera parlé plus bas peut commencer longtemps avant qu'il y ait une absorption notable et efficace, et que la dilatation du côté affecté est loin d'être un signe constant de l'empyème. *Note de l'auteur.*

côtes jusqu'à leurs angles, par une fausse membrane molle, jaunâtre, épaisse d'une ligne à une ligne et demie, et dans laquelle on remarquait un commencement d'organisation. La plèvre costale et la face externe du poumon étaient recouvertes d'une fausse membrane semblable, enduite en dedans d'une couche de pus d'un jaune verdâtre, friable, demi-liquide, que l'on enlevait facilement avec le manche du scalpel sans altérer la fausse membrane.

L'espace compris entre le poumon et les côtes était à moitié vide. Le reste de cet espace était rempli par un liquide jaunâtre, demi – transparent. Au fond était déposée une assez grande quantité de matière purulente semblable à celle qui recouvrait la plèvre pulmonaire et costale, mais plus liquide.

La base du poumon adhérait dans toute sa circonférence au diaphragme, par une fausse membrane analogue à celles qui formaient les autres adhérences. Cette adhérence presque intime n'était interrompue que vers la partie antérieure du poumon, et dans une étendue d'un pouce et demi seulement.

En enlevant le poumon, on trouva à la partie moyenne de sa face inférieure une ouverture à bords minces, noirâtres, inégaux et comme lacérés, dans laquelle on aurait pu introduire une grosse plume d'oie. La couleur noire s'étendait circulairement à deux ou trois lignes du bord de l'ouverture, en formant une tache qui par son ramollissement humide, ainsi que par son odeur et son exacte circonscription, avait tout-à-fait les caractères d'une escharre gangréneuse.

L'ouverture située au milieu de cette escharre conduisait, après un trajet de quatre à six lignes, à une cavité capable de loger une grosse noix, et placée dans la partie moyenne ou centrale de la base du poumon. Les parois de cette cavité présentaient plusieurs anfractuosités irrégulières, et étaient tapissées par une fausse membrane d'un blanc grisâtre, sale, et enduite de matière purulente de couleur cendrée. Cette excavation était évidemment le foyer de l'odeur gangréneuse que l'on avait sentie à l'ouverture de la poitrine, car elle l'exhalait d'une manière beaucoup plus forte. Plusieurs rameaux bronchiques venaient s'y ouvrir.

Le tissu du poumon était flasque, *carnifié*, et contenait peu de sang ; sa densité était plus grande et presque *hépatique*, dans les parois de l'excavation, et dans un rayon d'un demi-pouce autour.

Les ramifications bronchiques, au voisinage de l'ulcère, étaient très dilatées. Plusieurs des plus superficielles, et qui, dans l'état naturel, n'auraient pu admettre une plume de corbeau, avaient acquis le diamètre d'une petite plume d'oie ; leur membrane muqueuse était rouge, et couverte d'une mucosité puriforme, sanguinolente et spumeuse.

Le poumon droit, volumineux était sain et très crépitant dans toute son étendue, il adhérait au sommet de la cavité de la plèvre par deux ou trois lames celluleuses longues d'un pouce et bien organisées. Il n'y avait de tubercules ni dans l'un ni dans l'autre poumon.

Le cœur était sain et de bonne proportion. Les intestins étaient fortement distendus par des gaz. Le foie n'offrait rien de remarquable. La vésicule biliaire, aussi

distendue que celle d'un veau, contenait une bile verte
foncée.

La rate offrait, à sa face externe, une couleur rouge
pâle. Elle était couverte en cet endroit d'une fausse
membrane molle et jaunâtre.

L'estomac présentait de la rougeur dans presque toute
son étendue, et contenait un ver lombric.

Les autres organes étaient sains.

———

Outre les affections essentiellement gangréneuses du
poumon dont nous venons de donner des exemples,
il existe une autre espèce de gangrène circonscrite du
poumon : c'est celle qui survient quelquefois dans les
parois d'une excavation tuberculeuse. Ce cas est des
plus rares ; il l'est au moins dix fois plus que la gangrène
essentielle du poumon : il rentre cependant dans l'analogie de cas qui sont fort communs ; car il se forme
souvent à la surface des cancers de l'utérus, de ceux
de l'estomac et même de ceux de la mamelle, une escharre peu profonde, d'un gris verdâtre et sale ou même
noirâtre, qui tombe en putrilage et exhale l'odeur de
la gangrène. Quelquefois même cette escharre envahit
peu à peu la presque totalité de la masse cancéreuse, et
la détruit successivement.

Peut-être certains cancers utérins, dans lesquels on
ne trouve autre chose, à l'ouverture des cadavres
qu'une destruction plus ou moins complète, de cet
organe par une espèce d'ulcère phagédénique et très
superficiel, au-dessous duquel ce qui reste du tissu
utérin paraît sain et sans aucune infiltration de matières
cancéreuses quelconques, ne sont-ils autre chose qu'une

destruction du cancer par la gangrène. Je serais d'autant plus porté à le croire, que le fond et les bords de ces ulcères présentent un mélange de teinte livide, brune, noire, verte, verdâtre et grisâtre, et que l'odeur exhalée par les parties affectées est tout-à-fait analogue à celle de la gangrène.

Lorsqu'une affection semblable se développe dans une excavation tuberculeuse, ses parois, dans l'épaisseur d'une ou de deux lignes, sont converties en une escharre gangréneuse molle, humide, d'une couleur sale tirant sur le gris, le brun, le vert ou le noir.

On ne distingue plus, dans cette escharre, l'engorgement gris qui entoure ordinairement les excavations tuberculeuses; mais on y distingue encore les tubercules crus qui y sont compris, quoiqu'ils soient souillés de la couleur de l'escharre. Cette escharre, après s'être ramollie, est expectorée peu à peu; mais, de même que dans les ulcères qui succèdent à la gangrène essentielle du poumon, les parois de l'excavation continuent, longtemps encore après la destruction totale de l'escharre, à sécréter un pus grisâtre, sanieux, et d'une fétidité gangréneuse bien marquée.

Cette fétidité, la couleur verdâtre ou grisâtre des crachats, et la prostration extrême des forces, indiquent cette gangrène, ainsi que celle qui a été décrite ci-dessus. Il serait cependant facile de l'en distinguer, si l'on avait suivi le malade et reconnu la pectoriloquie antérieurement à l'époque de l'apparition des symptômes dont il s'agit (1).

____

(1) M. Cruveilhier regarde comme un exemple de *gangrène*

ARTICLE IV.

De la Péripneumonie chronique.

Connaît-on des péripneumonies chroniques? Cette question ne pourra paraître étrange qu'aux médecins qui ne se sont nullement occupés d'anatomie pathologique, ou qui ne s'en sont occupés que d'une manière très légère. Cependant, si l'on cherche des faits propres à résoudre cette question, on n'en trouvera ni dans les observateurs anciens, ni dans les auteurs récens. Si l'on examine la question *à priori*, il semble peu problable

---

sèche et sans odeur du poumon un cas dans lequel on trouva le lobe supérieur du poumon gauche converti en une vaste caverne communiquant avec la plèvre, et contenant encore du *pus blanc et sans odeur*, au milieu duquel se touvait un fragment de tissu pulmonaire détaché et bien reconnaissable. Le malade avait vécu trente-cinq jours depuis l'invasion de la maladie, dont les symptômes avaient consisté principalement en une *grande dyspnée* et *plusieurs hémoptysies ;* la matière expectorée avait été alternativement *muqueuse, puriforme, sanglante, rougeâtre,* mais *sans présenter aucune fétidité* (*Anat. path. du corps humain,* 3ᵉ liv.). Il me semble que, d'après ces symptômes, et la circonstance d'un pus tout-à-fait inodore, il eût été plus rationnel de rapporter cette excavation insolite au ramollissement, à la suppuration d'un foyer d'*apoplexie pulmonaire,* suppuration que M. Cruveilhier regarde lui-même comme possible, ainsi que nous l'avons vu plus haut, et qui se présente ici avec toutes les circonstances sur lesquelles M. Rousset a le premier appelé l'attention.

M. L.

qu'un organe aussi vasculaire, aussi mobile, aussi essentiellement vivant que le poumon, puisse conserver
longtemps l'inflammation à ce degré de lenteur et d'inac-
tivité qui existe souvent dans les affections semblables
d'organes moins nécessaires à la vie. Aussi peut-on remarquer que les Grecs, ces excellens observateurs de
la nature, n'ont point parlé de péripneumonies chroniques : à peine en trouverait-on le nom dans les écoles
des derniers siècles, trop habituées cependant (on peut
le dire des meilleures) à imaginer des maladies d'après
une théorie.

Si quelques médecins en parlent en ce moment à
Paris, ils entendent par là, avec les écoles les plus
étrangères à l'anatomie pathologique, la phthisie pulmonaire considérée comme terminaison de la péripneumonie. Cette opinion est encore celle de M. Broussais,
qui semble même la croire neuvelle (*Examen des
Doctrines*, etc., t. II, *passim*). Nous verrons plus
tard le peu de solidité des fondemens sur lesquels elle
est assise.

Je ne connais qu'un petit nombre de cas qui puissent
être regardés comme des exemples de péripneumonies
chroniques, et ils sont tous assez rares.

J'ai trouvé quelquefois, ainsi que je l'ai dit dans
l'article précédent, autour des cavités qui succèdent
à une escharre gangréneuse du poumon, la substance
pulmonaire beaucoup plus dure que dans l'état d'hépatisation simple et *criant* sous le scalpel. La surface
des incisions que l'on y fait présente l'aspect granulé
d'une manière plus marquée que dans la pneumonie
aiguë. Lorsqu'on déchire ce tissu, ces granulations sont

aussi plus distinctes, beaucoup plus fermes et plus sèches, et par leur rapprochement simulent des œufs d'insectes pressés les uns contre les autres sans aucun intermédiaire; elles présentent les nuances variées qui existent dans l'hépatisation aiguë: mais le gris violet ou le rouge livide y domine. On y distingue très peu de points jaunâtres, et quelquefois une teinte verdâtre prononcée indique encore le sphacèle qui a existé dans le voisinage : ce tissu est à peine humide, et l'on n'en peut presque rien faire suinter en râclant avec la lame du scalpel (1).

J'ai trouvé la même lésion dans des cas où, à la suite d'une hémoptysie, il s'était manifesté des signes de péripneumonie légère qui ont duré pendant plusieurs semaines.

On observe parfois, mais très rarement, et ordinairement d'une manière peu distincte, quelque chose de semblable autour des grandes excavations tuberculeuses, ou dans les petits intervalles que laissent entre eux des tubercules nombreux; mais il est beaucoup plus commun d'y trouver les traces d'une hépatisation aiguë, et survenue seulement quelques heures avant la mort. Il faut surtout se garder de confondre avec l'un ou l'autre cas l'engorgement gris, demi-transparent,

---

(1) Cette proposition ne me semble pas exacte. Le tissu pulmonaire induré qui entoure les foyers gangréneux, loin d'être sec, est le plus ordinairement humide, œdémateux, et cet œdème semble même, ainsi que le dit M. Cruveilhier (*Anat. path.*, in-fol., 3ᵉ liv.), représenter l'œdème de la gangrène des extrémités.   M. L.

vitriforme, humide, et dont les incisions présentent une surface lisse et homogène, que l'on rencontre très fréquemment dans les poumons pleins de tubercules, et qui n'est lui-même qu'une des formes de ces productions accidentelles (1).

Enfin on peut appeler *chroniques* des péripneumonies qui, d'abord aiguës, ont été entravées dans leur marche par la saignée ou d'autres moyens anti-phlogistiques, insuffisans cependant pour obtenir une résolution prompte, et même pour empêcher des recrudescences, dont ils modèrent seulement les effets. J'ai

---

(1) M. Chomel repousse cette distinction, et persiste à ne voir dans l'infiltration tuberculeuse qu'une des formes de l'inflammation chronique du tissu pulmonaire (*Dict. de Méd.*, t. XVII, p. 253). Les raisons qu'il allègue à l'appui de cette opinion me paraissent tout-à-fait mal fondées : nous les examinerons au chapitre de la Phthisie.

Le même observateur prétend que l'induration grisâtre (tuberculeuse ou non) qui constitue la péripneumonie chronique n'est pas accompagnée des phénomènes propres à la pneumonie aiguë, mais en offre d'autres qui lui appartiennent *presque exclusivement*, tels que la diminution du bruit respiratoire, les *craquemens*, le *râle crépitant à grosses bulles*, et l'obscurcissement du son au-dessous des clavicules et sur ces os eux-mêmes (*ouvr. cité*, p. 254). Il importe de rectifier tout ce qu'il y a d'inexact dans cette proposition. D'abord, il n'est pas vrai que la *diminution du bruit respiratoire* et l'*obscurcissement du son de la poitrine sous les clavicules* appartiennent *presque exclusivement* à la péripneumonie chronique. On les observe non seulement dans tous les cas de productions accidentelles développées dans les poumons (tubercules, encéphaloïdes, kystes séreux, productions cartilagineuses, os-

vu des péripneumonies rester ainsi pendant deux mois à l'état d'engouement, qui se changeait en œdème simple avant de se terminer. Chez d'autres, il existait en outre quelques points constamment imperméables à l'air, et par conséquent hépatisés. J'ai même vu des abcès du poumon se former dans cette période chronique de la maladie, dans laquelle cependant, même dans ce cas, très peu de malades succombent. Dans le petit nombre de sujets dont j'ai eu occasion de faire l'ouverture, j'ai trouvé çà et là, dans le poumon, des portions d'une consistance plus ferme et moins humide

---

seuses, pétrées, etc.), mais encore dans les cas de productions semblables développées à la surface de la plèvre, et comprimant le poumon, dans les cas de pleurésies partielles, etc. Je ne crois pas, d'un autre côté, qu'on puisse rapporter les *craquemens* et le *râle crépitant à grosses bulles* à une induration chronique et autre du tissu pulmonaire. Le bon sens dit que de pareils phénomènes ne sauraient se passer que dans un tissu encore complétement perméable à l'air; et pour le craquement en particulier, il me paraît démontré que s'il a quelquefois son siége dans le tissu pulmonaire, c'est lorsque ce tissu est non seulement perméable, mais encore dilaté et crevassé comme dans l'emphysème interlobulaire (*Voy.* à l'art. *Emphysème*). Il est possible que M. Chomel l'ait véritablement entendu dans le cas de phthisie, soit parce qu'il y avait en même temps emphysème du poumon, soit parce que la surface interne de la plèvre était devenue inégale par suite de la présence des tubercules ou par toute autre cause; mais il est possible aussi que cet honorable professeur, qui s'obstine à n'employer que l'auscultation *immédiate*, ait été trompé par le bruit du frottement de l'oreille contre la poitrine, frottement si difficile à éviter avec cette méthode.   M. L.

que dans l'hépatisation aiguë, mais d'ailleurs tout-à-
fait semblables. Le tissu pulmonaire, dans leurs intervalles, était fortement infiltré d'une sérosité mêlée de
petits points puriformes, plutôt suspendus que dissous,
et qui me paraissaient indiquer, ainsi que la teinte
jaunâtre du tissu pulmonaire lui-même, la résolution
d'une péripneumonie qui était arrivée au degré de suppuration (1).

ARTICLE V.

Des Péripneumonies latentes et symptomatiques.

La pneumonie est une des maladies qui sembleraient
devoir être le moins facilement latentes, à raison de
l'importance de l'organe affecté, et des graves inconvéniens qui naissent du trouble de ses fonctions. Nous

---

(1) La pneumonie chronique me paraît être une affection
moins rare que ne le pensent plusieurs médecins. Plusieurs
fois, en effet, j'ai constaté sur le cadavre, une induration grisâtre du tissu du poumon, variable par son étendue et par son
siége : tantôt elle occupait seulement un certain nombre de
lobules que séparaient d'autres lobules restés perméables à l'air;
tantôt elle avait envahi un lobe entier de l'un ou l'autre
poumon. A raison de la dureté toute particulière que présentait le tissu pulmonaire, il n'était pas possible de confondre
cette altération avec celle que produit la pneumonie aiguë :
loin d'être devenu plus friable, le tissu enflammé résistait au
contraire d'une manière remarquable à la déchirure et à la pression. Pendant la vie, l'on avait observé les symptômes de la
bronchite chronique, un dépérissement graduel; et de plus on
avait constaté, dans quelques-uns de ces cas, un son mat, et

avons déjà vu cependant que les pneumonies simples les plus intenses sont quelquefois fort difficiles à reconnaître pendant les premiers jours; mais ce sont surtout les pneumonies compliquées avec une autre maladie, qui peuvent le plus facilement échapper à l'attention du médecin. Nous allons indiquer les complications les plus fréquentes, et les plus propres à marquer la maladie.

La péripneumonie se joint souvent aux autres maladies du poumon. Je ne parlerai point ici de sa réunion à la pleurésie, parce que ce cas sera le sujet d'un chapitre particulier. Nous avons déjà vu qu'elle vient quelquefois compliquer l'engorgement hémoptoïque; plus souvent encore, elle survient chez les sujets attaqués d'œdème du poumon. La congestion séro-sanguinolente vers le poumon, qui a lieu chez presque tous les mourans, se change souvent en pneumonie pour peu que

---

l'existence de la respiration bronchique; celle-ci cependant ne m'a jamais paru, en cas semblables, aussi prononcée que dans la pneumonie aiguë.

Je crois aussi qu'il est convenable de rapporter à la pneumonie chronique ces cas assez fréquens d'induration noire du parenchyme pulmonaire, que l'on a regardés, à tort, selon moi, comme le résultat de la formation d'un produit accidentel, et que l'on a décrits sous le nom de *mélanoses* pulmonaires. C'est en effet le propre d'un certain nombre de phlegmasies chroniques, soit des membranes, soit des parenchymes, de colorer en noir les tissus qu'elles ont frappés; et cela doit avoir lieu encore plus facilement dans le poumon, à raison de la tendance toute normale qu'il a à s'imprégner de matière colorante noire à mesure qu'on avance en âge. ANDRAL.

l'agonie se prolonge, et présente des points distinctement hépatisés, surtout dans les temps où la constitution régnante est inflammatoire. Cette *pneumonie des
agonisans* est ordinairement accompagnée d'un râle
trachéal très fort et suffocant ; mais le même symptôme
peut avoir lieu sans qu'elle existe. L'existence de ce
râle, lorsqu'il est extrêmement fort, est sans contredit
la circonstance qui peut rendre le râle crépitant de la
péripneumonie commençante le plus difficile à entendre. M. Andral, qui a rencontré cette difficulté dans
ses observations, paraît même la regarder comme
insurmontable (*Clinique médicale*, t. ii *passim*) ; mais,
avec de l'habitude et de l'attention, on distingue toujours le râle crépitant, malgré le râle muqueux le plus
bruyant qui puisse exister dans les bronches. Je n'ai
jamais trouvé de difficulté à cet égard que dans des
cas qui étaient plutôt des agonies que des maladies,
et où la partie engouée du poumon était très peu
étendue (1).

La pneumonie se joint quelquefois aux diverses variétés du catarrhe ; mais cela est assez rare pour qu'il
semble que le catarrhe soit l'affection de poitrine qui

---

(1) Je persiste à croire, malgré l'assertion contraire de
Laënnec, que dans les cas où il existe un râle muqueux bruyant
semblable à celui dont il est ici question, il ne devient plus
possible de reconnaître par l'auscultation une pneumonie, à
moins qu'elle ne soit assez intense pour produire le souffle
bronchique : celui-ci s'entend souvent à travers les bulles du
râle muqueux, lorsque surtout on fait respirer le malade plus
fortement.   ANDRAL.

admet le plus difficilement cette complication (1). Il n'est pas très commun de voir une péripneumonie se greffer sur un catarrhe aigu ; et, dans les épidémies de pneumonie, les sujets affectés de catarrhes chroniques pituiteux ou muqueux sont peut-être moins souvent attaqués que les hommes tout-à-fait sains (2). Il est cependant quelques exceptions à cet égard. Le catarrhe suffocant, et particulièrement celui qui attaque les jeunes gens ou les hommes dans la force de l'âge, est souvent compliqué de pneumonie. On voit en outre quelques sujets attaqués de catarrhes chroniques ordinairement secs, et de temps en temps muqueux, qui ont une singulière disposition à contracter une pneumonie par les causes les plus légères, et qui en ont deux ou trois par an.

Les phthisiques sont sujets à des pneumonies ordinairement peu étendues, et dont les symptômes se confondent par cela même très facilement avec ceux de la maladie plus grave dont les poumons sont attaqués. Il est donc important d'explorer de temps en temps la poitrine des phthisiques, et surtout quand le malade éprouve

---

(1) Il y a un peu d'exagération dans cette assertion : tous les hivers, nous voyons un certain nombre d'individus être atteints de pneumonies, après avoir eu pendant plusieurs jours une simple bronchite ; une oppression plus considérable, le mouvement fébrile qui apparaît ou qui augmente, le changement de caractère des crachats, annoncent l'invasion de la phlegmasie du parenchyme. ANDRAL.

(2) Cette proposition, dont Laënnec lui-même ne paraît pas bien sûr, mérite au moins d'être soumise à un nouvel examen : elle a besoin du contrôle des faits. ANDRAL.

une fièvre plus marquée qu'à l'ordinaire, ou qu'il tombe tout-à-coup dans une grande prostration.

Plusieurs affections qu'on peut regarder comme générales ont une tendance remarquable à être compliquées de péripneumonie, ou à la produire symptomatiquement. Ainsi la péripneumonie survient quelquefois dans le cours d'une attaque de goutte ou de rhumatisme. Si les douleurs des membres cessent à son apparition, elle se fait ordinairement reconnaître ou au moins soupçonner par des symptômes manifestes; mais si ces douleurs persistent, la pneumonie est latente, ou ne peut être reconnue qu'à l'aide d'une exploration attentive.

Les fièvres éruptives sont quelquefois compliquées de pneumonie. La rougeole surtout présente fréquemment cette complication, surtout à l'époque de la disparition de l'éruption. La pneumonie est assez souvent manifeste dans ce cas; elle est au contraire presque toujours latente quand elle survient dans le cours d'une petite-vérole confluente ou d'une fièvre érysipélateuse intense. Il en est de même des pneumonies qui surviennent dans le cours d'une fièvre continue grave. Rien n'est plus commun que cette complication, surtout en hiver, et quand il règne d'ailleurs des péripneumonies : et le plus souvent aucune gêne extraordinaire de la respiration, aucune expectoration, aucun enfin des symptômes ordinaires de l'inflammation des poumons ne décèle son invasion. Il est vrai qu'elle n'a guère lieu qu'aux approches de l'agonie; mais il est probable aussi que bien souvent elle la détermine. Chez les sujets jeunes et robustes, une exacerbation notable de la fièvre peut quelquefois la faire soupçonner. Chez les vieillards, au contraire, chez les sujets épuisés par une longue durée de fièvre intense et de diète, on voit survenir tout-à-coup une prostration subite, accompagnée de perte de connaissance. La peau devient terreuse, les excrétions fétides, les dents et la langue se couvrent d'un enduit fuligineux, le coma ou le râle trachéal surviennent, et l'agonie commence. Ces derniers smyptômes coïncident souvent avec l'apparition d'une pneumonie, chez les sujets épuisés par une maladie chronique grave, et particulièrement par les cancers.

On doit ranger parmi les péripneumonies symptomatiques celles qui constitue le symptôme prédominant dans les fièvres pernicieuses péripneumoniques. L'anatomie pathologique de cette affection est encore fort peu avancée, parce qu'il est rare que l'on succombe à ces affections, contre lesquelles la médecine possède un moyen sûr dans le quinquina, toutes les fois qu'il est employé à temps. Quelques faits cependant ont prouvé qu'à l'ouverture des corps on trouve les traces d'une véritable pneumonie ; et j'ai trouvé moi-même le râle crépitant très intense et les crachats glutineux dans deux accès de fièvre pernicieuse péripneumonique (1).

---

(1) La pneumonie latente est très fréquente à la suite des grandes opérations, et c'est une des causes de mort contre laquelle les bons chirurgiens se tiennent le plus souvent en garde aujourd'hui. Les signes fournis par l'auscultation et la percussion ne permettent guère de méconnaître cette terrible complication; mais il faut avoir soin d'explorer souvent ces malades,

ARTICLE VI.

Traitement de la péripneumonie.

La pneumonie, de même que toutes les autres maladies inflammatoires, semble être du nombre des cas où l'indication à remplir est des plus évidentes. Cependant, si on cherche à l'établir sur une théorie quelconque, on verra que les moyens les plus opposés ont été tour à tour préconisés d'une manière exclusive. Nous nous contenterons, en conséquence, d'exposer les résultats de l'observation relativement aux principales méthodes de traitement qui ont été proposées jusqu'ici contre cette maladie. Nous examinerons les effets des évacuations sanguines, des dérivatifs, des évacuans, des médicamens dits *fondans* et *altérans*, du tartre stibié à haute dose, et nous parlerons ensuite du régime qui convient aux pneumoniques.

Evacuations sanguines. — Depuis Hippocrate jus-

---

car les symptômes généraux se réduisent d'ordinaire à un peu de gêne de la respiration.

On trouve souvent aussi, dans les poumons des sujets morts après une grande suppuration, des foyers purulens ou puriformes qu'on serait tenté de prendre pour le résultat d'une pneumonie lobulaire, mais qui, se développant, ainsi que l'ont démontré les intéressantes recherches de M. Velpeau (Voy. *Revue médicale*, décembre 1826), sous l'influence de l'absorption du pus et de son transport dans la circulation générale, doivent être considérés comme une preuve positive de la possibilité des métastases.　　　　　M. L.

qu'à nous, la plupart des médecins ont regardé la pneumonie comme une des maladies où la saignée produit
le plus souvent des effets héroïques. Les bons praticiens
n'ont admis, à cet égard, que des exceptions peu nombreuses ; et quelques théoriciens, hérétiques de la médecine, ont seuls osé proscrire ce remède. Il n'y a pas
un accord aussi uniforme relativement à la quantité de
sang que l'on doit tirer à la fois, à l'époque de la maladie à laquelle la saignée cesse d'être utile, et à l'élec-
tion du lieu où la saignée doit être faite. Parmi les anciens, la plupart ne tiraient du sang qu'au début de la
maladie ; mais ils le laissaient couler jusqu'à ce que le
malade tombât en défaillance. Galien lui-même a suivi
quelquefois cette pratique. Elle a été fort usitée dans
l'avant-dernier siècle et au commencement du dernier.
Elle est encore assez commune en Angleterre, et beaucoup de médecins de ce pays font faire, au début d'une
pneumonie, des saignées de vingt-quatre, trente et
trente-six onces. On ne peut blâmer cette pratique : il est
certain qu'une saignée abondante, faite lorsque la maladie commence, fait tomber beaucoup plus vite l'orgasme inflammatoire que des saignées moins fortes et
plus répétées ne le feront un peu plus tard, et l'on a moins
à craindre la récrudescence de l'inflammation (1).

---

(1) Ce n'est pas seulement une, ce sont, deux, trois, quatre
saignées de trente onces, que prescrivent les médecins anglais,
au début d'une fluxion de poitrine ; et il paraît même que le
commun des praticiens continue ce traitement suractif jusqu'à
la fin de la maladie ou du malade. Leur grande maxime paraît
être que le danger d'une large saignée est toujours moindre que

Les anciens regardaient la saignée comme suspecte après les premiers jours ; ils craignaient de supprimer l'expectoration ; et les meilleurs praticiens des deux derniers siècles ne voulaient pas que l'on saignât après le cinquième jour, lorsque l'expectoration est abondante et muqueuse. Cette crainte pouvait être fondée relativement aux saignées portées jusqu'à produire la lipothymie ; mais l'expérience prouve tous les jours que l'on peut faire très utilement des saignées assez abondantes dans des pneumonies déjà avancées, parvenues

---

celui de la maladie ; et ils citent avec complaisance cette sentence de Diemerbroek : *Præstat ægrum debilem sanari quàm fortem mori* (Voy. *J. Forbes, Translation of the treatise on mediate auscultation ;* London, 1827, p. 240 et 241). Je laisse à penser si, avec de pareils principes, il ne doit pas quelquefois arriver que le malade meure *débilité* dès le second ou le troisième jour de traitement.

Les médecins italiens ne paraissent pas beaucoup plus réservés que les médecins anglais sur l'emploi des émissions sanguines dans la pneumonie. Le tableau des péripneumonies traitées par Rasori à l'hôpital de Milan montre que, tout en employant un autre mode de traitement très actif, il a fait saigner ses malades jusqu'à douze, quatorze et seize fois, chaque saignée étant de douze onces (Voy. *Archiv. de méd.,* t. IV, p. 438 ; mars 1824). Le docteur Acerbi, de son côté, nous dit avoir traité cent quarante-deux péripneumoniques, sur lesquels trente furent saignés de dix à vingt fois, chaque saignée étant aussi de douze onces ; et il paraît avoir pour pratique habituelle de faire saigner nuit et jour : de telle sorte qu'il lui est arrivé de tirer, dans l'espace de huit à dix jours, *quinze à vingt livres* de sang (Voy. *Annotazioni di medicina pratica del dottore Enrico Acerbi ; Milano,* 1819).   M. I.

même au degré de suppuration, et accompagnées d'une expectoration copieuse.

La pratique la plus communément suivie aujourd'hui dans toute l'Europe consiste à faire, au début de la maladie, une saignée de huit à seize onces, et à la répéter tous les jours, et quelquefois même deux fois dans les vingt-quatre heures, si les symptômes inflammatoires ne cèdent point; ou si, après s'être apaisés, ils reprennent au bout de quelques heures une nouvelle intensité. Après les cinq ou six premiers jours, on éloigne davantage les saignées; et un peu plus tard on ne tire plus de sang, à moins d'une indication très évidente par le retour de la force du pouls, l'augmentation de l'oppression et de la fièvre. On attachait autrefois beaucoup d'importance au choix de la veine, et l'on ouvrait de préférence celle du bras du côté affecté. Aujourd'hui il est à peu près universellement reconnu que ce choix est assez indifférent.

Il est quelques cas où la saignée est évidemment contre-indiquée, ou au moins dans lesquels on ne peut tirer que très peu de sang, et une ou deux fois tout au plus : telles sont les pneumonies des vieillards cachectiques; celles qui compliquent une maladie dans laquelle les signes d'une altération septique des liquides sont manifestes, telles que les fièvres continues graves, dites putrides ou adynamiques, et le scorbut. On a vu des épidémies dans lesquelles, les malades ayant été soumis à l'influence de causes débilitantes, presque aucun pneumonique ne pouvait être saigné sans s'en trouver plus mal. J'ai moi-même eu occasion d'observer une semblable constitution sur les conscrits de l'armée française en 1814. Quoique les pneumonies fussent très communes dans l'épidémie qui se manifesta parmi eux, je ne trouvai que très rarement l'indication de tirer du sang ; et le petit nombre de ceux qui me parurent la présenter se trouvèrent si mal de la saignée, que je n'osai pas la réitérer.

Dans les pneumonies gangréneuses, une saignée peut être utile au début, lorsque le malade est fort et pléthorique, et que les accidens inflammatoires sont bien prononcés ; mais il faut craindre de la porter trop loin, et d'augmenter la disposition septique.

On en peut dire autant des fièvres rémittentes pernicieuses péripneumoniques. Sans doute il peut être nécessaire, lorsque l'on est appelé au milieu d'un accès, de tirer du sang pour s'opposer à une suffocation imminente ; mais il faut prendre garde de passer le but, et d'abattre en pure perte les forces du malade. Il ne faut pas perdre de vue qu'ici la saignée ne peut guérir une maladie dont la cause reprendra malgré elle une activité nouvelle au bout de quelques heures; et que l'expérience, seul juge dont l'autorité ne puisse être contestée, a décidé depuis longtemps que le quinquina est le seul remède efficace contre cette maladie.

J'ai été témoin de quelques cas de fièvres pernicieuses existant sous le masque de diverses affections inflammatoires, et qui, traitées par des médecins timides, et trop habitués à faire une médecine purement symptomatique, furent combattues par des saignées trop répétées, et des doses de quinquina trop faibles ou trop tôt suspendues. Ces fièvres ne se terminèrent pas d'une manière franche, et laissèrent après elles des accidens bizarres et variés, qui quelquefois se sont terminés par la mort, et d'autres fois n'ont cessé qu'au bout de plusieurs années. J'ai vu la même chose arriver dans des cas où l'on n'avait pas tiré de sang, mais où, par suite de différentes circonstances, le quinquina avait été donné par trop petites doses ou pendant trop peu de temps. On trouvera un de ces faits dans le chapitre du pneumo-thorax.

La péripneumonie avec affection bilieuse demande aussi que l'on soit plus réservé sur l'emploi des évacuations sanguines, que lorsque l'inflammation est franche et sans complication.

Dans les cas dont il s'agit, et dans tous les autres, la saignée est d'autant plus contre-indiquée que le pouls est plus faible. Cependant tous les praticiens savent que cette faiblesse du pouls n'est quelquefois qu'apparente, et qu'alors on voit l'artère reprendre de la force et de la plénitude après la saignée. Cette distinction de la faiblesse fausse ou réelle du pouls est un des points dans lesquels se fait le mieux reconnaître un praticien expérimenté, et malheureusement les plus habiles s'y trompent. L'usage du stéthoscope diminuera beaucoup le nombre des cas où l'on peut hésiter, comme nous le montrerons en traitant de l'auscultation des mouvemens du cœur. Nous nous contenterons de dire, pour le cas dont il s'agit, que toutes les fois que les pulsations du cœur seront, proportion gardée, beaucoup plus énergiques que celles des artères, on peut saigner sans crainte, et être sûr de relever le pouls. Mais si le cœur et le pouls sont également faibles, presque toujours la saignée jettera le malade dans un état de prostration complète. J'ai cependant vu quelques cas dans lesquels une petite saignée, pratiquée dans des circonstances semblables, et comme une tentative faite en désespoir de succès, a réussi à relever l'énergie des organes de la circulation. Mais ces cas sont très rares, et n'ont guère lieu que lorsque la faiblesse dépend d'un certain degré de congestion cérébrale (1).

Méthode dérivative. — La plupart des médecins regardent les vésicatoires comme étant, après la saignée, le moyen le plus efficace à opposer à la péripneumonie. Plusieurs ont l'habitude d'en appliquer sur la poitrine, immédiatement après la première saignée ; d'autres, craignant d'augmenter la congestion locale, n'ont re-

---

(1) Je ne sais pourquoi Laënnec a omis ici de faire mention des saignées locales. Les sangsues et les ventouses scarifiées ont cependant leur indication dans le traitement de la pneumonie. Elles sont utiles quand, après plusieurs saignées, on est arrivé sans amélioration notable ou soutenue au cinquième ou sixième jour de la maladie. Elles sont utiles encore quand la pneumonie a succédé à la suppression d'une hémorragie habituelle, et qu'il est devenu nécessaire de rappeler le sang vers l'utérus ou les vaisseaux hémorrhoïdaux. Elles sont utiles surtout dans la pneumonie des vieillards, qu'on ne peut saigner, quoi qu'en disent les phlébotomanes, avec autant de complaisance que les adultes.

M. Lerminier emploie simultanément la saignée générale et les sangsues appliquées en grand nombre sur le côté malade (Voy. *Cliniq. méd.*, t. 11, p. 379). C'est une bonne manière de faire, surtout dans les pneumonies des adultes et des jeunes gens. Chez les vieillards, les ventouses scarifiées sont peut-être préférables, parce qu'elles agissent à la fois comme déplétives et comme dérivatives, et qu'en se servant de la ventouse à pompe, on peut tirer une quantité de sang plus facilement appréciable que celle tirée par les sangsues.   M. L.

cours au même moyen que plus tard. ou appliquent
de préférence les vésicatoires vers les extrémités. J'emploie peu les vésicatoires sur la poitrine. surtout dans
la période d'acuité de la maladie. parce que bien rarement la dérivation qu'ils produisent m'a paru être la
cause principale de la guérison. En général. on peut dire
que les vésicatoires. les sinapismes. les ventouses sèches.
et les autres irritations artificielles de la peau. sont des
moyens trop faibles pour déplacer une irritation aussi
active que celle qui a lieu dans la pneumonie aiguë. Trop
souvent ils augmentent l'intensité de la fièvre. et par
cela même la congestion pectorale. Leur application
sur la poitrine même rend ce dernier inconvénient plus
à craindre, et gène en outre l'action des muscles inspirateurs. Par toutes ces raisons. je pense que l'emploi
des vésicatoires et de leurs succédanés doit être borné
au cas où, après la période d'acuité, une pneumonie se
résout trop lentement. et à ceux de pneumonie chronique : et qu'il faut autant que possible éviter de les appliquer sur les points les plus mobiles de la poitrine,
c'est-à-dire la partie moyenne des côtés 1).

---

1 L'indication des vésicatoires dans la pneumonie se tire
en général de l'affaissement du malade. de la faiblesse des
contractions du cœur et des artères. et de l'augmentation de
la dyspnée après les premières saignées. Les bons praticiens ne
les appliquent jamais de prime abord sur la poitrine. mais
bien aux jambes. aux cuisses. ou à la partie interne des bras.
Lorsqu'ils n'agissent pas comme dérivatifs. ils ont du moins
l'avantage de relever instantanément les forces. et de donner
aussi la possibilité de recourir de nouveau aux émissions san-

Méthode alcaline et fondante. — Cette méthode, par laquelle les anciens se proposaient de rendre le sang moins plastique, consiste, comme nous l'avons dit (*V.* p. 215), dans l'emploi des alcalis plus ou moins neutralisés, et particulièrement des sous-carbonates de potasse, de soude ou d'ammoniaque, du savon médicinal et des sels neutres purgatifs, tels que les sulfates de soude, de potasse, etc. ; mais alors on donne ces derniers à une dose trop faible pour que l'effet purgatif ait lieu. A ces moyens, on a ajouté, dans le dernier siècle, le polygala de Virginie, apporté en Europe par Tennent, et vanté d'abord comme une sorte de spécifique pour la pneumonie. Cette opinion, née en Amérique, venait de ce que les indigènes regardaient le polygala comme le remède de la morsure du serpent à sonnettes, et l'on venait de constater que cette morsure détermine quelquefois des pneumonies, dans les cas où la mort n'est pas très prompte. Les praticiens italiens surtout, et Sarcone en particulier, firent un grand usage du polygala de Virginie. Il m'a paru fort peu utile, ainsi que les autres moyens dont je viens de parler, dans le traitement de la pneumonie. Je n'en ai jamais observé d'inconvénient

---

guines, et particulièrement aux saignées locales. On en peut dire autant des sinapismes, dont seulement l'action est moins soutenue.

Il faut sans doute être réservé sur l'emploi de ces moyens ; mais ce serait, je crois, tomber dans l'exagération que de le restreindre aux cas de pneumonies dont la résolution est lente, et surtout aux cas de pneumonies chroniques, dont l'existence est toujours si problématique.   M. L.

notable ; mais je dois dire aussi que leur action ne m'a jamais paru héroïque. Ces moyens favorisent l'expectoration ; mais leur action est trop lente et trop peu énergique pour qu'on puisse les employer avec quelque confiance contre une maladie aussi rapide dans sa marche. Leurs effets sont plus marqués dans la pneumonie chronique ou devenue telle. Peu de praticiens emploient ces moyens à titre de béchiques ; la plupart préfèrent employer dans cette vue le kermès minéral ou l'oxymel scillitique, et encore n'ont-ils recours à ces médicamens que vers la fin de la maladie : dans la période aiguë, ils s'en tiennent, en général, aux boissons délayantes et mucilagineuses.

Méthode évacuante. — Il est, en général, utile d'entretenir une certaine liberté de ventre chez les pneumoniques, surtout vers l'approche de la convalescence. Les lavemens ou quelques légers laxatifs suffisent ordinairement pour atteindre ce but. Quelques praticiens emploient en outre les purgatifs, à titre de dérivatifs, pour diminuer la congestion pectorale.

Les vomitifs ont été aussi fort employés, soit comme dérivatifs, soit à raison d'une complication bilieuse. Stoll les employait toujours au début concurremment avec la saignée, et j'ai vu faire la même chose avec succès par Corvisart. Finke, dans l'épidémie de Tecklembourg, a souvent guéri par l'émétique seul des pneumonies qu'il regardait comme des affections bilieuses larvées. Aujourd'hui les affections bilieuses étant fort rares et peu intenses, on emploie aussi fort rarement l'émétique à titre de vomitif.

Méthode tonique — Les toniques, et en particulier le

quinquina, sont souvent fort utiles dans les pneumonies des vieillards, des sujets cachectiques et débilités, et particulièrement vers la fin, lorsqu'après la période de suppuration la fièvre est tombée et que la résolution se fait très lentement. Les anciens prescrivaient le vin dans les mêmes circonstances (1), et je les ai quelquefois imités avec succès. On voit même de temps en temps certaines épidémies de pneumonies dans lesquelles la saignée est constamment nuisible, et le quinquina utile dans toutes les périodes de la maladie. On ne peut nier ce fait, qui a été fréquemment observé, surtout en Allemagne, vers la fin du dernier siècle (2). La théorie de Brown a même dû à cette constitution médicale une partie de sa vogue dans ce pays. On trouve un grand nombre d'exemples semblables dans l'ancien Journal de Médecine. J'en ai vu moi-même beaucoup, particulièrement dans l'épidémie de l'armée, en 1814, dont j'ai déjà parlé.

Dans la gangrène du poumon, le quinquina est le meilleur moyen auquel on puisse avoir recours. Je l'ai employé avec succès, lors même que l'hépatisation développée autour de l'escharre gangréneuse était fort

---

(1) ARETÆUS, *de Curat. acut.*, lib. II, cap. I.

(2) BANG, *Act. reg. Soc. med. Hafn.*, vol. I, p. 266.

JADELOT, *Mém. de la Soc. royale de Méd.*, 1776, p. 87.

FRANK, *Erlanterungen der Brownichen arzneylehr*, VI, *abschnitt*, n° I.

HORN., *Beytrage zur Med. klinik.* I, p. 276, 547.

GEBEL, *Hufeland Journal*, etc., XVII. B. 3 st., p. 54.

RADEMACHER, *ibid.*, XVI. B. 2 st., p. 103.

étendue, et j'y ai même ajouté quelquefois le vin et l'opium, mais seulement lorsque la violence des symptômes inflammatoires avait commencé à diminuer. Pour qu'il produise quelque effet, il faut en donner une once chaque jour, ou l'équivalent en extrait. J'ai continué plusieurs fois avec avantage le sulfate de quinine, à dix-huit grains par jour, pendant plus d'un mois.

L'opium seul n'a jamais été conseillé, que je sache, comme moyen de combattre l'inflammation pulmonaire. On sait qu'à haute dose il peut la produire lui-même, et j'en ai vu des exemples à la suite d'empoisonnemens. Cependant il a été employé quelquefois avec succès dans les mêmes circonstances que le quinquina. Hors ces cas, il ne doit être employé qu'avec précaution, pour calmer l'agitation nerveuse et l'insomnie, ou pour arrêter une diarrhée trop abondante.

Méthode altérante. — Les anciens donnaient le nom d'*altérans* aux médicamens qui, sans produire d'évacuation notable ou constante, procurent cependant la résolution de diverses espèces d'engorgemens, et particulièrement des engorgemens inflammatoires. Aujourd'hui nous regardons presque tous ces moyens comme des stimulans du système lymphatique, et nous expliquons ainsi leur action résolutive. L'action des alcalis, des sels neutres, des purgatifs et des béchiques même, de la scille, et des préparations antimoniales surtout, peut aussi, si l'on veut, s'expliquer de cette manière. Le mercure a été fort employé depuis quelques années dans cette vue, particulièrement en Angleterre et en Allemagne. La même méthode est peut-être plus ancienne en Italie, car elle était familière à Sarcone. Le calomel et le mercure soluble de Hahnemann sont les préparations les plus usitées : quelques-uns les combinent avec l'opium, pour obvier aux évacuations alvines. Je ne me suis pas assez souvent servi de ce moyen pour pouvoir bien l'apprécier ; mais je l'ai assez employé dans d'autres affections inflammatoires, et en particulier dans la péritonite, pour savoir qu'il n'est héroïque que lorsqu'on le donne à une assez forte dose pour déterminer un commencement de salivation, avec lequel paraissent les premiers signes de la résolution. Dans la péritonite, par exemple, l'orgasme inflammatoire tombe au moment où les gencives commencent à se gonfler.

Les moyens dont nous avons parlé jusqu'ici, diversement combinés, forment à peu près toutes les ressources thérapeutiques employées par la plupart des praticiens de l'Europe (1). A en juger par les tables né-

---

(1) Laënnec a passé sous silence une médication *altérante* qu'avec sa disposition à tenter les remèdes énergiques, je suis surpris qu'il n'ait pas employée : je veux parler du carbonate de potasse à haute dose, proposé par Mascagni au commencement de l'autre siècle, et qui paraît avoir eu, dans les mains de ce célèbre anatomiste et de quelques-uns de ses élèves, des succès incontestables (Voy. *Mem. del. Soc. ital. del. Sienc.*, t. xi ; *Moden.*, 1804. — *Sull' uso del carbonato di potassa per le renelle e peripneumonie*). Le premier essai en fut fait dans une épidémie de pneumonies très meurtrières qui régnaient en 1800, dans quelques communes de la province de Sienne. Voyant que les saignées répétées et les moyens ordinaires étaient complétement inefficaces, Mascagni conseilla de donner aux malades pour toute boisson, et immédiatement après la première saignée, une lessive faite avec les cendres

crologiques publiées pendant les dernières années, et d'après les renseignemens que j'ai obtenus de praticiens de divers pays, le résultat commun de cette méthode

---

de sarmens de vignes, de genêts et de fougères. La réussite surpassa toute attente : sous l'influence de cette boisson, les crachats perdaient peu à peu de leur viscosité, l'expectoration devenait facile, des sueurs abondantes se manifestaient, les urines devenaient plus ténues et plus copieuses, et la maladie disparaissait ; si bien que l'on ne vit plus périr personne de cette pneumonie épidémique, dès que ce traitement fut devenu d'usage commun. Fort de ce premier succès, Mascagni engagea quelques médecins de Sienne et de Florence à donner pour toute tisane, dans la pneumonie aiguë, de l'eau tenant en dissolution du carbonate de potasse neutre, cristallisé et non déliquescent. Les avantages qu'ils en obtinrent furent tels que Mascagni n'hésitait pas à dire : « Quelle que soit l'intensité « de la péripneumonie, quel que soit le degré où elle est par- « venue, dans tous les cas, ce sel, donné à la dose d'un gros « en vingt-quatre heures (quantité qu'il faut augmenter progressivement chaque jour, et porter jusqu'à celle d'une once « et même davantage, si son action salutaire tarde beaucoup « à se manifester, ou si le danger est trop pressant), procure « des évacuations abondantes par les voies urinaires, par la « peau, par les intestins : et, en rendant l'expectoration moins « visqueuse, plus liquide et plus copieuse, résout promptement l'engorgement inflammatoire du parenchyme pulmonaire. » (Voy. *Bulletins de la Faculté de médecine,* ann. 1813, n° vii.)

Ces faits me paraissent avoir été trop oubliés. L'autorité de Mascagni était assez grande pour appeler l'attention des praticiens sur le mode de traitement qu'il proposait; et, après tout, le carbonate de potasse méritait peut être autant de confiance que le tartre stibié à haute dose.   M. L.

est une mortalité d'un sur huit au moins, et d'un sur six au plus.

Tartre stibié à haute dose. — Les préparations antimoniales ont été employées à haute dose, soit empiriquement, soit d'après des vues théoriques, pour combattre diverses maladies inflammatoires et autres. Dans le cours du dix-septième siècle surtout, si l'on en juge par les monumens des controverses du temps, des cures brillantes et beaucoup d'événemens malheureux furent la suite de cette pratique. Peut-être ces derniers doivent-ils être attribués, d'une part, à ce que les préparations que l'on employait étaient trop actives, et de l'autre, à ce qu'on ne savait pas encore assez les manier. Quoi qu'il en soit, des restes de cette médication se retrouvent de temps en temps dans la pratique des médecins du siècle dernier. Je ne veux pas parler de l'emploi du tartre stibié à petites doses, et comme vomitif, ni même de la méthode de Rivière, qui, comme on le sait, faisait vomir avec l'émétique, dans la pneumonie, tous les jours ou tous les deux jours. Je remarquerai seulement en passant que cette méthode a toujours conservé des partisans parmi les praticiens. On connaît l'anecdote de Sérane le père, rapportée par Bordeu (1). J'ai

---

(1) *Traité du Tissu muqueux.* Sérane suivait la méthode de Rivière dans le traitement des fluxions de poitrine, et avait beaucoup de succès. Son fils, nouvellement sorti des écoles, ayant réussi à lui persuader qu'il saignait trop peu, et qu'il insistait trop sur les vomitifs, il s'écria au bout de quelque « temps : « *Mou fils, m'abès gastad ;* mon fils, vous m'avez « gâté, vous m'avez rendu moindre médecin que je n'étais. »

Note de l'auteur.

vu moi-même M. Dumangin, médecin de l'hôpital de la Charité, employer constamment cette méthode dans le traitement de la pneumonie : presque jamais il n'y joignait la saignée, et sa pratique était tout aussi heureuse que celle de Corvisart, qui saignait beaucoup dans la même maladie. Mais l'émétique, administré de cette manière, est un évacuant, et ses bons effets peuvent par conséquent être attribués à une dérivation sur le canal intestinal.

L'emploi du kermès, comme béchique, peut être regardé comme un reste de son ancien emploi comme altérant. On trouve dans l'ancien *Formulaire des Hôpitaux de Paris*, imprimé en 1767, des restes d'une pratique plus hardie : c'est une potion dite *in pleuritide et in peripneumoniâ*, et qui consiste en quatre gros d'antimoine diaphorétique (oxyde blanc d'antimoine) suspendus dans quatre onces de suc de bourrache. Le fameux *bolus ad quartanam* de l'hôpital de la Charité, composé de seize grains de tartre stibié et d'une once de quinquina, est encore un autre monument de l'emploi de l'antimoine à haute dose et comme altérant.

Si j'en crois ce qui m'a été rapporté par des médecins qui ont longtemps vécu en Italie, l'emploi des préparations antimoniales à haute dose s'y était mieux conservé que dans les autres parties de l'Europe. Quoi qu'il en soit, c'est à M. Rasori, ancien professeur de clinique à Milan, que l'on doit d'avoir rappelé cette méthode trop oubliée, et d'en avoir démontré les avantages, ainsi que ceux de l'administration de beaucoup d'autres médicamens à des doses que le vulgaire des praticiens regarderait comme énormes. Je n'entends point parler ici de la théorie du même auteur, ou plutôt des modifications qu'il a faites à celle de Brown. La doctrine du *stimulisme* et du *contro-stimulisme* n'a encore de partisans qu'en Italie, et mourra peut-être sans avoir pu franchir les Alpes; mais des faits thérapeutiques aussi importans que ceux dont il s'agit doivent trouver tous les médecins praticiens, quelles que soient leurs opinions théoriques, disposés à les vérifier.

Je ne connais point de détails de la pratique de M. Rasori, qui n'en a presque rien publié. Les premières notions que j'ai eues à cet égard m'ont été données par des médecins qui avaient voyagé en Italie, et qui ne purent m'indiquer d'autres renseignemens écrits que la Description de l'Epidémie pétéchiale de Gênes par M. Rasori, traduite depuis en français par M. Fontaneilles, sous le titre d'*Histoire de la Fièvre pétéchiale de Gênes*, etc.; Paris, 1822. J'appris en outre, lorsque je commençai à expérimenter cette méthode, en 1817, que mon confrère M. Kapeler l'avait tentée avec quelque avantage, et surtout sans inconvénient, chez les apoplectiques. Pendant longtemps je me bornai, comme lui à l'employer dans cette maladie; mais l'occasion s'étant présentée à moi de traiter deux pneumoniques chez lesquels la saignée n'était pas praticable, je me déterminai à tenter chez eux le tartre stibié à haute dose, et leur guérison, aussi rapide qu'inespérée, m'enhardit à employer le même moyen dans beaucoup d'autres cas que j'indiquerai après avoir fait connaître la méthode que je suis habituellement, et qui diffère, je crois, à quelques égards de celle de M. Rasori(1).

Du moment où je reconnais une péripneumonie, pour peu que le malade soit en état de supporter la saignée, je fais tirer de huit à seize onces de sang du bras. Il est très rare que je fasse réitérer la saignée, si ce n'est chez les sujets attaqués de maladies du cœur, ou menacés d'apoplexie ou de quelque autre congestion sanguine. J'ai même guéri plusieurs fois, et très rapidement, des péripneumonies intenses sans avoir recours à la saignée; mais habituellement je ne crois pas devoir me priver d'un moyen aussi puissant, si ce n'est chez les sujets cachectiques ou débilités, et je sais que M. Rasori agit de même. Je regarde la saignée comme un moyen d'enrayer momentanément l'orgasme inflammatoire, et de donner le temps au tartre stibié d'agir (2).

---

(1) Il y a ici une confusion de dates qu'il est bon, je crois, de faire cesser. Ce fut à la fin de 1821 que Laënnec commença à employer le tartre stibié à haute dose, dans le traitement de la pneumonie et de quelques autres maladies inflammatoires. A cette époque, il pouvait bien dire, en effet, *je ne connais point de détails de la pratique de M. Rasori,* pratique qui était certainement alors à peu près inconnue en France; mais il ne pouvait plus le dire en 1825, époque à laquelle il commençait d'imprimer son livre, puisque un an auparavant M. Fontaneilles nous avait donné, dans les *Archives générales de médecine* (cahiers de février et de mars 1824), la traduction du mémoire de Rasori *sur la péripneumonie inflammatoire et la manière de la traiter, principalement par le tartre émetique.*   **M. L.**

(2) C'est aussi, mais ce n'est pas seulement, pour donner

Immédiatement après la saignée, je fais donner une première dose de tartre stibié d'un grain dans deux onces et demie (un demi-verre) d'infusion de feuille d'oranger légère et froide, édulcorée avec une demi-once de sirop de guimauve ou de fleurs d'oranger ; je fais répéter la même dose de deux heures en deux heures jusqu'à ce que le malade en ait pris six , et je le laisse ensuite reposer pendant sept à huit heures, si les accidens ne sont pas urgens , et s'il éprouve quelque penchant au sommeil.

Mais si la pneumonie est déjà avancée, si l'oppression est forte , si la tête se prend, si les deux poumons sont affectés, ou si l'un d'eux est pris en entier, je fais continuer le tartre stibié, sans interruption, de deux heures en deux heures, jusqu'à ce qu'il y ait eu un amendement dans les symptômes , et que l'amélioration soit indiquée par les signes stéthoscopiques. Quelquefois même, lorsque la plupart des circonstances aggravantes indiquées ci-dessus se trouvent réunies , je porte chaque dose de tartre stibié à un grain et demi, deux grains et même

---

au tartre stibié le temps d'agir que Rasori emploie simultanément les saignées dans la pneumonie ; c'est encore parce qu'il serait impossible d'en donner sans danger des doses assez fortes pour que son action *contre-stimulante* pût suffire seule à annihiler l'excès de stimulation générale, ou, comme il le dit, *la diathèse de stimulus* , en vertu de laquelle la pneumonie s'est développée. Le Mémoire cité dans la note précédente contient deux observations de pneumoniques saignés jusqu'à quatorze et seize fois en moins de douze jours, en même temps qu'ils prenaient chaque jour d'un scrupule à un gros de tartre stibié.

M. L..

deux grains et demi, mais toujours dans la même quantité de véhicule (1).

Beaucoup de pneumoniques supportent l'émétique administré de cette manière sans vomir et sans éprouver d'effet purgatif. D'autres, et c'est le plus grand nombre, éprouvent deux ou trois vomissemens, et vont cinq ou six fois à la selle le premier jour ; mais les jours suivans ils n'éprouvent plus que des évacuations médiocres, et souvent même ils n'en ont plus. Lorsqu'une fois la *tolérance* pour le médicament s'est établie (c'est l'expression de M. Rasori), il arrive même fort souvent que les malades sont constipés au point qu'on est obligé de lâcher le ventre avec des lavemens purgatifs.

Lorsque les évacuations continuent le second jour, ou quand, dès le premier, il y a eu lieu de craindre que l'émétique soit difficilement supporté, je fais ajouter aux six doses qui doivent être prises dans les vingt-quatre heures, une ou deux onces de sirop diacode, association contraire aux idées théoriques de MM. Rasori et Tommasini, mais que l'expérience m'a démontré être

---

(1) Laënnec, comme on voit, ne prescrivait jamais plus de trente grains de tartre stibié par jour dans la péripneumonie. Cette dose est bien inférieure à celle de quatre scrupules que prescrit quelquefois Rasori, qui d'ailleurs ne commence jamais par moins de douze grains. La pratique de Tommasini se rapproche, au contraire, de celle de mon cousin. Comme lui, il débute d'ordinaire par six ou huit grains, et va rarement audelà de quatorze; mais il emploie un excipient moins abondant, et c'est dans une potion de quatre onces qu'il suspend la dose indiquée (Voy. *Mém. sur la nouv. méd. ital.*, par E. M. Bailly, *Revue médicale*, mai 1825.) M. L.

fort utile. En général, l'effet du tartre stibié n'est jamais plus rapide ni plus héroïque que quand ce médicament ne détermine aucune espèce d'évacuation : quelquefois cependant l'amélioration qu'il produit est accompagnée d'une sueur générale. Quoique les évacuations alvines abondantes et les vomissemens fréquens soient à craindre à raison de l'affaiblissement et de l'irritation nuisible du canal intestinal qu'ils peuvent produire, j'ai obtenu des guérisons remarquables dans des cas où ces évacations avaient été très abondantes.

J'ai rencontré très rarement des pneumoniques qui ne pouvaient pas supporter le tartre stibié, et cela ne m'est arrivé que dans mes premiers essais, de sorte que cet inconvénient me paraît devoir être attribué à l'inexpérience et au défaut d'assurance du médecin plutôt qu'à la méthode elle-même. Souvent même aujourd'hui, lorsqu'un malade a médiocrement supporté six grains de tartre stibié avec addition de sirop diacode, j'en donne le lendemain neuf grains, et il les supporte parfaitement. Au bout de vingt-quatre à quarante-huit heures au plus, souvent même au bout de deux ou trois heures, on obtient par cette méthode une amélioration notable de tous les symptômes. Quelquefois même un malade qui paraissait voué à une mort certaine est au bout de quelques heures hors de tout danger, sans avoir éprouvé aucune crise, aucune évacuation, aucun autre changement notable, en un mot, qu'une amélioration progressive et rapide de tous les symptômes ; et l'exploration de la poitrine montre la raison de ce changement subit, par l'apparition de tous les signes de la résolution.

Des effets aussi tranchés peuvent être obtenus à toutes les périodes de la maladie, et même à l'époque ou une grande partie du poumon est envahie par l'infiltration purulente.

Du moment où l'on a obtenu une amélioration même peu marquée, on peut être certain qu'en continuant le médicament, la résolution s'achèvera sans nouveaux orages, et c'est en ce point surtout que consiste la plus grande différence pratique entre l'emploi du tartre stibié et celui de la saignée. Par ce dernier moyen, on obtient presque toujours une diminution de la fièvre, de l'oppression et de l'expectoration sanglante, qui fait croire au malade et aux assistans que la convalescence va commencer; mais au bout de quelques heures ces accidens reprennent une nouvelle intensité, et la même chose a souvent lieu cinq ou six fois de suite après autant de saignées pratiquées coup sur coup. Je puis affirmer au contraire, que je n'ai jamais vu de récrudescence semblable sous l'influence du tartre stibié. On peut remarquer seulement que, lorsque le malade entre en convalescence, la marche de la résolution paraît se ralentir, au moins quant aux signes stéthoscopiques; car entre le moment où le malade sent renaître ses forces et son appétit, et se croit tout-à-fait guéri, et celui où le stéthoscope n'indique plus aucune trace d'engorgement pulmonaire, il se passe souvent plus de temps qu'entre le début de la maladie et l'époque du commencement de la convalescence: mais la même remarque s'applique plus fréquemment encore à la pneumonie traitée par la saignée. Les malades traités par le tartre stibié n'éprouvent d'ailleurs jamais ce long et excessif affaiblissement qui accompagne trop souvent la convalescence des pneumonies traitées par des saignées répétées.

La meilleure manière d'apprécier une méthode de traitement est de la juger par ses résultats. Je n'ai commencé à tenir des notes exactes à cet égard que depuis l'année dernière. Je puis affirmer que je n'ai pas mémoire d'avoir, dans les précédentes, vu mourir un homme attaqué de pneumonie aiguë, et qui eût pris le tartre stibié assez longtemps pour en éprouver les effets. J'ai vu seulement succomber quelques sujets attaqués à la fois d'une pneumonie légère et d'une pleurésie grave. Nous verrons, en traitant de cette dernière maladie, qu'après la première période d'acuité, le tartre stibié a peu d'action sur elle. J'ai vu également mourir quelques hommes attaqués, outre la pneumonie, de cancer, de phthisie tuberculeuse, de maladies graves du cœur, etc.; et ce sont ces cas surtout qui m'ont offert l'occasion de voir les différens degrés de la résolution dans la pneumonie. Enfin j'ai perdu quelques malades apportés à l'hôpital agonisans, et qui sont morts avant d'avoir pu prendre plus de deux ou trois grains d'émétique.

J'ai traité, en 1824, à la clinique de la Faculté, par le tartre stibié, vingt-huit pneumonies simples ou compliquées d'un léger épanchement pleurétique : tous les malades ont guéri, excepté un septuagénaire cachectique déjà tombé dans la démence sénile, qui prit peu de tartre stibié, parce qu'il le supportait mal ; et cependant la plupart de ces cas étaient fort graves. Dans le cours de la présente année, j'ai traité trente-quatre pneumoniques, dont cinq ont succombé ; mais de ce nombre il faut retirer deux femmes, l'une de cinquante-neuf ans, l'autre de soixante-neuf, apportées agonisantes à l'hôpital, où elles expirèrent au bout de peu d'heures, et chez lesquelles on a pu à peine administrer deux ou trois doses de la potion stibiée. Le troisième sujet était un jeune homme attaqué d'une maladie du cœur à laquelle il a succombé dans la convalescence de la pneumonie, et dont on trouvera l'histoire à la fin de ce chapitre. Le quatrième a succombé à une pleurésie chronique, dans la période de résolution d'une pneumonie subaiguë, et son histoire se trouvera à l'article de la pleuro-pneumonie. Les deux premiers sujets ne doivent par conséquent pas entrer en ligne de compte pour apprécier les effets du tartre stibié ; les deux derniers sont plutôt des preuves en faveur de son efficacité contre la pneumonie. Reste un vieillard de soixante-douze ans qui a succombé au dixième jour d'une pneumonie avec congestion cérébrale ; de sorte qu'en dernier résultat, sur un total de cinquante-sept pneumoniques, deux septuagénaires seulement ont succombé à cette maladie, jointe à une congestion cérébrale. C'est un peu moins d'un sur vingt-huit (1).

____

(1) Laënnec a compris dans ce relevé tous les péripneumoniques admis à la clinique, sans distinction de ceux chez lesquels la maladie était grave, et de ceux chez lesquels elle était légère. Cette distinction eût pourtant été nécessaire pour bien apprécier l'influence du traitement sur la mortalité. On ne peut pas raisonnablement, dans des calculs pareils, faire entrer en ligne de compte des pneumonies si légères que la diète, le séjour du lit, et quelques sangsues ou une très petite saignée auraient suffi pour les guérir. Or, je dois dire que le quart au moins des cinquante-sept pneumoniques cités ci-dessus, et sui-

Dans la ville, je n'ai guère été appelé en consultation, depuis trois ou quatre ans, pour des péripneumonies aiguës ou sans complication de pleurésie intense, que dans des cas où la mort paraissait déjà imminente ; et je ne me rappelle aucun malade qui ait succombé malgré l'usage du tartre stibié, si ce n'est un vieillard de soixante-douze ans, pléthorique, que j'ai vu avec M. le docteur Juglar. Il était attaqué d'une pneumonie récrudescente après une fausse convalescence, et en avait eu trois autres depuis quinze mois. La fièvre était intense, accompagnée de *subdelirium*, et d'autres signes de congestion cérébrale. Il prit le tartre stibié à six grains pendant deux jours. La tolérance s'établit le second jour, les signes de pneumonie diminuèrent, les crachats redevinrent muqueux ; mais la congestion cérébrale augmenta, et emporta le malade le troisième jour.

A ce cas, je peux en opposer deux autres où les probabilités de succès étaient moindres, et où cependant une guérison rapide a eu lieu.

Un agent de change, homme de quarante-cinq ans,

---

tout des trente-quatre traités en 1825, étaient dans ce dernier cas. En ne tenant compte que des pneumonies bien prononcées, et dans lesquelles le traitement a eu le temps d'agir, la mortalité aurait dû être calculée, suivant mes notes, à un sur vingt ou même sur dix huit. Il est probable que pareille réflexion pourrait être appliquée aux résultats de la pratique de M. Benaben, qui, dans un intéressant Mémoire publié récemment dans la *Revue médicale* (octobre et décembre 1829), *affirme* n'avoir perdu qu'un malade sur quarante-cinq.

M. L.

épuisé par divers excès, fut attaqué, en 1823, d'une pneumonie. Appelé vers le quatrième jour par mon confrère M. le docteur Michel, je trouvai le malade dans un état à peu près désespéré. Le poumon droit était pris en entier, malgré les saignées; que l'état du malade ne permettait plus de réitérer. L'oppression était extrème; et, depuis douze heures, un ictère survenu avec douleur profonde dans la région du foie annonçait une hépatite qui était venue compliquer la pneumonie. Je conseillai le tartre stibié; et M. le docteur Michel consentit d'autant plus volontiers à l'emploi de ce médicament, qu'il l'avait vu employer par M. Rasori à Milan. Notre intention était d'en faire prendre une vingtaine de grains, par doses de deux grains, dans les vingt-quatre heures : mais, par un malentendu de la garde-malade, environ quarante grains furent donnés dans cet espace de temps. Il n'y eut que peu d'évacuations, et le lendemain nous trouvâmes l'ictère, la douleur et l'oppression dissipés, les signes stéthoscopiques notablement améliorés, la fièvre tombée, et le malade hors de danger : la convalescence n'a été troublée par aucune rechute.

Au mois de juin 1825, je fus appelé par mes confrères MM. Landré-Beauvais et Jadioux, pour M. de G........, âgé de soixante-cinq ans. Il était au onzième jour d'une pneumonie. On avait obtenu de saignées répétées plusieurs fois des rémissions marquées, mais promptement suivies de récrudescence, et depuis la veille le malade était sans connaissance; il avait le râle trachéal des agonisans, et tout son corps était couvert d'une sueur qui se refroidissait aux extrémités. Dès l'avant-veille, l'état des forces ne permettant plus la saignée, on avait tenté le tartre stibié donné dans l'eau sucrée ; mais les premières doses augmentèrent une diarrhée déjà existante, et les selles qu'elles déterminèrent furent accompagnées de lipothymies qui firent suspendre le médicament, dont le malade avait pris au plus deux ou trois grains. Les deux poumons étaient affectés ; le droit dans une grande étendue, et au degré d'hépatisation avancée ; le gauche à la racine et à la base, et au degré d'engouement et d'hépatisation commençante. Je conseillai l'infusion stibiée aromatique, à un grain et demi par doses, et avec addition du sirop diacode. Ce médicament fut administré sous la surveillance de M. le docteur Flandin, jeune médecin instruit et zélé. Le malade le supporta très bien, n'eut que le nombre de selles qu'il avait habituellement depuis plusieurs jours, en prit dix-huit grains dans les vingt-quatre heures, et dans cet intervalle recouvra la connaissance : le râle, la sueur et l'oppression suffocante disparurent également. Le lendemain, nous trouvâmes le malade réellement convalescent : les signes stéthoscopiques indiquaient la résolution. On continua le tartre stibié pendant quelques jours, et aucun orage ne troubla plus la convalescence. On éleva la question de savoir si la sueur qui existait au moment où on commença l'administration du tartre stibié n'avait pas pu être critique. Pour moi, je ne puis croire qu'une sueur de ce caractère, qui avait paru avec la congestion cérébrale et le râle des agonisans, puisse être regardée comme critique, d'autant qu'elle cessa pendant l'usage du tartre stibié, avec les autres signes d'agonie.

Les résultats que je viens d'exposer sont plus heureux que ceux qui ont été publiés dernièrement de la pratique de M. Rasori (V. *Revue médicale,* mai 1825, p. 205)(1). Je crois que cela peut tenir à deux causes : d'abord à ce que l'ausculation nous permet de reconnaître la péripneumonie beaucoup plus vite qu'on ne peut le faire par l'observation des symptômes ; et en second lieu, à ce que, suivant toutes les apparences, beaucoup de cas de pleurésies simples ou de pleuro-pneumonies, avec prédominance de la pleurésie, se trouvent nécessairement compris sous le nom de *péripneumonies* dans le relevé de M. Rasori ; car il est impossible de distinguer l'un de l'autre ces divers cas sans le secours de l'auscultation, et nous avons déjà dit qu'on ne doit pas attendre du tartre stibié, dans le traitement de la pleurésie, des résultats aussi avantageux que dans le traitement de la pneumonie.

Mon cousin le docteur Ambroise Laënnec, médecin de l'Hôtel-Dieu de Nantes, a traité, depuis deux ans, quarante pleuro-pneumonies. Dans ce nombre, il a perdu six malades, dont trois sont morts dans la con-

---

(1) L'article auquel Laënnec renvoie ici ne contient rien qui ait trait à la pratique de Rasori ; c'est un simple exposé de la doctrine du *controstimulus,* suivi de quelques observations recueillies à la clinique du professeur Tommasini de Bologne, par M. E. M. Bailly. C'est dans le mémoire publié quinze mois auparavant par M. Fontaneilles (*Arch. génér. de méd.,* t. iv, mars 1824) que sont consignés les résultats de la pratique du professeur de Milan ; je ne sais pour quelle raison Laënnec n'a pas voulu le citer.   M. L.

valescence, et par suite d'écarts de régime. En retranchant ces trois cas, ce serait un mort sur treize pneumoniques ou pleuro-pneumoniques (1).

----

(1) L'histoire de dix-sept de ces malades a été publié dans le *Journal de la section de médecine de la Société académique du département de la Loire-inférieure* (3ᵉ livrais., Nantes, septembre 1825). Ces dix-sept observations sont toutes des exemples de pneumonies ou pleuro-pneumonies graves; et, sous ce rapport, les résultats obtenus par mon frère sont, à mon avis, beaucoup plus concluans, quoique moins merveilleux, que ceux de mon cousin. L'une d'elles (la dixième) offre un exemple d'abcès du poumon guéri, et vient admirablement à l'appui de ce que je disais plus haut sur la nécessité d'une expectoration particulière en pareil cas. En même temps, en effet, que se manifestèrent sous l'une des clavicules les signes d'une excavation du poumon (la pectoriloquie imparfaite et le gargouillement caverneux), le malade expectora en abondance pendant deux jours *des crachats d'abord rouges, puis semblables à la lavure de chair, puis plus jaunes et presque purulens;* et lorsque cette expectoration momentanée eut cessé, la pectoriloquie devint parfaite, le râle caverneux disparut, et fut remplacé par une respiration caverneuse très pure. Ces derniers signes ne disparurent que longtemps après la terminaison complète de la maladie.

Depuis ces premiers essais, mon frère a continué d'employer, tant à l'Hôtel-Dieu de Nantes que dans sa pratique particulière, le tartre stibié à haute dose dans la pneumonie, et toujours avec des résultats au moins aussi satisfaisans. Sa méthode est, en général, de commencer le traitement par des saignées plus ou moins répétées, et de ne prescrire le tartre stibié que lorsque les premières saignées n'ont amené aucune amélioration notable. Mais si la pneumonie occupe à la fois les deux poumons, ou si, n'en occupant qu'un seul, elle est déjà parvenue

Le docteur Hellis, de Rouen, a dernièrement adressé à l'Académie royale de médecine un Mémoire (1) dont il résulte que, sur quarante-sept péripneumoniques ou pleuro-pneumoniques traités par la méthode de Rivière et de Stoll, c'est-à-dire par les vomitifs répétés, il n'en a perdu que cinq : c'est un peu moins d'un sur neuf, et ce résultat est plus favorable déjà que celui du traitement par la saignée et les dérivatifs, qui, comme nous l'avons dit, varie entre un mort sur six ou huit malades. Il l'est beaucoup moins que celui que nous avons obtenu de l'emploi du tartre stibié à haute dose ; et la méthode de Rivière n'a pas même l'avantage de pouvoir être considérée comme plus douce, car les évacuations répétées que l'on excite fatiguent beaucoup le malade et effraient les assistans, tandis que les mêmes effets n'ont lieu tout au plus que dans les deux premiers jours en suivant la méthode que nous avons exposée.

Je continue l'usage du tartre stibié tant que la *tolérance* dure, et qu'il existe encore quelques traces du râle crépitant. Je vois tous les jours la *tolérance* durer indéfiniment chez les convalescens qui ont repris l'ap-

---

au degré d'hépatisation, en un mot, si les signes physiques et les symptômes généraux dénotent une maladie assez grave pour faire craindre une terminaison fâcheuse, il prescrit le tartre stibié de prime abord, et, à l'imitation de Rasori, il débute par des doses d'autant plus fortes que l'inflammation lui paraît plus violente. Il n'a jamais eu jusqu'ici à se repentir de cette manière de faire.   M. L.

(1) Ce mémoire a été publié depuis sous le titre de *Clinique médicale de l'Hôtel-Dieu de Rouen*, par M. Hellis; Paris, 1826.   M. L.

pétit et les forces. Ce fait contrarie la théorie de M. Rasori. Si les renseignemens qui m'ont été donnés à cet
égard sont exacts, il pense que la *tolérance* est due à
l'excès du stimulus qui existe dans l'économie, et qui
cause la maladie; et dès que cet excès est détruit par
l'effet contre-stimulant du tartre stibié, la tolérance
doit, selon lui, cesser aussi. Il est vrai qu'après la période aiguë d'une pneumonie, la tolérance diminue ou
cesse quelquefois entièrement; mais il est plus commun
de voir le malade s'habituer au tartre stibié, à tel point
que, dans la convalescence, et lorsqu'il est parvenu au
point de manger autant qu'un homme bien portant, il
prend encore, sans s'en apercevoir, six, neuf, douze et
même dix-huit grains d'émétique.

En mettant de côté toute idée théorique, je recon-
naîtrai volontiers avec M. Rasori qu'en général le tartre
stibié est d'autant mieux supporté, et produit des effets
d'autant plus prompts et plus héroïques, que les symptômes de la maladie et la constitution du malade annoncent plus franchement un excès de pléthore et d'é-
nergie vitale; mais je remarquerai cependant que le
même moyen réussit quelquefois parfaitement chez des
sujets débilités, cachectiques, et qui n'ont pu supporter
la saignée malgré une inflammation locale intense.

En comparant les faits dont j'ai été témoin, il me
paraît évident que la *tolérance* tient au concours de
plusieurs circonstances. D'abord l'émétique à doses un
peu fortes fait vomir moins sûrement qu'à doses plus
faibles, fait qui avait déjà été remarqué par tous les
praticiens; en second lieu, l'habitude, qui familiarise
l'estomac avec toutes sortes de substances, paraît s'éta-

blir très facilement pour celle-ci, puisque quelques vomissemens ou quelques selles liquides ont presque toujours lieu le premier jour, et presque jamais après le second. Une troisième condition, qui contribue encore beaucoup à rendre le vomissement plus difficile, est l'administration du tartre stibié dans un véhicule agréable, un peu aromatique, et médiocrement étendu. L'éloignement des doses à deux heures d'intervalle contribue encore au même effet. J'ai fait vomir abondamment avec deux grains d'émétique dans trois verres d'eau tiède, à un quart-d'heure d'intervalle, un malade qui était au début d'une pneumonie avec affection bilieuse. Le lendemain et les jours suivans, je lui donnai le même sel à la dose de six à neuf grains, de la manière exposée ci-dessus, et il n'éprouva plus d'évacuations.

Lorsque le goût de la feuille d'oranger répugne au malade, je donne le tartre stibié dans une autre infusion aromatique, ou dans une émulsion bien sucrée.

Lorsque le tartre stibié produit des évacuations trop abondantes, j'y ajoute, comme je l'ai déjà dit, une petite quantité d'opium : c'est le seul correctif que j'aie pu trouver. Le quinquina ne l'est point, quoiqu'on ait pensé qu'il neutralisait l'émétique dans le *bolus ad quartanam* de la Charité. Sans doute le kina, de même que les infusions végétales variées dans lesquelles on donne habituellement l'émétique, décompose plus ou moins l'émétique : mais les combinaisons nouvelles qui résultent de cette décomposition paraissent avoir absolument les mêmes propriétés que le tartre stibié; car on fait très bien vomir avec un ou deux grains d'émétique dans une pinte de bouillon aux herbes, de limonade, de décoction de tamarins, et même, comme je l'ai expérimenté, de décoction forte de quinquina ; et le *bolus ad quartanam* de la Charité lui-même, pris par petites parties surtout, fait quelquefois beaucoup vomir (1).

La pratique que je viens d'exposer n'est pas au fond aussi hardie qu'elle le semble au premier abord, car on ne donne à la fois qu'un, ou deux ou trois grains au plus d'émétique, quantité que les médecins sont depuis longtemps habitués à administrer. On les donne dans un véhicule assez abondant pour que ce sel n'ait plus aucune propriété caustique, propriété qu'il n'a d'ailleurs qu'à un faible degré, car on sait qu'il ne détermine des boutons sur la peau que lorsqu'il est employé à sec, et maintenu en contact pendant deux ou trois jours. On ne se détermine à répéter les doses qu'autant que les précédentes n'ont produit aucun accident, et par conséquent on ne court jamais aucun risque, pour peu qu'on soit prudent et attentif. J'emploie tous les jours cette méthode à l'hôpital depuis 1816, et surtout depuis 1821 ; et quoique les détails de l'administration des remèdes ne puisse pas toujours y être aussi exac-

----

(1) Les effets du tartre stibié, employé suivant la méthode de Rivière, c'est-à-dire à petite dose et dans un véhicule nauséabond ou peu agréable, contrarient encore fortement la théorie italienne ; car il est certain que de cette manière on peut faire vomir et purger tous les jours le même homme, qui n'aurait éprouvé aucune évacuation si on eût donné une dose triple à des intervalles moins rapprochés, et dans une boisson bien édulcorée.   *Note de l'auteur.*

tement surveillés que chez les malades qui sont au sein de leur famille, je ne pense pas qu'aucun des témoins de mes observations se rappelle un seul accident un peu inquiétant déterminé par l'émétique. J'en puis dire autant des cas dans lesquels j'ai conseillé l'émétique, appelé en consultation par mes confrères. Je remarquerai seulement que, dans la ville, le tartre stibié produit plus souvent des vomissemens; et cela m'a paru dépendre surtout de l'indiscrétion des garde-malades et des parens, qui disent au malade qu'il prend de l'émétique, chose que j'ai toujours soin de lui laisser ignorer (1).

---

(1) Malgré ce qu'en dit ici Laënnec, les avantages du tartre stibié à haute dose dans le traitement de la pneumonie sont encore aujourd'hui en France un sujet de contestation. Les faits ne manquent pas cependant pour éclaircir la question. Il n'est pas un journal de médecine qui ne contienne de temps en temps quelques observations plus ou moins probantes sur ce point de médecine pratique. Mon ami M. Bayle en a réuni un grand nombre dans sa *Bibliothèque de thérapeutique* (t. 1, p. 198-312): son résumé comprend plus de mille pneumonies traitées par le tartre stibié à haute dose, seul ou associé aux émissions sanguines, et encore ne parle-t-il pas de celles qu'a traitées M. Peschier de Genève, qui n'en a pas fait connaître le nombre, et qui affirme les avoir toutes guéries, une seule exceptée. Comment une pareille masse de faits n'a-t-elle donc pas suffi pour établir positivement les avantages et les inconvéniens de ce mode de traitement? C'est que, d'un côté, le plus grand nombre de ces faits ont été présentés avec trop d'enthousiasme, qu'on n'a pas fait assez la part de ce qui devait être attribué aux efforts conservateurs de la nature ou à l'efficacité des autres agens employés en même temps que le

J'ai essayé l'emploi du tartre stibié à hautes doses dans beaucoup d'autres maladies que la pneumonie, et particulièrement dans les maladies inflammatoires, les flux et les congestions de nature active ou hypersthé-

---

tartre stibié, qu'on n'a pas assez précisé la gravité, la durée et les circonstances particulières de la maladie; c'est que, de l'autre, on a beaucoup trop exagéré l'action fâcheuse que peuvent exercer sur les organes de la digestion de fortes doses d'un médicament vraiment irritant. Néanmoins, pour tout homme de bonne foi qui prendra la peine de peser avec soin, de comparer entre elles celles de ces observations qui nous ont été données avec tous leurs détails, les deux propositions suivantes deviendront, je crois, incontestables :

1° Le tartre stibié à haute dose (de six grains à un gros par jour) peut être donné sans danger aux sujets affectés de péripneumonie, et ne détermine presque jamais chez eux, comme on pourrait s'y attendre *à priori*, une inflammation redoutable de la muqueuse-gastro intestinale, ce que prouvent surabondamment et les symptômes observés pendant la vie et les lésions constatées après la mort, lésions qui ne diffèrent nullement dans ce cas de celles qu'on observe chez les pneumoniques traités par les seuls antiphlogistiques.

2° Le tartre stibié à haute dose, administré seul ou associé aux émissions sanguines (et plus sûrement dans ce dernier cas), est d'une efficacité bien réelle dans la péripneumonie, et permet d'obtenir presque toujours une guérison que les antiphlogistiques seuls, ou aidés des moyens ordinaires de traitement, n'auraient point amenée.

C'en est assez, je crois, pour engager tout bon praticien à recourir, au moins dans les cas graves, à une médication qui, comme toutes les médications énergiques, demande d'ailleurs de la prudence, et une surveillance attentive de la part de celui qui l'emploie.   M. L.

nique. Convaincu de l'importance dont peut devenir cette méthode, et en général l'administration de beaucoup de médicamens à des doses plus fortes qu'on ne les employe ordinairement, je crois devoir exposer ici brièvement les principaux résultats que j'ai obtenus.

1° Quoique l'émétique réussisse en général bien dans les maladies inflammatoires et sthéniques, toutes les inflammations ne cèdent pas également à ce moyen.

2° Dans les inflammations des membranes séreuses, et en particulier dans la pleurésie, le tartre stibié est rarement héroïque, et seulement quand la maladie est très aiguë. Il fait tomber promptement l'orgasme inflammatoire; mais lorsque le point de côté et la fièvre ont cessé, l'épanchement ne se dissipe pas toujours plus rapidement sous l'influence du tartre stibié qu'il ne le fait sans cela.

Je n'ai pas encore trouvé l'occasion d'essayer le tartre stibié dans la péritonite, et je me déterminerais difficilement à l'employer dans cette maladie, vu que l'emploi des frictions mercurielles, porté rapidement jusqu'à la salivation, après une ou deux applications de sangsues, me paraît, d'après l'expérience, être la méthode qui donne les résultats les plus heureux dans cette maladie.

J'ai obtenu en quarante-huit heures, par le tartre stibié, la guérison d'une maladie qui présentait tous les symptômes de l'arachnitis aiguë (1).

---

(1) L'efficacité du tartre stibié dans ce cas peut être contestée, l'amélioration ne s'étant manifestée qu'après une saignée du pied (V. *Revue médicale*, juin 1825, p. 344 ; et *Biblioth. de Thérapeutiq.*. t. 1, p. 298).   M. L.

3° J'ai obtenu trois fois, et à peu près dans le même espace de temps, la disparition de tous les signes de l'hydrocéphale aiguë. Dans deux de ces cas, cet accident était survenu dans le cours d'une fièvre continue. Le sujet du troisième était un jeune domestique qui, après après veillé presque habituellement pendant quatre mois son maître malade, fut pris de vertiges et d'autres accidens qui firent craindre une affection cérébrale quelconque. On lui appliqua des sangsues ; on lui fit faire des affusions froides, mais vainement : au bout de deux mois, il tomba un jour sans connaissance, et resta cinq jours dans cet état sans qu'on employât aucun moyen actif. On l'apporta alors à l'hôpital Necker, immobile, insensible, la pupille très dilatée, la face assez pâle. Je prescrivis une application de sangsues aux tempes, dont huit seulement prirent, et tirèrent très peu de sang, et je donnai en même temps douze grains de tartre stibié pour les vingt-quatre heures. Le lendemain, il était capable de quelques mouvemens, et proférait des paroles sans suite. Je prescrivis quinze grains. Le troisième jour, il avait repris complétement la connaissance et le mouvement ; il se trouvait seulement très faible ; le pupille n'était presque plus dilatée : cependant, comme il n'avait eu aucune évacuation, je prescrivis dix-huit grains d'émétique et quelques alimens. Le sixième jour, il était en pleine convalescence et demandait à manger. J'ai occasion de revoir de temps en temps ce jeune homme : il se porte aujourd'hui très bien.

J'ai trouvé, ainsi que je l'ai déjà dit, le tartre stibié utile dans le catarrhe suffocant des adultes, et dans l'œdème aigu du poumon, surtout quand ces affections sont accompagnées d'une légère pneumonie.

Le docteur Ambroise Laënnec a guéri par le même moyen, en très peu de jours, un tétanos idiopathique très intense (1).

J'ai traité dernièrement une inflammation aiguë de plusieurs veines du bras. Le tronc de la basilique avait acquis la grosseur d'une plume de cygne et la dureté d'une corde. Son trajet était dessiné sur la peau par une ligne d'un rose foncé. L'avant-bras, très dur et énormément tuméfié, pâle et luisant dans la plus grande partie de sa surface, était dans beaucoup de points d'une rougeur cuivrée, très sensible à la pression, et présentait les caractères réunis de l'œdème joint à l'érysipèle. La main était dans un état d'œdème simple. Il y avait fièvre aiguë ; mais la tête était libre.

Je fis appliquer vingt-quatre sangsues à la vulve, et donner en même temps le tartre stibié à six grains. Dès le lendemain, l'orgasme inflammatoire et la fièvre étaient moins intenses, et au bout de trois jours la résolution était complète. Ce fait paraîtra sans doute remarquable aux praticiens qui ont eu occasion de voir quelquefois la phlébite aiguë, et qui savent combien

---

(1) L'histoire de ce tétanos est rapporté par extrait dans la *Bibliothèque de Thérapeutique* de M. Bayle (t. 1, p. 298). Deux autres tétanos également idiopathiques ont été depuis traités par mon frère de la même manière, et avec le même succès. L'observation détaillée de l'un d'eux a été insérée dans l'ouvrage cité de M. Bayle (pag. 506) ; on peut lire celle de l'autre dans la *Revue médicale*, octobre 1828.   M. L.

rarement et difficilement cette maladie cède aux évacuations sanguines (1).

J'ai trouvé le tartre stibié utile, mais non pas au degré héroïque, dans quelques cas de chorées aiguës : c'est la seule affection nerveuse que j'aie essayé de traiter par ce moyen, et seulement dans le cas où elle paraissait jointe à une congestion de nature active vers le cerveau et la moelle épinière (2).

Le rhumatisme articulaire est, après la pneumonie, la maladie inflammatoire dans le traitement de laquelle le tartre stibié m'a paru le plus efficace. La durée moyenne de la maladie, sous l'influence de ce moyen, est de sept à huit jours, et l'on sait qu'elle est d'un à deux mois sous l'influence de la saignée ou de la méthode expectante. Mais le tartre stibié réussit moins bien quand il y a à la fois rhumatisme musculaire et articulaire.

J'ai même quelquefois observé, quoique rarement, des récrudescences de l'inflammation articulaire sans avoir discontinué l'usage du médicament, et j'ai été obligé dans deux cas de l'interrompre, parce que la tolérance ne pouvait s'établir.

J'ai obtenu dans quelques ophthalmies et angines graves une guérison aussi rapide que dans la pneumonie (3).

______

(1) On trouvera l'histoire détaillée de cette maladie **dans la** *Revue médicale*, cahier d'octobre 1825. *Note de l'auteur.*

(2) L'ouvrage cité de M. Bayle (t. 1, p. 280 et 294) contient trois de ces faits. M. L.

(3) M. Bayle a in éré dans sa *Bibliothèque de Thérapeutique*

Je n'ai point encore employé le tartre stibié contre l'inflammation simple de la membrane interne du canal intestinal ; mais la rougeur de la langue , une douleur très marquée et augmentant par la pression dans l'épigastre et dans toute autre partie de l'abdomen , une diarrhée abondante avec ténesme, ne m'ont point arrêté dans les cas de pneumonie et de rhumatisme articulaire où ces complications se rencontraient ; et j'ai vu disparaître ces symptômes sous l'influence du tartre stibié, aussi rapidement que ceux de la maladie principale. En un mot, je ne regarde pas la gastro-entérite des fièvres comme une contre-indication à l'emploi du tartre stibié. Ne sait-on pas d'ailleurs qu'une multitude d'inflammations externes, d'ophthalmies, par exemple,

---

(t. 1, p. 289 et suiv.) une note que le lui avais communiquée, et qui contient un extrait de quelques uns des faits dont parle ici Laënnec. Je ne veux en rappeler que ce qui a trait au rhumatisme articulaire.

Treize cas de cette affection, traités par le tartre stibié à haute dose, ont donné le résultat suivant :

Un dans lequel le traitement a nui ;

Deux dans lesquels il a été inefficace ;

Deux dans lesquels son succès a été contestable ;

Huit dans lesquels il a été évidemment utile.

Ce résultat, quoique intéressant, ne peut donner qu'une idée approximative de la pratique de Laënnec sous ce point de vue. Il avait traité ainsi tous les rhumatisans admis à l'hôpital Necker où il avait un service de cent-vingt lits) pendant l'année 1822 et les trois premiers mois de 1823 ; et si j'avais tenu des notes plus exactes, le nombre de ces observations pourrait être beaucoup plus considérable.   M. L.

cèdent mieux à des topiques légèrement stimulans qu'aux émissions sanguines et aux émolliens ?

Les contre-indications pour l'emploi du tartre stibié, comme pour celui de tout autre moyen de guérir, doivent, à mon avis, être basées sur l'expérience seule. La première est, sans contredit, le défaut de *tolérance*, qui s'annonce par des évacuations trop abondantes. On voit en outre un certain nombre de maladies qui paraissent être d'une nature aussi inflammatoire et aussi active que celles dont j'ai parlé jusqu'ici, et qui cependant ne cèdent point au tartre stibié, lors même qu'il est le mieux supporté. J'ai déjà cité l'hémoptysie comme un exemple de ce genre. Il en est de même de l'apoplexie, de la goutte, de l'érysipèle, et de la plupart des inflammations chroniques, excepté quelques-unes de celles qui ne sont devenues telles qu'après avoir passé par l'état aigu. J'ai vu des sujets attaqués de ces diverses maladies supporter parfaitement l'émétique à la dose de neuf à douze grains, et n'en éprouver aucun effet notable. J'ai porté graduellement la dose, chez les apoplectiques, jusqu'à un gros et demi, sans résultat bien sensible; mais, dans d'autres cas, j'ai fait cesser en peu d'heures les signes de la compression cérébrale, et obtenu assez rapidement la disparition des dernières traces de la paralysie. Ce fait d'une *tolérance* très marquée sans effet sensible sur la maladie contrarie encore fortement, ce me semble, la théorie de MM. Rasori et Tommasini. Il suffit, à mon avis, au médecin praticien, de pouvoir apprécier les effets d'un médicament, et déterminer expérimentalement les cas dans lesquels il convient. Cependant, si l'on croit utile de chercher à se rendre compte de la manière dont les médicamens agissent, je dirai que l'effet immédiat le plus constant du tartre stibié, donné à haute dose, est la résolution rapide d'une inflammation, et quelquefois l'absorption également prompte d'un épanchement qui en était la suite. Ainsi, l'on voit quelquefois disparaître en six heures une fluctuation très manifeste déterminée dans le genou par un rhumatisme articulaire. On ne peut attribuer ces effets à une dérivation, car ils ne sont jamais plus marqués que lorsqu'il n'y a ni vomissemens ni évacuations quelconques. Des sueurs ou un flux abondant d'urine accompagnent quelquefois la résolution ; mais ces effets ne sont nullement constans. Il me semble, en conséquence, que la seule manière dont on puisse s'en rendre compte, dans l'état actuel de la science, est d'admettre que le tartre stibié augmente l'énergie de l'absorption *intersticielle* dans des cas donnés, et particulièrement quand il existe dans l'économie un surcroît d'énergie, de ton ou de pléthore (1).

---

(1) Bien que cette explication soit assurément très plausible, beaucoup de médecins, et M. Barbier entre autres (*Traité de matière médicale* ; 2ᵉ édit., t, III), considèrent le tartre stibié à haute dose comme un simple *révulsif*, et attribuent ses bons effets à son action irritante sur la muqueuse gastro intestinale. Dans cette manière de voir, il faut admettre, avec l'auteur d'une thèse récemment présentée à la Faculté de Médecine de Paris (*Essai sur l'emploi du tartre stibié à haute dose dans le traitement de la Péripneumonie*, par M. Guionnnet, 20 janvier 1830), que la *tolérance* complète est excessivement rare, et n'a pas les avantages qu'on lui a attribués, proposition qui me semble au moins contestable. Il faut admettre en outre

Je dois remarquer ici qu'après un petit nombre d'essais tentés avec précaution pour m'assurer si les mêmes effets auraient lieu dans les hydropisies évidemment asthéniques, et particulièrement dans l'ascite ou l'anasarque, qui sont l'effet des maladies du cœur ou du foie, j'ai renoncé à ces tentatives, qui ne m'ont donné aucun résultat avantageux. J'ai, au contraire, complétement réussi dans un cas d'anasarque active des extrémités inférieures, jointe à un œdème de même nature du poumon ; et je pense que le tartre stibié pourra être souvent utile dans la leucophlegmatie qui survient à la suite de la rougeole et de la scarlatine.

J'ai essayé l'administration à haute dose de plusieurs autres médicamens qui, d'après les renseignemens contenus dans les journaux de médecine italiens, sembleraient être mis par MM. Rasori et Tommasini à peu près sur la même ligne que le tartre stibié. Tels sont le kermès (*oxyde d'antimoine hydrosulfuré brun*),

---

qu'on pourrait obtenir du tartre stibié aux doses ordinaires, de l'ipécacuanha, de l'émétine, et même de tous les purgatifs salins ou autres, des effets tout aussi puissans que de l'émétique à haute dose, proposition qui me semble plus contestable encore. C'est aux faits, du reste, à prononcer sur cette question ; et ceux que nous connaissons jusqu'à présent ne permettent guère de douter qu'il n'y ait dans l'action du tartre stibié à haute dose une sorte de spécificité, une vertu *altérante*, autre chose enfin qu'une simple *révulsion* ; et je crois qu'on en peut dire autant du carbonate de potasse, du kermès, de l'oxyde blanc d'antimoine, de la digitale, en un mot de tous les médicamens administrés à fortes doses en Italie et ailleurs.

M. L.

le soufre doré d'antimoine (*oxyde d'antimoine hydro-sulfuré orangé*), le nitre (*nitrate de potasse*), et la digitale pourprée. Je parlerai des deux derniers moyens en traitant de la pleurésie. Quant aux préparations antimoniales dont il s'agit, je ne les ai pas trouvées héroïques, même à la dose de trente grains : elles sont d'ailleurs plus difficiles à supporter que l'émétique lui-même, et je leur préfère l'antimoine diaphorétique (*oxyde blanc d'antimoine*), dont on peut porter rapidement la dose à quatre ou cinq gros par jour, mais qui, je dois le dire, à cette dose même est bien rarement héroïque (1).

Régime dans la pneumonie. — Dans la période d'acuité d'une pneumonie grave, le malade doit être privé de toute autre espèce d'aliment que le sucre et les substances mucilagineuses qui entrent dans la composition de ses boissons ; mais dès que l'orgasme inflammatoire est tombé, on doit lui permettre quelques légers alimens, et en augmenter la quantité à mesure du développement de l'appétit. En général, il faut craindre, dans toutes les maladies, de prolonger au-delà de quel-

---

(1) J'ai cru remarquer que l'oxyde d'antimoine non lavé était plus communément efficace que l'oxyde lavé : en conséquence, j'ai prié M. Pétroz, pharmacien en chef de l'hôpital de la Charité, et membre de l'Académie de Médecine, d'examiner en quoi ces deux médicamens diffèrent : je joins ici la note des résultats qu'il a obtenus.

» Il résulte des expériences que nous avons faites sur l'an» timoine diaphorétique non lavé et lavé du commerce, que » deux gros du premier contiennent dix-sept grains d'antimo» nite de potasse, soixante et onze grains de potasse libre,

ques jours la diète absolue. Beaucoup de médecins, aujourd'hui, paraissent avoir oublié à cet égard les sages préceptes d'Hippocrate (Aph. 16 et suiv., sect. 1), qui en quelques aphorismes a renfermé tout ce qu'on peut dire de vrai et d'exact relativement à la diète. Quelques uns même semblent ignorer qu'un malade peut mourir de faim comme un homme bien portant, et ne pas se douter que les accidens produits par l'inanition sont en grande partie semblables à ceux de différentes affections de l'estomac qu'ils regardent comme des gastrites. Le plus grand et le plus fréquent inconvénient d'une diète outrée, dans les maladies aiguës, est de rendre l'estomac tellement irritable qu'on ne sait plus comment nourrir les malades après la chute de la fièvre, ce qui rend les convalescences longues et dangereuses.

La chaleur trop grande, produite par les couvertures ou par le défaut de ventilation dans la chambre du malade est extrêmement nuisible aux pneumoniques. Quand on

---

« dix-huit grains d'eau hygrométrique, et trente-six grains
« d'oxyde d'antimoine insoluble dans l'eau.

« La composition de l'antimoine diaphorétique lavé n'est
« pas toujours la même : nous en avons analysé un qui conte-
« nait, sur une once, quatre gros vingt-quatre grains d'anti-
« monite de potasse, et trois gros et demi d'oxyde d'antimoine.
« Deux gros d'un autre oxyde d'antimoine diaphorétique ont
« donné soixante-huit grains d'antimonite de potasse, et un
« gros quatre grains d'oxyde d'antimoine insoluble. Un troi-
« sième a donné des résultats analogues à ceux de la première
« expérience ; mais l'antimonite de potasse contenait un peu
« de sulfate de potasse ».   *Note de l'auteur.*

s'aperçoit de ces inconvéniens, il ne faut pas craindre de découvrir le malade pendant quelques minutes, et de l'exposer à un air un peu frais.

Quelques auteurs ont conseillé les bains dans la pneumonie : j'ai peu d'expérience de ce moyen, qui est bien faible contre une pareille maladie. Il est d'ailleurs difficile à employer quand le malade ne peut s'aider lui-même, et il a l'inconvénient de produire quelquefois un trop grand refroidissement.

Je termine ce chapitre par la description d'une pneumonie en voie de résolution. J'aurais voulu y joindre une histoire particulière de pneumonie chronique, cas également peu connu ; mais les observations les plus remarquables de ce genre que j'aie eu occasion de faire ont été perdues, par la négligence des élèves chargés de les recueillir. Dans celles que je possède, la pneumonie chronique ne faisait qu'un accessoire d'une maladie beaucoup plus grave ; et d'ailleurs cette lésion sera facile à reconnaître d'après la description générale que j'en ai donnée.

Obs. XVIII. *Maladie du cœur.* — *Pneumonie double en résolution, avec pleurésie partielle.* — Richard (François), tisserand, âgé de vingt-deux ans, fut admis dans les salles de clinique le 29 mars 1825. Malade depuis cinq ans, il éprouvait une dyspnée continuelle et des palpitations extrêmement fréquentes. Ces accidens avaient paru à la suite d'une affection aiguë dont le malade rendait imparfaitement compte. Il paraît cependant qu'il avait eu une fièvre forte, accompagnée de vomissemens bilieux et de douleurs abdominales. Les vomissemens avaient même persisté pendant plusieurs mois, reparaissant tous les matins et toujours très abondans. Richard avait aussi été sujet, dans son enfance, à des lipothymies fréquentes, et qui, disait-il, duraient quelquefois dix et douze heures : elles avaient cessé vers l'âge de puberté. Tous ces accidens n'avaient pas nui à son développement : il était grand, bien fait, et avait le visage bien coloré.

Lors de son entrée, il était dans l'état suivant : dyspnée assez forte; palpitations, battemens du cœur accélérés, sensibles à la main, donnant sous le stéthoscope, à droite (c'est-à-dire sous la partie inférieure du sternum), une forte impulsion et un bruit assez marqué; à gauche, moins d'impulsion et plus de son; respiration bonne et pure antérieurement, accompagnée d'un râle muqueux obscur postérieurement.

Diagnostic : *hypertrophie avec dilatation du cœur, surtout à droite; catarrhe pulmonaire.*

(Saignée de douze onces; orge édulcorée; potion gommeuse avec un scrupule de digitale en infusion; acétate de plomb, deux gr.; un quart de ration.)

11 *avril*, mieux marqué. Le pouls, qui était assez fréquent, avait repris un mouvement plus naturel; l'impulsion des battemens du cœur était sensiblement moindre. Le malade éprouvait des douleurs assez vives dans les pieds, sans qu'il y eût ni tuméfaction ni rougeur.

Diagnostic : *l'hypertrophie du ventricule droit est réelle, mais pas assez forte pour qu'on puisse lui attribuer tous les symptômes existans.*

19 *avril*, angine depuis deux jours. (Douze sangsues au cou.) Diminution de la douleur du larynx : appari-

tion d'une douleur légère dans le côté gauche ; râle sibilant assez fort, mêlé de râle muqueux *sous-crépitant* à la racine du poumon gauche ; crachats muqueux. (Même prescription ; gargarisme émollient.) (1)

25 *avril*, apparition d'une fièvre assez vive depuis l'avant-veille, sans douleur locale, sans trouble autre des fonctions ; impulsion du cœur beaucoup plus forte ; même rhonchus de la racine du poumon gauche. (Saignée de huit onces ; même prescription) (2).

26 *avril*, persistance de la fièvre, dyspnée, crachats un peu visqueux, mais sans caractères évidemment pneumoniques ; aucune douleur pectorale. Poitrine résonnant assez bien en arrière ; respiration assez bonne en arrière à droite ; avec un léger *râle sous-crépitant* vers la racine du poumon ; plus faible, et accompagnée d'un râle *crépitant évident* en arrière à gauche ; point de bronchophonie.

Diagnostic : *pneumonie double, légère à droite, plus forte à gauche.*

(Saignée de huit onces ; émulsion d'amandes avec six grains de tartre stibié ; potion gommeuse ; bouillon) (3).

---

(1) Le *râle sous-crépitant* donnait, dès ce jour, l'éveil sur l'existence d'un point d'inflammation dans le poumon ; mais comme il n'y avait pas de fièvre, et que, chez un sujet attaqué d'une maladie du cœur, un peu d'œdème vers la racine du poumon détermine souvent le râle sous-crépitant, je me contentai d'observer. *Note de l'auteur.*

(2) Cette saignée fut faite dans le doute de l'existence d'une pneumonie commençante. *Note de l'auteur.*

(3, La saignée fut répétée à cause de l'existence d'une ma-

27 *avril*, fièvre et dyspnée un peu moindres, plusieurs vomissemens, diarrhée forte; crachats rouillés et glutineux, mêlés de grosses bulles d'air. Poitrine résonnant évidemment un peu moins dans le dos, à gauche; râle sous crépitant mêlé de râle muqueux çà et là dans tout ce côté du dos, râle crépitant vrai dans le côté; râle sous-crépitant çà et là dans tout le dos, à droite et même dans le côté.

Diagnostic : *pneumonie lobulaire des parties postérieures de l'un et de l'autre poumons, et surtout du gauche : l'inflammation s'est étendue à un plus grand nombre de points.*

(Emulsion avec tartre stibié six grains, et sirop diacode une once; potion gommeuse; diète.)

28 *avril*, même état général, point de vomissement, point de diarrhée; pouls et cœur plus forts encore que de coutume; grande dyspnée; râle crépitant ou sous-crépitant dans tout le côté gauche, excepté en haut et en avant; même râle dans tout le dos à droite et un peu dans le côté. (Même prescription; saignée de huit onces.)

Diagnostic : *les points enflammés se réunissent; la pneumonie gagne la surface.*

29 *avril*, fièvre et dyspnée toujours aussi fortes, plusieurs selles, point de vomissemens; crachats non plus visqueux et rouillés, mais blancs, légers, jaunes, opaques, et presque puriformes. Même état de la poi-

---

ladie du cœur, circonstance qui m'a toujours paru rendre le tartre stibié moins efficace dans la pneumonie.

Note de l'auteur.

trine : seulement le râle crépitant s'était rapproché des caractères du râle muqueux. En posant la main sur les parois du thorax, on sentait le frémissement des crachats dans les bronches. (Tartre stibié neuf grains, et sirop diacode deux onces.)

Diagnostic : *les crachats indiquent le commencement de la suppuration, dans quelques points au moins.*

30 *avril*, fièvre et prostration, dyspnée plus grande, expectoration plus difficile ; crachats comme la veille, presque aussi blancs que s'ils eussent été teints par du lait ; angine et coryza assez forts, point de vomissement, cinq selles dans les vingt-quatre heures ; respiration partout assez bonne à droite, et accompagnée de râle crépitant vers la racine du poumon seulement ; respiration meilleure aussi à gauche, mais toujours accompagnée, dans le dos, d'un râle crépitant, mêlé ce jour-là d'un râle muqueux fort ; légère bronchophonie dans le côté à gauche. (Même prescription ; saignée de huit onces.)

Diagnostic : *la résolution a commencé à droite et même à gauche, où cependant un point très dense existe dans le côté près de la surface du poumon.*

1er *mai*, même état général, prostration plus grande encore ; gonflement œdémateux du nez ; difficulté extrème à avaler, même les liquides ; découragement, voix presque éteinte, agonie ; mort à onze heures du matin.

Ouverture du cadavre faite vingt-quatre heures après la mort. — Cadavre d'un homme de vingt-deux ans, taille au-dessus de la moyenne, cheveux et barbe bruns, peau blanche, belle conformation, embonpoint musculaire assez notable.

Tête. L'arachnoïde était couverte, à sa surface exhalante, vers la partie supérieure des hémisphères cérébraux, par une très légère exsudation albumineuse tout-à-fait incolore, et semblable à du blanc d'œuf délayé d'un peu d'eau ; elle avait d'ailleurs sa transparence naturelle.

La pie-mère était infiltrée de sérosité limpide et incolore. Les circonvolutions cérébrales étaient légèrement aplaties, les ventricules cérébraux contenaient chacun à peu près une once de sérosité ; il y en avait autant au moins à la base du crâne. La substance cérébrale était assez ferme et un peu humide (1).

Poitrine. Le poumon droit adhérait intimement à la plèvre costale au moyen d'un tissu cellulaire très court, très serré, et d'une fermeté telle qu'elle se rapprochait en plusieurs points de celle du tissu fibreux. Il était assez volumineux, quoique un peu flasque, à cause de la pression qui avait été nécessaire pour l'arracher ; quoique crépitant, il était évidemment plus pesant, plus compacte et plus élastique que dans l'état ordinaire. Incisé longitudinalement dans toute son épaisseur, son tissu offrait une couleur rouge-jaunâtre pâle, mêlée de nuances d'un gris cendré très léger. Il était presque aussi sec que dans l'état naturel, et laissait suinter seu-

____

(1) Exhalation séreuse survenue dans les dernières vingt-quatre heures, et sans doute en grande partie dans les derniers momens, puisque le malade a conservé sa connaissance jusqu'à la mort.   *Note de l'auteur.*

lement par la pression , ou en raclant fortement avec le scalpel , une sérosité légèrement fauve et un peu spumeuse. Ses vaisseaux contenaient peu de sang. Vers sa racine et sa partie postérieure-inférieure, on voyait quelques points ou noyaux plus rouges, plus denses, plus compactes, et laissant suinter une sérosité sanguinolente. Ces noyaux, bornés en général dans un seul lobule, mais dont quelques uns en comprenaient deux ou trois, n'étaient cependant ni exactement circonscrits, ni à un degré d'induration uniforme. La plupart, plus durs au centre, où ils offraient la texture pneumonique *grenue,* et une rougeur plus ou moins violette, présentaient dans leur circonférence une *dégradation* de ton qui passait insensiblement par le gris-violet à la couleur jaune-rougeâtre des parties saines environnantes. Les parties grises-violettes, infiltrées d'une assez grande quantité de sérosité spumeuse, n'offraient plus rien de grenu, et présentaient quelquefois la texture vésiculaire d'une manière reconnaissable.

Un assez grand nombre de taches grises-violettes, sans induration centrale notable, existaient en outre çà et là dans le tissu du poumon; elles étaient presque toutes de la grandeur d'une lentille, ou tout au plus doubles, et placées au centre d'un lobule (1).

Les glandes bronchiques qui entouraient la bronche principale de ce côté étaient toutes plus ou moins vo-

______

(1) Ces caractères anatomiques indiquaient la résolution d'une péripneumonie lobulaire, c'est-à-dire qui avait commencé dans un grand nombre de points à la fois, et n'était arrivée au degré d'induration hépatique que dans ces points.

lumineuses, rougeâtres, mais flasques. L'une d'elles était farcie d'un grand nombre de tubercules miliaires, presque tous jaunes et opaques, qui formaient une petite masse par leur agglomération vers une des extrémités de la glande.

Le poumon gauche était également adhérent partout au moyen d'un tissu cellulaire très ferme, mais beaucoup moins serré que celui qui unissait les feuillets de la plèvre droite. Ce tissu accidentel, sain et seulement un peu rougeâtre à la partie postérieure de la plèvre, offrait, à la partie antérieure-inférieure et latérale, dans un espace un peu plus grand que la main, une infiltration de pus concret et d'un peu de sérosité semblable à du petit-lait qui le remplissait en entier. L'exsudation albumineuse, d'un jaune-citron foncé, et de consistance égale à celle du blanc d'œuf cuit, tapissait de tous côtés les lames du tissu cellulaire d'adhérence, remplissait même quelquefois l'intervalle laissé par ces lames, et dans les intervalles les plus grands seulement on trouvait un peu de sérosité (1).

Le tissu pulmonaire offrait deux états fort distincts.

La pesanteur et la compacité des parties crépitantes indiquent qu'elles avaient été atteintes de *l'engouement*, dont la résolution n'était pas encore parfaite.   *Note de l'auteur.*

(1) Ceci est un exemple d'une pleurésie partielle développée dans un tissu cellulaire pleurétique ancien. L'exsudation albumineuse qui comprimait en cet endroit le tissu pulmonaire, et l'engorgement pneumonique plus marqué et plus superficiel dans la partie subjacente du poumon, étaient les causes de la bronchophonie observée le 30 avril.   *Note de l'auteur.*

Il était, antérieurement et supérieurement, à peu près dans les conditions naturelles, c'est-à-dire crépitant, et seulement un peu plus élastique, plus ferme et plus compacte que dans l'état ordinaire (1). Dans les trois quarts postérieurs, il était plus dense, plus compacte encore, aussi élastique, mais moins crépitant. Le tissu pulmonaire avait, dans toute cette partie, une couleur lie-de-vin pâle ou légèrement violette, qui tranchait assez brusquement sur la couleur rougeâtre des parties antérieures. Il laissait suinter en petite quantité, et par le *raclage* ou la pression seulement, une petite quantité de sérosité fauve, un peu spumeuse, et mêlée d'un peu de liquide puriforme divisé en petits grains. Des noyaux péripneumoniques, encore rouges et granulés vers leur centre, se voyaient à la racine du poumon, vers sa partie latérale moyenne postérieure, et à sa base. Dans tout le reste de cette partie postérieure, colorée en violet pâle, on distinguait la texture vésiculaire du poumon, même dans des points plus rouges et plus denses à la fois, disséminés çà et là dans les engorgemens denses situés à la racine et vers la base du poumon : la densité et l'aspect granulé allaient toujours en diminuant du centre à la circonférence.

Les deux poumons, quoique crépitans et élastiques en grande partie, avaient une pesanteur spécifique beaucoup plus grande qu'elle ne l'est ordinairement.

La muqueuse bronchique était partout fort rouge.

---

(1) Indices de la résolution d'une péripneumonie qui n'avait probablement pas passé le premier degré.

Note de l'auteur.

Cette rougeur se propageait, quoiqu'à un moindre degré, jusqu'à la trachée et au larynx, qui n'offraient d'ailleurs aucune altération.

Le cœur égalait en volume les deux poings réunis du sujet. Il était distendu par du sang noir et liquide, dans lequel nageaient quelques caillots polypiformes jaunâtres et tremblotans. Le ventricule gauche était assez vaste, et offrait des parois assez minces (à peu près quatre lignes). Le ventricule droit avait la capacité ordinaire ; peut-être même était-elle un peu augmentée. Ses parois étaient presque aussi épaisses que celles du ventricule gauche.. L'oreillette droite était couverte, à sa surface externe et vers son appendice surtout, par un grand nombre de petites granulations cartilagineuses de la grosseur et à peu près de la forme de la moitié d'un grain de chenevis ou de millet, développées entre l'oreillette et le feuillet du péricarde qui la revêt, et auquel elles adhéraient intimement.

Abdomen. La muqueuse gastrique offrait des lignes d'un violet foncé, larges de trois à six lignes, évidemment dues à la transsudation du sang à travers les parois des vaisseaux propres de l'organe, dont elles dessinaient toutes les ramifications : cette membrane était d'ailleurs très pâle, et semblait seulement un peu plus molle qu'elle ne l'est ordinairement (1).

La muqueuse intestinale offrait une couleur lie-de-

---

(1) Ce ramollissement léger, fort commun dans tous les cadavres, n'est, à mon avis, non plus que la transsudation sanguine décrite précédemment, que l'effet d'un commencement de décomposition. *Note de l'auteur.*

vin (1) dans quelques points de son étendue. On n'y voyait d'ailleurs aucune ulcération.

Les autres viscères étaient sains.

Dans le cours de l'article qu'on vient de lire, les symptômes de la pneumonie ont été décrits tels qu'ils se présentent effectivement dans les cas les plus ordinaires, mais ces symptômes ne sont plus les mêmes, ou du moins ils se modifient d'une manière notable, sous l'influence de certaines circonstances que je vais chercher à apprécier.

Et d'abord, le siége même des altérations que subit le poumon enflammé, entraîne un changement, soit dans la nature, soit dans la gravité des phénomènes qui, pendant la vie, caractérisent la phlegmasie pulmonaire. Sous ce rapport, il n'est pas indifférent que l'inflammation ait frappé les lobes inférieurs ou supérieurs des poumons. Toutes choses étant égales d'ailleurs, il m'a paru que, lorsque l'inflammation avait pour siége les lobes supérieurs, elle était accompagnée de beaucoup plus de dyspnée, bien qu'une portion moins étendue du parenchyme pulmonaire fût devenue imperméable à l'air. Cela dépend-il de ce que, dans l'état normal, les vésicules des lobes supérieurs concourent plus activement à la respiration que celles des lobes inférieurs, ainsi qu'a cherché à l'établir M. Cruveilhier ? Ce professeur dit, en effet, que si l'on pousse après la mort une certaine quantité d'air dans les bronches, on le voit pénétrer plus facilement et plus rapidement dans les lobes supérieurs des poumons; d'où il déduit la conséquence que, dans l'état habituel, les cellules de ces lobes prennent à la respiration une part plus active. S'il en est réellement ainsi, il est bien clair que l'oblitération des vésicules du sommet du poumon devra entraîner un plus grand obstacle à l'hématose, et par suite une plus grande dyspnée que ne le produira l'obs-

(1) Congestion sanguine de l'agonie.   *Note de l'auteur.*

truction des extrémités bronchiques des autres parties de cet organe.

Lorsque l'inflammation est disséminée dans un certain nombre de lobules que séparent d'autres lobules restés sains, la pneumonie présente encore, dans plusieurs des phénomènes qui l'accompagnent, des modifications qui ne sont pas sans importance à connaître. La percussion ne donne alors que des renseignemens purement négatifs; et, hors les cas où les lobules enflammés sont situés vers la périphérie du poumon, l'auscultation fait entendre, dans tous les points des parois thoraciques où l'oreille est appliquée, une respiration vésiculaire aussi pure, aussi profonde, aussi complète, que dans les cas où l'air ne trouve nulle part d'obstacle pour pénétrer à travers les bronches jusque dans les cellules où il va élaborer le sang. Toutefois, dans quelques cas de ce genre, j'ai été frappé de l'apparition d'un phénomène qui le plus ordinairement se produit lorsqu'un certain nombre de tubercules se sont formés au sein du parenchyme pulmonaire; je veux parler du bruit d'expiration : je l'ai entendu d'une manière très distincte chez des individus qui présentaient manifestement les différens signes rationnels d'une pneumonie, en même temps que chez eux le son n'était nulle part modifié, et que nulle part non plus le bruit de la respiration vésiculaire ne semblait être altéré. A mesure que la maladie s'avançait vers la résolution, à mesure aussi disparaissait le bruit d'expiration ; et, une fois la guérison accomplie, on n'en trouvait plus de traces.

Si des recherches ultérieures viennent confirmer la distinction récente établie, dans la pneumonie, par MM. Hourmann et Dechambre relativement à son siége, il sera possible que l'on trouve que l'inflammation qui a son siége dans les parois des cellules aériennes, et que ces auteurs proposent d'appeler *pneumonie vésiculaire*, diffère par plusieurs de ses symptômes de celle qui réside plus spécialement dans le tissu cellulaire intermédiaire, et à laquelle ils donnent le nom de *pneumonie interlobulaire ?* D'après eux, d'ailleurs, ces deux variétés de la pneumonie, qu'ils n'ont étudiées que chez le vieillard, se traduiraient sur le cadavre par des formes anatomiques différentes: dans la première, le poumon enflammé présenterait un aspect granuleux ; dans la seconde, il n'en serait plus ainsi, et les coupes faites à cet organe n'offriraient partout qu'une surface parfaitement lisse.

En voilà assez pour montrer qu'en raison seulement de la différence du siège, la pneumonie peut offrir dans les phénomènes qui l'annoncent des modifications notables.

Bien d'autres circonstances encore peuvent donner à l'inflammation pulmonaire une physionomie toute particulière. C'est ainsi que la pneumonie qui frappe les vieillards diffère à beaucoup d'égards de celle qui atteint des individus plus jeunes. Souvent, dans cette dernière période de la vie , l'hépatisation du parenchyme pulmonaire , même étendue et survenue subitement, ne donne lieu qu'à une dyspnée médiocre et qui n'est pas beaucoup plus considérable que celle qu'éprouvent beaucoup de vieillards atteints de bronchite chronique. Cette liberté assez grande que conserve alors la respiration me paraît surtout devoir exister chez les vieillards dont les poumons ont subi un degré de raréfaction sur lequel j'ai appelé l'attention dans une des notes précédentes. Depuis longtemps, en effet, ces vieillards à poumons emphysémateux n'ont plus besoin pour respirer sans gêne , que d'une quantité d'air moins considérable que celle qui leur serait nécessaire si leur poumon présentait une autre condition de structure. Ne peuvent-ils pas dès lors plus impunément supporter le nouvel obstacle qu'apporte à l'entrée de l'air dans les vésicules l'hépatisation du tissu pulmonaire? Ne peut-on pas penser aussi que la largeur plus grande des cellules aériennes permet à l'inflammation de s'accroître beaucoup et d'engorger leurs parois, plus fortement même que chez l'adulte, avant qu'elle ne parvienne à combler les larges espaces dans lesquels l'air doit se répandre. Mais s'il y a ainsi des vieillards chez lesquels une faible dyspnée accompagne une pneumonie même intense, il en est d'autres au contraire chez lesquels une inflammation légère et circonscrite des poumons produit une gêne extrême de la respiration, et donne lieu à cet ensemble de symptômes qu'on a souvent décrit sous le nom de *catarrhe suffocant*. Ces vieillards me paraissent être surtout ceux qui déjà ont depuis longtemps une bronchite chronique, et chez lesquels d'ailleurs le tissu pulmonaire ne s'est point raréfié comme chez les précédens.

Lorsque, chez les vieillards, la pneumonie révèle son intensité et son étendue par le degré de dyspnée qui l'accompagne, elle ne diffère guère par ses autres symptômes de la pneumonie ordinaire des adultes. Que si, au contraire, la gêne de la respiration n'est pas en rapport avec la phlegmasie pulmonaire, les autres symptômes locaux sont aussi, en général, peu prononcés : ainsi la douleur de côté peut manquer complétement ; la toux est rare, et les crachats restent souvent ceux du catarrhe ; ou bien, tout en devenant plus visqueux et d'une teinte rougeâtre, ils n'ont pas cette transparence parfaite et cette couleur de rouille qui caractérisent si bien, dans les pneumonies franches, ce genre d'expectoration. Mais en même temps des phénomènes d'une autre nature apparaissent : on voit tout-à-coup les malades tomber dans une prostration qui va rapidement en augmentant ; leur face exprime la stupeur ; leur intelligence s'affaisse et se trouble, leur langue se sèche et noircit ; en un mot, ils arrivent plus ou moins promptement à cet état adynamique, qui, dans ces derniers temps, a été regardé à tort comme étant toujours l'expression symptomatique d'une phlegmasie aiguë de l'estomac ou des intestins. Je puis assurer que j'ai trouvé plusieurs fois le tube digestif parfaitement sain, chez des vieillards qui avaient succombé avec les symptômes de la fièvre dite adynamique. Pour expliquer cette fièvre, je ne constatais autre chose, à l'ouverture des cadavres, qu'une inflammation plus ou moins étendue de l'un ou l'autre poumon : j'ai rapporté plusieurs cas de ce genre dans ma *Clinique médicale*. Ainsi, dans la vieillesse, un grand nombre de pneumonies annoncées par des symptômes locaux rares ou mal dessinés traduisent surtout leur existence par cet ensemble de symptômes généraux qui caractérisent au plus haut degré la fièvre adynamique, telle que Pinel l'a décrite dans sa *Nosographie philosophique*. Toutes les fois donc que, chez un vieillard, on observera ces symptômes, on ne s'en laissera pas imposer par l'absence apparente d'accidens graves du côté de la poitrine, et l'on ne manquera pas de pratiquer avec soin la percussion et l'auscultation. Pourquoi cette différence de forme de la pneumonie, dans la vieillesse et dans les autres périodes de la vie? Cela dépend sans doute des conditions toutes particulières que présentent chez le vieillard et l'innervation et l'hématose : celle-ci est incomplète, celle-là est moins active, et ses dépenses ne se réparent qu'avec lenteur et difficulté. Une phlegmasie qui, en raison de son siége, doit encore apporter un obstacle à l'accomplissement de l'hématose, gêne par suite l'action nerveuse, dont le développement plus ou moins énergique est subordonné à la quantité, et surtout aux qualités du sang : de là, la production facile de l'état adynamique, qui n'est que l'expression d'une réaction insuffisante, et de l'épuisement de forces qui en résulte. Rien de semblable ne s'observera chez les adultes, à moins toutefois que chez eux, antécédemment à l'invasion de la pneumonie, il n'y ait en viciation de l'innervation et de l'hématose. Voyez, par exemple, quel aspect tout spécial revêtent les pneumonies qui viennent à sévir au sein de ces masses d'hommes placés sous l'influence plus ou moins prolongée d'un air trop imparfaitement renouvellé, d'une alimentation non suffisamment réparatrice, de grandes fatigues musculaires, ou de pénibles impressions morales. Là le plus grand nombre des pneumonies, quelque différentes qu'elles soient par la gravité ou l'étendue des lésions qui en sont le caractère anatomique, revêtent une sorte de physionomie toujours identique, qu'elles doivent à la nature de la réaction qui les accompagnent : cette réaction est insuffisante, incomplète, irrégulière; et cela, parce que les forces, que fournit à l'organisme l'action combinée du sang et du système nerveux, sont ou absentes, ou incapables d'un développement suffisant, ou mal distribuées. Delà les formes adynamiques, ataxiques, que prend alors toute maladie, et spécialement la pneumonie, en raison, sans doute, de la nature des fonctions de l'organe affecté.

Lorsqu'au lieu d'être primitive, la pneumonie survient pendant le cours d'autres affections, elle peut sans doute se traduire encore par ses symptômes ordinaires; toutefois ce cas est un de ceux dans lesquels on voit le plus souvent cette maladie rester latente, ou s'accompagner de phénomènes autres que ceux qui lui sont habituels. Remarquez, par exemple, combien échappent facilement au diagnostic ces pneumonies d'étendue variable, qui viennent de temps en temps se jeter à travers le cours de la phthisie pulmonaire, et qui en accélèrent presque constamment la marche. Parlerai-je encore de ces autres pneumonies, qui viennent si fréquemment compliquer les fièvres continues, à diverses périodes de leur existence? ou de celles dont il est également si commun de trouver des traces dans les poumons des sujets qui ont succombé à la variole? Combien ne sont-elles pas insidieuses, soit dans leur début, qu'aucun symptôme saillant ne vient révéler, soit dans leur progrès, qui a lieu le plus souvent d'une manière sourde, et qui peut amener l'infiltration purulente et la désorganisation du poumon, sans qu'on ait été même averti de l'existence de l'inflammation du tissu pulmonaire! Ici, dans un grand nombre de cas du moins, on n'observe pas cette douleur de côté, qui, toute liée qu'elle est à l'irritation, non du poumon, mais de la plèvre, se remarque toutefois chez presque tous les individus dont la pneumonie est franche et primitive. Ici non plus, chez beaucoup de sujets, pas d'expectoration caractéristique, à peine de la toux, et souvent même peu ou point de dyspnée. Ajoutez que le diagnostic devient encore plus difficile, si, comme cela a lieu souvent dans la variole, la pneumonie existe sous sa forme lobulaire, et ne peut plus être par conséquent reconnue dans tous les cas, soit par la percussion, soit même par l'auscultation.

Indépendamment de toutes ces circonstances appréciables qui modifient les symptômes de la pneumonie, il en est d'autres que nous ne pouvons plus saisir, et qui fondent, chez chaque malade, une idiosyncrasie en vertu de laquelle des accidens très divers résulteront d'une lésion de même étendue et de même intensité. Ainsi, on trouve des individus chez lesquels une inflammation légère du poumon produit une dyspnée extrême, qui se termine rapidem nt par la mort; on en trouve d'autres chez lesquels, au contraire, l'hépatisation de tout un lobe détermine à peine quelque gêne dans la respiration, n'éveille qu'un mouvement fébrile peu intense, et se termine facilement par une heureuse et complète résolution. Ainsi, en raison des dispositions diverses au milieu desquelles une lésion quelconque saisit un individu, elle déterminera, indépendamment de son siége, de sa nature et de sa gravité, des symptômes légers ou graves, passagers ou durables; et, dans une foule de cas, la seule considération des altérations révélées par l'anatomie pathologique ne sera point suffisante pour nous guider dans la détermination de la nature des symptômes, de leur nombre, de l'époque et du mode de leur développement, du danger qu'ils entraînent, et des diverses méthodes thérapeutiques qu'il est convenable d'employer.

Ces méthodes thérapeutiques ne sauraient donc être toujours les mêmes. Dans la pneumonie, comme dans toutes les autres maladies, la considération de l'affection locale doit être sans doute d'un grand secours pour guider le médecin dans le choix des moyens qu'il est plus convenable d'employer : mais là ne se trouve pas la source unique des indications à remplir. En dehors des lésions locales, se présentent un certain nombre de conditions de l'organisme qui doivent introduire dans la thérapeutique une foule de modifications ; et celles-ci ne peuvent se déduire *à priori* de la seule étude des altérations de l'organe où l'on place le siége de la maladie.

Avoir déterminé ce siége, ce n'est encore avoir fait que bien peu de chose pour la thérapeutique. Que ce soit, en effet, ou le cerveau, ou le poumon, ou l'intestin, qui soit l'organe où réside spécialement la maladie, la thérapeutique sera, à très peu de chose près, la même, si dans ces diverses parties c'est une affection de même nature qui s'est développée. C'est donc surtout la détermination de cette *nature* à laquelle il s'agit d'arriver, pour établir les indications thérapeutiques. Or, la *nature* de toute maladie résulte de la réunion d'un certain nombre d'élémens, dont chacun a sa part plus ou moins grande dans le traitement à instituer.

Un des premiers élémens, sans doute, que doit étudier le thérapeutiste, c'est la lésion locale, qui est rarement toute la maladie, mais qui joue toujours un rôle, ou principal ou secondaire, dans la production des symptômes. Cette lésion peut être de nature très diverse. Quelque fréquente que soit l'inflammation, les altérations dont nos organes sont susceptibles d'être le siège, sont loin de pouvoir lui être rapportées aussi souvent qu'on l'a pensé pendant un certain nombre d'années. Sous le point de vue thérapeutique surtout, il ne faut pas oublier que ce n'est que par hypothèse qu'on fait intervenir l'inflammation comme cause dans le développement d'une foule de lésions de sécrétion ou de nutrition qui se produisent dans les organes. A qui persuaderait-on aujourd'hui que, pour empêcher des tubercules de se développer dans un organe, il suffit de l'affaiblir par des pertes de sang plus ou moins répétées ? quel médecin croirait encore que, pour détruire un cancer, il ne s'agit que de couvrir de sangsues la partie envahie par ce produit ?

Il n'est rien moins que rare de voir, dans un organe malade, se réunir et marcher ensemble des lésions de nature diverse et même opposée. Ainsi, dans le plus grand nombre des cas où un produit accidentel quelconque a envahi une partie , il y a une époque de la maladie pendant laquelle survient une in-flammation qui n'a qu'une durée éphémère, ou qui persiste. Ici le traitement devient complexe , comme l'est devenue l'af-fection elle même , et le médecin a alors à combattre simulta-nément plusieurs élémens morbides , qui plus d'une fois même réclament des médications contraires.

Il est d'autres cas où, bien que l'élément inflammatoire soit tout ce que nos sens nous font reconnaître dans une lésion, cet élément n'a cependant, en thérapeutique, qu'une importance toute secondaire ou même nulle. Tant qu'on ne s'attache qu'à le combattre, la lésion reste stationnaire ou fait des progrès. C'est qu'elle est entretenue par une cause spéciale, contre la-quelle doit être dirigée une médication également spéciale : et l'inflammation elle-même cède, en pareil cas, à des moyens qui seraient éminemment propres à l'augmenter , si la cause qui lui a donné naissance et qui l'entretient ne lui avait pas imprimé un caractère de spécificité , qui réclame un traitement de même nature.

Rappellerai-je encore ces autres cas (beaucoup plus nom-breux peut-être qu'on ne le croit communément, entrainé qu'on est vers la localisation de tous les états morbides) dans lesquels les lésions qui se montrent et se succèdent pendant le cours d'une maladie ne la représentent pas toute entière et n'en sont en quel-que sorte que de simples fractions, ou mieux encore des élémens plus ou moins indispensables. Sans doute, en pareil cas, il y a en-core à s'occuper thérapeutiquement de ces lésions : mais ce ne sont point elles qui fournissent les plus grandes et les plus cons-tantes indications à remplir. Chose remarquable , il est de ces lésions qui, quoi que nous fassions, n'en poursuivent pas moins leur marche, et n'en arrivent pas moins à une terminaison toujours la même. Notre thérapeutique n'a sur elles que très peu de prise : Peut-elle arrêter, par exemple, le développement de pustules varioliques ? Peut-elle prévenir ou suspendre l'éruption de la rougeole ou de la scarlatine ? Si elle y parvient, c'est à l'aide de méthodes perturbatrices, et qui ne peuvent avoir qu'un résultat funeste. Certes, il s'agit de bien autre chose, dans ces maladies, que de s'en prendre, en thérapeutique, aux éruptions qui les accompagnent; et de même, il ne s'agit pas de s'attaquer uniquement, dans le typhus aux parotides, dans la peste aux bubons, dans la dothinentérie à l'éruption intestinale ou aux papules cutanées, dans le scorbut aux pétéchies, dans l'affection scrophuleuse aux engorgemens des ganglions lymphatiques, dans la syphilis aux pustules qui couvrent la peau, etc.

Voilà déjà sans doute bien des circonstances qui, en modifiant la nature de lésions qu'à leur aspect extérieur on jugerait identiques, apportent les changemens les plus grands dans le traitement qui doit leur être opposé. Mais ce n'est pas tout : quelles que soient la cause et la nature des altérations qui se développent dans le cours d'une maladie, les conditions diverses que peut présenter l'organisme, pendant sa durée, exercent une très grande influence sur le traitement qu'il s'agit d'instituer. En raison de ces conditions, deux pneumonies, par exemple, exactement semblables par la nature et par l'étendue de l'altération du poumon, devront être très diversement traitées; et tandis que l'une d'elles sera poursuivie avec le plus grand avantage par d'abondantes émissions sanguines, l'autre s'aggravera sous leur influence : ce n'est pas là une vue de l'esprit, c'est un fait maintes fois constaté.

Or les conditions générales de l'organisme qui doivent ainsi modifier la thérapeutique des diverses maladies locales, et à la connaisance desquelles il faut chercher à arriver, avant d'instituer le traitement de ces dernières, peuvent se rapporter aux quatre chefs suivans :

1° A l'état humoral de l'individu malade;

2° A son état dynamique ;

3° A ses prédispositions ;

4° A son idiosyncrasie.

L'état humoral comprend les états divers dans lesquels peuvent se trouver et le sang et les liquides qui en émanent, d'où résulte pour toute partie vivante un mode différent de stimulation, de nutrition et de dépuration. Que la diathèse scorbutique, par exemple, qui a sa source évidente dans une altération du sang, existe chez un individu que vient à frapper une inflammation du poumon ou de tout autre organe ; il est bien certain que la thérapeutique s'en trouvera modifiée. Une influence non moins grande sera exercée sur le choix des moyens de traitement par l'influence des diathèses séreuse, bilieuse, etc.

L'état dynamique résume des conditions diverses dans lesquelles, chez un individu malade, peut se trouver cette force, inconnue dans son essence, manifeste par ses effets, qui dirige et coordonne les actes vitaux, qui leur imprime un degré d'énergie variable, qui, en présidant à leur association, développe les grands phénomènes de sympathie et de synergie, et qui enfin oppose aux agens destructeurs de la vie un degré de résistance très inégal suivant les sujets.

Un individu malade peut ne présenter rien de particulier dans son état dynamique, ou bien celui-ci peut n'avoir plus ses conditions normales : soit que les forces dont cet état est l'expression offrent un développement trop considérable, d'où résulte l'état hypersthénique ; soit au contraire qu'elles ne se développent point assez, d'où résulte l'état hyposthénique ; soit enfin qu'elles se développent d'une manière irrégulière, d'où résulte l'état ataxique. Eh bien, dans ces trois états, et quels que soient d'ailleurs la nature et le siége de la maladie avec laquelle ils coexistent, une thérapeutique toute différente doit être instituée. Dans le premier état, d'abondantes émissions sanguines seront indiquées, et devront être largement pratiquées.

Dans le second, toutes commandées qu'elles paraissent être par la nature même des lésions locales, on devra en être beaucoup plus avare : car dans un pareil état de l'organisme, les pertes de sang sont mal supportées ; l'économie toute entière tombe à leur suite dans un affaissement des plus remarquable, et la lésion locale elle-même (par exemple, une inflammation du poumon) ne peut plus marcher vers la résolution. Dans toute maladie, en effet, il faut que l'organisme soit pourvu d'un certain degré de force : au delà et en deçà, le retour vers l'équilibre n'est plus possible. Lorsqu'enfin existe l'état ataxique, une méthode mixte doit être employée : seulement, il ne faut pas oublier combien, dans un pareil état, l'excitation nerveuse qui surgit par intervalle est loin d'être la traduction d'une force réelle, et quelle réserve doit être mise alors dans l'emploi des moyens débilitans et en particulier des saignées.

La prédisposition doit encore être prise en grande considération dans le traitement de toute maladie. Si, par exemple, la constitution d'un individu, son tempérament, la connaissance de la santé de ses parens etc., doivent faire craindre chez lui le développement des tubercules, les inflammations qui viendront le frapper, et en particulier celles de l'appareil respiratoire, devront subir dans leur thérapeutique quelques modifications ; et c'est encore une question de savoir si, en pareil cas, d'abondantes émissions sanguines sont indiquées pour enlever rapidement les noyaux inflammatoires dont la persistance peut amener rapidement la sécrétion tuberculeuse ; ou si, au contraire, on ne doit pas éviter alors de les multiplier trop, de peur que le développement du produit accidentel ne vienne à être favorisé par l'affaiblissement dans lequel de trop grandes pertes de sang auront jeté l'organisme.

Enfin comment, en thérapeutique, ne tiendrait-on pas compte de ces remarquables idiosyncrasies qui rendent chaque malade plus ou moins apte à supporter telle ou telle médication ; qui, par exemple, s'opposent, chez plusieurs, à ce qu'une certaine quantité de sang soit perdue, sans qu'il en résulte un malaise, une angoisse, qui peuvent avoir les plus déplorables résultats, par la perturbation que vient à subir alors le système nerveux, et par la forme ataxique que tend à revêtir la maladie!

Ces considérations sont sans doute suffisantes pour montrer combien de circonstances obligent le médecin à modifier le traitement d'une maladie, qui, pour le simple anatomiste, se présente toujours la même et semble réclamer dans tous les cas un même mode de traitement. Nul doute que la pneumonie ne soit du nombre des affections contre lesquelles, le plus souvent, d'abondantes saignées sont employées avec un avantage incontestable. Mais il n'en est pas moins vrai qu'il y a aussi beaucoup de cas de pneumonie dans lesquels des saignées trop répétées sont éminemment nuisibles : chaque fois que du sang est de nouveau tiré, on voit la dyspnée augmenter, l'expectoration devenir plus difficile, etc. Il y a, d'ailleurs, des inflammations du poumon qui ont une certaine durée que l'on ne peut guère abréger, et qui, malgré tous nos efforts, ne persistent pas moins pendant sept, neuf, ou quinze jours : tout ce que peut l'art, c'est d'en modérer les symptômes, d'en faciliter la bonne terminaison.

Comme nous, comme tous les praticiens, Laënnec avait vu des pneumonies résister aux émissions sanguines; et ce furent sans doute ces insuccès qui l'engagèrent à essayer contre l'inflammation du poumon, l'administration du tartre stibié à haute dose, suivant la méthode Rasorienne. On peut voir, page 614, combien était grande sa confiance en cette méthode. Ma propre observation ne m'a pas conduit aux mêmes conséquences que Laënnec. Dans les cas nombreux où j'ai cherché à combattre la pneumonie par les préparations antimoniales à haute dose, je n'ai pas vu que cette méthode eût réellement une efficacité plus grande que les saignées : je compte beaucoup plus de cas graves guéris par ces dernières que par le tartre stibié ; j'accorde toutefois que, lorsqu'on a à soigner des malades chez lesquels on craint de trop répéter les émissions sanguines, l'émétique à haute dose peut être administré avec quelques chances de succès ; je ne nie pas que sa présence au sein de l'organisme ne puisse le modifier de telle façon que, sous son influence, la phlegmasie pulmonaire marchera plus facilement et plus rapidement vers la résolution. Ce n'est d'ailleurs que dans un très petit nombre de cas que j'ai vu l'administration du tartre stibié à haute dose entraîner à sa suite des accidens sérieux du côté des voies digestives : j'ai rapporté toutefois dans la *Clinique médicale* (tom. Ier, 3e édition), deux observations dans lesquelles des désordres mortels dans l'estomac et les intestins succédèrent à l'ingestion de l'émétique donné suivant la méthode Rasorienne (*a*). Que si d'ailleurs on veut se livrer à une appréciation exacte de l'influence exercée, soit par cette méthode, soit par celle des émissions sanguines, sur la marche, la durée, et la terminaison de la pneumonie, on n'oubliera pas que, simplement traitée par les boissons délayantes et les moyens hygiéniques convenables, cette maladie, même lorsqu'elle est grave, peut arriver à une heureuse terminaison, et que plus d'une fois celle-ci a lieu aussi vite et aussi facilement que dans les cas où une médecine active a été employée. Est-ce à dire que, dans la pneumonie, la méthode expectante est aussi bonne que toute autre ? je n'accepterai ja-

---

(*a*) Le tartre stibié, administré selon la méthode Rasorienne, a quelquefois déterminé une affection singulière, une éruption pustuleuse à la surface interne de l'œsophage, qui rappelle celle que ce médicament produit sur la peau lorsqu'il est employé en frictions. J'avais déjà observé deux fois, à la Pitié, cette lésion encore peu connue, M. Béhier, élève interne à la Charité, vient d'en recueillir une nouvelle observation que je placerai à la fin du troisième volume de cet ouvrage, avec la planche faite d'après le dessin que cet élève m'en a donné.

mais la vérité d'une pareille proposition : je veux seulement établir qu'il est des malades doués d'une heureuse organisation, chez lesquels la nature se suffit à elle-même, et accomplit seule le rétablissement de l'équilibre rompu par la maladie. A ceux qui sont toujours portés à attribuer à tel ou tel traitement l'honneur d'une guérison, il faut rappeler ces cas où sans aucun traitement actif cette guérison a eu également lieu. Il faut que, dans les résultats qu'ils obtiennent, ils tiennent compte de cas semblables ; car ils en ont certainement rencontrés, et ce n'est pas toujours leur médication qui a guéri. On doit les engager à méditer souvent le passage suivant de Sydenham, qui est une excellente leçon de philosophie médicale : « *Natura enim sibi permissa negotium suum suo tempore exsequitur, materiamque, debito ordine ac viâ, tùm secernit, tùm etiam expellit, ut (in junioribus præsertim vegetisque temperamentis) nostrâ ope, nostris artificiis atque auxiliis non indigeat; suis viribus optimè instructa, suis opibus locuples, suo deniquè ingenio satis edocta.* » (*Constitutio epidemica annorum* 1667 et 1668.)

Mais tous les malades ne présentent pas cette heureuse disposition de l'organisme, dans laquelle il semble qu'il n'y a qu'à laisser faire, pour que les lois qui le régissent, momentanément déviées ou suspendues, reprennent promptement leur empire. Il est d'autres malades chez lesquels il n'en est plus ainsi, et c'est alors que l'art doit intervenir, soit pour modérer les réactions, soit pour les exciter, ou les régler, d'autres fois pour détruire certains agens morbides introduits dans l'économie, etc. Il serait donc aussi peu raisonnable d'admettre la participation constante de nos moyens thérapeutiques à la guérison, que de la nier toujours : et les partisans exclusifs d'une médecine purement expectante me sembleraient aussi blâmables que ceux qui ne se fient qu'à une médecine constamment agissante, « et chez lesquels il y a à modifier, comme le disait Bordeu, *le brûlant désir d'instrumenter ou de faire voir*

*aux assistans ébahis, et aux malades eux-mêmes, la cause
de la maladie dans un grand étalage de palettes et de bas-
sins. »* (*Recherches sur le tissu muqueux.*)

Il ne s'agit pas de toujours adopter ou de rejeter toujours
l'une ou autre de ces manières de faire; il s'agit d'apprendre
par de longues et laborieuses études à distinguer les cas dans
lesquels l'une d'elles doit être préférée à l'autre.

RÉSUMÉ DES SIGNES STÉTHOSCOPIQUES DES AFFECTIONS DU TISSU PULMONAIRE.

1. Les signes de *l'emphysème du poumon* diffèrent suivant
que l'emphysème est vésiculaire ou interlobulaire.

2. Dans le premier cas, et si l'emphysème est universel, la
poitrine rend partout un son très clair, et affecte une forme
bombée et presque cylindrique. Lorsque l'emphysème n'affecte
qu'un seul poumon ou est plus fort dans un poumon que dans
l'autre, le côté affecté est évidemment plus bombé, plus volumineux, et rend un son plus clair par la percussion, quoique
l'autre résonne bien.

3. A cette grande sonoréité de la poitrine se joint un bruit
respiratoire très faible, souvent même tout-à-fait nul par endroits, variable, reparaissant tout-à-coup là où naguère on ne
l'entendait point, et presque toujours accompagné çà et là d'un
léger râle sibilant ou analogue au cliquetis d'une petite soupape.

4. Ces derniers signes sont communs à l'emphysème du poumon et au catarrhe sec, avec lequel il est presque toujours réuni.
La forme arrondie de la poitrine et l'exagération de sonoréité
qu'elle présente suffisent toutefois pour distinguer l'emphysème
pulmonaire du simple catarrhe sec, dans lequel on ne les observe pas.

5. L'emphysème interlobulaire est caractérisé par le râle

crépitant sec à grosses bulles (*V.* ci-dessus , p. 376), râle que l'on entend quelquefois aussi dans l'emphysème vésiculaire , et qui sans doute se rattache alors à la rupture de quelques vésicules trop distendues : mais, dans ces cas, ce râle est rare et de courte durée ; tandis qu'il est continuel ou à peu près dans l'emphysème interlobulaire.

6. Le râle crépitant sec à grosses bulles est souvent accompagné d'un bruit de frottement *ascendant* dans l'inspiration et *descendant* dans l'expiration, et l'on a en conséquence pensé que ce bruit de frottement se rattachait aussi à l'existence de l'emphysème interlobulaire du poumon ; mais de nouvelles observations doivent porter à croire que ce phénomène se rattache à une altération de la plèvre.

7. Les signes de l'*œdème du poumon* se tirent de la diminution, en général peu notable, de la sonoréité de la poitrine ; de la diminution beaucoup plus appréciable du bruit respiratoire, comparativement aux efforts d'inspiration que semble faire le malade, et à la manière dont la poitrine se dilate ; enfin de l'apparition d'un râle crépitant léger , qui ne se distingue de celui qu'on entend dans la pneumonie au premier degré qu'en ce que les bulles dont il est formé semblent plus grosses et plus humides. Toutefois l'existence de ce râle crépitant ne permettrait guère de distinguer ces deux affections , si l'on ne devait s'aider des symptômes généraux.

8. Les signes de l'œdème du poumon deviennent très obscurs, ou mieux tout-à-fait nuls, quand cette affection se joint à l'emphysème des poumons ou au catarrhe sec. Le seul signe qui puisse alors la faire soupçonner est le râle sous-crépitant, qui se montre encore quelquefois pendant la toux ou les très fortes inspirations.

9. L'*apoplexie pulmonaire* se reconnaît à un son mat circonscrit et d'ordinaire peu étendu, à une diminution notable ou à une absence complète du bruit respiratoire dans le même point, et à un râle crépitant qui existe seulement autour de ce

point. On peut aussi observer la respiration bronchique et la bronchophonie là où manque le bruit respiratoire. On entend en outre, près des grosses bronches, un râle muqueux à grosses bulles, qui semble, à l'oreille, se faire dans un liquide plus ténu que la mucosité bronchique.

10. Ces signes sont souvent obscurs en raison du peu d'étendue de l'engorgement hémoptoïque ou de sa dissémination dans un grand nombre de lobules pulmonaires. Ils le deviennent davantage encore si l'apoplexie pulmonaire est jointe à une pneumonie. Néanmoins, dans presque tous les cas, la nature de l'expectoration et la marche de la maladie leur donnent une valeur suffisante.

11. La suppuration d'un noyau circonscrit d'apoplexie pulmonaire, et par suite la formation d'une excavation dans le poumon, peuvent donner lieu à la pectoriloquie, au râle caverneux et à la respiration caverneuse. La nature de l'expectoration permet encore de distinguer ce cas de celui d'une excavation tuberculeuse ou autre du poumon.

12. Les signes de la *pneumonie* varient dans les diverses périodes de cette maladie, selon que varie elle-même l'altération du poumon qui la constitue.

13. Lorsqu'il n'y a encore qu'*engouement* du tissu pulmonaire, le son fourni par la percussion est peu ou point altéré, et ne s'obscurcit guère qu'autant que l'engouement est étendu et déjà voisin de l'hépatisation ; le bruit respiratoire est seulement affaibli et plus ou moins masqué par le râle crépitant, phénomène caractéristique de ce degré de la maladie. L'étendue dans laquelle on entend le râle crépitant indique celle de la partie enflammée du poumon.

14. Lorsque l'inflammation du poumon est arrivée au degré d'*hépatisation*, le son fourni par la percussion est plus ou moins complétement mat, suivant que l'altération du tissu pulmonaire est superficielle ou profonde; le bruit respiratoire manque entièrement, et est remplacé d'ordinaire par la respi-

ration bronchique ; une bronchophonie plus ou moins marquée se fait entendre dans tous les points où manque le bruit respiratoire et où le son de la poitrine est mat ; et, comme ce dernier, elle devient d'autant plus sensible que l'hépatisation est plus superficielle.

15. En même temps que ces phénomènes se manifestent, le râle crépitant disparaît pour se porter plus loin, marchant ainsi en quelque sorte au devant des signes de l'hépatisation, qui le remplacent au fur et à mesure.

16. Lorsque l'inflammation du poumon est arrivée au degré d'*infiltration purulente*, les signes précédens persistent, et il s'y joint d'ordinaire un râle muqueux plus ou moins marqué.

17. Lorsqu'il se forme une collection de pus dans le tissu pulmonaire, et que ce pus vient à s'évacuer dans les bronches, on peut observer la pectoriloquie, le râle, la toux et la respiration caverneuses là où précédemment on n'entendait que de la bronchophonie et une respiration bronchique. On peut même, suivant que le foyer purulent est voisin de la surface du poumon ou a des parois minces et molles, entendre la respiration *soufflante* ou le bruit de *souffle voilé* (*V*. pag. 74) ; mais il ne faut pas oublier que les *abcès du poumon* sont très rares, que les phénomènes bronchiques se rapprochent quelquefois beaucoup des phénomènes caverneux, et que la respiration, soufflante et le souffle voilé eux-mêmes peuvent avoir lieu dans la simple induration du tissu pulmonaire, pour peu que cette induration entoure des rameaux bronchiques volumineux, ou soit séparée de la surface du poumon par une portion non indurée.

18. La *résolution de la pneumonie* s'annonce par la disparition du râle crépitant et le retour du bruit respiratoire pur, si l'altération du poumon n'a pas dépassé le degré d'engouement; par le retour du râle crépitant d'abord, puis du bruit respiratoire si l'affection était arrivée au degré d'hépatisation ou d'infiltration purulente. Dans ce dernier cas, le retour du râle

crépitant est ordinairement précédé par du râle muqueux ou
sous-muqueux, et quelquefois est remplacé par l'apparition
d'un râle sous-crépitant d'assez longue durée, et qui dénote
qu'un œdème pulmonaire a succédé à la pneumonie.

19. Les signes de résolution de la pneumonie se manifestent
ordinairement d'abord, quand la pneumonie est très étendue,
dans les points les derniers affectés : mais quelquefois le contraire a lieu.

20. Les signes stéthoscopiques de la pneumonie sont quelquefois difficiles à saisir, en raison de ce que l'inflammation du
poumon est centrale, très circonscrite ou disséminée dans
plusieurs lobules éloignés les uns des autres. Il est très rare
néanmoins que, dans ce dernier cas, un examen attentif de la
poitrine ne fasse percevoir çà et là quelques traces de râle crépitant ou de bronchophonie. Il est plus rare encore qu'une
pneumonie centrale échappe à une exploration bien faite,
lorsqu'elle occupe une étendue notable. Une oreille un peu
exercée ne manque presque jamais alors, en même temps qu'elle
entend le bruit respiratoire s'exécuter librement dans les parties superficielles du poumon, de saisir soit un râle crépitant,
soit une respiration bronchique et une bronchophonie profonde, qui, avec les progrès de la maladie, semblent se rapprocher chaque jour de la surface du poumon, et finissent par
l'envahir. Enfin, quand la pneumonie est centrale et très circonscrite, il n'y a presque jamais lieu de regretter de l'avoir
méconnue.

21. Les signes stéthoscopiques de la pneumonie peuvent
aussi être rendus difficiles à saisir par la complication de cette
affection avec un catarrhe pulmonaire ou une pleurésie. Toutefois il est rare que, dans le premier cas, les râles bronchiques
variés qui peuvent exister empêchent tout-à-fait d'entendre
soit le râle crépitant, soit la bronchophonie ; et quant à la
complication de la pleurésie et de la pneumonie, il existe des
signes propres à la faire assez facilement reconnaître (*V.* t. II).

22. Il ne faut pas oublier qu'à mesure que le bruit respiratoire diminue dans un poumon ou une portion de poumon frappée d'inflammation, il devient plus fort et souvent même puéril dans le poumon resté sain, ou dans les portions du poumon restées saines.

23. La *gangrène du poumon* offre les mêmes signes que l'engouement inflammatoire de cet organe, quand elle est étendue et non circonscrite. Lorsqu'au contraire elle est circonscrite, elle offre à peu près tous les signes des abcès du poumon. Dans l'un et l'autre cas, l'aspect et la fétidité des crachats en disent plus que tous les autres signes.

24. La *pneumonie chronique* ne saurait donner d'autres signes que l'absence du son pectoral et du bruit respiratoire, et l'apparition de la bronchophonie et de la respiration bronchique, signes qui se retrouvent dans toutes les indurations du tissu pulmonaire, qu'elles soient ou non véritablement inflammatoires.

FIN DU TOME PREMIER.

TABLE DES MATIÈRES

CONTENUES DANS CE VOLUME.

FIN DE LA TABLE DU TOME PREMIER.

IMPRIMERIE D'HIPPOLYTE TILLIARD, RUE SAINT-HYACINTHE-SAINT-MICHEL, 30.

www.ingramcontent.com/pod-product-compliance
Lightning Source LLC
LaVergne TN
LVHW021915170726
843501LV00001BA/43